髋、膝关节假体周围感染

Periprosthetic Joint Infection of the Hip and Knee

原　著　Bryan D. Springer　Javad Parvizi
主　审　翁习生　王　凯
主　译　黄宁庆
副主译　沈业彤　张广源
译审校者名单
翁习生（北京协和医院）
彭慧明（北京协和医院）
王　凯（青海省人民医院）
黄宁庆（青海省交通医院）
沈业彤（齐齐哈尔医学院附属第一医院）
张广源（青海大学附属医院）
李顺华（贵州省骨科医院）
严鹏仲（青海省交通医院）
石建国（青海省交通医院）
黄应当（青海省西宁市恒生骨伤专科医院）
王　凯（女）（青海省人民医院）
刘旭昕（青海省人民医院）
李　超（青海大学附属医院）
任　荣（青海大学附属医院）

北京大学医学出版社

KUAN、XIGUANJIE JIATI ZHOUWEI GANRAN

图书在版编目（CIP）数据

髋、膝关节假体周围感染/（美）B. D. 施普林格（Bryan D. Springer），（美）J. 帕尔维兹（Javad Parvizi）原著；黄宁庆主译. —北京：北京大学医学出版社，2016. 8

书名原文：Periprosthetic Joint Infection of the Hip and Knee

ISBN 978-7-5659-1456-0

Ⅰ. ①髋… Ⅱ. ①B…②J…③黄… Ⅲ. ①髋关节置换术—假体—感染—诊疗②膝关节—置换—假体—感染—诊疗 Ⅳ. ①R687. 4

中国版本图书馆 CIP 数据核字（2016）第 195360 号

北京市版权局著作权合同登记号：图字：01-2014-5550

髋、膝关节假体周围感染

主　　译：黄宁庆
出版发行：北京大学医学出版社
地　　址：（100191）北京市海淀区学院路 38 号　北京大学医学部院内
电　　话：发行部 010-82802230；图书邮购 010-82802495
网　　址：http://www.pumpress.com.cn
E - mail：booksale@bjmu.edu.cn
印　　刷：中煤（北京）印务有限公司
经　　销：新华书店
责任编辑：冯智勇　**责任校对**：金彤文　**责任印制**：李　啸
开　　本：787mm×1092mm　1/16　**印张**：16　**字数**：400 千字
版　　次：2016 年 8 月第 1 版　2016 年 8 月第 1 次印刷
书　　号：ISBN 978-7-5659-1456-0
定　　价：79.00 元

原著者

Pouya Alijanipour, M. D. Department of Orthopedics Surgery, Hospital Costa Del Sol, Marbella, Malaga, Spain

Matthew S. Austin, M. D. Thomas Jefferson University Hospital, Rothman Institute Orthopedics, Philadelphia, PA, USA

Khalid Azzam, M. D. Department of Orthopaedic Surgery and Rehabilitation, University of Nebraska Medical Center, Omaha, NE, USA

Walter Beaver, M. D. OrthoCarolina Hip and Knee Center, Charlotte, NC, USA

Katherine A. Belden, M. D. Division of Infectious Diseases and Environmental Medicine, Department of Medicine, Jefferson Medical College, Thomas Jefferson University, Philadelphia, PA, USA

Roy D. Bloebaum, Ph. D. Department of Orthopaedics, George E. Wahlen Department of Veterans Affairs Medical Center, University of Utah School of Medicine, Salt Lake City, UT, USA

Thomas L. Bradbury, M. D. Emory Orthopaedics and Spine Center, Atlanta, GA, USA

Antonia F. Chen, M. D., M. B. A. Department of Orthopaedic Surgery, University of Pittsburgh Medical Center, Pittsburgh, PA, USA

H. John Cooper, M. D. Department of Orthopaedic Surgery, Lenox Hill Hospital, New York, NY, USA

Carl Deirmengian, M. D. Thomas Jefferson University Hospital, Rothman Institute Orthopedics, Philadelphia, PA, USA

The Lankenau Institute for Medical Research, Wynnewood, PA, USA

Gregory K. Deirmengian, M. D. Thomas Jefferson University Hospital, Rothman Institute Orthopedics, Philadelphia, PA, USA

Craig J. Della Valle, M. D. Department of Orthopedic Surgery, Rush University Medical Center, Chicago, IL, USA

Christopher S. Estes, D. O. Banner Good Samaritan Medical Center, Banner Orthopaedic Residency, Phoenix, AZ, USA

Catherine J. Fedorka, M. D. Department of Orthopaedic Surgery, Drexel University College of Medicine, Philadelphia, PA, USA

Kevin Garvin, M. D. Department of Orthopaedic Surgery and Rehabilitation, University of Nebraska Medical Center, Omaha, NE, USA

Thorsten Gehrke, M. D. Helios Endo Klinik Hamburg, Hamburg, Germany

Jeremy Gililland, M. D. OrthoCarolina Hip and Knee Center, Charlotte, NC, USA

Curtis Hartman, M. D. Department of Orthopaedic Surgery and Rehabilitation, University of Nebraska Medical Center, Omaha, NE, USA

Carol Hu, M. D. Division of Infectious Diseases and Environmental Medicine, Department of Medicine, Jefferson Medical College, Thomas Jefferson University, Philadelphia, PA, USA

David J. Jaekel, Ph. D. Biomedical Engineering, Exponent, Inc., Menlo Park, CA, USA

School of Biomedical Engineering, Science and Health Systems, Drexel University, Philadelphia, PA, USA

Daniel Kendoff, M. D. , Ph. D. Helios Endo Klinik Hamburg, Hamburg, Germany

Glenn J. Kerr, M. D. Thomas Jefferson University Hospital, Rothman Institute Orthopedics, Philadelphia, PA, USA

Raymond H. Kim Colorado Joint Replacement Center, Denver, CO, USA

Brian A. Klatt, M. D. Department of Orthopaedic Surgery, University of Pittsburgh, Pittsburgh, PA, USA

Steven M. Kurtz, Ph. D. Biomedical Engineering, Exponent, Inc. , Philadelphia, PA, USA

School of Biomedical Engineering, Science and Health Systems, Drexel University, Philadelphia, PA, USA

Edmund C. Lau, M. S. Biomedical Engineering, Exponent Inc. , Menlo Park, CA, USA

School of Biomedical Engineering, Science and Health Systems, Menlo Park, CA, USA

Gwo-Chin Lee, M. D. University of Pennsylvania, Philadelphia, PA, USA

Mathew E. Levine, D. O. , Philadelphia College of Osteopathic Medicine, Philadelphia, PA, USA

Tad M. Mabry, M. D. Department of Orthopedic Surgery, Mayo Clinic College of Medicine, Rochester Methodist Hospital, Rochester, MN, USA

Gregary D. Marhefka, M. D. , F. A. C. C. , F. A. C. P. Division of Cardiology, Department of Medicine, Thomas Jefferson University Hospital, Philadelphia, PA, USA

J. Bohannon Mason, M. D. OrthoCarolina Hip and Knee Center, Charlotte, NC, USA

Alex C. McLaren, M. D. Banner Good Samaritan Medical Center, Banner Orthopaedic Residency, Phoenix, AZ, USA

Ryan McLemore, Ph. D. Banner Good Samaritan Medical Center, Banner Orthopaedic Residency, Phoenix, AZ, USA

Geno J. Merli, M. D. Departments of Medicine and Surgery, Jefferson Vascular Center, Thomas Jefferson University Hospitals, Thomas Jefferson University, Philadelphia, PA, USA

Kevin L. Ong, Ph. D. , P. E. Biomedical Engineering, Exponent, Inc. , Philadelphia, PA, USA

School of Biomedical Engineering, Science and Health Systems, Drexel University, Philadelphia, PA, USA

Javad Parvizi, M. D. , F. R. C. S. Rothman Institute, Thomas Jefferson University, Philadelphia, PA, USA

G. David Potter, M. D. Department of Orthopedics, Mayo Clinic, Rochester, MN, USA

Nalini Rao, M. D. University of Pittsburgh School of Medicine, Pittsburgh, PA, USA

John Segreti, M. D. Rush University Medical Center, Chicago, IL, USA

Randi Silibovsky, M. D. Division of Infectious Diseases and Environmental Medicine, Department of Medicine, Jefferson Medical College, Thomas Jefferson University, Philadelphia, PA, USA

Alex Soriano, M. D. , Ph. D. Infectious Diseases Department, Service of Infectious Diseases, Hospital Clínic, Barcelona, Spain

Bryan D. Springer, M. D. OrthoCarolina Hip and Knee Center, Charlotte, NC, USA

Farheen Tariq, M. D. Rush University Medical Center, Chicago, IL, USA

David N. Vegari, M. D. Department of Orthopedic Surgery, Ortho Carolina, Charlotte, NC, USA

Heather N. Watson, Ph. D. Biomedical Engineering, Exponent, Inc. , Menlo Park, CA, USA

School of Biomedical Engineering, Science and Health Systems, Menlo Park, CA, USA

Dustin L. Williams, Ph. D. Department of Orthopaedics, University of Utah School of Medicine, Salt Lake City, UT, USA

Benjamin Zmistowski, B. S. Department of Orthopaedics, Rothman Institute of Orthopaedics, Thomas Jefferson University, Philadelphia, PA, USA

中文版序言

一个偶然的机会，青海省交通医院黄宁庆医生请我为其译著《髋、膝关节假体周围感染》审校并作序。本人深感荣幸，也倍感压力。首先人工关节假体周围感染的专著已有不少，特别是《假体周围感染国际共识》已翻译成中文在国内出版，再翻译本书的意义有多大？其次对翻译团队的成员不甚了解。因此抱着学习的态度，当时接受了黄大夫的邀请。

通过认真阅读原著和译著，并请我科彭慧明大夫校对此书，我们发现《髋、膝关节假体周围感染》是一本不同于国内已发行的假体周围感染的专著，其内容十分丰富，深入浅出，诊治方法流程具体详细。如对于二期翻修手术中间隔器的使用、类型的演变、具体制作过程均有详细介绍，读者阅后即能将其用于临床，真可谓太实用了。另外译著的翻译不仅非常专业准确，而且语言流畅，足以看出译者下了不少功夫。因此我十分愿意把此译著介绍给国内同行，并以此为译著之序，并恳请广大同道批评指正。

翁习生
北京协和医院骨科主任

译者前言

随着我国人口不断向老龄化发展，人工关节置换手术以及人工关节置换术后关节假体周围感染已成为关节外科医生最为关注的话题之一。目前国内外学者对关节置换术后感染的问题非常重视。在我国，感染仍是人工关节置换失败的首要原因，感染的发生无论对患者还是对医生而言都无疑是重大的“灾难”。因此，加强对此种严重术后并发症的相关研究和提出一个规范化的关节置换术后感染预防决策流程具有重要的意义。

本书作者对国际上关节假体感染研究者的成果和经验进行了阐释和总结，对髋、膝关节假体周围感染的手术处理流程进行了详细论述，并对关节假体周围感染提出了规范化诊疗指南，对国内学者和临床医师的相关研究和诊疗过程具有十分重要的借鉴和指导意义。

因本书内容涉及学科领域较广，内容繁杂，包括微生物学、流行病学、手术操作、手术耗材等多个领域，书中存在不足之处敬请读者谅解。感谢翁习生教授给予的大力协助，使本书能够及早与读者见面。

译　者

原书序言

关节假体周围感染的出现对于患者和临床医师而言都是令人遗憾的。对希望通过关节置换手术能够恢复正常生活的患者而言，如罹患罕见情况下才会出现的关节假体周围感染则其通常会感到十分沮丧。这种不期而至的并发症会导致患者花费增多，并会产生严重的社会经济影响。因此，临床医师应始终对其保持警惕，做到对关节假体感染的正确诊断，并给予及时处理。

虽然关节假体感染并不常见，但随着关节置换手术量的不断增多，尽管其在总的假体植入手术量中所占百分比较小，但实际的感染数量仍然较大。因此，对每个关节置换手术医师而言，掌握一个对此类感染的诊治流程是十分有必要的。

Springer 博士和 Parvizi 博士对国际上关节假体感染专家组的相关经验进行了总结，这有助于医师对此棘手问题的诊断、治疗和处理。读者会发现，如按照本书提出的原则处理，则患者会获得持续的、令人满意的治疗效果。随着更多相关研究信息的公布，关节假体周围感染的诊断、处理和治疗方法也在不断改进，本书对涉及此专题的相关研究信息进行了完美的归纳总结。

Thomas K. Fehring，M. D.
Charlotte，NC，USA

致所有对我的学术和个人生活有过帮助的人们！感谢我的妻子 Fariba，她是我灵感的来源，感谢我的孩子 Niosha 和 Cyrus，是他们让我能够抽出时间从事自己的事业追求。

Javad Parvizi，M. D.，F. R. C. S.

致我的家人！我的妻子 Summerson 和我的孩子 Brycen，Finn，Bennett 和 Evie，正因为他们真正的奉献，才使我能够有时间和精力继续从事我们的工作，并努力改进我们对患者的治疗工作。

Bryan D. Springer，M. D.

原书前言

迄今为止，全关节置换手术的相关处理原则已发生了很大的变化，而关节假体周围感染仍是一个具有灾难性后果和令人困扰的难以治愈的难题。此类疾病在诊断和治疗方面仍然存在一些难以解决的问题。我们持续面对的是更多的治疗挑战、更多耐药菌的出现，而且需行全关节置换的患者通常健康状况不佳。此外，此类疾病的治疗所产生的经济花费仍是医保系统所面临的一项沉重负担。各项统计指标均表明全关节置换患者所面临的因关节假体周围感染而引发的经济负担将是前所未有的。

同样，我们正处在关节假体周围感染的诊疗被不断改进的历史过程中，技术的提高让我们对假体周围感染的预防、诊断和治疗有了新的认识，并促使研究者和医师能够不断地改善假体周围感染患者的治疗效果。

除此之外，对涉及假体周围感染的很多领域目前很少达成共识。我们希望将很多假体周围感染研究先驱者的工作和研究成果的阐释编纂成本书，作为关节假体周围感染相关研究的参照。虽然相关的文献和数据不断变化，但关节假体周围感染治疗的基础和原则始终是一致的。

Bryan D. Springer，M. D.
Charlotte，NC，USA
Javad Parvizi，M. D. ，F. R. C. S.
Philadelphia，PA，USA

目　录

第一章　全髋、膝关节置换感染的流行病学

David J. Jaekel，Kevin L. Ong，Edmund C. Lau，
Heather N. Watson，Steven M. Kurtz

引　言

全髋关节置换（total hip arthroplasty，THA）及全膝关节置换（total knee arthroplasty，TKA）是在性价比方面最具成功效益的外科术式，数百万计的患有严重髋、膝关节退行性疾病的患者在术后关节活动度和关节功能得以持续恢复。随着内植物的不断改进和手术技术的不断提高，假体生存率得以延长，且假体磨损率得以降低，患者预后不良的发生率也在降低[1,4]。然而，感染的发病率并未随着内植物的不断改进而降低，在一些特定的情况下感染发病率甚至有所增高[5,8]。关节假体周围感染（prosthetic joint infection，PJI）是全关节置换（total joint arthroplasty，TJA）术后一种少见但极为严重甚至危及生命的并发症，与患者住院时间延长、住院费用增加和患病率增高存在相关性。由于内植物表面感染发生机制的原因，PJI 通常难以治愈且患者对全身性抗生素治疗无效。虽然早期研究报道 THA 和 TKA 术后短期感染风险较低，分别为 0.2%和 0.4%[9,10]，但仍有数以千计的患者存在持续的疼痛并发症，由此引起的不适当的赔偿成为医院的一项经济负担[11,12]。为了充分认识到关节置换内植物感染所造成的社会负担，必须对此并发症的风险及发病率有明确的认识。有关 THA 和 TKA 术后感染率方面的信息资源来自单个中心的研究乃至是多个中心进行的大型研究，而且国家关节置换手术注册机构的信息分析已经展开。但目前尚无更深层面关于 PJI 对经济影响方面的汇总信息。

本书后面章节将详细讨论 THA 和 TKA 术后 PJI 的发生与发展，本章主要阐述全球不同地区人群关节置换术后感染的发病率，并明确导致患者术后因感染而行翻修处理的最具影响力的危险因素。本章讨论的首要目的是收集和对比内植物数据库和国家注册机构的感染率数据，这些数据是对假体临床应用情况以及假体植入失败机制进行分类的重要来源；其次，本章对诸如年龄、性别、抗生素骨水泥使用情况以及内植物材质这些导致 PJI 的不同危险因素进行了明确；最后，对假体组件翻修术后的感染率进行了讨论，并分析了 PJI 所产生的总体社会经济影响。

注册机构

国际关节置换注册机构收录了澳大利亚和欧洲在 TJA 临床应用方面大量、连贯的信息。注册机构不仅能够收录积累关于临床基础、患者及 TJA 假体植入和翻修方面的数据，注册机构建立后，临床医师可通过持续的信息反馈达到更进一步改进手术技术的目的。瑞典首先

在 20 世纪 70 年代建立了骨科内植物注册机构。随后，欧洲和澳大利亚也相继建立了此种机构。

国家关节置换注册机构的建立对于明确目前假体的应用情况及分析全球 TJA 总体治疗效果具有重要作用；但建立注册机构并非是衡量关节置换手术效益的唯一手段，例如美国和德国目前都没有建立国家关节置换注册机构。注册信息数据库提供了关于目前 TJA 应用情况方面的必要信息，而这些国家则无相关数据可供查询。

公共数据资源

行政索赔数据库是 TJA 相关信息的重要数据来源，甚至对于已建立注册制度的国家亦是如此。这些数据库收集了医院电子支付记录账单样本，或者与美国医疗保障数据库一样，收集了个体患者的全部保险赔付申请。这些数据库根据不同医院将髋、膝关节置换手术信息根据国际临床疾病第 9 次修正编码（ICD-CM-9）专门进行分类，手术医师及门诊医师利用现行法律程序术语代码填写索赔文书。在美国，有三个行政索赔公共数据库可供查询，下面对其进行分别概括介绍。

美国国家医院出院患者调查（NHDS，http://www.cdc.gov/nchs/nhds/about_nhds.htm2009）数据由国家健康统计中心（National Center for Health Statistics，NCHS）每年发布。此项目始于 1965 年，项目中连续收集了来自美国的非国有医院和非军队短时留院社区医院住院患者的典型统计学数据样本，是目前在美国可供查询的历史最为悠久、最为全面的住院患者赔付数据库。NHDS 每年接受来自 239 所医院住院患者的记录数据和约 300 000 名住院患者的赔付数据记录。NHDS 数据库收集了患者的人口统计学资料（如年龄和性别）、疾病诊断、治疗过程、资源利用率和职业特征方面的信息。

1988 年，医保质量评估与研究机构（Agency of Healthcare Quality and Research，AHRQ）依据医保费用与应用计划（Healthcare Cost and Utilization Project，HCUP）建立国家住院患者样本数据库（NIS，http://www.hcup-us.ahrq.gov/nisoverview.jsp）。该样本数据库在赔付记录及医院数量方面的信息量远远超过了 NHDS，被 NIS 收录信息的医院数量为前者的 2 倍，其收集的记录数据为平均每年 500 万到 800 万，比 NHDS 多 25 倍。NIS 每年所抽取样本占美国住院患者的 20%。经 NIS 可检索到患者、支付者以及住院信息，包括患者住院期间支付、花费以及赔偿方面的信息，这些信息有利于专门依据诊断及手术分类对疾病所产生的经济影响进行评估。

医保及医疗补助中心（Center for Medicare and Medicaid Services，CMS）提供的 5%有限医保数据库（Limited Data Set，LDS）中包括 7 个部分：住院患者、出院患者、家庭健康机构、专业护理机构、临终关怀、保健医师（B 部分）以及耐用医疗器材方面的信息。LDS 还追踪记录了患者死亡日期，并为在极为少见的情况下退出医保系统的患者建立分档案。LDS 收录的医保中心数据可被加密识别码所识别，这些加密识别码与数据库的各个部分包括日期信息相互连接。因此，目前可通过这些不同的检索系统如住院患者、出院患者或家庭临终关怀患者数据系统，追踪到每个患者的医保资源利用情况。医保数据也可检索到 100%文件格式，即所有医保受益者的信息资源。在上述 7 个部分文件数据中，住院患者、出院患者、家庭健康机构、专业护理机构、临终关怀方面的数据可检索到 100%文件格式，但保健医师及耐用医疗器材方面的信息无法检索到 100%文件格式。

初次关节置换及关节置换翻修术的感染发病率和复发率

回顾现代国际关节置换手术史，TKA 数量多于 THA 数量。2008 年 NIS 收集的 1990—2004 年美国医疗数据库相关数据分析研究是目前最大型的相关研究之一，学者预计其所统计的感染数量应符合上述趋势。该研究的结果表明，至 2004 年共约 5838 个膝关节置换术后患者因感染而行翻修手术处理，而仅有 3352 个髋关节置换术后患者因感染而行翻修手术处理，膝、髋关节置换术后的感染率接近，均约为 1.04%（表 1.1）[13]。分析中利用 ICD-9-CM 处理编码分类收集初次全髋关节置换、全髋关节置换翻修（分别为 81.51 和 81.53，00.70～00.73）以及初次全膝关节置换、全膝关节置换翻修（分别为 81.54 和 81.55，00.80～00.84）相关信息，但此方法排除了两次分期治疗感染过程中一期取出感染假体的情况。2012 年对 NIS 数据库回访的过程中，在对 2001—2010 年数据集进行分析时纳入了关节置换术后感染（ICD-9-CM 996.66）行关节切开或髋假体取出（80.05）和膝假体取出（80.06）的 ICD-9-CM 处理编码，结果表明，假体感染数量几乎增加了一倍。对 2004 年数据集进行升级分析后的结果表明，THA 术后感染由 3352 例增加至 5933 例，TKA 术后感染由 5838 例增加至 10 677 例（详见表 1.1 和表 1.2）。

表 1.1　2008 年 Kurtz 等对 NIS 初次髋、膝关节置换及髋、膝关节置换翻修术后感染例数及感染率的分析结果[13]

年	全髋关节置换				全膝关节置换			
	感染处理患者	手术感染率（%）	低于 95% 置信区间（%）	高于 95% 置信区间（%）	感染处理患者	手术感染率（%）	低于 95% 置信区间（%）	高于 95% 置信区间（%）
1990	1104	0.66	0.51	0.80	1090	0.63	0.52	0.74
1991	922	0.54	0.43	0.65	1197	0.61	0.49	0.74
1992	1192	0.66	0.56	0.77	1629	0.71	0.59	0.84
1993	1154	0.67	0.54	0.81	1470	0.65	0.53	0.76
1994	1207	0.66	0.51	0.82	1577	0.63	0.54	0.73
1995	1092	0.61	0.50	0.73	1793	0.69	0.58	0.81
1996	1350	0.71	0.60	0.83	2105	0.74	0.63	0.85
1997	1534	0.79	0.68	0.90	2479	0.82	0.71	0.92
1998	1797	0.92	0.75	1.10	2771	0.98	0.85	1.11
1999	1844	0.94	0.79	1.10	2984	1.00	0.87	1.12
2000	1989	0.96	0.82	1.11	3051	0.97	0.86	1.08
2001	2398	1.04	0.91	1.18	3644	1.04	0.93	1.15
2002	2879	1.17	1.01	1.32	4273	1.09	0.96	1.22
2003	2878	1.17	1.03	1.32	5324	1.26	1.11	1.40
2004	3352	1.23	1.07	1.40	5838	1.21	1.07	1.36

表 1.2 2001—2010 年行初次髋、膝关节置换及髋、膝置换翻修手术患者的感染例数、感染率及患者的资源利用率

年	美国全髋关节置换术				美国全膝关节置换术			
	感染数量[95%CI]	感染百分比[95%CI]	感染后每年花费(2011 年，万美元)[95%CI]	感染患者平均住院时间（天）[95%CI]	感染数量[95%CI]	感染百分比[95%CI]	感染后每年花费(2011 年，万美元)[95%CI]	平均感染时间（天）[95%CI]
2001	4545[3757～5333]	1.99%[1.78～2.21]	33.0[29.8～36.2]	11.5[10.3～12.7]	7113[6 038～8187]	2.05%[1.86～2.23]	26.7[23.7～29.6]	9.3[8.2～10.4]
2002	5219[4346～6092]	2.15%[1.93～2.36]	33.4[30.5～36.4]	12.1[11.2～13.1]	8532[7 246～9819]	2.20%[1.99～2.41]	25.6[23.7～27.4]	9.0[8.4～9.7]
2003	5271[4389～6154]	2.20%[1.97～2.43]	34.9[31.2～38.5]	12.5[11.4～13.5]	9936[8 377～11 495]	2.38%[2.13～2.63]	27.9[24.1～31.7]	9.0[8.0～10.0]
2004	5933[4965～6901]	2.23%[2.00～2.46]	31.2[28.6～33.8]	10.5[9.7～11.3]	10 677[9 101～12 253]	2.26%[2.06～2.47]	25.6[23.7～27.5]	8.4[7.8～8.9]
2005	5634[4726～6541]	2.03%[1.83～2.22]	31.6[28.8～34.5]	10.8[10.0～11.6]	12 113[10341～13 884]	2.23%[2.05～2.41]	25.6[23.7～27.4]	7.9[7.5～8.3]
2006	6213[5167～7268]	2.32%[2.06～2.58]	31.9[29.2～34.6]	11.1[10.2～12.1]	12 488[10748～14 227]	2.30%[2.12～2.49]	25.7[24.6～26.8]	8.1[7.8～8.5]
2007	6926[5809～8052]	2.36%[2.16～2.56]	33.2[30.3～36.1]	10.5[9.7～11.4]	13 424[11551～15 298]	2.23%[2.07～2.40]	25.7[24.1～27.3]	7.8[7.4～8.2]
2008	7380[6195～8564]	2.29%[2.06～2.53]	31.5[29.2～33.8]	9.5[8.9～10.0]	15 983[13837～18 129]	2.37%[2.17～2.56]	26.3[24.9～27.7]	7.4[7.1～7.7]
2009	7162[6005～8319]	2.18%[1.97～2.39]	31.9[29.1～34.7]	9.5[8.8～10.2]	14 802[12681～16 924]	2.18%[1.99～2.37]	25.5[24.0～26.9]	7.2[6.9～7.5]
2010	7761[6518～9005]	2.21%[1.98～2.44]	31.7[29.9～33.6]	9.3[8.7～9.8]	16 798[14437～19 159]	2.32%[2.14～2.50]	26.2[24.6～27.8]	7.1[6.8～7.4]

Source: Extracted from the Kurtz et al. 2012 NIS analysis. [14]

翻修手术作为初次关节置换和关节置换翻修总手术量的一部分，其术后感染的风险也被重新计算。结果表明，2001 年统计得出的 THA 和 TKA 术后感染风险率分别为 1.99%和 2.05%。为之前统计值（分别为 1.04%和 1.04%）的几乎 2 倍。至 2010 年（即从 NIS 可检索到的最新的数据），THA 和 TKA 术后感染风险已分别增至 2.21%和 2.32%；此风险的增大仅在 TKA 术后表现最为明显。在一项关节置换术后感染的原始数据中，学者发现此风险率增高极为明显：2001 年 THA 和 TKA 术后感染为 4545 例和 7113 例，而到 2010 年分别增至 7761 例和 16 798 例。被抽样各个年份 THA 和 TKA 术后的平均感染风险保持接近，分别为 2.20%和 2.25%。利用 Poisson 模型将 NIS 数据与美国人口统计局的人口计划匹配分析，结果表明，预计至 2020 年 TKA 术后感染将由 2010 年的 16 798 例增加至 42 079 例（图 1.1）[14]。对 NIS 数据分析的结果还表明，患者的留院时间已逐步减少，这将影响初次入院期间对感染的早期诊断，并导致翻修术后感染的延迟出现[13]。

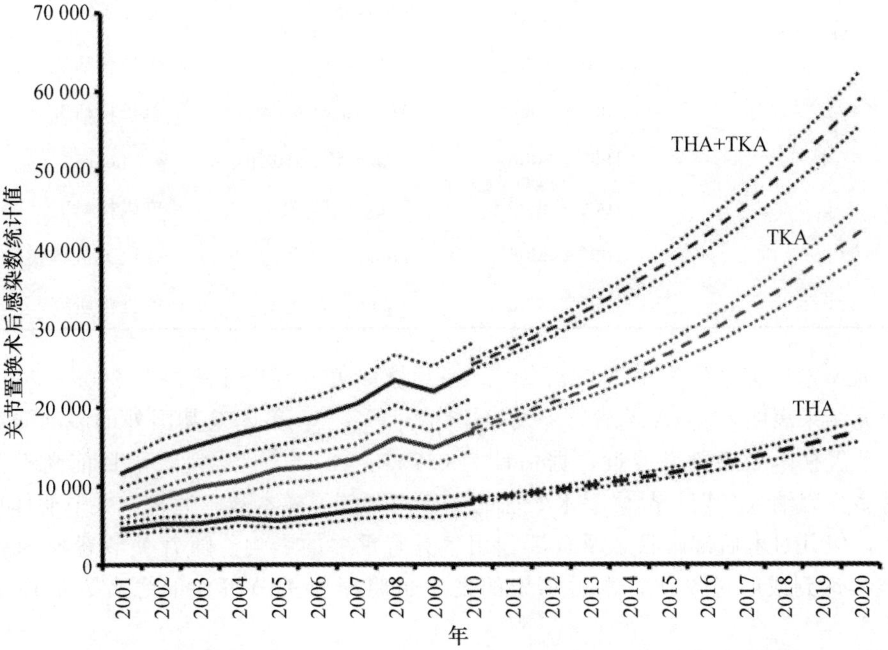

图 1.1　2001—2020 年美国 THA、TKA 以及同时行 THA 和 TKA 手术患者历史及预计感染数，虚线表示每种术式的预计值，点状线表示 NIS 所评估的 2001—2010 年 95%CIs 以及预期数据的值。利用消费指数将总治疗花费调整至 2012 年[14]

美国的多个单机构研究结果表明，各个病例组中感染发病率接近。Pulido 等对 9245 例患者进行了监测，经计算得出术后总的感染发生率为 0.7%，TKA 术后特异性关节感染的发生率为 0.7%，而 THA 为 0.3%（表 1.3 和表 1.4）[15]。Malinzak 等报道经对 1991—2004 年 8494 例患者进行研究后发现，TKA 和 THA 术后感染率分别为 0.52%和 0.47%[16]。如仅关注医保 LDS，该系统将人口年龄限定为超过 65 岁，则 TKA 术后感染发生率为 2.01%[17]，THA 为 2.22%[18]。此研究结果与美国国内感染趋势相关研究的结论相似。

一些国际上的医院和诊所进行的研究也认为感染发病率约为 1%（表 1.3 和表 1.4）[19,22]。芬兰的多项单机构研究及关节置换注册协会 1997—2006 年的数据分析结果表明 TKA 术后感染发病率为 0.8%～0.9%[20,21]。日本的一项单机构研究结果与之相似，1995—

表 1.3 全髋关节置换(THA) 感染率

国家	感染率（%）	分析年限	文献来源	数据来源
美国	1.99～2.20	2001—2010	Kurtz 等[14]	NIS
美国	0.3	2001—2006	Pulido 等[15]	单机构研究
美国	0.47	1991—2004	Malinzak 等[16]	单机构研究
美国	2.22	1997—2006	Ong 等[18]	Medicare 5%
挪威	0.7	2005—2006	Dale 等[19]	挪威关节置换注册协会

表 1.4 全膝关节置换(TKA) 感染率

国家	感染率（%）	分析年限	文献来源	数据来源
美国	1.21	2001—2010	Kurtz 等[13]	NIS
美国	1.1	2001—2006	Pulido 等[15]	单机构研究
美国	0.52	1991—2004	Malinzak 等[16]	单机构研究
美国	2.01	1997—2006	Kurtz 等 2010 年[17]	Medicare 5%
芬兰	0.8	2002—2006	Jamsen 等[21]	单机构研究
芬兰	0.9	1997—2006	Jamsen 等[20]	芬兰关节置换注册协会
日本	0.8	1995—2006	Susuki 等[22]	单机构研究

2006 年 TKA 术后感染发生率为 0.8%[22]。一项挪威关节置换注册协会 2005—2006 年的数据分析研究结果表明，THA 术后感染发生率为 0.7%[19]。美国及其国外的多项研究提示普通人群关节置换术后感染率接近，据估计为 0.75%～2.25%[13,16,18,23]。目前尚不清楚这些研究中有多少因纳入二期行翻修手术处理的患者而调整了样本数。通常，关节假体周围感染很少发生，但其对术后健康状态及资源利用率具有重要的影响。随着关节置换术后翻修患者数量连续达到或超过预计，术后感染的发生也将对行关节置换的患者人群产生更大的影响[13]。

感染可发生于初次关节置换假体植入术后患者一生中不同的阶段，而并非是仅仅在术后短期内发生。典型的感染患者的诊断时限为术后 2 周至术后超过 3 年[15,18,19,22,24]，而了解大多数感染的好发期对于今后提出加强预防的手段具有关键意义。Pulido 等对 9245 例美国患者进行的一项相关研究表明，TJA 术后感染发生于术后第一个 30 天内的占 27%，而 65%的患者在术后第一年内发生感染。患者诊断为感染的平均时限为 1.2 年[15]。Malinzak 在一项回顾性分析研究中发现，83.7%的感染患者在术后 2 年内确诊，平均感染诊断时限为 9.6 个月[16]。美国医保系统人群所有大于 65 岁行 THA 和 TKA 手术的患者中，73%～77%在初次手术后 2 年内即被确诊为合并感染[17,18]。就单纯行 TKA 的患者而言，术后 2 年内感染发病率为 1.55%，而至术后 2～10 年感染率降至 0.46%[17]。芬兰关节置换注册协会的研究结果与美国 TKA 相关数据结果一致，其报道 1997—2004 年间患者中在术后第一年内诊断为 PJI 者占 68%[20,21]。Suzuki 等研究发现在日本一单独机构中初次 TKA 术后 3 个月内进展为感染的患者占 65%[22]。挪威关节置换注册协会提出，初次 THA 术后因感染而行翻修处理的中值时间为 47 天 (4～1782 天)[19]。澳大利亚关节置换注册协会收录的患者人群中因感染而需行翻修处理者在术后第一年急剧增加，但在术后超过 1 年后感染率下降[25]。尽管上述数据资源来自不同的地区和不同的范围，但调查表明超过 60%的感染是在术后 1 年内被发现，且绝大多数患者在初次 THA 或 TKA 术后 2 年即被确诊为感染。

一项最近的 2005—2006 年 NIS 数据分析结果表明，感染是 THA 术后行翻修的第三大常见原因，占翻修手术原因的 14.8%，而 TKA 术后因感染而行翻修手术最为常见，占 25.2%（表 1.5）[26,27]，感染也是 THA（74.3%）或 TKA（79.1%）术后行关节切开假体取出最为常见的手术适应证。与上述感染发病趋势结论相似，澳大利亚国家关节置换注册协会 2010 年年度报告指出，感染是 THA 术后翻修（15.4%）第三大最常见原因，是 TKA 术后翻修（17.1%）第二大最常见的原因。2007—2010 年挪威类似报道指出，15%～20%的患者因感染行 THA 术后翻修[28]。而根据 2008 年瑞典的报道，感染占 TKA 术后翻修原因的 17%[29]。据估计 2001 年瑞典人群中因感染而行 TKA 术后翻修者占 20%[30]。然而，与瑞典所统计行术后翻修的其他原因相比，自术后前 2 年开始，10 年期间内感染的发病率将由 25.9%降至 2.9%。

表 1.5 翻修感染的发病率

国家	髋/膝	翻修百分比	时限	文献来源	数据资源
美国	髋	8.4	1990—2004	Kurtz 等 2007 [53]	NIS
美国	髋	14.8	2005—2006	Bozic 等 [27]	NIS
澳大利亚	髋	8.2	2010	国家关节置换注册协会[25]	注册协会
挪威	髋	15～20	2009	国家关节置换注册协会[28]	注册协会
瑞典	髋	10.8	2008	国家关节置换注册协会[30]	注册协会
美国	膝	16.7	1990—2004	Kurtz 等 2007 [53]	NIS
美国	膝	25.2	2005—2006	Bozic 等 [26]	NIS
澳大利亚	膝	15.4	2010	国家关节置换注册协会[25]	注册协会
瑞典	膝	～20	2011	国家关节置换注册协会[30]	注册协会

当相关研究分析的焦点集中在超高分子聚乙烯髋臼杯衬垫的翻修时，学者们发现了与上述结论相似的趋势。一项 212 个髋臼杯衬垫翻修的研究认为翻修最为常见的原因为假体松动（35%），其次为不稳定（28%）和感染（21%）[24]。几乎所有的研究和被提取的数据资源分析结果均表明，无菌性假体松动将继发感染，其为假体翻修最为常见的原因。Bozic 等的一项研究是相关研究文献中的一个特例，其报道与假体松动（16.1%）相比感染（25.2%）是 TKA 术后翻修最主要的常见原因[26]。最近，很多专家指出，不同的临床状况差异掩盖了关节假体感染的实际发病率，某些情况下非炎性假体松动、假体固定不良及亚临床感染是其产生的真正原因[31,33]。如通过较为积极的假体表面细菌检测方法如聚合酶链反应及内植物声波探查检测到细菌来自非炎性松动假体则考虑为炎性假体松动[31,33]；如在对检测样本进行检测之前已给予抗生素治疗，则也可能增加感染被漏诊的可能性[34]。随着对关节置换术后假体组件感染诊断技术的改进，感染将成为关节置换术后翻修手术处理的主要原因。但即使没有新的诊断技术，PJI 也有可能成为在未来 20 年内美国 TJA 术后假体植入失败的最主要原因。

由于出现疼痛症状、住院时间延长以及需行二期假体更换手术，初次假体置换术后感染已成为令患者和医师感到压力巨大和困扰的问题。此外感染复发率也较高[20,35,37]。与初次TKA相比无论何种原因的TKA翻修，术后无感染假体生存率较低，术后感染发病率约为8.25%[20]。因感染行TKA假体翻修的术后感染率将增高至10%～33%[35,37]。很多关于感染复发研究结果的准确性受队列规模小的影响，这是导致感染率研究结果差异的可能原因。到目前为止，最大型的相关研究是Mayo医学中心进行的1998—2006年368例因TKA术后感染行翻修处理患者的研究[35]，研究结果表明，15.8%的患者术后感染复发且其中86%的患者被确定为慢性感染晚期。感染复发的中值时间为3.6年（0.01年～7.82年），慢性淋巴管水肿是唯一明确的导致感染复发的危险因素[35]。此研究结果在之前相关报道的术后感染复发率范围之内，并强调了出现器械相关感染的长期效应。

与PJI相关的危险因素

文献表明，患者、社会和与手术相关的因素都与PJI存在有关性，这些因素包括从性别到同种异体输血各个方面（表1.6）[9,11,15,22,38,40]。如本章前述TKA术后感染率较低但明显高于THA术后[13,15,16]，而且对于此两种术式而言最常见于文献报道的危险因素是性别。在一些多个国家的关节置换注册协会和个体机构进行的8项研究中对感染的危险因素进行了回顾，结果表明男性与女性相比感染风险更高[9,17,22,29,30,41]。一项2010年澳大利亚髋膝关节注册协会的研究报道指出，至术后9年男性总的感染发病率为1.3%而女性仅为0.6%[25]。Suzuki等经过对2022例行初次TKA的患者进行回顾性研究后指出，由于性别所导致的感染率差异是由于男性和女性的皮肤pH水平、皮脂腺诱导和皮肤厚度差异所致[22]。与之相反，Dale等提出上述差异是由于不同性别患者的细菌转移阈值或菌群分布不同所致[19]。但目前仍不清楚导致感染率差异的具体原因。

表1.6 文献中总结的与PJI相关的危险因素[15,16,18,22,38,39]

患者相关危险因素	社会及手术相关危险因素
男性	大型社区、乡村无相关专题宣教的医院
BMI增高/肥胖	接受公共资助的患者
年龄	手术时间长
术前存在其他病症	术中失血量多
泌尿系感染	同种异体输血
类风湿关节炎	未使用抗生素骨水泥
糖尿病患者	TKA翻修术
术前营养状况	急诊/计划内手术
ASA危险评分＞2	之前曾行切开复位/内固定手术
	术后并发症

文献报道认为体重指数（BMI）增高是导致PJI的一项危险因素[15,16,18,22,38,39]。Malinzak等在一项6108例行THA和TKA患者的回顾性研究中指出，BMI＞50的患者感染率

可达到7.0%，如50>BMI>40则感染率为1.1%，BMI<40的患者感染率为0.47%。仅就行TKA的患者而言，BMI>40患者的感染率可能是BMI<40患者的3.3倍。Jämsen等在一项类似的研究中经对芬兰关节置换注册协会2002—2008年8775例行初次THA和TKA的患者进行分析后指出[40]，病态肥胖患者与BMI正常患者相比总的感染率由0.37%增至4.66%，如BMI<40则肥胖并非是患者PJI的预估因素[40]。导致患者感染率增加的潜在机制可能与手术操作较为困难、手术时间长、脂肪组织血供差及高BMI患者存在的其他合并症相关[40]。

高BMI如合并糖尿病则患者病情将更为复杂，后者长期被认为是导致PJI的另一个危险因素[16,18,42,43]。研究表明糖尿病与PJI存在明显的相关性，此外，术后血糖水平升高也与PJI明显相关[16]。Jamsen等发现之前诊断为糖尿病行THA和TKA的患者中分别有1.59%和2.19%曾出现感染，而与之相比非糖尿病患者的感染率分别为0.66%和0.48%[40]。Jamsen等发现肥胖患者术前血糖水平增高与高感染率存在相关性。糖尿病未得到控制的患者可能在关节置换术后血糖水平控制极差，后者对其感染风险具有直接影响[42]。然而，Bolognesi等在一项对751 340例行初次THA和TKA以及THA和TKA术后翻修患者的回顾性研究中指出，其研究中糖尿病患者的感染率并未增高[16,18,42,43]。对于糖尿病患者的不同处理方式可能是上述研究结果差异出现的原因。Marchant等调取NIS数据库中1998—2005年住院患者，对控制和未控制糖尿病的患者进行回顾性对比研究，结果表明如糖尿病未得到合理控制则患者伤口感染风险更高（比值比：2.28）[42]。

患者的其他合并症也可增大TJA术后PJI的风险。美国麻醉医师协会（ASA）全身状况分级系统可在术前对患者全身情况进行评估，研究文献指出，如ASA评分大于2，则患者存在PJI风险，此时即使患者合并症较轻，感染的风险也会增大[15,19,21]。以往认为，术前存在其他合并症与术后功能预后结果不良及其他术后并发症相关，Ong等和Kurtz等指出有很多导致PJI概率增大的合并症，并采用修正后的Charlson指数对这些主要的危险因素进行评估[17,18]。此外，与患者术前合并症相关的术后并发症也是导致PJI的危险因素[11,20]。

挪威和芬兰关节置换注册协会研究发现，与骨性关节炎（osteoarthritis，OA）相比，类风湿关节炎（rheumatoid arthritis，RA）也是导致感染发生的明显危险因素[20,21,28]。一项2002—2006年2647例患者的相关研究结果表明，RA患者术后感染发生率为2.45%而OA患者术后感染发生率为0.82%[21]。研究文献中所提及的其他并不重要的导致PJI的危险因素还包括术中失血量增大[11]、年老患者[19]、急诊手术（与计划手术相比）[19]、TKA术后翻修[20]、种族[9]、之前曾行切开复位或内固定手术[22]、营养状况[44]、泌尿系感染[14]和同种遗体输血（详见表1.6）[14]。

很多研究利用Charlson合并症指数（Charlson Comorbidity Index，CCI）评估不同数据库和机构患者的术前合并症，其中也包括医疗行政索赔数据库的相关数据[9,11,15,22,38,39]。Kurtz等和Ong等研究认为术前存在其他合并症、手术时间长、由于费用原因接受公共协助及男性患者为医疗健康系统人群中PJI的危险因素[17,18]。CCI是根据对19种合并症的单一综合评分对患者术前合并症情况进行评估，这样存在多种不同术前合并症的患者就可能有相同的CCI评估分值。

Bozic等提出，CCI在明确单个疾病对患者预后结果的影响方面并无特异性，尤其是对年老患者而言[45,46]。Bozic等利用国家5%样本医保数据库数据行THA和TKA患者术后感染与特异性术前合并症之间相关性的研究，研究中采用多回归分析法评估感染与29种不同的术前合并症之间的关系，对所有29种合并症的影响进行调整分析后的结果表明，其中有13种合并症对TKA术后感染具有明显影响。按对TKA预后结果影响的明显程度排序，导致PJI的最为危险的因素为充血性心力衰竭、慢性肺部疾病、术后贫血及糖尿病（表1.7）[44]。就THA而言，导致感染的最危险因素为类风湿疾病、肥胖、凝血障碍、术前贫血、充血性心力衰竭和糖尿病（表1.7）[46]。与其他数据库相比，5%样本医保数据库中可检索到导致感染危险因素中的特异性疾病，此研究的目的是为65岁或更为年老患者高标准临床决策制定提供依据[44]。

表1.7 Bozic等总结医疗健康系统中行TKA和THA的年老患者的感染危险因素[45,46]

全膝关节置换		全髋关节置换	
危险因素	校正后危害比	危险因素	校正后危害比
充血性心力衰竭	1.28	类风湿性疾病	1.71
慢性肺部疾病	1.22	肥胖	1.73
术前贫血	1.26	凝血性疾病	1.58
糖尿病	1.19	术前贫血	1.36
抑郁症	1.28	糖尿病	1.31
肾脏疾病	1.38	心律不齐	1.30
肺循环障碍	1.42	周围血管疾病	1.29
肥胖	1.22	抑郁	1.38
类风湿性疾病	1.18	精神疾病	1.48
精神疾病	1.26	充血性心力衰竭	1.22
转移性肿瘤	1.59	酒精依赖	1.72
周围血管疾病	1.13	高血压	1.14
血管疾病	1.15	恶性肿瘤	1.13

此外，还有很多导致PJI的社会和手术相关的危险因素。公共资助也与术后感染风险增高存在相关性[13,17,18,47]。Ong等提出公共资助情况是患者社会经济地位的体现，可反映患者的营养水平、是否肥胖以及是否存在术前合并症，这些是PJI的高风险易感因素[18]。大型的无相关专题宣教的社区医院的初次TKA术后翻修感染率也较高，而与之相反的是在乡村医院及教学机构医院感染率则较低[13,26]，这更进一步反映了翻修手术的处理模式差异，无相关专题宣教的社区医院通常是各地初次手术后拟行翻修手术患者（包括感染患者）的转诊中心[13]。手术操作时间长也可增加关节置换患者并发PJI的风险，这可能是由于切口暴露于体外细菌（葡萄球菌、大肠杆菌等）的时间延长及其他易于引发PJI的病原体作用的结果[15,17,18,48]。

骨水泥的使用情况也可对髋、膝关节置换术后感染的发生起到类似的影响作用[19,21,49]。术中未使用抗生素骨水泥是初次TKA术后或翻修术后感染翻修的主要决定因素[20]。经对芬兰关节置换注册协会研究结果进行分析后发现，如采用骨水泥添加与术前静脉注射的联合抗生素给药方法则术后感染患者较少，而无骨水泥固定的患者感染引起的后果更为严重[20]。

大量关于THA临床效果的回顾性研究结果表明，如术中未使用抗生素骨水泥，则感染发病率可高达50%[19,49]。经静脉给药抗生素可能无法渗透血管不丰富的区域从而达到足够高的血药浓度，因此无法达到有效降低感染风险的目的，而使用骨水泥有利于使抗生素直接作用于内植物表面和周围组织[50]。

如细菌或其他微生物附着于内植物表面则可导致PJI，因此，对内植物生物材料的选择可影响细菌的黏附和增殖。通常髋关节置换术中采用的关节面假体为金属对聚乙烯、金属对金属或陶瓷对陶瓷类型。Bozic等通过检索2005—2007年100%医保住院患者赔付数据库，对采用各种不同匹配关节面假体材料的术后感染率进行比较[38]，经对患者及医院相关因素进行调整后的分析结果表明，与陶瓷对陶瓷表面（0.32%）相比采用金属对金属关节面假体的术后感染率更高（0.59%）。但金属对金属和金属对聚乙烯表面，以及陶瓷对陶瓷和金属对聚乙烯表面，两个对照组之间在感染风险方面并无明显差异。尽管上述关于特定关节面材料队列研究的结果是明确的，但其临床影响并不明确且需要更为详细的研究[38]。

感染造成的经济负担

由于处理棘手以及在众多翻修手术原因中所占比例的不断突出，感染所致的关节置换翻修已成为一项巨大的社会经济负担。Kurtz等的扩展研究对NIS数据库数据进行了分析，以明确美国国内由于治疗PJI而产生的不断增长的经济负担[16]，据估计PJI治疗所产生的总住院费用已从2001年的3.2亿美元增至2010年的6.72亿美元。根据目前NIS数据库数据，预计2013年美国处理PJI的住院费用将超过10亿美元，至2020年将达到16.8亿美元（图1.2）。将PJI与其他翻修手术原因进行对比，Bozic和Ries在一项2001年3月至2002年10月行关节置换患者的回顾性研究中发现，与初次关节置换和非炎性假体松动相比，THA术后感染患者的总住院时间、总住院费用及总体院外花费均明显增加[11]。仅就THA而言，术后感染患者行翻修手术所产生的直接医疗费用比非炎性假体松动行翻修手术的患者高2.8倍，比行初次THA的患者高4.8倍[11]。法国Klouche等在对比研究中发现，因感染行THA术后翻修患者的花费比非感染原因行THA术后翻修的患者高2.6倍，比初次THA高3.6倍[51]。Kurtz等对NIS 1990—2004年TKA和THA记录数据进行分析后认为，感染患者住院花费与无感染的关节置换患者相比，分别高1.52倍和1.76倍。患者留院时间更长，较非感染患者分别高出1.87倍和2.21倍[13]。

关节置换术后感染处理的花费也直接影响了医院。Hebert等指出，TKA术后感染患者占用的医疗资源为其对照翻修组的2倍。此外还包括由此引起的不当赔偿，导致医院针对每个医保患者总共损失30 000美元，对每个普通患者损失15 000美元[52]。另外，上述花费是指患者的直接医疗费用，其仅仅反映了感染对经济影响作用的一个方面。感染还导致患者住院时间延长及出院患者复诊次数增加，从而导致患者工作脱岗次数增加，影响了患者的日常生活和生活质量[13]。与其他关节置换术后并发症相比，高治疗费用更进一步说明了术后感染病情的严重性及其所产生的多方面的负担。

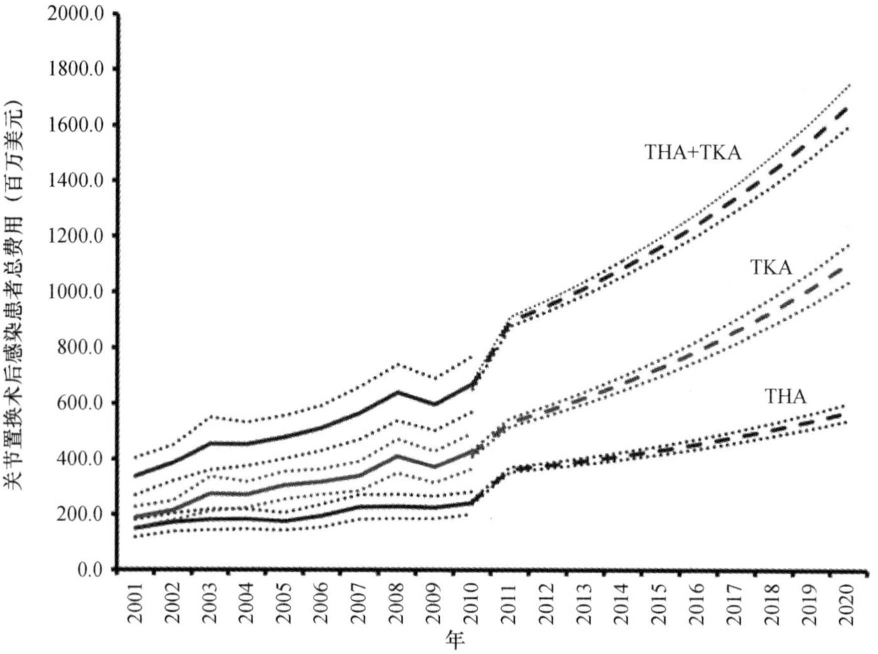

图 1.2 2001—2020 年美国 THA、TKA 及同时行 THA 和 TKA 术后感染患者住院总费用的历史及预期数据，虚线表示每种术式的预计值，点状线表示 NIS 所评估的 2001—2010 年 95%CIs 统计数据及预计值。利用消费指数（CPI）总费用调整至 2012 年[14]

总　结

关节假体周围感染是 TJA 术后一种少见但具有“灾难性”后果的并发症。国内及国外统计结果表明，TKA 和 THA 术后有 1%～2%的患者将合并感染。预计至 2020 年随着患者人口数量的增加及关节置换术被不断扩展应用于年轻患者，术后感染患者的数量将会大幅增长。感染是目前 TJA 术后翻修最为常见的原因之一，预计其将成为未来 20 年内导致 TJA 术后翻修最为突出的原因。在未来的几十年内，医师可通过利用全世界范围内的感染注册数据库及其他公共数据库准确检索到 TJA 的应用、术后感染发病率、手术效果及 TJA 应用趋势方面的信息。

多项文献研究资源和数据库数据分析结果表明，导致术后感染最为突出的危险因素包括：男性患者、BMI＞50、手术时间长、未使用抗生素骨水泥和术前存在多种合并症，其中最为常见的是糖尿病。随着感染患者数量的不断增加，人们将会感到由于对患者的不当赔偿、患者留院时间的延长及其所引起的医院资源消耗的增加，整个医保系统的负担将会增大。新技术及新型内植物假体的开发为感染治疗带来了希望，其可降低关节置换术后感染对患者及社会所产生的不良影响，而关键在于对影响 PJI 发生主要危险因素的认识，以便能够设计出解决此类问题的技术方法。采用目前已知的相关信息，医师可首先针对患者术前情况，建立有效的针对高危人群的降低感染风险策略。

（黄宁庆　刘旭昕　译）

参考文献

1. Berger RA, Rosenberg AG, Barden RM, Sheinkop MB, Jacobs JJ, Galante JO. Long-term followup of the Miller-Galante total knee replacement. Clin Orthop Relat Res. 2001;(388):58–67.
2. Indelli PF, Aglietti P, Buzzi R, Baldini A. The Insall-Burstein II prosthesis: a 5- to 9-year follow-up study in osteoarthritic knees. J Arthroplasty. 2002;17:544–9.
3. Quintana JM, Arostegui I, Escobar A, Azkarate J, Goenaga JI, Lafuente I. Prevalence of knee and hip osteoarthritis and the appropriateness of joint replacement in an older population. Arch Intern Med. 2008;168:1576–84.
4. Rorabeck CH, Murray P. Cost effectiveness of revision total knee replacement. Instr Course Lect. 1997;46: 237–40.
5. Kurtz SM, Ong K, Lau E, Mowat F, Halpern M. Projections of primary and revision hip and knee arthroplasty in the United States from 2005 to 2030. The Journal of bone and joint surgery American volume. 2007;89:In press.
6. Bourne RB, Maloney WJ, Wright JG. An AOA critical issue. The outcome of the outcomes movement. J Bone Joint Surg Am. 2004;86-A:633–40.
7. Berry DJ, Harmsen WS, Cabanela ME, Morrey BF. Twenty-five-year survivorship of two thousand consecutive primary Charnley total hip replacements: factors affecting survivorship of acetabular and femoral components. J Bone Joint Surg Am. 2002;84-A:171–7.
8. Soderman P, Malchau H, Herberts P. Outcome after total hip arthroplasty: Part I. General health evaluation in relation to definition of failure in the Swedish National Total Hip Arthroplasty register. Acta Orthop Scand. 2000;71:354–9.
9. Mahomed NN, Barrett J, Katz JN, Baron JA, Wright J, Losina E. Epidemiology of total knee replacement in the United States Medicare population. J Bone Joint Surg Am. 2005;87:1222–8.
10. Katz JN, Barrett J, Mahomed NN, Baron JA, Wright RJ, Losina E. Association between hospital and surgeon procedure volume and the outcomes of total knee replacement. J Bone Joint Surg Am. 2004;86-A:1909–16.
11. Bozic KJ, Ries MD. The impact of infection after total hip arthroplasty on hospital and surgeon resource utilization. J Bone Joint Surg Am. 2005;87:1746–51.
12. Sculco TP. The economic impact of infected joint arthroplasty. Orthopedics. 1995;18:871–3.
13. Kurtz SM, Lau E, Schmier J, Ong KL, Zhao K, Parvizi J. Infection burden for hip and knee arthroplasty in the United States. J Arthroplasty. 2008;23:984–91.
14. Kurtz SM, Lau E, Watson H, Schmier JK, Parvizi J. Economic burden of periprosthetic joint infection in the United States. J Arthroplasty. 2012;27:61–5e1.
15. Pulido L, Ghanem E, Joshi A, Purtill JJ, Parvizi J. Periprosthetic joint infection: the incidence, timing, and predisposing factors. Clin Orthop Relat Res. 2008;466:1710–5.
16. Malinzak RA, Ritter MA, Berend ME, Meding JB, Olberding EM, Davis KE. Morbidly obese, diabetic, younger, and unilateral joint arthroplasty patients have elevated total joint arthroplasty infection rates. J Arthroplasty. 2009;24:84–8.
17. Kurtz SM, Ong KL, Lau E, Bozic KJ, Berry D, Parvizi J. Prosthetic joint infection risk after TKA in the Medicare population. Clin Orthop Relat Res. 2010;468:52–6.
18. Ong KL, Kurtz SM, Lau E, Bozic KJ, Berry DJ, Parvizi J. Prosthetic joint infection risk after total hip arthroplasty in the Medicare population. J Arthroplasty. 2009;24:105–9.
19. Dale H, Skramm I, Lower HL, Eriksen HM, Espehaug B, Furnes O, et al. Infection after primary hip arthroplasty. Acta Orthop. 2011;82:646–54.
20. Jamsen E, Huhtala H, Puolakka T, Moilanen T. Risk factors for infection after knee arthroplasty. A register-based analysis of 43,149 cases. J Bone Joint Surg Am. 2009;91:38–47.
21. Jamsen E, Varonen M, Huhtala H, Lehto MU, Lumio J, Konttinen YT, et al. Incidence of prosthetic joint infections after primary knee arthroplasty. J Arthroplasty. 2010;25:87–92.
22. Suzuki G, Saito S, Ishii T, Motojima S, Tokuhashi Y, Ryu J. Previous fracture surgery is a major risk factor of infection after total knee arthroplasty. Knee Surg Sports Traumatol Arthrosc. 2011;19:2040–4.
23. Kurtz SM, Lau E, Ianuzzi A, Schmier J, Todd L, Isaza J, et al. National Revision Burden for Lumbar Total Disc Replacement in the. Epidemiologic and Economic Perspectives. Spine.: United States; 2010.
24. Kurtz SM, Medel FJ, MacDonald DW, Parvizi J, Kraay MJ, Rimnac CM. Reasons for revision of first-generation highly cross-linked polyethylenes. J Arthroplasty. 2010;25:67–74.
25. Graves S, Davidson D, de Steiger R, Tomkins A. Annual Report 2010. Australian National Joint Replacement Registry. Adelaide: Australian Orthopaedic Association; 2010
26. Bozic KJ, Kurtz SM, Lau E, Ong K, Chiu V, Vail TP, et al. The epidemiology of revision total knee arthroplasty in the United States. Clin Orthop Relat Res. 2010;468:45–51.
27. Bozic KJ, Kurtz SM, Lau E, Ong K, Vail TP, Berry DJ. The epidemiology of revision total hip arthroplasty in the United States. J Bone Joint Surg Am. 2009;91:128–33.
28. 2010 Annual Report The Norwegian Arthroplasty Register. Bergen: Centre of Excellence of Joint Replacements; 2010.
29. Garellick G, Karrholm J, Rogmark C, Herberts P.

29. Garellick G, Karrholm J, Rogmark C, Herberts P. Annual Report 2008. Swedish Hip Arthroplasty Register. Göteborg: Department of Orthopaedics, Sahlgrenska University Hospital; 2009.
30. Lidgien L, Sundberg M, Dahl AW, Robertsson O. Annual Report 2010. The Swedish Knee Arthroplasty Register. Lund: Dept. of Orthopedics, Lund University Hospital; 2010.
31. Ince A, Rupp J, Frommelt L, Katzer A, Gille J, Lohr JF. Is "aseptic" loosening of the prosthetic cup after total hip replacement due to nonculturable bacterial pathogens in patients with low-grade infection? Clin Infect Dis. 2004;39:1599–603.
32. Dempsey KE, Riggio MP, Lennon A, Hannah VE, Ramage G, Allan D, et al. Identification of bacteria on the surface of clinically infected and non-infected prosthetic hip joints removed during revision arthroplasties by 16S rRNA gene sequencing and by microbiological culture. Arthritis Res Ther. 2007;9:R46.
33. Kobayashi N, Procop GW, Krebs V, Kobayashi H, Bauer TW. Molecular identification of bacteria from aseptically loose implants. Clin Orthop Relat Res. 2008;466:1716–25.
34. Darouiche RO, Donovan WH, Del Terzo M, Thornby JI, Rudy DC, Hull RA. Pilot trial of bacterial interference for preventing urinary tract infection. Urology. 2001;58:339–44.
35. Kubista B, Hartzler RU, Wood CM, Osmon DR, Hanssen AD, Lewallen DG. Reinfection after two-stage revision for periprosthetic infection of total knee arthroplasty. Int Orthop. 2011;36:65–71.
36. Azzam K, McHale K, Austin M, Purtill JJ, Parvizi J. Outcome of a second two-stage reimplantation for periprosthetic knee infection. Clin Orthop Relat Res. 2009;467:1706–14.
37. Hanssen AD, Osmon DR. Evaluation of a staging system for infected hip arthroplasty. Clin Orthop Relat Res. 2002;403:16–22.
38. Bozic KJ, Ong K, Lau E, Kurtz SM, Vail TP, Rubash HE, et al. Risk of complication and revision total hip arthroplasty among Medicare patients with different bearing surfaces. Clin Orthop Relat Res. 2010;468:2357–62.
39. Swierstra BA, Vervest AM, Walenkamp GH, Schreurs BW, Spierings PT, Heyligers IC, et al. Dutch guideline on total hip prosthesis. Acta Orthop. 2011;82:567–76.
40. Jamsen E, Nevalainen P, Eskelinen A, Huotari K, Kalliovalkama J, Moilanen T. Obesity, diabetes, and preoperative hyperglycemia as predictors of periprosthetic joint infection: a single-center analysis of 7181 primary hip and knee replacements for osteoarthritis. J Bone Joint Surg Am. 2012;94:e101.
41. Parvizi J, Johnson BG, Rowland C, Ereth MH, Lewallen DG. Thirty-day mortality after elective total hip arthroplasty. J Bone Joint Surg Am. 2001;83-A:1524–8.
42. Marchant Jr MH, Viens NA, Cook C, Vail TP, Bolognesi MP. The impact of glycemic control and diabetes mellitus on perioperative outcomes after total joint arthroplasty. J Bone Joint Surg Am. 2009;91:1621–9.
43. Bolognesi MP, Marchant Jr MH, Viens NA, Cook C, Pietrobon R, Vail TP. The impact of diabetes on perioperative patient outcomes after total hip and total knee arthroplasty in the United States. J Arthroplasty. 2008;23:92–8.
44. Font-Vizcarra L, Lozano L, Rios J, Forga MT, Soriano A. Preoperative nutritional status and post-operative infection in total knee replacements: A prospective study of 213 patients. Int J Artif Organs. 2011;34: 876–81.
45. Bozic KJ, Lau E, Kurtz S, Ong K, Berry DJ. Patient-related Risk Factors for Postoperative Mortality and Periprosthetic Joint Infection in Medicare Patients Undergoing TKA. Clin Orthop Relat Res. 2012;470: 130–7.
46. Bozic KJ, Lau E, Kurtz S, Ong K, Rubash H, Vail TP, et al. Patient-related risk factors for periprosthetic joint infection and postoperative mortality following total hip arthroplasty in Medicare patients. J Bone Joint Surg Am. 2012;94:794–800.
47. Webb BG, Lichtman DM, Wagner RA. Risk factors in total joint arthroplasty: comparison of infection rates in patients with different socioeconomic backgrounds. Orthopedics. 2008;31:445.
48. Smabrekke A, Espehaug B, Havelin LI, Furnes O. Operating time and survival of primary total hip replacements: an analysis of 31,745 primary cemented and uncemented total hip replacements from local hospitals reported to the Norwegian Arthroplasty Register 1987–2001. Acta Orthop Scand. 2004;75:524–32.
49. Parvizi J, Saleh KJ, Ragland PS, Pour AE, Mont MA. Efficacy of antibiotic-impregnated cement in total hip replacement. Acta Orthop. 2008;79:335–41.
50. Kim JM, Mudgal CS, Konopka JF, Jupiter JB. Complications of total elbow arthroplasty. J Am Acad Orthop Surg. 2011;19:328–39.
51. Klouche S, Sariali E, Mamoudy P. Total hip arthroplasty revision due to infection: a cost analysis approach. Orthop Traumatol Surg Res. 2010;96:124–32.
52. Hebert CK, Williams RE, Levy RS, Barrack RL. Cost of treating an infected total knee replacement. Clin Orthop Relat Res. 1996;331:140–5.
53. Kurtz SM, Ong KL, Schmier J, Mowat F, Saleh K, Dybvik E, et al. Future clinical and economic impact of revision total hip and knee arthroplasty. J Bone Joint Surg Am. 2007;89 Suppl 3:144–51.

第二章　导致关节假体周围感染的危险因素

Benjamin Zmistowski，Pouya Alijanipour

引　言

关节假体周围感染（PJI）是一种可发生于任何关节假体置换术后的潜在并发症，即使是患者无目前所知的各种危险因素。然而要做到有效降低 PJI 的风险，就需要降低目前所知的增加关节暴露于病原体机会的危险因素，或抑制机体的反应能力以达到抑制关节内病原体的目的。目前所知的导致 PJI 的危险因素可分为患者相关因素、手术相关因素、住院患者术后的相关因素及远期因素，当然也有上述各组危险因素的重叠作用。重要的是人们需意识到这些危险因素中的任何一项都可导致 PJI 的发病率增加。本章将讨论这些不同危险因素的作用机制及其影响作用。

很多导致全关节置换术后感染危险因素的观点是来自于非对照病例组或小型病例对照组的研究结论。由于 PJI 是一种不常见的并发症，而多数关于此内容的权威学术研究中的手术患者均来自大型的研究机构，但遗憾的是来自这些机构的病例所代表的仅仅是行全关节置换手术患者中的一小部分[1]，因此这些研究可能并不能准确反映现实中的实际情况[1,2]。此外，文献中对关节假体感染的定义存在争议，这是学者们明确 PJI 潜在危险因素与 PJI 之间关系的重要障碍[3,4]。在参照本章及其他相关信息资源时，应考虑到这些证据在此方面的缺陷。

患者相关危险因素

人口统计学因素

年龄

Kurtz 等在一项国内相关研究中发现，年龄是全膝关节置换术（TKA）和全髋关节置换术（THA）后 PJI 的一项相关危险因素[4]，据研究者报道 PJI 呈双峰分布：55～74 岁患者的 PJI 发病率最低。有意思的是 Soohoo 等在另一项以大量人口为基础的相关研究中也发现了类似的双峰分布特点[6]，经对 THA 术后 90 天内再次入院的 PJI 患者研究后发现，年龄大于 75 岁或小于 55 岁的患者与 55～74 岁患者相比感染风险明显增高，二者比值比分别为 1.28 和 1.34。此前 Soohoo 等曾发表其类似的行 TKA 患者的相关研究结果，该研究发现小于 65 岁患者术后 90 天内因感染再次入院的风险增高[7]。

Ridgeway 等利用英格兰手术部位感染（surgical site infection，SSI）监控服务数据库研究 SSI 与不同危险因素之间的关系[8]，结果表明患者年龄超过 80 岁是导致初次 THA 术后 SSI 的明显危险因素，相同年龄组的患者初次半髋关节置换与 SSI 也存在一定相关性，但对变量进行调整后的分析结果表明，此队列研究中年龄并非是 SSI 的重要预测因素。一些以北欧国家注册协会数据为依据的相关研究也得出了类似的结论，这些研究发现行 TKA 患者的年龄与 PJI 之间无任何相关性[9,11]。Dale 等对三家挪威健康注册机构 THA 相关数据进行对比研究后发现，年龄增大是导致 SSI 和因感染行翻修手术的一项危险因素[12]，然而有趣的是，对于因骨折行半髋置换的患者而言，小于 60 岁者因感染而行翻修处理的可能性更大，这从事实上说明了年轻需行半髋关节置换手术的患者易于出现严重的合并症且术后预期寿命缩短[12]。

年老病例组患者通常在行初次关节置换手术时健康状况良好，很多研究报道认为与正常人群相比行 THA 或 TKA 患者死亡率较低，这可能与二者的手术适应证选择差异有关[8,13]。而年轻患者的手术适应证选择方法可能有所不同，很多年轻行全关节置换的患者可能合并其他可导致其易于并发 PJI 的合并症。Lie 等[8]提出的研究证据间接支持了上述观点，其研究发现年轻（小于 60 岁）行 THA 患者的术后 8 年死亡率高于相应的年龄阶段，性别相同的普通人群，而超过 60 岁患者则相反，这表明高龄可能是导致 PJI 的一项危险因素。但高龄与 PJI 之间的关系在某些特定程度下可能由于其他危险因素的存在如术前合并症、输血阈值降低或住院时间延长而使人混淆。此外，有些研究结果表明行初次关节置换的最年轻病例组患者易感 PJI，而目前尚未明确其相关原因。

性别

很多肌肉骨骼疾病和感染发病率在男性和女性之间并不相同。性激素和性染色体基因成分对先天性免疫系统和获得性免疫系统具有调节作用[14]，因此男性和女性免疫系统对致病菌的反应可能并不相同，这可以解释一些感染的发病率在男性和女性之间存在差异的原因。很多研究对男性和女性是否对 PJI 具有相同的易感性进行了研究，结果表明和女性相比男性的感染风险更高[2,5,6,9,12,15,19]。有趣的是 Lubbeke 等研究发现尽管在非肥胖人群中男性相比女性更易发生 PJI，但在肥胖人群中女性患者 PJI 的发病率则明显增高（与非肥胖女性相比增高 16.1 倍）。然而肥胖和非肥胖男性患者在 THA 术后 PJI 发病率方面并无明显差异[18]。

但也有一些其他研究结果表明女性患者 PJI 发病率较高，另外一些研究结果则表明并未发现 PJI 与行全关节置换或半髋置换患者的性别存在相关性[7,8,12,20,22]。鉴于这些矛盾的研究结果，一些学者并不认为性别是导致 PJI 的一项独立的危险因素，并提出性别差异可能是其他导致 PJI 危险因素的一种替代因素，其具体机制目前尚待研究[23,24]。

支持 PJI 与患者性别之间存在联系的学者认为，这些相关性可归咎为男性和女性患者的皮肤和皮下组织环境如 pH、血清诱导机制、皮肤厚度、脂肪分布及代谢率这些因素之间存在差异。此外，有学者认为男性和女性的微生物菌群存在差异，男性更易成为金黄色葡萄球菌的长期携带者[28]。一些研究者曾推断，如从手术干预的角度考虑，则男性手术医师将细菌传染给患者的阈值可能较低，或者说被初级医师称为骨科专家的医师是男性的可能性更大[11,12,29,31]。

种族

目前现有证据表明，非白种人与白种人相比，患者在行全关节置换（尤其是膝关节置换）术后 90 天期间感染性和非感染性并发症发病率以及病死率更高[2,6,7,17,32]。所有这些研究中均包含一小部分非白种人病例组，因此这些研究对不常见并发症如 PJI 的判定结果并不充分，这可以说明为何这些研究并未发现 PJI 存在任何特殊的差异，或者说为何没有发现同样的 THA 术后总体感染并发症差异[17,32]。

然而，就目前所提出的不同人种病例组之间的差异，尚须从更多方面进行考虑。全关节置换手术接受情况的种族间差异并不能为骨性关节炎患病率、医保状态或参加医保情况等因素所解释[33]。与非西班牙裔白种人相比，骨性关节炎更多见于超过 70 岁的非洲裔美国人群和西班牙人群[34]。然而，年老伴骨性关节炎的非洲裔美国人患者与白人对照组相比即使是在无经济障碍的条件下也很少行全膝关节置换[35,36]。此外，非洲裔美国人在行 TKA 手术时体重指数（BMI）较高[36]。即使是合并症给予调整后，非白种人患者与白种人患者相比在行全关节置换术后留院时间也会明显延长[37,38]。由此可见，不同种族病例组患者的围术期状况并不完全相同，以往研究认为，这些病例组患者所存在的一些潜在的导致 PJI 的危险因素也各不相同。然而目前，对 PJI 与少数民族病例组之间相关性研究证据的解释需慎重，这是因为可能还有一些未被认识的以及无法被控制的混淆因素是导致此种相关性产生的原因。

社会经济地位

社会经济地位是对 PJI 发生具有潜在影响作用的一项复杂因素[6,7,15,16,39]。理论上讲，社会经济地位低的患者由于营养程度低以及对已存在的合并症不理想的治疗状况而导致其总体健康水平低下，上述两种情况已被公认是导致 PJI 的潜在危险因素。然而，社会经济地位又受到其他如种族等复杂因素的影响。遗憾的是目前的研究证据尚无法明确这些复杂的相关性。

肥胖

肥胖可明显提高骨性关节炎患者的患病率，且多见于行关节置换的人群[40]。与肥胖相关的合并症如缺血性心脏病、高血压、高胆固醇血症、营养不良及 2 型糖尿病或上述一系列合并症所形成的代谢综合征可导致患者术后恢复延迟并增加围术期并发症的风险[41,43]。

据一项回顾性分析研究估计，BMI 超过 $35kg/m^2$ 的患者行 TKA 和 THA 术后并发 SSI 的风险将分别增高 6.7 倍和 4.2 倍[44]。如 BMI 超过 $40kg/m^2$ 或 $50kg/m^2$ 则 PJI 发病率可分别增高 3.3 倍和 2.1 倍[44]。很多不同的因素对肥胖患者 PJI 的发生具有潜在的促进作用，此类患者出现术后切口并发症的风险将增加[46,47]。由于手术部位表面张力增高导致其切口裂开的风险更高；此外，由于术中需广泛切开而导致血肿形成、积液形成或切口引流时间延长的风险增大[48]。另一方面，由于血供差、皮下脂肪组织肥厚导致切口周围区域处于低氧分压环境，这不利于切口的愈合[49]。一些研究报道肥胖是导致鼻部携带金黄色葡萄球菌的一项危险因素[28]，此类患者手术区域的先天性免疫反应可能消失，尤其是合并高血糖症的患者[50,51]。由于技术原因导致术中操作困难而使手术时间延长会增加 PJI 的风险。最后，还有研究指出，预防性抗生素应用不当也是导致肥胖患者 PJI 风险增高的一项潜在因素[52]。上述研究结果为充分阐释 PJI 与肥胖之间的关系提供了大量的证据[18,53,56]。

吸烟

很多吸烟者患有慢性阻塞性肺病、动脉粥样硬化及其他全身合并症，这些合并症的存在使得学者难以明确吸烟与PJI之间的关系。但有观点认为吸烟可抑制胶原合成以及抑制手术切口周围皮下组织的成熟[57]。

有学者提出，吸烟对于脊柱融合手术后骨愈合过程具有不良影响[58]。充足的氧供是组织修复的关键[59]。此外，切口部位缺氧对于中性粒细胞针对微生物的防卫机制具有负面影响，而且是感染的易感因素[49]，吸烟可通过不同的机制导致此缺氧情况的出现。尼古丁释放的儿茶酚胺可导致微血管痉挛及皮下组织灌注不足；尼古丁还可促进血小板聚集及促进微血栓形成。此外，患者吸入的一氧化碳与血红蛋白结合形成碳氧血红蛋白，导致氧合血红蛋白分离曲线左移并明显降低了氧向周围组织的转运。择期髋、膝关节手术前6～8周计划戒烟可有效降低术后切口并发症，尤其是感染相关的并发症[60,61]。虽然吸烟在术后早期并发症方面的不良影响似乎已明确，但对行全髋或全膝置换的吸烟患者的长期随访研究并未发现吸烟与PJI之间存在明显的相关性[54,62]。

合并症

行关节置换的患者通常还合并其他疾病[63,64]，这些合并疾病通常可增加发生术后并发症的风险并对全关节置换患者的最终预后结果具有负面影响[65,67]，并且与全关节置换术后较高的病死率相关[8,68]。

合并症指数

患者术前合并症数量似乎也是对PJI的发生具有独立累积效应的危险因素[55]，Lai等指出，每个合并症可导致患者并发PJI的风险增加0.35%[69]。

文献中曾提及很多关于术前合并症的评估方法，Charlson指数最初是用于预估患者术后1年的病死率，其已被证实可用于对多种不同临床疾病预后结果的评估[70]。Charlson指数是通过各种合并症及患者年龄的加权值计算得出（表2.1），通过患者所存在合并症的加权值合计，再加上超过40岁患者以每10年加1分得出指数值。依据回顾性研究，学者认为似乎Charlson指数递增至大于或等于3将导致感染风险明显增加[7,71]。

表2.1 Charlson指数评估所包含的合并症及其加权分值

加权分值	疾病
1	心肌梗死
	充血性心力衰竭
	周围血管疾病
	脑血管疾病
	老年痴呆症
	慢性肺部疾病
	结缔组织疾病
	溃疡病
	轻度肝脏疾病
	糖尿病

续表

加权分值	疾病
2	偏瘫
	中度或重度肾疾病
	糖尿病合并器官破坏终末期
	各种肿瘤
	白血病
	淋巴瘤
3	中度或重度肝疾病
6	转移性肿瘤
	AIDS

美国麻醉医师协会（ASA）全身情况分级系统是一项非特异性的术前全身健康状况评估系统，其主要评估合并症严重程度。该分级系统可被当作一种术中及术后非骨科并发症评估手段。尽管一些研究指出 PJI 与 ASA 高分值之间存在一定关系[8,56]，另有一些学者则对 ASA 评分的可靠性和有效性存在质疑[72,74]。此外，原则上来讲 ASA 评分是基于合并症的严重程度，而并非是合并症类型，而似乎是合并症类型的原因对其预估能力产生了影响，导致 ASA 评分系统与其他指数相比评判能力较弱。

国家院内感染监控（National Nosocomial Infections Surveillance，NNIS）系统手术患者危险指数评估包括 3 个项目（表 2.2）[74]，评分分值范围为 0～4 分，每个项目分值为 1 分。以往报道关节置换手术 75%时间为 2 小时，经一些研究修正后建议适宜的阈值时间为 1.5 小时[12,76]。一些研究指出 NNIS 指数与其包含的单个子项目相比在预估 SSI 方面更为有效，Berbari 等经研究指出 NNIS 指数与 PJI 存在一定的关系[12,75,77,78]。

表 2.2 NNIS 系统手术患者危险指数3个评估项目

美国麻醉医师协会分级≥3
污染或沾染切口
手术时间超过正常手术时间的 75%

特异性并发症

类风湿关节炎

行全关节置换的患者合并类风湿关节炎（RA）者约占 5%[78]，很多研究结果表明合并 RA 的患者并发 PJI 的风险高于未合并 RA 的患者[52,79,80]。

合并 RA 患者并发 PJI 风险增高的机制目前尚不清楚，可能是由于疾病本身、患者给予免疫抑制治疗及其他因素综合作用所致[78]。此类患者从根本上讲均易患各种感染性疾病，尤其是累及骨、关节及软组织的感染性疾病。此外，合并 RA 的患者出现术后早期切口并发症如切口浅层感染或切口开裂的风险较大[82]，这与其在 RA 治疗过程中给予皮质激素或其他免疫系统调节剂有一定程度的关系[52,83]。目前应用的控制 RA 的药物对患者免疫系统具有抑制作用，并对患者对致病菌的抵抗力具有负面影响，这些药物包括非甾体类抗炎药（nonsteroidal anti- inflammatory drugs，NSAIDs）、风湿性关节炎用药（disease-modifying antirheumatic agents，DMARD）如甲氨蝶呤以及最近开发出的生物制剂如肿瘤坏死因子（tumor necrosis factor，TNF）拮抗剂或白细胞介素（interleukin-1，IL-1）拮抗剂。

金黄色葡萄球菌被认为是 RA 患者 PJI 最常见的致病菌[84]。有趣的是曾有研究表明，RA 患者口咽部及皮肤易于定植金黄色葡萄球菌，这可能与其采用 TNF 拮抗剂和甲氨蝶呤联合治疗有关[85,86]。

甲氨蝶呤是一种叶酸类似物，是最常用的 DMARD，目前认为其为标准的新生叶酸类物质拮抗剂[87]。甲氨蝶呤可抑制新血管形成并可降低细胞因子合成。尽管一些以往的研究报道 RA 人群围术期停用甲氨蝶呤后可出现较少见的并发症[88]，对行甲氨蝶呤治疗的择期骨科手术（主要是行关节置换手术）患者的前瞻性随机研究结果表明，术后 1 年内给予继续甲氨蝶呤治疗并未增加任何感染风险[89]。

细胞因子涉及 RA 发病机制的很多方面，对其作用的调节可改变 RA 的预后结果。因此对此类炎症介质尤其是 TNF 的靶向治疗已成为此类患者治疗的一个标准过程[90]，有研究者观察到 RA 患者行全关节置换者如给予抗 TNF 治疗，则并发 PJI 的风险将增大[91,92]。一项近期的系统回顾研究证实，采用抗 TNF 抗体治疗类风湿关节炎可增加感染的风险，此类感染需给予抗菌治疗和（或）住院治疗[93]。

长期甲氨蝶呤或抗 TNF 治疗是否增加 PJI 的风险目前尚须进一步证实，尽管最近的回顾研究指出较高剂量的此类药物给药治疗并不能导致患者严重感染并发症的风险增高[94]。

最后，行多关节置换的此类患者在菌血症的各个阶段更易发生血源性 PJI。此外，虽然同一个假体发生再次感染的风险要大于远处感染，但一个假体感染后可导致其他假体关节易于发生 PJI[79,80,94]。

高血糖症和糖尿病

根据国家住院患者样本（Nationwide Inpatient Sample，NIS）数据库记录，在 1988—2003 年间，美国行初次关节置换或翻修的患者中有 8.5%为糖尿病患者[96]。高血糖症伴或不伴糖尿病是行骨科手术和非骨科手术患者围术期预后结果不良的一项危险因素。很多临床研究指出，血糖控制良好可降低患者围术期并发症的发生率[97,98]。

尽管关于糖尿病和高血糖症是导致糖尿病患者以及非糖尿病患者术后感染和非感染性并发症的一项危险因素这一观点的质疑很少，但目前尚不清楚如何对糖尿病患者并发 PJI 的最危险病情进行精确界定[51]。一些研究报道胰岛素依赖型糖尿病患者与非胰岛素依赖型糖尿病患者相比，并发感染的风险更高[99,100]。Marchant 等研究发现，血糖控制不良的糖尿病患者与血糖控制良好的糖尿病患者相比并发泌尿系感染和脑血管意外的风险明显增高[101]。Soohoo 等将严重糖尿病定义为伴糖尿病所致的任何终末器官损害，并发现非严重糖尿病患者与严重糖尿病患者 THA 术后突发 PJI 的风险均会增高（与正常相比分别为 1.7 倍和 3.7 倍）[6]。

血糖控制情况可能是另一项影响感染预防效果的重要因素[23,101,102]，高血糖症与感染易感性之间的关系目前已十分清楚[50]。长期高血糖症的严重程度与机体多方面的针对细菌防御机制的失效相关，这包括血管渗透性，氧输送及氧化还原反应，中性粒细胞的黏附、趋化作用、吞噬作用，抗体效能，补体功能及细胞内细菌活动方面的改变。此外，血糖可作为促炎性介质刺激细胞因子合成，并抑制内皮细胞一氧化氮水平[51]。入院时术前血糖水平被认为是急诊内科和急诊外科用于预估患病率和病死率的独立预测指标[101]。Jämsen 等指出门诊患者术前高血糖和 TKA 术后 PJI 之间存在相关性，即使对 BMI 因素调整后分析，二者之间的相关性仍显著[23]。Mraovic 等报道并发 PJI 患者的围术期血糖值明显较高，其中包括术前及术后 1 天非快速血糖值水平[102]。还发现如术后晨起血糖值高于 200mg/dl 则并发 PJI 的风险将增高 2 倍；此外，如非糖尿病患者术后第 1 日晨起血糖超过 140mg/dl，则并发 PJI 的风险将增高 3 倍。糖化血红蛋白或血红蛋白 A1c（HbA1c）水平可反映过去 3 个月内血糖平均水平，有效控制 HbA1c 可明显降低很多糖尿病远期并发症的发病率并降低其严重程度[103,104]。然而，Iorio 等并未发现 HbA1c 水平与浅表或深部感染的发生存在任何明显的相关性，并认为 HbA1c 并非是糖尿病患者 TJA 术后感染的预测指标[100]。

研究表明，行下肢全关节置换的患者糖尿病和高血糖症未得到控制与术后患病率和病死率增高存在相关性，且患者住院时间延长[101,102,106,112]；合并糖尿病将使 TKA 和 THA 患者的 PJI 发病率均增高[55,69,99,109,110,113]。Lai 等和 Iorio 等进行的两项回顾性研究结果表明，糖尿病患者全关节置换术后感染风险将会增加 4 倍[69,100]，Iorio 等根据术式对这些风险因素进行了分级，并发现髋关节手术后并发感染的风险要高于膝关节手术[100]，此研究结果并未被其他研究所证实[78]。

糖尿病长期未得到有效控制对手术医师、麻醉医师和其他护理成员是一项挑战[114]，伴发的合并症如肥胖、代谢综合征、动脉粥样硬化及高血压与患者已存在的多器官损害对全关节置换围术期预后结果具有影响作用[115]。此外，由于高血糖症可延迟胶原蛋白合成，因此，手术切口愈合情况也是糖尿病患者治疗过程中应关注的问题。据报道糖尿病患者行 TKA 术后切口相关并发症的发病率为 1.2％～12％[108,109,111,112]。

全身恶性肿瘤

Berbari 等报道合并并未累及患侧关节的全身恶性肿瘤是导致 PJI 的一项危险因素，其推断这与治疗恶性肿瘤过程中产生的免疫抑制效应或恶性肿瘤本身相关的未知因素有关[78]。然而 Bozic 等发现恶性肿瘤及转移性肿瘤与术后急性 PJI 发病率的增高并无相关性[116]。已有很多关于髋、膝关节术后与潜在恶性肿瘤的存在相关的不常见致病菌感染致 PJI 的个案报道文献发表[117,121]，包括由不常见的致病菌种如 D 型链球菌或梭菌属、肺炎克雷伯菌、单核细胞增生李斯特氏菌、分枝杆菌以及其他与大肠癌、乳腺癌、卵巢癌和膀胱癌以及血液系统恶病质相关的细菌感染所致的 PJI，由于此种关系表明在不常见细菌引发 PJI 方面存在一种“前哨”机制（及肿瘤症候群对 PJI 的发生所起的作用），因此学者们还指出合并全身肿瘤的宿主，假体对细菌定植具有特殊易感性，但目前尚缺少关于其生物学机制的研究证据。然而，由于肿瘤与免疫系统功能不全之间的关系密切[122]，而大多数病原体通常位于消化道，因此这可能是由于肿瘤本身或抗肿瘤治疗导致系统性或局部性的黏膜水平防御机制减弱所致，后者导致黏膜菌群发生改变。Klein 等指出，大肠癌患者与匹配对照组相比少见的 D 型链球菌粪便培养阳性更为常见[123]。此类细菌似乎可对抗脆弱的黏膜免疫屏障并经血源性途径感染假体材料。此外，有既往利用静脉滴注 BCG 疫苗（由牛型结核分枝杆菌合成）免疫治疗浅表膀胱癌的患者并发牛型结核分枝杆菌感染所致 PJI 的病例报道[124]。

人免疫缺陷病毒（HIV）感染

新型抗反转录病毒治疗方案的推出使得 HIV 感染患者的生活质量和预期寿命得以改善，其结果导致行全关节置换的 HIV 患者数量有所增加，这已引起学者们的关注[52,124]。行关节置换的 HIV 阳性患者中有一个最重要的亚组，为既往血友病患者输注污染凝血因子导致 HIV 感染[126]。HIV/AIDS 患者关节置换的主要适应证为骨坏死和血友病性关节病，而单纯骨坏死并非是此类年龄相对较轻患者的常见适应证[125,127]。Hicks 等研究发现 HIV 阳性血友病患者的感染发病率高于普通关节置换人群，经平均 5.7 年随访，初次手术感染率高达 18.7%，翻修手术达 36.3% [128]；此外还发现感染风险随时间进展不断增高，术后 1 年、5 年和 15 年无 PJI 生存期分别为 95%、85%和 55%。

HIV 通过消耗 $CD4^+$ 淋巴细胞对患者免疫系统产生影响，此类白细胞主要参与细胞免疫；但免疫系统其他方面也间接受到影响[129]。在发病过程中，患者的人体免疫功能、单核-巨噬细胞系统、细胞因子产生以及多形核白细胞功能均受到干扰。上述这些改变与其他相关合并症，如营养不良、静脉注射毒品使得 HIV 阳性患者常见或易于出现普通感染和机会感染性并发症 [125,129]；此外，同样的免疫系统功能障碍机制还可影响切口愈合过程[129]；无症状的 HIV 阳性患者还可能是金黄色葡萄球菌携带者[130]。尽管如此，全关节置换术对 $CD4^+$ 细胞降低率及 AIDS 病情进展并无任何负面影响[131,133]。

目前关于合并 HIV/AIDS 患者 PJI 研究的共同缺点在于样本量小、研究方法存在一些问题及与血友病影响的混淆[52,129]。虽然一些学者相信随着患者免疫系统功能的恶化，远期并发血源性感染的风险将会增大[129,134]，但有其他学者提出无法证实 $CD4^+$ 细胞计数低与手术切口并发症存在关系[125,135,136]。另有一些学者提出，每毫升血病毒量超过 10 000 单位及 HIV 阳性合并症状是导致 SSI 的危险因素[52,129]。以往研究混淆了合并血友病和 HIV 阳性对远期假体关节感染的影响。目前尚无证据证实 HIV 阳性本身（且无其他如静脉注射或血友病给予频繁自体注射治疗等危险因素）是否会使远期并发血源性 PJI 的风险增高[129,137,138]。Unger 等对 15 例 HIV 阳性血友病患者共 26 个 TKA 行术后中期随访（平均随访时间：6.4 年，范围：1～9 年）并未发现并发 PJI 患者[132]。一些学者认为，HIV 阳性无血友病患者术后早期及远期并发 PJI 的风险可能比正常人群高，但低于 HIV 阴性合并血友病患者，但此假设目前尚需研究证据证实[126]。

镰状细胞白血病

随着医疗技术的不断改进，目前镰状细胞白血病（SCH）患者的生活质量已得以明显改善[139,140]。由于活动受限以及骨坏死引起的疼痛症状，此类患者通常在年轻时需行全关节置换，行髋关节置换者多见而行膝关节置换者通常少见。然而，在 SCH 患者的围术期处理及手术操作方面医师将面临一系列的困难[141,142]，有报道此类患者 THA 围术期并发症的发病率是骨科手术中最高的[142]，此外，SCH 患者术后近期及中期并发非炎性和炎性并发症的风险更高[143]。尽管早期的小样本病例研究报道 SCH 患者 THA 术后感染率高达 20%[144,144]，最近的一项报道指出感染率较低，为 3%，但这仍高于普通人群[143]。沙门氏菌属被认为是 SCH 患者骨组织感染的常见致病菌，但其并非是研究报道中 SCH 患者 PJI 的致病菌，金黄色葡萄球菌和革兰氏阴性菌是导致 PJI 最常见的致病菌[140,142,143]。导致 SCH 患者 PJI 风险增大的潜在危险因素是伴潜在性感染、股骨头骨坏死、由于骨髓增生导致术中及术后失血、由于术中操作困难导致手术时间延长，以及术后留院时间延长[141,143,146]。SCH患者长期羟基脲治疗可产生免疫抑制效应，20%的患者可出现小腿淤血性溃疡，且此类患者出现菌血症后细菌反复经血行播散导致此类患者并发远期血源性 PJI 的风险增高[139,141]。SCH 患者行关节置换术选择骨水泥型人工关节或非骨水泥型人工是目前存在争议的一个问题，就 PJI 而言，一些以往的研究认为骨水泥型 THA 术后感染发病率较高[144,145]。此外，一项更近期的病例研究结果表明，18 例行非骨水泥型 THA 患者中仅 1 例出现 PJI[147]，但目前仍缺乏关于骨水泥型假体与非骨水泥型假体直接对比的令人信服的证据。

血友病

血友病患者可能由于慢性终末期关节破坏病变而在年轻阶段即需行全关节置换[148,150]。最近多项研究表明血友病患者 PJI 的发病率为 1.4%～16%[149,154]。就血友病行关节置换的患者而言，Galat 等报道关节置换术后 1 个月内出现术区血肿需引流处理的患者易于出现出血性病变，且患者并发 PJI 的风险增高，行主要假体组件翻修处理的可能性增大[156]。但如改善围术期处理则可明显降低 PJI 的发病率[149]。远期并发 PJI 目前已成为血友病患者 TKA 术后面临的主要问题[151,154]，Goddard 等报道如将感染作为终点则术后 20 年假体生存率为 97%，这明显优于 Silva 等和 Zingg 等报道的术后 10 年假体生存率，分别为 90% 和 77%[149,155,157]。

此类患者 TKA 手术操作复杂，这是由于解剖困难（合并严重的关节纤维变、畸形和骨缺损），以及术区血肿形成的风险高和（或）关节出血所致，导致患者存在术后可能并发急性 PJI 的风险[153,154]。目前认为，其他导致此类患者并发 PJI 的易感危险因素包括与 HIV/AIDS 和丙型肝炎感染相关的免疫抑制以及远部位感染[154]。

Norian 等报道导致此类患者 PJI 最常见的致病菌是表皮葡萄球菌，并认为频繁自体静脉注射凝血因子是血友病患者经血行播散并发 PJI 的一个重要途径[148]。

营养不良

良好的营养状况对于患者获得良好手术预后结果是至关重要的。营养不良的患者存在胶原及蛋白质合成障碍，这对切口愈合具有负面影响。营养不良还可对免疫功能产生不良影响。

用于界定营养不良的指标有很多，最常用的是血浆蛋白＜3.5g/dl、血浆转铁蛋白＜200mg/dl，以及总淋巴细胞计数＜1500/mm^3[158,159]，其他不常用的营养状况指标包括上臂围和皮肤抗原检测[158]。虽然这些指标总体而言可准确反映机体蛋白缺乏状况，但并不能反映拟行全关节置换患者机体营养状况的其他方面，如能量和维生素缺乏状况[160]。术前营养衰竭的患者出现术后切口并发症的概率增高[159]。各种外科大手术后机体的代谢特点为食欲不良但患者对营养的需求增加，合理的营养供给可减小此代谢特点对机体产生的负面影响[161]。目前认为营养不良与手术和麻醉时间长、切口延迟愈合、术后康复时间长、术后留院时间长以及来院复诊次数多存在相关性[159,161,164]。有趣的是营养不良患者全关节置换术后还可能出现切口灌洗及清理持续引流装置失效[165]。很多潜在的因素，包括高龄可导致患者处于营养不良状态。目前学者尚未明确营养不良状态是一项单独的不良因素或只是患者存在合并症的表现。关于营养缺乏患者远期并发 PJI 风险方面的研究目前仍缺乏。

精神抑郁史

Bozic 等最近进行的两项独立分析研究列出了美国医保系统人口并发 PJI 的危险因

素[116,166]。值得注意的是其对 TKA 病例的分析结果表明，精神抑郁是导致患者继发 PJI 的一项独立预测指标[166]。关于此二者关系的病理生理学机制目前仍不清楚，且此结果尚未被其他研究所证实。但 Bozic 等假设，精神抑郁可能与患者营养不良存在相关性，后者导致患者并发 PJI 的风险增高。有趣的是 Bozic 等还指出，精神疾病是 THA 和 TKA 术后并发 PJI 的独立预测指标[116,166]。

创伤性关节炎

目前认为，因创伤后骨性关节炎行全髋关节置换的患者相比原发性骨性关节炎患者术后并发 PJI 的风险更高[20]，关于此观点，可能的解释是创伤后骨性关节炎行全髋关节置换手术操作困难，手术时间长且软组织条件较差。

此外，由于髋部骨折而行全髋关节置换也被认为是 PJI 的一项独立危险因素[8,20]。其原因目前尚不清楚，但创伤引起的全身性反应以及关节置换手术区域局部组织损伤可能导致患者易于继发感染。其他可能的因素包括由于髋部骨折导致患者潜在的健康状况不佳及术前处理不当（如对合并症或合并感染的有效处理）。

与髋关节相似，既往膝关节创伤需行切开复位及内固定，尤其是行关节置换时体内存留内固定物也被报道是一项导致 PJI 的危险因素[9,167]。但既往行关节镜处理及高位胫骨截骨并不能导致 PJI 的风险增高[167]。此易感性在临床上具有尤其重要的意义，这是因为创伤后骨性关节炎需行 TKA 的患者与普通需行关节置换人群相比通常年龄较小。

药物治疗因素

非甾体类抗炎药物

NSAIDs 通过两种不同的机制达到其镇痛及抗炎效果：抑制环氧化酶（COX-1 和 COX-2）合成的前列腺素（尤其是前列环素）和血栓素；干预导致白细胞激活的蛋白之间作用信号[168]。此类药物在全关节置换围术期多模式镇痛方面具有关键作用[136]，在此情况下关于 NSADIs 应用方面的问题引起了一些学者关注，主要是由于其对血小板聚集具有负面影响并导致出血风险增大[52]。此类药物对止血机制的影响各不相同，其导致出血的风险也是学者们关注的一个问题[170]。虽然 Robinson 等曾指出应用 NSAIDs 有导致血量丢失额外增加的风险[171]，但对更近期的研究数据分析表明，应用 NSAIDs 类药物及选择性 COX-2 抑制剂并未导致患者出血风险增大及输血需求增加[169]。而且，并没有应用 NSAIDs 类药物与 PJI 风险增大之间的直接相关性证据。Pederson 等根据丹麦关节置换注册协会数据研究后指出，术后给予 NSAIDs 预防异位骨化治疗者与未给予相应治疗者相比 PJI 的发病率相同[11]。

血小板功能抑制剂

氯吡格雷通过与血小板表面的腺苷脱氨酶 G 蛋白偶联受体结合抑制血小板聚集。由于此结合过程不可逆，因此氯吡格雷的效应将在此血小板存在期间持续存在，作用时间约为 1 周。与之相似，小剂量阿司匹林通过阻断凝血途径达到持续抑制血小板激活的作用[172]。

但目前关于行关节置换患者抗血小板治疗效果的研究证据较少，且大多数涉及冠脉搭桥手术研究领域。

血小板功能抑制可引起出血增多，导致患者因失血量大而需要输血，还可导致患者出现切口并发症如引流时间延长、血肿形成或感染[173,174]。此外，如术前给予双重抗血小板治疗（阿司匹林加氯吡格雷）则术区感染的风险将增大[173]。

基础研究结果也表明，血小板对先天性和获得性免疫系统具有一定的作用。血小板具有将白细胞聚集于血管损伤部位的作用，可释放增强免疫反应的细胞因子，激活某些抗微生物蛋白，并可通过与淋巴细胞的相互作用刺激抗体产生增多[175,176]。然而，血小板功能阻断对免疫系统产生的效果所导致的临床结果目前尚未阐释清楚。Nandi 等在一项回顾性研究中发现，择期髋、膝关节置换术前 5 日停用氯吡格雷与因感染再次手术率和抗生素使用率的降低，以及切口蜂窝织炎、切口引流发生率的降低存在相关性[177]。研究者还发现，关节置换术后继续服用氯吡格雷的时限对术后不良事件的发生率并无影响。此项研究的另一项结果表明，服用氯吡格雷患者术后出乎预料的感染发病率高（6%）与很多其他因素有关，但强调此类患者并发 PJI 的风险较高。

抗凝剂

应用抗凝剂是行关节置换患者围术期常规处理的一部分，其目的是为了降低术后出现血栓并发症风险[178,179]。在预防血栓形成及防止出血并发症风险之间应达到一个良好的平衡[180]，但研究证据表明，出血性并发症并非预防性抗凝治疗过程中唯一应考虑的问题，血细胞聚集（血肿形成）通常可被吸收而无任何不良反应，但如血肿过大则可出现手术切口并发症，如皮肤坏死或需行持续切口引流[181,182]。Galat 等发现 TKA 术后 1 个月内血肿形成需给予引流处理与术后 2 年并发 PJI 的累积风险增高明显相关，PJI 累积发生率约为 10.8%，无血肿形成者 PJI 累积发生率为 0.8%[156]。

有报道术后给予低分子肝素针剂与口服华法林相比，出现临床症状明显的出血性并发症的概率更高[182,183]。一项关于行全关节置换患者术前给予华法林预防血栓治疗与未给予预防血栓治疗的对比研究结果表明，华法林预防血栓治疗组并发切口浅表及深部感染的风险更高[184]。此外，Minnema 等和 Parvizi 等研究发现国际标准化比值（INR）大于 3 与切口并发症（如出血、血肿形成、持续切口引流）及深部 PJI 存在明显相关性[180,185]。这些研究结果提示抗凝治疗强度与并发 PJI 风险之间存在一定的关系，这可能使学者对抗凝治疗的“良好效果”产生质疑。

同侧关节既往手术史

很多回顾性研究指出，既往同侧关节手术史是髋、膝关节置换术后并发 PJI 的一项危险因素[55,78,186,187]。有假说认为这与之前手术形成瘢痕组织导致手术时间延长有关[55]。此外手术切口选择不当及切口周围组织失去活力也可导致出现手术切口并发症[186]。

金黄色葡萄球菌定植

数十年前学者即已证实金黄色葡萄球菌为导致 SSI 的一项危险因素，外鼻孔是人体能够分离出金黄色葡萄球菌最常见的部位[188]。金黄色葡萄球菌通过表面蛋白与上皮细胞表面黏蛋白糖链的相互作用完成定植[189]。最近新推出的技术已使数小时内得出鼻部金黄色葡萄球菌定植检测结果成为可能[190]。通过鼻部外用抗生素清除局部定植金黄色葡萄球菌可达到清除身体其他部位金黄色葡萄球菌的目的；此外，定植部位金黄色葡萄球菌菌群密度与感染风险之间的相关性也更进一步证实了此致病机制理论[188]。Kalmeijer 等在一项回顾性研究中指出，鼻部细菌定植情况是导致金黄色葡萄球菌所致 SSI 的独立危险因素[24]。普通人群根据细菌携带模式可分为三类：长期携带者（20%）、间歇携带者（60%）及非携带者（20%）。据报道普通人群携带金黄色葡萄球菌者占 37.2%[188]。研究表明一系列不同的因素包括皮肤情况、遗传因素、免疫机制、激素以及健康相关因素与细菌抗原共同作用对鼻部葡萄球菌定植状态产生影响。合并葡萄球菌所致 SSI 患者中有 80%术区与鼻部菌株无差别[191]。此外，定植菌株可能传染给其他患者。

最近的手术评测 Cochrane 分析研究结果表明，如采用术前给予鼻部应用莫匹罗星方法清除金黄色葡萄球菌携带患者定植细菌，则院内金黄色葡萄球菌感染率明显降低。然而如将 SSI 作为原发性预后结果进行分析，则其效果无明显统计学差异[192]。有意思的是研究发现由非金黄色葡萄球菌引起的感染的发病率稍高（相对危险度=1.38），而应用莫匹罗星组的患者出现感染性并发症的风险数据明显增高，这可能是因为患者鼻部应用莫匹罗星后金黄色葡萄球菌感染致病菌被其他细菌所替代。其他研究结果表明，术前清除金黄色葡萄球菌可降低其所致 SSI 的发病率[193,194]。虽然鼻部携带金黄色葡萄球菌与并发 SSI 之间的关系目前已明确，但其与切口深部感染的关系以及术前清理鼻部携带金黄色葡萄球菌的治疗效果尚须进一步研究证实。

手术相关危险因素

手术医师及医院规模

目前认为，关节置换术后并发症包括 PJI 的发病率与手术医师手术量和医院关节置换手术规模相关[1,195,198]。此研究结论在经过与其他可能对手术量和规模有影响的因素如患者年龄、性别和全身健康状况进行整合后被认为仍有待证实。对此种影响关系可能的解释是随着手术医师手术量的增加，手术技术得以不断提高，手术时间得以缩短，切口污染的风险得以降低[16,55,56,199,200]。此外，Bozic 等曾指出医师手术量增加与患者留院时间缩短存在一定的关系[195]，这可能导致患者暴露于鼻部微生物的风险降低[56]。同样，医院关节置换手术量增多也与患者留院时间缩短存在相关性[56,201]。可以想象，人员充足机构的护理团队对感染早期症状及导致感染的风险因素更为熟悉，因此更能够快速有效地给予预防患者进展为 PJI 的相关处理。Katz 等对膝、髋关节手术量增加与 PJI 发病率降低之间关系进行了研究[1,196]，分析结果表明，手术医师和医院如每年关节置换手术量大于 50 例和 100 例则患者并发 PJI 的风险将降低约一半。虽然此趋势结论并未达到明显的统计学差异值（$P<0.1$），但此项研究的意义重大，其强调了手术经验对于降低术后并发症尤其是 PJI 方面具有重要作用。

关节因素

髋、膝关节假体置换术后并发感染的危险程度可能并不相同。Kurtz 等对 1990—2004

年国家入院患者样本数据库数据进行分析后发现膝、髋关节置换术后PJI发病率不断增长的趋势相似，在同一阶段末期膝、髋关节置换术后PJI的发病率均成倍增长。但TKA术后并发PJI的风险相比THA术后持续更高[4]。Pulido等也指出，TKA是导致PJI的一项危险因素（危害比为2.85）[56]。其他研究也报道三间室膝关节置换与单髁膝关节置换相比更易并发感染，而术后10年随访并发PJI的概率可增高3倍[10,19,202,203]。

关节置换翻修

很多研究一致认为，与初次关节置换术相比关节置换翻修术后并发感染的风险较高[2,9,78,113]。Poss等报道关节置换翻修术后并发感染的概率相比初次关节置换可能会增加8倍[204]。Jämsen等报道膝关节部分翻修术和全膝关节翻修术的平均危害比分别为3.4和4.7，其结果是基于对注册机构数据经3年中期随访的分析得出[9]。Blom等研究发现一些预防性措施的推出如严格的预防性抗生素的应用、消毒液的使用、隔离手术服的应用以及垂直层流手术间的应用可明显降低初次TKA及TKA术后翻修PJI的发病率，两种手术术后PJI的发病率可分别由4.4%和15%降低至1%和5.8%[204]，还发现翻修术后并发PJI的风险更高。此外，Ahnfelt等证实，翻修手术量的增多与PJI风险增高存在相关性[206]。手术时间延长、存在合并症、输血需求增加以及术后切口并发症发病率更高这些因素的存在使得翻修与PJI之间的关系易于被混淆，但研究结果表明，即使是排除这些不确定因素后，关节置换术后翻修本身与PJI还是存在一定的关系[78]。

手术时间

手术时间即从皮肤切开至皮肤缝合完成所需时间，是一项与PJI相关的独立决定因素，也是构成NNIS指数的一部分[8,78,200,207,208]。Berbari等将关节置换手术时间过长定义为时间超过3小时[78]，如将此定义引入NNIS手术患者危险评分指数（其中包括手术及患者相关因素），则可发现此指数与继发性PJI之间存在明显的独立相关性。Leong等将THA或TKA手术时间过长定义为时间超过2小时[208]，与前者结论相似，其发现手术时间延长可导致SSI的发病率明显增高[208]。

Ridgeway等对初次THA及THA术后翻修分别进行研究后发现，手术时间超过2小时患者与手术时间在60～89分钟的患者相比，SSI的发病率明显增高[8]，但其并未发现半髋置换患者手术时间与PJI之间存在相关性。Leong等报道的研究结果与前者相同[208]。上述两个研究均报道半髋关节置换术后PJI发病率是THA的几乎2倍，这说明行半髋关节置换患者可能合并其他危险因素（尤其是患者相关因素，如年龄、合并症及活动基线水平），而这些因素的存在可能导致对手术时间与PJI发病率之间相关性难以界定。

虽然手术时间延长可作为衡量因切口暴露而导致污染可能性的一项标准，但其也反映了手术复杂性及操作技术方面的问题，反映了手术过程中组织损伤情况[8,208]。虽然手术时间是一项直观、且被公认的反映PJI风险的指标，但随着关节置换手术技术的不断改进，采用新的操作技术方法可使手术时间得以缩短，因此，这种人为定义手术操作时间阈值的方法可能在预估PJI方面存在有效性差异。

手术室术前准备工作

骨科手术尤其是关节置换手术前应常规对手术间进行设置，如对已证实或可疑感染患者应安排为最末次手术，以降低非感染手术的风险。目前尚不清楚所谓的清洁关节置换手术安排在感染手术之后是否会增加前者感染的风险。目前仅有的证据来自于一项 39 例“清洁全关节置换”手术患者的回顾性研究，手术均安排在已证实感染患者手术之后，其中仅 1 例术后 9 周内进展为 PJI 且其致病菌与之前手术的感染患者的致病菌相同[209]。尽管缺乏关于交叉感染的最终研究证据，但学者们应重视此理论上存在的感染风险。

麻醉

尽管麻醉过程对外科手术干预围术期即时预后结果的影响作用目前已十分清楚，但直到近年来关于麻醉对患者的远期影响以及麻醉对术中患者的影响并未引起学者的关注[210]。现代麻醉采用短时作用药物，手术时间较短，因此麻醉时间也得以缩短。一些麻醉处理措施可改善术中宿主污染防御机制，因此也是良好的 SSI 预防措施[211]。这些措施包括：维持生理体温、补充供氧、维持等容状态、保证充分的周围组织灌注、对高血糖症的正确处理、适时给予抗生素药物以及在围术期慎重输血[210,211]。术中高血糖可导致血管收缩和皮下组织氧供减少，因此被认为可导致术后并发 SSI 的风险增高。充分的灌注和氧含量是术区部位各种免疫系统功能正常作用和切口愈合过程的关键[212]。短期高血糖症将使机体对侵入术区细菌的防御机制产生负面影响[213]。非酶性糖基化将使抗体失去活性，并阻断 C3 补体成分。高血糖症还会减弱中性粒细胞的趋化作用、杀菌活性和吞噬作用[211,213]。

尽管一些关于全关节置换手术预后不良危险因素的回顾性研究并未发现麻醉方式与 PJI 之间存在任何明显的统计学差异[11,214]，但一项以人口为依据的回顾性研究对麻醉方式与关节置换术后 SSI 的相关性进行了专门研究，该研究发现与神经丛麻醉（硬膜外麻醉和腰麻）相比，全身麻醉下行全髋关节和全膝关节置换与更高的 SSI 风险存在相关性，经调整手术类型、年龄、性别、合并症、手术年限、手术医师年龄、医院宣教状况因素后，全身麻醉相比神经丛麻醉术后并发 SSI 的比值比为 2.21[215]。此项研究结果可采用不同的机制来阐释：首先，手术刺激所导致的外周血管收缩可能更易在全身麻醉状态下被诱发，此种麻醉方式与神经丛麻醉不同，不能阻滞交感神经系统，从而导致术区灌注量及氧含量更低；第二，挥发性麻醉药物和阿片类药物对多种类型参与免疫反应的细胞具有负面影响作用；最后，神经丛麻醉可实现术后镇痛作用，可防止因疼痛所致的全身血管收缩和外周灌注量降低[215,216]。

术后危险因素

出院前因素

持续术后切口引流

研究表明，全关节置换术后持续切口引流与切口深部感染存在相关性[180,217]。目前并没有一个明确的术后持续切口引流的定义，但学者普遍认为，如术后切口持续引流时间超过48小时则应注意密切监测[165]。有学者曾提出，如术区切口引流持续时间超过5～7天，则并发感染的风险将会增高12.5倍，且引流时间会更长[217,218]。有研究证据表明，引流时间每延长1天，髋关节和膝关节术后并发感染的概率将会分别增高42%和29%[48]，此外，术后引流时间延长还会导致患者留院时间延长[48]。

与切口引流时间延长的相关危险因素有很多。引流量增多是一项独立的危险因素[48]。一些影响切口愈合的合并疾病（如糖尿病、类风湿关节炎、营养不良、服用免疫抑制剂、吸烟、高龄和肥胖）将使患者易于出现切口引流问题[219]。研究表明，与阿司匹林和华法林相比，术后利用低分子肝素行预防性抗血栓治疗与引流时间长存在相关性[48]。很明显，术后持续切口引流可导致并发PJI的风险增高，但目前还没有一个对引流时间延长与PJI不可避免发生二者之间关系的明确界定，这使得对术后切口引流的处理成为一个棘手的问题。

手术切口相关并发症

尽管手术切口相关并发症如切口开裂、皮缘坏死、浅表感染以及切口延迟愈合很少需要手术处理，但研究表明，这些并发症与切口深部感染存在相关性，而且其可导致全膝关节置换术后5年内并发PJI的风险增高4倍[81]。因此，对于SSI已成功处理的患者应密切监测，明确其是否存在日后并发深部PJI的可能性[217]。如前所述，各种用于降低SSI发病率的措施也十分有利于对PJI的预防。

远部感染

远离关节假体感染的出现也可以是并发PJI的起始原因。通过血源性播散，定植于假体关节远部的细菌可到达假体关节，其为理想的细菌定植部位。研究表明，易于导致PJI的普通院内感染性疾病包括泌尿系感染（UTI）、肺炎、菌血症和SSI[9,56,78,185,220,222]。Pulido在一项病例对照序列研究中发现，术后UTI是导致PJI的独立风险因素，其可使患者并发PJI的风险增高超过5倍[56]。此相关性为其他研究所证实[78,113,185]。Zmistowski等在一项革兰氏阴性菌所致PJI的分析研究中发现，与革兰氏阳性菌所致PJI相比，13%的革兰氏阴性菌所致PJI是继发于UTI，而在前者为0.4%[222]。留置尿管是目前公认的一项导致UTI的风险因素[223,224]。为防止尿液潴留，关节置换术中需给予留置导尿[225,226]。有趣的是Iorio等研究发现，与直形导尿管相比，留置尿管与UTI的发生存在明显的相关性[223]。Hozack等对此两种导尿方式进行了对比，结果表明，直形导尿管相比留置导尿在围术期感染预防方面并无优势[227]。对于采用留置导尿管的患者，其并发UTI的风险及假设并发PJI的风险，与留置尿管的持续时间成正比[224]。对术中尿潴留的处理以及关节置换围术期无症状UTI的处理目前仍存在争议。但此细菌自尿道播散种植于假体关节最终导致PJI的理论风险已见于很多个案报道，因此，当患者存在UTI时应注意观察假体关节的完整性。

患者在住院期间罹患医院获得性肺炎并非少见[228,230]。但由于肺炎导致关节置换术后处理困难的情况并不多见。Parvizi等和Pulido等曾分别进行两项独立的分析研究，结果表明全关节置换术后院内感染肺炎的发病率为0.1%～0.15%[231,232]。此外，Mahomed等研究发现，膝关节置换术后患者90天内肺炎的发病率为1.4%[2]。肺炎的发生增加了假体关节暴露于其他致病菌（主要是肺炎链球菌）的机会。Berbari等在其病例对照分析研究中发现，存在包括肺炎在内的院内感染病史患者的PJI发病率可能是非感染对照组的2倍多[78]，此项研究结果的统计学差异并不明显（$P<0.1$）且未经过多变量分析检验，这可能是因为关节置换术后院内感染发病率低导致的第二类错误（type-two error）。Puldio 等也对术后肺炎与 PJI 之间可能的关系进行了研究，但并未得出明显的差异结果[56]。有趣的是，Katz 等发现对于每年膝关节置换手术量大的手术医师和医院而言，其所统计的术后肺炎发病率反而明显更低[1]。

医院内菌血症的产生可能是继发于很多疾病，涉及其中的一些问题前面已经讨论。致病菌还可经静脉置管途径侵入，导致病原体直接进入血流系统[233]。关节置换术后进展为明显菌血症的情况并不常见[232]，但研究表明菌血症，尤其是金黄色葡萄球菌性菌血症（*Staphylococcus aureus* bactermia，SAB）则与 PJI 的发病存在相关性[220,221,234]。Murdoch 等研究发现，植入假体关节同时合并 SAB 的患者中经血源性种植播散最终进展为 PJI 的发病率为 34%[220]。Sendi 等的研究结果与之相似，其研究发现合并 SAB 的患者中有 39%可并发假体关节部位 PJI[221]。然而，需要指出的是由于试图单独列出由菌血症而导致 PJI（并非是 PJI 导致菌血症）的患者，Sendi 等和 Murdoch 等仅将血源性播散定义限定为假体植入术后至少 1 年感染发病。因此术后急性院内感染所致菌血症与 PJI 之间的关系目前仍不清楚。但目前已证实，院内获得性 SAB 相比社区获得性 SAB 导致 PJI 发病的风险更低[221,234]。

术后患者在住院期间病原体可经浅表 SSI 而不经过传统血行播散定植途径进入关节。SSI 与切口深部感染之间的相关性目前已十分清楚[78,113,217]。就急性感染而言，浅表间室和关节腔之间存在细小的屏障，由于此屏障易于突破，从而导致深部 PJI 与 SSI 之间关系的界定模糊。Berbari 等进行的病例对照研究结果表明，反映 SSI 与 PJI 之间关系的校正比值比接近 36[78]。上述研究结果表明 SSI 与 PJI 之间存在明显的相关性。导致切口愈合不良的因素或利于病原体进入切口表层间隙的因素将促进 SSI 的发生并进一步进展为 PJI。其中一个因素就是术后血肿形成。很明显，关节周围的局部感染将使患者更易并发 PJI。

心血管并发症

心血管系统是免疫反应物质主要转运系统，可提供切口及时愈合所需的营养物质，还是潜在病原体携带者，心血管系统在 PJI 的发病方面发挥着重要的作用。易于导致 PJI 的心血管专科疾病包括术后心房颤动及心肌梗死。Pulido 等报道心房颤动及心肌梗死作为单独预估 PJI 指标的比值比分别为 6.2 和 20.4[56]，该研究者提出假说认为，这与术后给予抗凝治疗以及患者全身健康状况差相关，后者最终导致 PJI 的发生。之后，Bozic 等利用大型国家数据库数据归纳出充血性心力衰竭、周围血管疾病及瓣膜疾病为导致对 PJI 易感的心血管疾病[116,166]。合并心血管系统疾病与并发 PJI 之间的病理生理机制目前仍不清楚，但目前已确定二者之间存在一定关系，目前已提出很多发病机制假说，这些机制包括抗凝药物应用增多、必须营养物质的缺乏和缺氧，以及血栓形成所产生的影响。

同种异体输血

术后输注血液制品是预防术后贫血的一项重要措施，从很多方面来讲有利于预防 PJI 的发生[56,116]。但如无法找到自体血液制品或自体血液制品已耗尽，则必须使用同种异体血。同种异体血液制品应用与 PJI 存在一定相关性[56,78,180,235]。目前已知输注同种异体血可诱发免疫调节反应，后者可能是导致 PJI 风险增高的原因[236]。但 Parvizi 等提出假说认为，同种异体输血仅仅是针对失血量增大、血肿形成以及切口引流的一种替代治疗，而这些因素才是导致 PJI 的原因[180]。

住院时间

如前所述，住院时间延长将导致出现 PJI 的风险增高。患者暴露于院内致病菌，包括前述各种因素均表明对住院时间延长的患者应予以重视。此类院内感染包括肺炎、UTI 以及菌血症。住院时间增加还提示患者术后恢复差，可能合并非感染性术后并发症，此术后恢复不良的状态也可增加关节假体感染的风险。心血管并发症、肺部并发症或切口并发症可导致患者出现术后恢复不良。适宜的住院时间目前仍是关节置换协会学者长期讨论的一个问题，相关研究报道也存在矛盾之处，一方面有学者认为缩短住院时间将导致可预防的二次入院事件发生率增高[64]，而另一方面有研究证据表明病情稳定的患者及早出院后对二次入院率并无明显影响[237,238]。就 PJI 而言，可以推断患者离开医院环境后可降低感染的风险，一些由手术量大的关节置换中心在一致降低患者住院时间后 PJI 的发生率均降低，故支持此推断[1,195,196]。目前，适宜的住院时间措施尚未被研究所证实，但在不影响个体健康的情况下将住院时间降到最低对使 PJI 风险最小化具有重要作用的观点已被接受。适宜的住院时间似乎取决于病患个体、手术医师及医院的具体情况，而在整个关节置换学会成员之间并非是统一的模式。

出院后因素

口腔治疗

牙齿病变是另一个可能诱发感染的病灶，此时口腔正常菌群可引起一过性菌血症。正常菌群通常无致病性，但由于理论上讲口腔卫生不良或口腔治疗有导致 PJI 的风险，因此很多手术医师和机构按照预防指南采用包括关节置换术前口腔清洁及关节置换术后给予预防性抗感染治疗在内的治疗措施。由于缺乏有力的证据支持，因此对这些指南中的观点目前仍存在争议[239,243]。Berbari 进行的一项病例对照研究结果表明，并未发现关节置换术后口腔治疗与 PJI 之间存在相关性[244]。但有很多个案报道和病例序列报道提供的轶闻证据表明，口腔来源细菌所致的菌血症可引起 PJI[245,248]。由于理论上讲并不存在血源性细菌假体定植的可能，因此有学者认为自血流传播的细菌量并不足够导致 PJI 出现[239]。此外，由于 PJI 的发病率相对较低，目前并不能准确地确定口腔治疗导致 PJI 发生的风险究竟有多大，或者从更重要的角度来讲，此类治疗前给予预防性抗生素治疗是否具有保护作用目前尚未可知。

再次手术

正如本章多次提及，导致菌血症的各种风险因素也是导致 PJI 的风险因素。切开手术，包括择期对侧关节置换术或翻修手术也同样存在此类风险。此外，有研究发现如存在假体关节远部的关节感染则有并发 PJI 的风险[95]。Jafari 等对 55 例并发 PJI 并存在另一假体的患者进行研究后发现，其中 11 例（20％）远部关节进展为 PJI。但这种风险增高的原因是由于感染关节细菌播散定植，还是由于此类患者存在其他继发性危险因素而易于发生感染目前尚不清楚，研究中仅 4 例（7.2％）两个关节为同一种致病菌感染，因此学者支持后一种理论。

同样，在多关节退行性变患者症状缓解治疗过程中，必须面对的问题是分期还是同时行关节置换术。如患者需行双侧关节置换术，则同时行关节置换似乎与分期关节置换相比更利于预防 PJI 的发生[249,251]。然而，研究表明同时行关节置换的患者出现其他并发症如血栓形成、心血管疾病的风险将增高，患者总体死亡率也更高[252]。如不考虑手术时机，关节置换手术前后多次手术并不能导致并发 PJI 的风险增高，但患者合并其他危险因素的影响将对预后结果产生影响。

康复机构留院时间延长

目前认为，住院时间延长是导致 PJI 的一项危险因素，也可能是患者健康状况不佳的反映，同时也增加了患者暴露于院内致病菌的机会。同样，人们有理由认为康复机构留院时间过长的患者应及时出院，此类留院时间延长的患者更适宜出院回家休养。但目前支持此项推断的研究证据仍缺乏。由于对再次入院率的影响作用，最近有学者对关节置换术后过早出院处理存在争议。由于前述各种原因，研究发现及时出院可能也对 PJI 的发生具有预防意义。减少导致患者留院时间延长事件的发生以及出院后给予长期的专业护理可能会降低 PJI 发生的风险。

总　结

很多因素与 PJI 的发生存在相关性。这些因素包括患者因素、机构因素、手术因素及术后护理因素。择期关节置换术前患者的选择，更准确地说是对手术患者选择的最优化，对于降低术后出现灾难性的导致全身损害的并发症是至关重要的。遗憾的是目前关于宿主疾病治疗对并发 PJI 风险影响的研究证据较少。但目前普遍认为，存在严重合并症的患者并发 PJI 的风险很高，而且医师应将此情况告知患者。机构及手术团队在临床实践中也应清楚地认识到这些问题。对切口问题给予早期处理、缩短手术时间、改善麻醉效果，这些措施可降低并发 PJI 的风险。任何行关节置换的患者都存在并发 PJI 的风险，但对这些目前已知的风险因素的认识，以及对患者合理的护理对于降低此类风险是有帮助的。

（黄宁庆　张广源　译）

参考文献

1. Katz JN, Barrett J, Mahomed NN, et al. Association between hospital and surgeon procedure volume and the outcomes of total knee replacement. J Bone Joint Surg Am. 2004;86(9):1909–16.
2. Mahomed NN, Barrett J, Katz JN, et al. Epidemiology of total knee replacement in the United States Medicare population. J Bone Joint Surg Am. 2005;87(6):1222–8.
3. Santaguida PL, Hawker GA, Hudak PL, et al. Patient characteristics affecting the prognosis of total hip and knee joint arthroplasty: a systematic review. Can J Surg. 2008;51(6):428–36.
4. Parvizi J, Jacovides C, Zmistowski B, Jung KA. Definition of periprosthetic joint infection: is there a consensus? Clin Orthop Relat Res. 2011;469(11):3022–30.
5. Kurtz SM, Lau E, Schmier J, et al. Infection burden for hip and knee arthroplasty in the United States. J Arthroplasty. 2008;23(7):984–91.
6. Soohoo NF, Farng E, Lieberman JR, Chambers L, Zingmond DS. Factors that predict short-term complication rates after total hip arthroplasty. Clin Orthop Relat Res. 2010. http://www.ncbi.nlm.nih.gov.proxy1.lib.tju.edu:2048/pubmed/20428982. Accessed 1 May 2010.
7. SooHoo NF, Lieberman JR, Ko CY, Zingmond DS. Factors predicting complication rates following total knee replacement. J Bone Joint Surg Am. 2006;88(3):480–5.
8. Ridgeway S, Wilson J, Charlet A, Kafatos G, Pearson A, Coello R. Infection of the surgical site after arthroplasty of the hip. J. Bone Joint Surg. Br. 2005;87(6):844–850.
9. Jämsen E, Huhtala H, Puolakka T, Moilanen T. Risk factors for infection after knee arthroplasty. A register-based analysis of 43,149 cases. J Bone Joint Surg Am. 2009;91(1):38–47.
10. Robertsson O, Knutson K, Lewold S, Lidgren L. The Swedish Knee Arthroplasty Register 1975-1997: an update with special emphasis on 41,223 knees operated on in 1988-1997. Acta Orthop Scand. 2001;72(5):503–13.

11. Pedersen AB, Svendsson JE, Johnsen SP, Riis A, Overgaard S. Risk factors for revision due to infection after primary total hip arthroplasty. A population-based study of 80,756 primary procedures in the Danish Hip Arthroplasty Registry. Acta Orthop. 2010;81(5):542–7.
12. Dale H, Skråmm I, Løwer HL, et al. Infection after primary hip arthroplasty: a comparison of 3 Norwegian health registers. Acta Orthop. 2011;82(6):646–54.
13. Schrøder HM, Kristensen PW, Petersen MB, Nielsen PT. Patient survival after total knee arthroplasty. 5-year data in 926 patients. Acta Orthop Scand. 1998;69(1):35–8.
14. Tosi LL, Boyan BD, Boskey AL. Does sex matter in musculoskeletal health? The influence of sex and gender on musculoskeletal health. J Bone Joint Surg Am. 2005;87(7):1631–47.
15. Kurtz S, Ong K, Lau E, et al. Prosthetic joint infection risk after TKA in the medicare population. Clin Orthop Relat Res. 2009. http://www.ncbi.nlm.nih.gov/pubmed/19669386. Accessed 30 Nov 2009.
16. Ong KL, Kurtz SM, Lau E, et al. Prosthetic joint infection risk after total hip arthroplasty in the Medicare population. J Arthroplasty. 2009;24(6 Suppl):105–9.
17. Mahomed NN, Barrett JA, Katz JN, et al. Rates and outcomes of primary and revision total hip replacement in the United States medicare population. J Bone Joint Surg Am. 2003;85-A(1):27–32.
18. Lübbeke A, Stern R, Garavaglia G, Zurcher L, Hoffmeyer P. Differences in outcomes of obese women and men undergoing primary total hip arthroplasty. Arthritis Rheum. 2007;57(2):327–34.
19. Willis-Owen CA, Konyves A, Martin DK. Factors affecting the incidence of infection in hip and knee replacement: an analysis of 5277 cases. J Bone Joint Surg Br. 2010;92(8):1128–33.
20. Cordero-Ampuero J, Esteban J, García-Rey E. Results after late polymicrobial, gram-negative, and methicillin-resistant infections in knee arthroplasty. Clin Orthop Relat Res. 2010. http://www.ncbi.nlm.nih.gov.proxy1.lib.tju.edu:2048/pubmed/20087702. Accessed 29 March 2010.
21. Malchau H, Herberts P, Eisler T, Garellick G, Söderman P. The Swedish total hip replacement register. J Bone Joint Surg Am. 2002;84-A Suppl 2: 2–20.
22. Chesney D, Sales J, Elton R, Brenkel IJ. Infection after knee arthroplasty a prospective study of 1509 cases. J Arthroplasty. 2008;23(3):355–9.
23. Jämsen E, Nevalainen P, Kalliovalkama J, Moilanen T. Preoperative hyperglycemia predicts infected total knee replacement. Eur J Intern Med. 2010;21(3): 196–201.
24. Kalmeijer MD, Van Nieuwland-Bollen E, Bogaers-Hofman D, De Baere GA. Nasal carriage of Staphylococcus aureus is a major risk factor for surgical-site infections in orthopedic surgery. Infect Control Hosp Epidemiol. 2000;21(5):319–23.
25. Kim M-K, Patel RA, Shinn AH, et al. Evaluation of gender difference in skin type and pH. J Dermatol Sci. 2006;41(2):153–6.
26. Fierer N, Hamady M, Lauber CL, Knight R. The influence of sex, handedness, and washing on the diversity of hand surface bacteria. Proc Natl Acad Sci U S A. 2008;105(46):17994–9.
27. Larsson I, Bertéus Forslund H, Lindroos AK, et al. Body composition in the SOS (Swedish Obese Subjects) reference study. Int J Obes Relat Metab Disord. 2004;28(10):1317–24.
28. Herwaldt LA, Cullen JJ, French P, et al. Preoperative risk factors for nasal carriage of Staphylococcus aureus. Infect Control Hosp Epidemiol. 2004;25(6): 481–4.
29. Franks P, Clancy CM. Referrals of adult patients from primary care: demographic disparities and their relationship to HMO insurance. J Fam Pract. 1997;45(1):47–53.
30. Hawker GA, Wright JG, Coyte PC, et al. Differences between men and women in the rate of use of hip and knee arthroplasty. N Engl J Med. 2000;342(14): 1016–22.
31. Borkhoff CM, Hawker GA, Kreder HJ, et al. The effect of patients' sex on physicians' recommendations for total knee arthroplasty. CMAJ. 2008;178(6):681–7.
32. Ibrahim SA, Stone RA, Han X, et al. Racial/ethnic differences in surgical outcomes in veterans following knee or hip arthroplasty. Arthritis Rheum. 2005;52(10):3143–51.
33. Nwachukwu BU, Kenny AD, Losina E, Chibnik LB, Katz JN. Complications for racial and ethnic minority groups after total hip and knee replacement: a review of the literature. J Bone Joint Surg Am. 2010;92(2):338–45.
34. Dunlop DD, Manheim LM, Song J, et al. Age and racial/ethnic disparities in arthritis-related hip and knee surgeries. Med Care. 2008;46(2):200–8.
35. Wilson MG, May DS, Kelly JJ. Racial differences in the use of total knee arthroplasty for osteoarthritis among older Americans. Ethn Dis. 1994;4(1): 57–67.
36. Kamath AF, Horneff JG, Gaffney V, Israelite CL, Nelson CL. Ethnic and gender differences in the functional disparities after primary total knee arthroplasty. Clin Orthop Relat Res. 2010;468(12):3355–61.
37. Collins TC, Daley J, Henderson WH, Khuri SF. Risk factors for prolonged length of stay after major elective surgery. Ann Surg. 1999;230(2):251–9.
38. Weaver F, Hynes D, Hopkinson W, et al. Preoperative risks and outcomes of hip and knee arthroplasty in the Veterans Health Administration. J Arthroplasty. 2003;18(6):693–708.
39. Webb BG, Lichtman DM, Wagner RA. Risk factors in total joint arthroplasty: comparison of infection rates in patients with different socioeconomic backgrounds. Orthopedics. 2008;31(5):445.
40. Anon. Clinical guidelines on the identification, evaluation, and treatment of overweight and obesity in

adults: executive summary. Expert Panel on the identification, evaluation, and treatment of overweight in adults. Am J Clin Nutr. 1998;68(4):899–917.
41. Gandhi R, Razak F, Davey JR, Mahomed NN. Metabolic syndrome and the functional outcomes of hip and knee arthroplasty. J Rheumatol. 2010;37(9):1917–22.
42. Gandhi K, Viscusi ER, Schwenk ES, Pulido L, Parvizi J. Quantifying cardiovascular risks in patients with metabolic syndrome undergoing total joint arthroplasty. J Arthroplasty. 2011. http://www.ncbi.nlm.nih.gov/pubmed/21890314. Accessed 23 Oct 2011.
43. Dy CJ, Wilkinson JD, Tamariz L, Scully SP. Influence of preoperative cardiovascular risk factor clusters on complications of total joint arthroplasty. Am J Orthop. 2011;40(11):560–5.
44. Namba RS, Paxton L, Fithian DC, Stone ML. Obesity and perioperative morbidity in total hip and total knee arthroplasty patients. J Arthroplasty. 2005;20 Suppl 3:46–50.
45. Malinzak RA, Ritter MA, Berend ME, et al. Morbidly obese, diabetic, younger, and unilateral joint arthroplasty patients have elevated total joint arthroplasty infection rates. J Arthroplasty. 2009;24(6 Suppl):84–8.
46. Winiarsky R, Barth P, Lotke P. Total knee arthroplasty in morbidly obese patients. J Bone Joint Surg Am. 1998;80(12):1770–4.
47. Guss D, Bhattacharyya T. Perioperative management of the obese orthopaedic patient. J Am Acad Orthop Surg. 2006;14(7):425–32.
48. Patel VP, Walsh M, Sehgal B, et al. Factors associated with prolonged wound drainage after primary total hip and knee arthroplasty. J Bone Joint Surg Am. 2007;89(1):33–8.
49. Hopf HW, Hunt TK, West JM, et al. Wound tissue oxygen tension predicts the risk of wound infection in surgical patients. Arch Surg. 1997;132(9):997–1004; discussion 1005.
50. Pozzilli P, Leslie RD. Infections and diabetes: mechanisms and prospects for prevention. Diabet Med. 1994;11(10):935–41.
51. Dronge AS, Perkal MF, Kancir S, et al. Long-term glycemic control and postoperative infectious complications. Arch Surg. 2006;141(4):375–80; discussion 380.
52. Moucha CS, Clyburn T, Evans RP, Prokuski L. Modifiable risk factors for surgical site infection. J Bone Joint Surg Am. 2011;93(4):398–404.
53. Dowsey MM, Choong PFM. Obesity is a major risk factor for prosthetic infection after primary hip arthroplasty. Clin Orthop Relat Res. 2008;466(1):153–8.
54. Dowsey MM, Choong PFM. Obese diabetic patients are at substantial risk for deep infection after primary TKA. Clin Orthop Relat Res. 2009;467(6):1577–81.
55. Peersman G, Laskin R, Davis J, Peterson M. Infection in total knee replacement: a retrospective review of 6489 total knee replacements. Clin Orthop Relat Res. 2001;392:15–23.
56. Pulido L, Ghanem E, Joshi A, Purtill JJ, Parvizi J. Periprosthetic joint infection: the incidence, timing, and predisposing factors. Clin Orthop Relat Res. 2008;466(7):1710–5.
57. Jorgensen LN, Kallehave F, Christensen E, Siana JE, Gottrup F. Less collagen production in smokers. Surgery. 1998;123(4):450–5.
58. Glassman SD, Anagnost SC, Parker A, et al. The effect of cigarette smoking and smoking cessation on spinal fusion. Spine. 2000;25(20):2608–15.
59. Sørensen LT, Jørgensen S, Petersen LJ, et al. Acute effects of nicotine and smoking on blood flow, tissue oxygen, and aerobe metabolism of the skin and subcutis. J Surg Res. 2009;152(2):224–30.
60. Møller AM, Villebro N, Pedersen T, Tønnesen H. Effect of preoperative smoking intervention on postoperative complications: a randomised clinical trial. Lancet. 2002;359(9301):114–7.
61. Thomsen T, Villebro N, Møller AM. Interventions for preoperative smoking cessation. Cochrane Database Syst Rev. 2010;(7):CD002294.
62. Khan LAK, Cowie JG, Ballantyne JA, Brenkel IJ. The complication rate and medium-term functional outcome after total hip replacement in smokers. Hip Int. 2009;19(1):47–51.
63. Wurtz LD, Feinberg JR, Capello WN, Meldrum R, Kay PJ. Elective primary total hip arthroplasty in octogenarians. J Gerontol A Biol Sci Med Sci. 2003;58(5):M468–71.
64. Cram P, Lu X, Kaboli PJ, et al. Clinical characteristics and outcomes of Medicare patients undergoing total hip arthroplasty, 1991-2008. JAMA. 2011;305(15):1560–7.
65. MacWilliam CH, Yood MU, Verner JJ, McCarthy BD, Ward RE. Patient-related risk factors that predict poor outcome after total hip replacement. Health Serv Res. 1996;31(5):623–38.
66. Greenfield S, Apolone G, McNeil BJ, Cleary PD. The importance of co-existent disease in the occurrence of postoperative complications and one-year recovery in patients undergoing total hip replacement. Comorbidity and outcomes after hip replacement. Med Care. 1993;31(2):141–54.
67. Perka C, Arnold U, Buttgereit F. Influencing factors on perioperative morbidity in knee arthroplasty. Clin Orthop Relat Res. 2000;378:183–91.
68. Kreder HJ, Grosso P, Williams JI, et al. Provider volume and other predictors of outcome after total knee arthroplasty: a population study in Ontario. Can J Surg. 2003;46(1):15–22.
69. Lai K, Bohm ER, Burnell C, Hedden DR. Presence of medical comorbidities in patients with infected primary hip or knee arthroplasties. J Arthroplasty. 2007;22(5):651–6.
70. De Groot V, Beckerman H, Lankhorst GJ, Bouter LM. How to measure comorbidity. A critical review of available methods. J Clin Epidemiol. 2003;56(3):221–9.

71. Mortazavi SMJ, Schwartzenberger J, Austin MS, Purtill JJ, Parvizi J. Revision total knee arthroplasty infection: incidence and predictors. Clin Orthop Relat Res. 2010;468(8):2052–9.
72. Mak PHK, Campbell RCH, Irwin MG. The ASA physical status classification: inter-observer consistency. American Society of Anesthesiologists. Anaesth Intensive Care. 2002;30(5):633–40.
73. Ranta S, Hynynen M, Tammisto T. A survey of the ASA physical status classification: significant variation in allocation among Finnish anaesthesiologists. Acta Anaesthesiol Scand. 1997;41(5):629–32.
74. Salemi C, Anderson D, Flores D. American Society of Anesthesiology scoring discrepancies affecting the National Nosocomial Infection Surveillance System: surgical-site-infection risk index rates. Infect Control Hosp Epidemiol. 1997;18(4):246–7.
75. Culver DH, Horan TC, Gaynes RP, et al. Surgical wound infection rates by wound class, operative procedure, and patient risk index. National Nosocomial Infections Surveillance System. Am J Med. 1991;91(3B):152S–7.
76. Gaynes RP, Culver DH, Horan TC, et al. Surgical site infection (SSI) rates in the United States, 1992-1998: the National Nosocomial Infections Surveillance System basic SSI risk index. Clin Infect Dis. 2001;33 Suppl 2:S69–77.
77. Anon. National Nosocomial Infections Surveillance (NNIS) System Report, data summary from January 1992 through June 2004, issued October 2004. Am J Infect Control. 2004;32(8):470–85.
78. Berbari EF, Hanssen AD, Duffy MC, et al. Risk factors for prosthetic joint infection: case-control study. Clin Infect Dis. 1998;27(5):1247–54.
79. Luessenhop CP, Higgins LD, Brause BD, Ranawat CS. Multiple prosthetic infections after total joint arthroplasty. Risk factor analysis. J Arthroplasty. 1996;11(7):862–8.
80. Bongartz T, Halligan CS, Osmon DR, et al. Incidence and risk factors of prosthetic joint infection after total hip or knee replacement in patients with rheumatoid arthritis. Arthritis Rheum. 2008;59(12): 1713–20.
81. Doran MF, Crowson CS, Pond GR, O'Fallon WM, Gabriel SE. Frequency of infection in patients with rheumatoid arthritis compared with controls: a population-based study. Arthritis Rheum. 2002;46(9):2287–93.
82. White RH, McCurdy SA, Marder RA. Early morbidity after total hip replacement: rheumatoid arthritis versus osteoarthritis. J Gen Intern Med. 1990;5(4): 304–9.
83. Wicke C, Halliday B, Allen D, et al. Effects of steroids and retinoids on wound healing. Arch Surg. 2000;135(11):1265–70.
84. Berbari EF, Osmon DR, Duffy MCT, et al. Outcome of prosthetic joint infection in patients with rheumatoid arthritis: the impact of medical and surgical therapy in 200 episodes. Clin Infect Dis. 2006;42(2): 216–23.
85. Bassetti S, Wasmer S, Hasler P, et al. Staphylococcus aureus in patients with rheumatoid arthritis under conventional and anti-tumor necrosis factor-alpha treatment. J Rheumatol. 2005;32(11):2125–9.
86. Jackson MS, Bagg J, Gupta MN, Sturrock RD. Oral carriage of staphylococci in patients with rheumatoid arthritis. Rheumatology (Oxford). 1999;38(6):572–5.
87. Olsen NJ, Stein CM. New drugs for rheumatoid arthritis. N Engl J Med. 2004;350(21):2167–79.
88. Howe CR, Gardner GC, Kadel NJ. Perioperative medication management for the patient with rheumatoid arthritis. J Am Acad Orthop Surg. 2006;14(9):544–51.
89. Grennan D, Gray J, Loudon J, Fear S. Methotrexate and early postoperative complications in patients with rheumatoid arthritis undergoing elective orthopaedic surgery. Ann Rheum Dis. 2001;60(3):214–7.
90. McInnes IB, Schett G. Cytokines in the pathogenesis of rheumatoid arthritis. Nat Rev Immunol. 2007;7(6):429–42.
91. Momohara S, Kawakami K, Iwamoto T, et al. Prosthetic joint infection after total hip or knee arthroplasty in rheumatoid arthritis patients treated with nonbiologic and biologic disease-modifying antirheumatic drugs. Mod Rheumatol. 2011;21(5): 469–75.
92. Giles JT, Bartlett SJ, Gelber AC, et al. Tumor necrosis factor inhibitor therapy and risk of serious postoperative orthopedic infection in rheumatoid arthritis. Arthritis Rheum. 2006;55(2):333–7.
93. Bongartz T, Sutton AJ, Sweeting MJ, et al. Anti-TNF antibody therapy in rheumatoid arthritis and the risk of serious infections and malignancies. JAMA. 2006;295(19):2275–85.
94. Zintzaras E, Dahabreh IJ, Giannouli S, Voulgarelis M, Moutsopoulos HM. Infliximab and methotrexate in the treatment of rheumatoid arthritis: a systematic review and meta-analysis of dosage regimens. Clin Ther. 2008;30(11):1939–55.
95. Jafari SM, Casper DS, Restrepo C, et al. Periprosthetic joint infection: are patients with multiple prosthetic joints at risk? J Arthroplasty. 2012;27(6):877–80.
96. Bolognesi MP, Marchant Jr MH, Viens NA, et al. The impact of diabetes on perioperative patient outcomes after total hip and total knee arthroplasty in the United States. J Arthroplasty. 2008;23(6 Suppl 1):92–8.
97. Umpierrez GE, Hellman R, Korytkowski MT, et al. Management of hyperglycemia in hospitalized patients in non-critical care setting: an endocrine society clinical practice guideline. J Clin Endocrinol Metab. 2012;97(1):16–38.
98. Pomposelli JJ, Baxter III JK, Babineau TJ, et al. Early postoperative glucose control predicts nosocomial infection rate in diabetic patients. JPEN J Parenter Enteral Nutr. 1998;22(2):77–81.
99. Meding JB, Reddleman K, Keating ME, et al. Total knee replacement in patients with diabetes mellitus. Clin Orthop Relat Res. 2003;416:208–16.

100. Iorio R, Williams KM, Marcantonio AJ, et al. Diabetes mellitus, hemoglobin A1C, and the incidence of total joint arthroplasty infection. J Arthroplasty. 2011. http://www.ncbi.nlm.nih.gov/pubmed/22054905. Accessed 26 Jan 2012.
101. Marchant MH, Viens NA, Cook C, Vail TP, Bolognesi MP. The impact of glycemic control and diabetes mellitus on perioperative outcomes after total joint arthroplasty. J Bone Joint Surg Am. 2009;91(7):1621–9.
102. Mraovic B, Suh D, Jacovides C, Parvizi J. Perioperative hyperglycemia and postoperative infection after lower limb arthroplasty. J Diabetes Sci Technol. 2011;5(2):412–8.
103. Anon. Intensive blood-glucose control with sulphonylureas or insulin compared with conventional treatment and risk of complications in patients with type 2 diabetes (UKPDS 33). UK Prospective Diabetes Study (UKPDS) Group. Lancet. 1998;352(9131):837–53.
104. Anon. The effect of intensive treatment of diabetes on the development and progression of long-term complications in insulin-dependent diabetes mellitus. The Diabetes Control and Complications Trial Research Group. N Engl J Med. 1993;329(14): 977–86.
105. Anon. Standards of medical care in diabetes—2008. Diabetes Care. 2008;31(Suppl 1):S12–54.
106. Mraovic B, Hipszer BR, Epstein RH, et al. Preadmission hyperglycemia is an independent risk factor for in-hospital symptomatic pulmonary embolism after major orthopedic surgery. J Arthroplasty. 2010;25(1):64–70.
107. Jain NB, Guller U, Pietrobon R, Bond TK, Higgins LD. Comorbidities increase complication rates in patients having arthroplasty. Clin Orthop Relat Res. 2005;435:232–8.
108. Yang K, Yeo SJ, Lee BP, Lo NN. Total knee arthroplasty in diabetic patients: a study of 109 consecutive cases. J Arthroplasty. 2001;16(1):102–6.
109. Serna F, Mont MA, Krackow KA, Hungerford DS. Total knee arthroplasty in diabetic patients. Comparison to a matched control group. J Arthroplasty. 1994;9(4):375–9.
110. Moeckel B, Huo MH, Salvati EA, Pellicci PM. Total hip arthroplasty in patients with diabetes mellitus. J Arthroplasty. 1993;8(3):279–84.
111. England SP, Stern SH, Insall JN, Windsor RE. Total knee arthroplasty in diabetes mellitus. Clin Orthop Relat Res. 1990;260:130–4.
112. Papagelopoulos PJ, Idusuyi OB, Wallrichs SL, Morrey BF. Long term outcome and survivorship analysis of primary total knee arthroplasty in patients with diabetes mellitus. Clin Orthop Relat Res. 1996;330:124–32.
113. Wymenga AB, Van Horn JR, Theeuwes A, Muytjens HL, Slooff TJ. Perioperative factors associated with septic arthritis after arthroplasty. Prospective multicenter study of 362 knee and 2,651 hip operations. Acta Orthop Scand. 1992;63(6):665–71.
114. Burgos LG, Ebert TJ, Asiddao C, et al. Increased intraoperative cardiovascular morbidity in diabetics with autonomic neuropathy. Anesthesiology. 1989;70(4):591–7.
115. Rizvi AA, Chillag SA, Chillag KJ. Perioperative management of diabetes and hyperglycemia in patients undergoing orthopaedic surgery. J Am Acad Orthop Surg. 2010;18(7):426–35.
116. Bozic KJ, Lau E, Kurtz S, Ong K, Berry DJ. Patient-related risk factors for postoperative mortality and periprosthetic joint infection in medicare patients undergoing TKA. Clin Orthop Relat Res. 2012;470(1):130–7.
117. Liddle AD, Abram S, Iyer S, Andrade AJ. Streptococcus gallolyticus prosthetic joint infection associated with undiagnosed colonic malignancy. Knee Surg Sports Traumatol Arthrosc. 2012;20(6): 1069–70.
118. Allerberger F, Kasten MJ, Cockerill III FR, Krismer M, Dierich MP. Listeria monocytogenes infection in prosthetic joints. Int Orthop. 1992;16(3):237–9.
119. Chougle A, Narayanaswamy V. Delayed presentation of prosthetic joint infection due to Listeria monocytogenes. Int J Clin Pract. 2004;58(4):420–1.
120. Morshed S, Malek F, Silverstein RM, O'Donnell RJ. Clostridium cadaveris septic arthritis after total hip arthroplasty in a metastatic breast cancer patient. J Arthroplasty. 2007;22(2):289–92.
121. Chodos MD, Johnson CA. Hematogenous infection of a total knee arthroplasty with Klebsiella pneumoniae in association with occult adenocarcinoma of the cecum. J Arthroplasty. 2009;24(1):158.e9–13.
122. Finn OJ. Immune response as a biomarker for cancer detection and a lot more. N Engl J Med. 2005;353(12):1288–90.
123. Klein RS, Recco RA, Catalano MT, et al. Association of Streptococcus bovis with carcinoma of the colon. N Engl J Med. 1977;297(15):800–2.
124. Srivastava A, Ostrander J, Martin S, Walter N. Mycobacterium bovis infection of total hip arthroplasty after intravesicular Bacille Calmette-Guérin therapy. Am J Orthop. 2011;40(11):E226–8.
125. Habermann B, Eberhardt C, Kurth AA. Total joint replacement in HIV positive patients. J Infect. 2008;57(1):41–6.
126. Harrison WJ. HIV/AIDS in trauma and orthopaedic surgery. J Bone Joint Surg Br. 2005;87(9):1178–81.
127. Allroggen A, Frese A, Rahmann A, et al. HIV associated arthritis: case report and review of the literature. Eur J Med Res. 2005;10(7):305–8.
128. Hicks JL, Ribbans WJ, Buzzard B, et al. Infected joint replacements in HIV-positive patients with haemophilia. J Bone Joint Surg Br. 2001;83(7):1050–4.
129. Luck Jr JV, Logan LR, Benson DR, Glasser DB. Human immunodeficiency virus infection: complications and outcome of orthopaedic surgery. J Am Acad Orthop Surg. 1996;4(6):297–304.
130. Ganesh R, Castle D, McGibbon D, Phillips I, Bradbeer C. Staphylococcal carriage and HIV infection. Lancet. 1989;2(8662):558.

131. Birch NC, Ribbans WJ, Goldman E, Lee CA. Knee replacement in haemophilia. J Bone Joint Surg Br. 1994;76(1):165–6.
132. Unger AS, Kessler CM, Lewis RJ. Total knee arthroplasty in human immunodeficiency virus-infected hemophiliacs. J Arthroplasty. 1995;10(4):448–52.
133. Phillips AM, Sabin CA, Ribbans WJ, Lee CA. Orthopaedic surgery in hemophilic patients with human immunodeficiency virus. Clin Orthop Relat Res. 1997;343:81–7.
134. Ragni MV, Crossett LS, Herndon JH. Postoperative infection following orthopaedic surgery in human immunodeficiency virus-infected hemophiliacs with CD4 counts < or = 200/mm3. J Arthroplasty. 1995;10(6):716–21.
135. Harrison WJ, Lewis CP, Lavy CBD. Wound healing after implant surgery in HIV-positive patients. J Bone Joint Surg Br. 2002;84(6):802–6.
136. Guth AA, Hofstetter SR, Pachter HL. Human immunodeficiency virus and the trauma patient: factors influencing postoperative infectious complications. J Trauma. 1996;41(2):251–5; discussion 255–6.
137. Parvizi J, Sullivan TA, Pagnano MW, Trousdale RT, Bolander ME. Total joint arthroplasty in human immunodeficiency virus-positive patients: an alarming rate of early failure. J Arthroplasty. 2003;18(3):259–64.
138. Govender S, Harrison WJ, Lukhele M. Impact of HIV on bone and joint surgery. Best Pract Res Clin Rheumatol. 2008;22(4):605–19.
139. Hagar W, Vichinsky E. Advances in clinical research in sickle cell disease. Br J Haematol. 2008;141(3):346–56.
140. Steinberg MH. Management of sickle cell disease. N Engl J Med. 1999;340(13):1021–30.
141. Jeong GK, Ruchelsman DE, Jazrawi LM, Jaffe WL. Total hip arthroplasty in sickle cell hemoglobinopathies. J Am Acad Orthop Surg. 2005;13(3):208–17.
142. Vichinsky EP, Neumayr LD, Haberkern C, et al. The perioperative complication rate of orthopedic surgery in sickle cell disease: report of the National Sickle Cell Surgery Study Group. Am J Hematol. 1999;62(3):129–38.
143. Hernigou P, Zilber S, Filippini P, et al. Total THA in adult osteonecrosis related to sickle cell disease. Clin Orthop Relat Res. 2008;466(2):300–8.
144. Acurio MT, Friedman RJ. Hip arthroplasty in patients with sickle-cell haemoglobinopathy. J Bone Joint Surg Br. 1992;74(3):367–71.
145. Moran MC, Huo MH, Garvin KL, Pellicci PM, Salvati EA. Total hip arthroplasty in sickle cell hemoglobinopathy. Clin Orthop Relat Res. 1993;294:140–8.
146. Kamble S, Telen MJ, Dinan MA, Grussemeyer CA, Reed SD. Costs and length of stay for patients with and without sickle cell disease after hysterectomy, appendectomy, or knee replacement. Am J Hematol. 2010;85(1):79–81.
147. Ilyas I, Moreau P. Simultaneous bilateral total hip arthroplasty in sickle cell disease. J Arthroplasty. 2002;17(4):441–5.
148. Norian JM, Ries MD, Karp S, Hambleton J. Total knee arthroplasty in hemophilic arthropathy. J Bone Joint Surg Am. 2002;84-A(7):1138–41.
149. Goddard NJ, Mann HA, Lee CA. Total knee replacement in patients with end-stage haemophilic arthropathy: 25-year results. J Bone Joint Surg Br. 2010;92(8):1085–9.
150. Rodriguez-Merchan EC. Total knee replacement in haemophilic arthropathy. J Bone Joint Surg Br. 2007;89(2):186–8.
151. Rodriguez-Merchan EC, Gomez-Cardero P, Jimenez-Yuste V. Infection after total knee arthroplasty in haemophilic arthropathy with special emphasis on late infection. Haemophilia. 2011;17(5):e831–2.
152. Solimeno LP, Mancuso ME, Pasta G, et al. Factors influencing the long-term outcome of primary total knee replacement in haemophiliacs: a review of 116 procedures at a single institution. Br J Haematol. 2009;145(2):227–34.
153. Chiang CC, Chen PQ, Shen MC, Tsai W. Total knee arthroplasty for severe haemophilic arthropathy: long-term experience in Taiwan. Haemophilia. 2008;14(4):828–34.
154. Massin P, Lautridou C, Cappelli M, et al. Total knee arthroplasty with limitations of flexion. Orthop Traumatol Surg Res. 2009;95(4 Suppl 1):S1–6.
155. Silva M, Luck Jr JV. Long-term results of primary total knee replacement in patients with hemophilia. J Bone Joint Surg Am. 2005;87(1):85–91.
156. Galat DD, McGovern SC, Hanssen AD, et al. Early return to surgery for evacuation of a postoperative hematoma after primary total knee arthroplasty. J Bone Joint Surg Am. 2008;90(11):2331–6.
157. Zingg PO, Fucentese SF, Lutz W, et al. Haemophilic knee arthropathy: long-term outcome after total knee replacement. Knee Surg Sports Traumatol Arthrosc. 2012. http://www.ncbi.nlm.nih.gov/pubmed/22293897. Accessed May 19, 2012.
158. Jensen JE, Smith TK, Jensen TG, et al. The Frank Stinchfield Award Paper. Nutritional assessment of orthopaedic patients undergoing total hip replacement surgery. Hip. 1981:123–35.
159. Greene KA, Wilde AH, Stulberg BN. Preoperative nutritional status of total joint patients. Relationship to postoperative wound complications. J Arthroplasty. 1991;6(4):321–5.
160. Nawabi DH, Chin KF, Keen RW, Haddad FS. Vitamin D deficiency in patients with osteoarthritis undergoing total hip replacement: a cause for concern? J Bone Joint Surg Br. 2010;92(4):496–9.
161. Lavernia CJ, Sierra RJ, Baerga L. Nutritional parameters and short term outcome in arthroplasty. J Am Coll Nutr. 1999;18(3):274–8.
162. Gherini S, Vaughn BK, Lombardi Jr AV, Mallory TH. Delayed wound healing and nutritional deficiencies after total hip arthroplasty. Clin Orthop Relat Res. 1993;293:188–95.
163. Marín LA, Salido JA, López A, Silva A. Preoperative nutritional evaluation as a prognostic tool for wound healing. Acta Orthop Scand. 2002;73(1):2–5.

164. Del Savio GC, Zelicof SB, Wexler LM, et al. Preoperative nutritional status and outcome of elective total hip replacement. Clin Orthop Relat Res. 1996;326:153–61.
165. Jaberi FM, Parvizi J, Haytmanek CT, Joshi A, Purtill J. Procrastination of wound drainage and malnutrition affect the outcome of joint arthroplasty. Clin Orthop Relat Res. 2008;466(6):1368–71.
166. Bozic KJ, Lau E, Kurtz S, et al. Patient-related risk factors for periprosthetic joint infection and postoperative mortality following total hip arthroplasty in medicare patients. J Bone Joint Surg Am. 2012;94(9):794–800.
167. Suzuki G, Saito S, Ishii T, et al. Previous fracture surgery is a major risk factor of infection after total knee arthroplasty. Knee Surg Sports Traumatol Arthrosc. 2011;19(12):2040–4.
168. Abramson S, Weissmann G. The mechanisms of action of nonsteroidal antiinflammatory drugs. Clin Exp Rheumatol. 1989;7 Suppl 3:S163–70.
169. Parvizi J, Miller AG, Gandhi K. Multimodal pain management after total joint arthroplasty. J Bone Joint Surg Am. 2011;93(11):1075–84.
170. Samama CM, Bastien O, Forestier F, et al. Antiplatelet agents in the perioperative period: expert recommendations of the French Society of Anesthesiology and Intensive Care (SFAR) 2001–summary statement. Can J Anaesth. 2002;49(6):S26–35.
171. Robinson CM, Christie J, Malcolm-Smith N. Nonsteroidal antiinflammatory drugs, perioperative blood loss, and transfusion requirements in elective hip arthroplasty. J Arthroplasty. 1993;8(6):607–10.
172. Patrono C, García Rodríguez LA, Landolfi R, Baigent C. Low-dose aspirin for the prevention of atherothrombosis. N Engl J Med. 2005;353(22):2373–83.
173. Blasco-Colmenares E, Perl TM, Guallar E, et al. Aspirin plus clopidogrel and risk of infection after coronary artery bypass surgery. Arch Intern Med. 2009;169(8):788–96.
174. Biancari F, Airaksinen KEJ, Lip GYH. Benefits and risks of using clopidogrel before coronary artery bypass surgery: systematic review and meta-analysis of randomized trials and observational studies. J Thorac Cardiovasc Surg. 2012;143(3):665–75.e4.
175. Klinger MHF, Jelkmann W. Role of blood platelets in infection and inflammation. J Interferon Cytokine Res. 2002;22(9):913–22.
176. Von Hundelshausen P, Weber C. Platelets as immune cells: bridging inflammation and cardiovascular disease. Circ Res. 2007;100(1):27–40.
177. Nandi S, Aghazadeh M, Talmo C, Robbins C, Bono J. Perioperative clopidogrel and postoperative events after hip and knee arthroplasties. Clin Orthop Relat Res. 2012;470(5):1436–41.
178. Haas SB, Barrack RL, Westrich G. Venous thromboembolic disease after total hip and knee arthroplasty. Instr Course Lect. 2009;58:781–93.
179. Douketis JD, Eikelboom JW, Quinlan DJ, Willan AR, Crowther MA. Short-duration prophylaxis against venous thromboembolism after total hip or knee replacement: a meta-analysis of prospective studies investigating symptomatic outcomes. Arch Intern Med. 2002;162(13):1465–71.
180. Parvizi J, Ghanem E, Joshi A, et al. Does "excessive" anticoagulation predispose to periprosthetic infection? J Arthroplasty. 2007;22(6 Suppl 2):24–8.
181. Stern SH, Wixson RL, O'Connor D. Evaluation of the safety and efficacy of enoxaparin and warfarin for prevention of deep vein thrombosis after total knee arthroplasty. J Arthroplasty. 2000;15(2):153–8.
182. Fitzgerald RH, Spiro TE, Trowbridge AA, et al. Prevention of venous thromboembolic disease following primary total knee arthroplasty. A randomized, multicenter, open-label, parallel-group comparison of enoxaparin and warfarin. J Bone Joint Surg Am. 2001;83-A(6):900–6.
183. Colwell Jr CW, Collis DK, Paulson R, et al. Comparison of enoxaparin and warfarin for the prevention of venous thromboembolic disease after total hip arthroplasty. Evaluation during hospitalization and three months after discharge. J Bone Joint Surg Am. 1999;81(7):932–40.
184. Sachs RA, Smith JH, Kuney M, Paxton L. Does anticoagulation do more harm than good?: A comparison of patients treated without prophylaxis and patients treated with low-dose warfarin after total knee arthroplasty. J Arthroplasty. 2003;18(4):389–95.
185. Minnema B, Vearncombe M, Augustin A, Gollish J, Simor AE. Risk factors for surgical-site infection following primary total knee arthroplasty. Infect Control Hosp Epidemiol. 2004;25(6):477–80.
186. Wilson MG, Kelley K, Thornhill TS. Infection as a complication of total knee-replacement arthroplasty. Risk factors and treatment in sixty-seven cases. J Bone Joint Surg Am. 1990;72(6):878–83.
187. Wroblewski BM, Siney PD, Fleming PA. Charnley low-frictional torque arthroplasty in patients under the age of 51 years. Follow-up to 33 years. J Bone Joint Surg Br. 2002;84(4):540–3.
188. Kluytmans J, Van Belkum A, Verbrugh H. Nasal carriage of Staphylococcus aureus: epidemiology, underlying mechanisms, and associated risks. Clin Microbiol Rev. 1997;10(3):505–20.
189. Shuter J, Hatcher VB, Lowy FD. Staphylococcus aureus binding to human nasal mucin. Infect Immun. 1996;64(1):310–8.
190. Paule SM, Pasquariello AC, Hacek DM, et al. Direct detection of Staphylococcus aureus from adult and neonate nasal swab specimens using real-time polymerase chain reaction. J Mol Diagn. 2004;6(3):191–6.
191. Perl TM, Cullen JJ, Wenzel RP, et al. Intranasal mupirocin to prevent postoperative Staphylococcus aureus infections. N Engl J Med. 2002;346(24):1871–7.
192. Van Rijen M, Bonten M, Wenzel R, et al. Mupirocin ointment for preventing Staphylococcus aureus infections in nasal carriers. The Cochrane Library. Wiley. http://onlinelibrary.wiley.com/doi/10.1002/14651858.CD006216.pub2/abstract. Accessed 8 March 2012.

193. Trautmann M, Stecher J, Hemmer W, Luz K, Panknin HT. Intranasal mupirocin prophylaxis in elective surgery. A review of published studies. Chemotherapy. 2008;54(1):9–16.
194. Rao N, Cannella BA, Crossett LS, et al. Preoperative screening/decolonization for Staphylococcus aureus to prevent orthopedic surgical site infection: prospective cohort study with 2-year follow-up. J Arthroplasty. 2011;26(8):1501–7.
195. Bozic KJ, Maselli J, Pekow PS, et al. The influence of procedure volumes and standardization of care on quality and efficiency in total joint replacement surgery. J Bone Joint Surg Am. 2010;92(16):2643–52.
196. Katz JN, Losina E, Barrett J, et al. Association between hospital and surgeon procedure volume and outcomes of total hip replacement in the united states medicare population*. J Bone Joint Surg Am. 2001;83(11):1622–9.
197. Kreder HJ, Deyo RA, Koepsell T, Swiontkowski MF, Kreuter W. Relationship between the volume of total hip replacements performed by providers and the rates of postoperative complications in the state of Washington. J Bone Joint Surg Am. 1997;79(4): 485–94.
198. Lau RL, Perruccio AV, Gandhi R, Mahomed NN. The role of surgeon volume on patient outcome in total knee arthroplasty: a systematic review of the literature. BMC Musculoskelet Disord. 2012;13:250.
199. Småbrekke A, Espehaug B, Havelin LI, Furnes O. Operating time and survival of primary total hip replacements: an analysis of 31,745 primary cemented and uncemented total hip replacements from local hospitals reported to the Norwegian Arthroplasty Register 1987-2001. Acta Orthop Scand. 2004;75(5):524–32.
200. Urquhart DM, Hanna FS, Brennan SL, et al. Incidence and risk factors for deep surgical site infection after primary total hip arthroplasty: a systematic review. J Arthroplasty. 2010;25(8):1216–1222.e1-3.
201. Hervey SL, Purves HR, Guller U, et al. Provider volume of total knee arthroplasties and patient outcomes in the HCUP-nationwide inpatient sample. J Bone Joint Surg Am. 2003;85-A(9):1775–83.
202. Bengtson S, Knutson K. The infected knee arthroplasty. A 6-year follow-up of 357 cases. Acta Orthop Scand. 1991;62(4):301–11.
203. Furnes O, Espehaug B, Lie SA, et al. Failure mechanisms after unicompartmental and tricompartmental primary knee replacement with cement. J Bone Joint Surg Am. 2007;89(3):519–25.
204. Poss R, Thornhill TS, Ewald FC, et al. Factors influencing the incidence and outcome of infection following total joint arthroplasty. Clin Orthop Relat Res. 1984;182:117–26.
205. Blom AW, Brown J, Taylor AH, et al. Infection after total knee arthroplasty. J Bone Joint Surg Br. 2004;86(5):688–91.
206. Ahnfelt L, Herberts P, Malchau H, Andersson GB. Prognosis of total hip replacement. A Swedish multicenter study of 4,664 revisions. Acta Orthop Scand Suppl. 1990;238:1–26.
207. Huotari K, Agthe N, Lyytikäinen O. Validation of surgical site infection surveillance in orthopedic procedures. Am J Infect Control. 2007;35(4):216–21.
208. Leong G, Wilson J, Charlett A. Duration of operation as a risk factor for surgical site infection: comparison of English and US data. J Hosp Infect. 2006;63(3):255–62.
209. Namdari S, Voleti PB, Baldwin KD, Lee G-C. Primary total joint arthroplasty performed in operating rooms following cases of known infection. Orthopedics. 2011;34(9):e541–5.
210. Sessler DI. Long-term consequences of anesthetic management. Anesthesiology. 2009;111(1):1–4.
211. Mauermann WJ, Nemergut EC. The anesthesiologist's role in the prevention of surgical site infections. Anesthesiology. 2006;105(2):413–21; quiz 439–40.
212. Hunt TK, Hopf HW. Wound healing and wound infection. What surgeons and anesthesiologists can do. Surg Clin North Am. 1997;77(3):587–606.
213. Turina M, Fry DE, Polk Jr HC. Acute hyperglycemia and the innate immune system: clinical, cellular, and molecular aspects. Crit Care Med. 2005;33(7): 1624–33.
214. Higuera CA, Elsharkawy K, Klika AK, Brocone M, Barsoum WK. 2010 Mid-America Orthopaedic Association Physician in Training Award: predictors of early adverse outcomes after knee and hip arthroplasty in geriatric patients. Clin Orthop Relat Res. 2011;469(5):1391–400.
215. Chang C-C, Lin H-C, Lin H-W, Lin H-C. Anesthetic management and surgical site infections in total hip or knee replacement: a population-based study. Anesthesiology. 2010;113(2):279–84.
216. Sessler DI. Neuraxial anesthesia and surgical site infection. Anesthesiology. 2010;113(2):265–7.
217. Saleh K, Olson M, Resig S, et al. Predictors of wound infection in hip and knee joint replacement: results from a 20 year surveillance program. J Orthop Res. 2002;20(3):506–15.
218. Dennis DA. Wound complications in total knee arthroplasty. Instr Course Lect. 1997;46:165–9.
219. Galat DD, McGovern SC, Larson DR, et al. Surgical treatment of early wound complications following primary total knee arthroplasty. J Bone Joint Surg Am. 2009;91(1):48–54.
220. Murdoch DR, Roberts SA, Fowler Jr VG, et al. Infection of orthopedic prostheses after Staphylococcus aureus bacteremia. Clin Infect Dis. 2001;32(4):647–9.
221. Sendi P, Banderet F, Graber P, Zimmerli W. Periprosthetic joint infection following Staphylococcus aureus bacteremia. J Infect. 2011;63(1): 17–22.
222. Zmistowski B, Fedorka CJ, Sheehan E, et al. Prosthetic joint infection caused by gram-negative organisms. J Arthroplasty. 2011. http://www.ncbi.nlm.nih.gov/pubmed/21641762. Accessed 12 July 2011.

223. Iorio R, Healy WL, Patch DA, Appleby D. The role of bladder catheterization in total knee arthroplasty. Clin Orthop Relat Res. 2000;380:80–4.
224. Wald HL, Ma A, Bratzler DW, Kramer AM. Indwelling urinary catheter use in the postoperative period: analysis of the National Surgical Infection Prevention Project Data. Arch Surg. 2008;143(6):551–7.
225. Michelson JD, Lotke PA, Steinberg ME. Urinary-bladder management after total joint-replacement surgery. N Engl J Med. 1988;319(6):321–6.
226. Oishi CS, Williams VJ, Hanson PB, et al. Perioperative bladder management after primary total hip arthroplasty. J Arthroplasty. 1995;10(6):732–6.
227. Hozack WJ, Carpiniello V, Booth Jr RE. The effect of early bladder catheterization on the incidence of urinary complications after total joint replacement. Clin Orthop Relat Res. 1988;231:79–82.
228. Esperatti M, Ferrer M, Theessen A, et al. Nosocomial pneumonia in the intensive care unit acquired by mechanically ventilated versus nonventilated patients. Am J Respir Crit Care Med. 2010;182(12): 1533–9.
229. Leu H-S, Kaiser DL, Mori M, Woolson RF, Wenzel RP. Hospital-acquired pneumonia attributable mortality and morbidity. Am J Epidemiol. 1989;129(6): 1258–67.
230. Torres A, Aznar R, Gatell JM, et al. Incidence, risk, and prognosis factors of nosocomial pneumonia in mechanically ventilated patients. Am J Respir Crit Care Med. 1990;142(3):523–8.
231. Parvizi J, Mui A, Purtill JJ, et al. Total joint arthroplasty: when do fatal or near-fatal complications occur? J Bone Joint Surg Am. 2007;89(1):27–32.
232. Pulido L, Parvizi J, Macgibeny M, et al. In hospital complications after total joint arthroplasty. J Arthroplasty. 2008;23(6 Suppl 1):139–45.
233. Ekkelenkamp MB, Van der Bruggen T, Van de Vijver DAMC, Wolfs TFW, Bonten MJM. Bacteremic complications of intravascular catheters colonized with Staphylococcus aureus. Clin Infect Dis. 2008;46(1):114–8.
234. Lalani T, Chu VH, Grussemeyer CA, et al. Clinical outcomes and costs among patients with Staphylococcus aureus bacteremia and orthopedic device infections. Scand J Infect Dis. 2008;40(11–12): 973–7.
235. Del Pozo JL, Patel R. Infection associated with prosthetic joints. N Engl J Med. 2009;361(8):787–94.
236. Raghavan M, Marik PE. Anemia, allogenic blood transfusion, and immunomodulation in the critically ill. Chest. 2005;127(1):295–307.
237. Vorhies JS, Wang Y, Herndon J, Maloney WJ, Huddleston JI. Readmission and length of stay after total hip arthroplasty in a national Medicare sample. J Arthroplasty. 2011;26(6 Suppl):119–23.
238. Zmistowski B, Hozack WJ, Parvizi J. Readmission rates after total hip arthroplasty. JAMA. 2011;306(8): 825; author reply 825–6.
239. Zimmerli W, Sendi P. Antibiotics for prevention of periprosthetic joint infection following dentistry: time to focus on data. Clin Infect Dis. 2010;50(1): 17–9.
240. Matar WY, Jafari SM, Restrepo C, et al. Preventing infection in total joint arthroplasty. J Bone Joint Surg Am. 2010;92 Suppl 2:36–46.
241. Anon. Antibiotic prophylaxis for dental patients with total joint replacements. J Am Dent Assoc. 2003;134(7):895–9.
242. Uçkay I, Pittet D, Bernard L, et al. Antibiotic prophylaxis before invasive dental procedures in patients with arthroplasties of the hip and knee. J Bone Joint Surg Br. 2008;90(7):833–8.
243. Anon. Antibiotic prophylaxis for bacteremia in patients with joint replacements information—AAOS. http://www.aaos.org/about/papers/advistmt/1033.asp. Accessed 16 April 2012.
244. Berbari EF, Osmon DR, Carr A, et al. Dental procedures as risk factors for prosthetic hip or knee infection: a hospital-based prospective case-control study. Clin Infect Dis. 2009. http://www.ncbi.nlm.nih.gov/pubmed/19951109. Accessed 7 Dec 2009.
245. Waldman BJ, Mont MA, Hungerford DS. Total knee arthroplasty infections associated with dental procedures. Clin Orthop Relat Res. 1997;343:164–72.
246. LaPorte DM, Waldman BJ, Mont MA, Hungerford DS. Infections associated with dental procedures in total hip arthroplasty. J Bone Joint Surg Br. 1999;81(1):56–9.
247. Lindqvist C, Slätis P. Dental bacteremia–a neglected cause of arthroplasty infections? Three hip cases. Acta Orthop Scand. 1985;56(6):506–8.
248. Kaar TK, Bogoch ER, Devlin HR. Acute metastatic infection of a revision total hip arthroplasty with oral bacteria after noninvasive dental treatment. J Arthroplasty. 2000;15(5):675–8.
249. Hu J, Liu Y, Lv Z, et al. Mortality and morbidity associated with simultaneous bilateral or staged bilateral total knee arthroplasty: a meta-analysis. Arch Orthop Trauma Surg. 2011;131(9):1291–8.
250. Hutchinson JRM, Parish EN, Cross MJ. A comparison of bilateral uncemented total knee arthroplasty: simultaneous or staged? J Bone Joint Surg Br. 2006;88(1):40–3.
251. Meehan JP, Danielsen B, Tancredi DJ, et al. A population-based comparison of the incidence of adverse outcomes after simultaneous-bilateral and staged-bilateral total knee arthroplasty. J Bone Joint Surg Am. 2011;93(23):2203–13.
252. Restrepo C, Parvizi J, Dietrich T, Einhorn TA. Safety of simultaneous bilateral total knee arthroplasty. A meta-analysis. J Bone Joint Surg Am. 2007;89(6):1220–6.

第三章　关节假体周围感染的预防

G. David Potter，Nalini Rao，Tad M. Mabry

引　言

关节假体周围感染（PJI）是全关节置换术后一种相对少见但具有灾难性后果的并发症。虽然 PJI 可能出现于关节置换术后的任何时限，但大多数患者在初次手术后 2 年内即可确诊[1,2]。除发病状况以外，PJI 的诊断对于感染治疗具有显著的影响作用。据报道 PJI 的相关病死率为 2.7%～18%，这远远超出了初次关节置换术及非感染原因翻修手术的死亡率[3,8]。此外，患者及医保系统治疗 PJI 产生的治疗费用是初次全关节置换的 4 倍[4,5,7]。

由于人口统计学方面即将出现的变化，对此种处理棘手的感染治疗负担也将随着时间进展而不断增大。Kurtz 等预计至 2030 年美国每年行初次全膝关节置换的患者将增加 673%，而行初次全髋关节置换的患者将增加 174%，预计每年行关节置换翻修术的患者也将大幅度增加[9]。鉴于存在感染风险人口数量的不断增加，学者需尽一切努力尽快提出有效的感染预防策略。

很多因素与 PJI 的发生存在相关性，包括患者相关因素、手术因素、环境因素以及细菌产生的耐药性。必须强调按照术前、术中及术后模式针对这些因素制订有效的预防策略。本章讨论的目的是回顾目前的 PJI 预防策略，并专门强调金黄色葡萄球菌的检测和清除方法。

危险因素

确认存在感染风险因素的患者是给予最佳治疗和有针对性降低感染风险的第一步。术前患者的感染风险因素详见表 3.1 [1,3,10,12]。

表 3.1　患者风险因素

可变风险因素	潜在风险因素
• 低收入群体患者（医疗补助系统患者）	• 肥胖
• 年龄超过 75 岁	• 手术时间长（>210 分钟）
• 男性	• 同时双侧手术
• 全身恶性肿瘤	• 术前留院时间>2 天
• ASA 评分>2 分	• 住院时间长（>5 天）
• 存在之前关节手术史（如翻修手术、之前有骨折手术史）	• 输血
• 国家院内感染监控风险指数>1	• 术后切口并发症
• 医院/手术医师手术量少	

术前感染预防策略

术前给予最优化诊疗对手术成功是至关重要的。最优化诊疗的基础内容包括减小其他合并症的不良影响、改善营养水平、戒烟、控制体重、控制血糖，以及金黄色葡萄球菌的检测与清除[13,14]。

很多学者建议对所有术前患者应行全身健康状况评估。对一些慢性疾病尤其是心肺疾病，应在术前诊断明确并给予良好治疗，远部感染（如牙齿疾病及泌尿系感染）应在术前诊断明确并给予处理。

医师在术前往往会忽视对患者营养状况的评估，而保证患者术前良好的营养状况也是十分重要的。有研究指出，营养不良患者出现严重切口并发症的风险将会增高5～7倍[14]。对怀疑存在风险的患者术前应询问病史和进行体检并以此为基础评估其营养状况。目前已证实很多实验室检测可用于对术后并发症的预估[16,17]。可反映营养不良状况的指标包括：体重指数（BMI）$<20kg/m^2$，总胆固醇$<160mg/dl$，淋巴细胞计数$<1500/mm^3$，转铁蛋白$<200mg/dl$，白蛋白$<3.5mg/dl$。这些检查可在行其他常规术前实验室检查时一并完成。如患者术前诊断为营养不良，则需在专科医师指导下给予治疗，直到营养不良状况得以纠正；在术后阶段应鼓励患者加强营养；应尽量缩短患者限制口服进食的时限；在术后阶段对高危患者应考虑给予肠内营养补充、蛋白补充以及多种维生素补充。

在关节置换手术前鼓励患者戒烟也是使其达到理想术前状态的一项措施。烟草吸食产生的一氧化碳及其他成分可减少手术部位血流、降低有氧代谢和氧合水平，并可增加局部血小板聚集；此外，循环水平降低可导致体液免疫及细胞免疫物质向术区的转运减少[18]。研究表明，除了导致PJI的风险，吸烟还可导致骨密度丢失加速，从而增加了患者出现髋部骨折、椎间盘疾病的风险，还可导致下腰部疼痛的患病率增高、腕关节骨折的风险增高以及骨折不愈合的风险增高[17,19]。目前建议骨科手术前应至少戒烟6周[17]。已证实有利于长期戒烟干预的治疗手段包括咨询服务、自助戒烟群体、尼古丁替代治疗以及医师劝诫治疗。应用替代类药物，如安非他酮和varencicline，是一种增大戒烟可能性的有效方法，其与前述治疗手段结合使用时效果更为明显[18]。

肥胖患者并发假体关节周围感染的风险明显高于BMI正常的患者[20]。目前肥胖的定义为$BMI>30kg/m^2$。BMI值越高，术后并发症的发病率也就越高。由于心脏负担增加、肺顺应性降低以及肺功能残气量减少，肥胖患者存在并发严重围术期并发症的风险。肥胖被认为可以从多个方面增加并发PJI的风险，首先，肥胖可能导致局部解剖结构发生变化，从而大大增加了手术操作的难度，使手术操作时间延长；其次，由于皮下脂肪组织血供差，额外的手术分离操作过程可能导致死腔形成，进而导致血肿形成和浆液性肿块形成，后两者是众所周知的导致感染的危险因素。一项具有代表性的研究结果表明，$BMI\geqslant 40kg/m^2$的患者与$BMI<40kg/m^2$的患者相比并发症的发生率明显增高[21]。尽管目前并没有一个绝对的BMI“临界”指标，但作者认为应在保证全身营养状况良好的前提下术前将BMI降低至小于$40kg/m^2$。

在围术期严格控制血糖已渐渐成为学者公认的能够有效降低PJI风险的处理措施。与血糖水平未得到有效控制的患者相比，血糖控制良好的患者术后并发除感染以外其他方面并发症的风险也明显降低，包括患者留院时间、卒中、心肌梗死、术后出血、泌尿系感染及肺炎。如糖尿病血糖水平得以有效控制，则其感染风险将降至与非糖尿病患者接近[22]。

金黄色葡萄球菌检测与清除

金黄色葡萄球菌是导致骨科手术切口感染（SSI）的主要致病菌，社区和医疗机构耐甲氧西林金黄色葡萄球菌（MRSA）感染所致的SSI也在不断增加[23,28]。导致此类感染的两个金黄色葡萄球菌菌种为甲氧西林敏感葡萄球菌（MSSA）和MRSA。目前认为，MRSA感染所致SSI与发病率和死亡率增高、留院时间延长存在相关性[29]。

有1/3的普通人群皮肤表面有金黄色葡萄球菌定植，但其并无相关症状[30]。研究表明，MSSA/MRSA可在身体潮湿部位被检测到，如鼻部、咽喉部、腋窝和会阴部，鼻部检测发现携带者占66%，拭子检测发现鼻部及会阴部是最常见的两个合并定植部位（占82%）[31]。由于前鼻部是最常见的定植部位，因此常规检测部位是在前鼻部[32]。新近推出的一些检查技术如实时定量聚合酶链反应可实现对金黄色葡萄球菌特异菌株快速、敏感的检出[33]。鼻部携带金黄色葡萄球菌与皮肤细菌定植存在明显相关性，且此类患者因此而并发SSI的概率将增大2～9倍。很多研究结果表明，鼻部携带金黄色葡萄球菌是骨科内植物手术后并发SSI的唯一独立危险因素[34,37]。

采用去除葡萄球菌定植方法清除鼻部/皮肤金黄色葡萄球菌（MSSA，MRSA）被证实是最可靠的一种SSI预防策略。美国和欧洲的相关研究结果表明，在很多情况下均可采用此方法清除定植细菌[38,39]。曾用于清除定植金黄色葡萄球菌的药物和方法有很多，大多数细菌清除方法仅能够达到短期清除细菌的效果。清除鼻部和皮肤携带细菌似乎是一种合理的降低术后葡萄球菌感染风险的方法[40]。

最常用和研究最为深入的带菌者细菌清除方法包括鼻部莫匹罗星软膏2次/天 局部外用，和术前5天洗必泰（氯己定）身体清洗。此外，MRSA携带者可给予围术期预防性万古霉素静脉给药，以替代一代头孢类抗炎药或与之联合给药[41]。

一项系统性前瞻性和回顾性研究表明，清除骨科手术患者携带金黄色葡萄球菌可使SSI发病率明显降低。本中心（N. R.）的前瞻性研究包括两项分析数据，将干预组与两个不同的对照组进行对比。在第一项分析研究中，干预组所有带菌者在术后2年随访过程中均未发生SSI，而对照组中有19例患者并发SSI（0% *vs.* 3.3%）；第二项分析研究结果表明，与介入前相比细菌检测和选择性清除处理可能使SSI总体发生率降低（1.2% *vs.* 2.7%）——与之前的研究分析结论（1.4% *vs.* 2.7%）相似。需要强调的是，为降低金黄色葡萄球菌感染所致SSI发病率而采取的措施并未引起其他致病菌所致感染发病率增高[41]。骨科手术患者细菌检测与清除对SSI的影响效果详见表3.2。

如将相关研究结果综合分析会发现总的SSI发病率明显降低，这是由于致病菌清除使感染率降低所致[41,49]。本中心（N. R.）观点认为，清除定植MSSA的预防效果明显（$P<0.001$）而清除定植MRSA也达到了统计学差异效果（数据未发表）。

如采用经济学模型评估金黄色葡萄球菌检测与清除的经济效益，则其对于骨科手术患者尤其是行TJA的患者而言是一项具有良好经济效益的优势策略[41,43,47,49,53]。莫匹罗星和洗必泰是安全且廉价的药物，预防措施简单、易于操作且能够达到较高的依从性。作者认为对金黄色葡萄球菌携带检测阳性的择期行全关节置换患者，应按照此方法进行处理。

表 3.2 全关节置换术前金黄色葡萄球菌清除效果评估研究

作者（年代）	国家/研究设计	患者所属人群	样本数	对照组	细菌携带者所占百分比	清理细菌患者情况	处理方法	SSI 发病率降低百分比	*P* 值
Rao 等（2011）[19]	美国/前瞻性研究	TJA	3025	同时期发病患者	MSSA 22% MRSA 3%	鼻部检测阳性	2%莫匹罗星外用 5 日 洗必泰外用 5 日	SSI 发病率降低 76.9%	0.009
Kim 等（2010）[20]	美国/前瞻性研究	TJA/脊柱运动	7019	既往发病患者	MSSA 22.6% MRSA 4.4%	鼻部检测阳性	2%莫匹罗星外用 5 日 洗必泰外用 5 日	SSI 发病率降低 81.3%	0.009
Rao 等（2008）[21]	美国/前瞻性研究	TJA	1966	同时期发病患者	MSSA 23% MRSA 3%	鼻部检测阳性	2%莫匹罗星外用 5 日 洗必泰外用 5 日	SSI 发病率降低 200%	0.016
Sankar 等（2005）[22]	英国/前瞻性研究	TJA	395	既往发病患者	不详	鼻部、会阴区、腋窝及切口检测阳性	莫匹罗星/碘附/三氯生	SSI 发病率降低 200%	0.05
Wilcox 等（2003）[23]	英国/前瞻性研究	行骨科金属假体置换和/内固定手术的患者	2178	既往发病患者	MSSA 27% MRSA 38%	所有患者	莫匹罗星外用 5 日 三氯生 1 天	MRSA 所致 SSI 发病率降低 149%	0.001
Hadley 等（2010）[24]	美国/回顾性研究	TJA	2058	同时期发病患者	MSSA 21.4% MSSA 3.5%	检测阳性	2%莫匹罗星外用 5 日 洗必泰外用 1 日	SSI 发病率降低 12.5%	0.809
Hacek 等（2008）[24]	美国/回顾性研究	TJA	1495	既往发病患者	金黄色葡萄球菌 24.5%	鼻部检测阳性	2%莫匹罗星外用 5 日 洗必泰外用 1 日	SSI 发病率降低 75.3%	<0.1
Price 等（2008）[26]	美国/回顾性研究	骨科择期手术患者	284	无对照组	MSSA 28.5% MSSA 1.8%	鼻部检测阳性	2%莫匹罗星外用 5 日	SSI 发病率降低 200%	不详
Nixon 等（2006）[27]	英国/回顾性研究	创伤骨科及骨科择期手术患者	5594	既往发病患者	MRSA 择期手术者占 1.3% 创伤骨科手术占 3.8%	鼻部检测阳性	2%莫匹罗星外用 5 日	创伤骨科手术 MRSA 减少 56%	0.035
							三氯生 5 天	择期手术 MRSA 所致 SSI 减少 70%	0.06

术中感染预防策略

为降低 PJI 的风险，需在手术室内进行适宜的术区皮肤准备处理以减少局部细菌量。支持术前除毛处理的统计学数据并不充分，一些医师对此措施持反对态度，因其可能增加并发 SSI 的风险。但研究表明如使用剪刀除毛，剪切缘并未触及皮肤，则与剃刀剃毛相比术后感染率及感染相关风险都会降低。需要重点强调的是术前除毛应在计划手术前即时进行，而非是在计划手术的前一晚进行[54,56]。理想的术前皮肤消毒准备工作需要通过刷洗达到抗微生物及抗芽胞作用，且在消毒完成后具有良好的局部活性。用于皮肤消毒准备的常用药物包括聚乙烯吡咯酮碘（碘伏）、酒精、ChloraPrep®（CareFusion Corporation，SanDiego，CA）和 DuraPrep™（3M Corporation，Saint Paul，MN）。

酒精对微生物的清除效果最快，且如与碘伏溶液合用可能增加抗菌效能。但酒精并无残留活性并可导致微生物生长反弹[57]。碘伏涂层具有抗菌效果，但其无法提供良好的铺单防剥离黏附性。DuraPrep™ 的抑菌效果与碘伏相同但其对铺单黏附效果明显优于碘伏和 ChloraPrep[57,58]。

术中铺单是一项多步骤操作，需要很多不同材质的铺单材料。与布料材质铺单材料相比，带塑料胶带铺单材料可防止垂直方向的细菌迁移，与之相比，如使用布料材质铺单材料则细菌迁移量可增加 10 倍。此外，如浸碘铺单与黏性塑料铺单合用可降低细菌再殖率。虽然研究文献支持其具有降低重症监护及产科患者术后切口污染风险的作用，但骨科相关文献表明，术中铺单技术改进并不能降低切口感染发病率[57]。

手术室空气中细菌的最大来源是手术室人员，因此应最大程度减少手术室人员流通[59,60]。手术室专用手术服可覆盖头发、耳朵及胡须，从而大大减少了由此引起的空气内的细菌传播。应用周围封闭缠绕式手术服以及个体排气系统相比标准棉质外套或手术服可使菌落形成单位数量明显减少[61]。手术医师正确刷手是减少术区内细菌沾染的另一项措施，传统聚维酮碘或洗必泰刷手方法虽然有效，但在实际刷手过程中医师往往并未按标准要求严格执行。目前新近推出的无需刷手皮肤消毒方法具有更易按正确的流程操作、耗时短、抗菌效果更好且作用持久的优点[62,64]。

建议手术时带双层手套，这样可降低因内层手套破损而导致术区污染的风险。在手术操作时常规更换外层手套可进一步降低内层手套破损的风险并可有效降低假体内植物操作时细菌污染的风险[65,66]。

空气层流可通过空气过滤器过滤出空气中大于 0.3μm 的颗粒，目前认为其与传统通气装置相比能够降低切口细菌污染的风险[67]。与抗生素应用进行对照的研究结果表明，空气层流与感染发病率降低存在相关性。Charnley 和 Ritter 均认为，与无空气层流相比空气层流改进后降低手术感染率的效果更为显著。这种显著效果取决于患者体位、术者的站位、手术类型（髋关节或膝关节手术）及空气层流方向。空气层流对膝关节手术感染预防的影响效果要小于髋关节手术。如术中术者在移动过程中阻挡了空气流动，则空气层流引流效果将会降低。此外，手术室加装层流装置花费巨大且可能导致手术费用明显增高[68,69]。对于这种空气层流手术间的“相对”优势目前仍存在争议。

紫外线灯是另一种降低术中切口污染风险的方法，很多关于紫外线灯降低感染风险效果的研究结果表明，相比无紫外线灯手术间的手术，应用紫外线灯可降低感染发病率。紫外线灯价格低廉、消毒时间短且相对安全，在适宜的保护装置保护下使用可降低感染发病率。但在紫外线的应用方面也存在一些令人关注的问题，如过度暴露问题，可导致患者并发严重的结膜炎，长期照射暴露将致盲，并且会导致出现表皮红斑[68]。

手术时间延长被认为是导致患者远期并发 PJI 的一项重要的危险因素[57,70,71]。尽管无法对一次“被延长了的”手术时间进行准确界定，但可以肯定长时间的手术操作对患者是没有益处的。全膝关节置换手术时间超过 120 分钟是一项导致感染的重要危险因素。手术时间与感染风险之间的相关性似乎取决于很多因素，手术时间延长可能会引发其他问题，导致患者对很多术后并发症易感，如体温过低、过度组织分离和（或）组织牵拉时间过长导致组织损伤，以及失血量过多。因此在术中应尽量保证使手术操作效果达到最大化。

给予患者同种异体输血也可增加并发 PJI 的风险[72,74]。全面的血液管理计划的制订是 PJI 风险降低治疗策略的一部分，其中包括术前贫血的治疗、减少术中失血量，以及除非有明确的指征应尽量避免术后输血[74]。

预防性抗生素应用

毋庸置疑，全关节置换术前适时、合理地应用抗生素具有良好的感染预防效果。Henley 曾采用一种前瞻性、随机双盲研究方法对普通骨科手术进行研究，结果表明，预防性应用抗生素组的感染率为 1.6%，与之相比，使用安慰剂组的感染率为 4.2%[75]。与同类型手术未给予预防性抗生素者相比，应用预防性抗生素可降低感染的绝对和相对风险[76,77]。为使抗生素达到预防效果，医师需针对致病菌给予合适的抗生素。很多手术污染细菌来源于患者皮肤或空气环境。对于初次全关节置换术而言，葡萄球菌和链球菌是主要的针对治疗致病菌种。第一代头孢类药物的半衰期长、组织渗透性良好且对葡萄球菌和链球菌的抗菌效果良好，因此是大多数骨科手术包括全关节置换手术前应用最多的抗生素[12,78,81]。MRSA 携带者应单独给予万古霉素或与第一代头孢类合用[57]。尽管很多患者自诉曾有青霉素过敏史，但实际上真正的青霉素和头孢菌素交叉过敏以及继发性过敏反应的发生率为 0.001%～0.1%[82]。患者应在术前行头孢菌素特异性反应检测以避免万古霉素的滥用，并明确头孢菌素的效能。对于证实为 β-内酰胺类过敏的患者应选择万古霉素或克林霉素作为预防性抗生素。

应依据患者体重确定头孢菌素给药剂量：体重小于 80kg 者给予 1g；体重在 80～120kg 者应给予 2g；体重大于 120kg 者给予 3g。每隔 2～5 小时再次给药。万古霉素给药剂量为 15mg/kg，每隔 6～12 小时再次给药。克林霉素每次标准剂量为 600mg，每隔 3～6 小时再次给药。抗生素给药应在手术切开前 1 小时内完成，如手术时间超过药物半衰期或失血量超过循环血量的 70%则需再次给药[57,59]。术后抗生素给药时限应限定在 24 小时以内，术后 24 小时内给予抗生素与术后 3～14 天给药相比在感染预防效果方面并无明显差异。此外，减少术后抗生素使用时限可降低治疗费用[83,87]。

添加抗生素骨水泥是一种可实现局部抗生素药物释放的方法，利用骨水泥释放机制可使术后前 9 周内主要抗生素药物成分得以局部洗脱释放[88]。这种局部释放可使组织局部抗生素药物浓度远远高于单独全身给药时的水平[69]，因此，此方法的优点在于可降低因术中污染导致内植物细菌定植的风险。在关节置换术中应用抗生素骨水泥可能并不能降低远期血源性感染的风险。研究表明如同时行抗生素全身给药，则全髋关节置换术中应用添加抗生素骨水泥可降低因感染及其他各种原因而行翻修手术的概率[89,90]。

其他术中感染预防策略

术中冲洗可移除组织碎片、血块并减少细菌污染的机会。就采用脉冲式冲洗或球管冲洗方面目前学者尚未达到完全共识。由于脉冲式冲洗水压高，相比球管冲洗可清除更多的细菌，但其也可导致深部骨骼细菌定植的概率增加；与球管冲洗相比，高压可能造成更大的肌肉损伤并导致术区颗粒清除量减少[91,92]。与抗生素溶液相比，普通盐水及肥皂液冲洗清除术区细菌的效果更为显著。此外，抗生素溶液可能具有组织毒性，还有研究证据表明其可能导致切口难以愈合[93,94]。有充分的证据表明肥皂水冲洗效果优于抗生素溶液或普通盐水，而支持冲洗液中常规添加抗生素的人体研究证据并不充分。在常规骨科手术中应给予低压、间断切口冲洗，对严重污染手术和（或）开放骨折需延期处理者，可给予高压冲洗[59]。

虽然从理论上讲给予术区引流可降低术后血肿形成的风险，但目前尚无支持初次关节置换术后给予常规术区引流观点的研究文献。很多研究表明，术后是否给予术区引流在感染率、切口并发症、血栓栓塞并发症、住院时间或血肿形成方面并无差异。但如给予术区引流，则应在术后 24 小时内拔除引流管以降低并发 PJI 的风险[95,96]。

目前尚无证据表明有特殊的切口闭合方法可降低常规骨科手术后感染率或切口并发症的发病率。外科闭塞敷料具有隔离细菌、加速上皮细胞生长、加速胶原合成并为成纤维细胞生成和血管形成提供适宜环境的作用[97,98]。根据文献推荐，目前采用的敷料分为三层：第一层直接位于切口表面，其为不粘亲水层；之后为一层可吸收网；第三层即最外层是隔离层，敷料通过此层与皮肤黏合[96,99]。

术后感染预防策略

由于全关节置换术后并发静脉血栓（venous thromboembolism，VTE）形成的风险增高，因此术后需采取多模式 VTE 风险预防策略，这通常需要给予多种类型的药物预防治疗。强效的抗凝治疗是导致术后血肿形成的一个重要因素，血肿形成部位继发感染是导致 PJI 的一项重要风险因素[100]。Parvizi 等研究发现，过度抗凝治疗（INR＞1.5）以及血肿形成可导致假体周围感染发病率明显增高[101]。另一项研究结果表明，术后血肿形成行手术清除可使并发 PJI 的风险明显增高且再次手术的风险也会增大[102]。

关于切开手术前是否应常规预防性使用抗生素目前仍存在争议。虽然目前尚无口腔治疗与假体周围感染之间相关性的权威性研究证据，但 AAOS 仍建议对关节置换术后行口腔治疗的患者应预防性使用抗生素[103]。目前，通常在口腔操作前 1 小时行抗生素给药，可供选择的药物包括阿莫西林 2g、先锋霉素Ⅳ 2g 或克林霉素 600mg。如行泌尿系或胃肠道手术，则建议手术前 1 小时给予环丙沙星 750mg。

总　结

PJI 是一种全关节置换术后具有灾难性后果的并发症，可导致患病率增高、死亡率增加和花费增大。本章列出了一些有效的 PJI 预防策略，这些方法可应用于围术期各个阶段。这种多层面的预防方法将使关节置换手术患者获得最大程度的、良好的手术效果。为了更进一步降低所有患者并发 PJI 的风险，目前仍需在明确及推广最适宜的预防模式方面进行更为深入的研究。

［黄宁庆　王凯（女）　译］

参考文献

1. Urquhart DM, Hanna FS, Brennan SL, Wluka AE, Leder K, Cameron PA, Graves SE, Cicuttini FM. Incidence and risk factors for deep surgical site infection after primary total hip arthroplasty: a systemic review. J Arthroplasty. 2009;25:1216–22.
2. Ong KL, Kurtz SM, Lau E, Bozic KJ, Berry DJ, Parvizi J. Prosthetic joint infection risk after total hip arthroplasty in the Medicare population. J Arthroplasty. 2009;24(6 Suppl):105–9.
3. Berbari EF, Hanssen AD, Duffy MC, Steckelberg JM, Ilstrup DM, Harmsen WS, Osmon DR. Risk factors for prosthetic join infection, case–control study. Clin Infect Dis. 1998;27:1247–54.
4. Bozic KJ, et al. The epidemiology of revision total knee arthroplasty in the United States. Clin Orthop Relat Res. 2010;468(1):45–51.
5. Bozic KJ, et al. The epidemiology of revision total hip arthroplasty in the United States. J Bone Joint Surg Am. 2009;91(1):128–33.
6. Clohisy JC, Calvert G, Tull F, McDonald D, Maloney WJ. Reasons for revision hip surgery: a retrospective review. Clin Orthop Relat Res. 2004;429:188–92.
7. Kurtz SM, Lau E, Schmier J, Ong KL, Zhao K, Parvizi J. Infection burden for hip and knee arthroplasty in the United States. J Arthroplasty. 2008;23:984–91.
8. Sharkey PF, Hozack WJ, Rothman RH, Shastri S, Jacoby SM. Why are total knee arthroplasties failing today? Clin Orthop Relat Res. 2002;404:7–13.
9. Kurtz S, Ong K, Lau E, Mowat F, Halpern M. Projections of primary and revision hip and knee arthroplasty in the United States from 2005 to 2030. J Bone Joint Surg Am. 2007;89:780–5.
10. Pulido L, Ghanem E, Joshi A, Purtill JJ, Parvizi J. Periprosthetic joint infection: the incidence, timing and predisposing factors. Clin Orthop Relat Res. 2008;466:1710–5.
11. Kurtz SM, Ong KL, Lau E, Bozic KJ, Berry D, Parvizi J. Prosthetic joint infection risk after TKA in Medicare population. Clin Orthop Relat Res. 2010;468:52–6.
12. Jämsen E, Huhtala H, Puolakka T, Moilanen T. Risk factors for infection after knee arthroplasty. A register-based analysis of 43,149 cases. J Bone Joint Surg Am. 2009;91:38–47.
13. Lai K, Bohm ER, Burnell C, Hedden DR. Presence of medical comorbidities in patients with infected primary hip or knee arthroplasties. J Arthroplasty. 2007;22:651–6.
14. Jain NB, Guller U, Pietrobon R, Bond TK, Higgins LD. Comorbidities increase complication rates in patients having arthroplasties. Clin Orthop Relat Res. 2005;435:232–8.
15. Greene KA, Wilde AH, Stulberg BN. Preoperative nutritional status of total join patients. Relationship to postoperative wound complications. J Arthroplasty. 1991;6:321–5.
16. Dickhaut SC, DeLee JC, Page CP. Nutritional status: importance in predicting wound-healing after amputation. J Bone Joint Surg Am. 1984;66(1):71–5.
17. Bushnell BD, Horton JK, McDonald MF, Robertson PG. Preoperative medical comorbidities in the orthopaedic patient. J Am Acad Orthop Surg. 2008;16(4):216–27.
18. Argintar E, Triantafillou K, Delahay J, Wiesel B. The musculoskeletal effects of perioperative smoking. J Am Acad Orthop Surg. 2012;20(6):359–63.
19. Porter SE, Hanley Jr EN. The musculoskeletal effects of smoking. J Am Acad Orthop Surg. 2001;9(1):9–17.
20. Wilson MG, Kelley K, Thornhill TS. Infection as a complication of total knee replacement arthroplasty. Risk factors and treatment in sixty-seven cases. J Bone Joint Surg Am. 1990;72:878–83.
21. Liabaud B, Patrick Jr DA, Geller JA. Higher body mass index leads to longer operative time in total knee arthroplasty. J Arthroplasty. 2012;28(4):563–5.
22. Marchant Jr MH, Viens NA, Cook C, Vail TP, Bolognesi MP. The impact of glycemic control and diabetes mellitus on perioperative outcomes after total joint arthroplasty. J Bone Joint Surg Am. 2009;91(7):1621–9.
23. Mangram AJ, Horan TC, Pearson ML, et al. Guideline for prevention of surgical site infection. 1999. Hospital infection control practices advisory committee. Infect Control Hosp Epidemiol. 1999;20:250.
24. Anderson DJ, Sexton DJ, Kanalani ZA, et al. Severe surgical site infection in community hospitals: epidemiology, key procedures and the changing prevalence of methicillin-resistant *Staphylococcus aureus*. Infect Control Hosp Epidemiol. 2007;28:1047.
25. Grundmann H, Aires-de-Souja M, Boyce J, et al. Emergence and resurgence of methicillin-resistant *Staphylococcus aureus* as a public-health threat. Lancet. 2006;368:874–85.
26. Kock R, Becker K, Cookson B, et al. Methicillin-resistant Staphylococcus aureus (MRSA): burden of disease and control challenges in Europe. Euro

Surveill. 2010;15(41):19688.
27. Stamm AM, Long MN, Belcher B. Higher overall nosocomial infection rate because of increased attack rate of methicillin-resistant *Staphylococcus aureus*. Am J Infect Control. 1993;21:70–4.
28. Gonzalez BE, Rueda AM, Shelburne SA, et al. Community-associated strain of methicillin-resistant *Staphylococcus aureus* as the cause of healthcare – associated infection. Infect Control Hosp Epidemiol. 2006;27:1051–6.
29. Engemann JJ, Carmeli Y, Cosgrove SE, et al. Adverse clinical and economic outcomes attributable to methicillin resistance among patients with *Staphylococcus aureus* surgical site infection. Clin Infect Dis. 2003;36:592–8.
30. Wertheim HF, Melles DC, Vos MC, et al. The role of nasal carriage in *Staphylococcus aureus* infections. Lancet Infect Dis. 2005;5:751–62.
31. Matheson A, Christie P, Stari T, et al. Nasal swab screening for methicillin-resistant Staphylococcus aureus. Infect Control Hosp Epidemiol. 2012;33(8): 803–8.
32. Ten Broeke-Smits NJ, Kummer JA, Bleys RL, et al. Hair follicles as a niche of *Staphylococcus aureus* in the nose; is a more effective decolonization strategy needed? J Hosp Infect. 2010;76:211–4.
33. Paule SM, Pasquariello AC, Hacek DM, et al. Direct detection of *Staphylococcus aureus* from adult and neonate nasal swab specimens using real-time polymerase chain reaction. J Mol Diagn. 2004;6:191–6.
34. Kluytmans J, van Belkum A, Verbrugh H. Nasal carriage of *Staphylococcus aureus*: epidemiology, underlying mechanisms, and associated risks. Clin Microbiol Rev. 1997;10:505.
35. Perl TM, Golub JE. New approaches to reduce Staphylococcus aureus nosocomial infection rates: treating S. aureus nasal carriage. Ann Pharmacother. 1998;32:57.
36. Wenzel RP, Perl TM. The significance of nasal carriage of *Staphylococcus aureus* and the incidence of postoperative wound infection. J Hospital Infect. 1995;31:13.
37. Kalmeijer MD, van Nieuwland-Bollen E, Bogaers-Hofman D, et al. Nasal carriage of Staphylococcus aureus is a major risk factor for surgical-site infections in orthopedic surgery. Infect Control Hosp Epidemiol. 2000;21:319.
38. West SK, Plantenga MS, Strausbaugh LJ. Use of decolonization to prevent staphylococcal infection in various healthcare settings: results of an Emerging Infections Network survey. Infect Control Hosp Epidemiol. 2007;28:1111–3.
39. Hansen S, Schwab F, Asensio A, et al. Methicillin-resistant *Staphylococcus aureus* (MRSA) in Europe: which infection control measures are taken? Infection. 2010;38:159–64.
40. Simor AE. Staphylococcal decolonization: an effective strategy for prevention of infection? Lancet Infect Dis. 2011;11:952–62.
41. Rao N, Cannella BA, Crossett LS, et al. Prospective screening/decolonization for *Staphylococcus aureus* to prevent orthopedic surgical site infection: prospective cohort study with 2-year follow-up. J Arthroplasty. 2011;26:1501–7.
42. Kim DH, Spencer M, Davidson SM, et al. Institutional pre-screening for detection and eradication of methicillin-resistant *Staphylococcus aureus* in patients undergoing elective orthopaedic surgery. J Bone Joint Surg Am. 2010;92:1820–6.
43. Rao N, Cannella B, Crossett LS, et al. A preoperative decolonization protocol for *Staphylococcus aureus* prevents orthopaedic infections. Clin Orthop Relat Res. 2008;466:1343–8.
44. Sankar B, Hopgood P, Bell KM. The role of MRSA screening in joint-replacement surgery. Int Orthop. 2005;29:160–3.
45. Wilcox MH, Hall J, Pike H, et al. Use of perioperative mupirocin to prevent methicillin-resistant *Staphylococcus aureus* (MRSA) orthopedic surgical site infections. J Hosp Infect. 2003;54:196–201.
46. Hadley S, Immerman I, Hutzler L, et al. *Staphylococcus aureus* decolonization protocol decreases surgical site infections for total joint replacement. Arthritis. 2010;2010:924518.
47. Hacek DM, Robb WJ, Paule SM, et al. *Staphylococcus aureus* nasal decolonization in joint replacement surgery reduces infection. Clin Orthop Relat Res. 2008;466:1349–55.
48. Price CS, Williams A, Phillips G, et al. *Staphylococcus aureus* nasal colonization in preoperative orthopaedic out patients. Clin Orthop Relat Res. 2008;466:2842–7.
49. Nixon M, Jackson B, Varghese P, et al. Methicillin-resistant *Staphylococcus aureus* on orthopaedic wards: incidence, spread, mortality, cost and control. J Bone Joint Surg Br. 2006;88:812–7.
50. Hassan K, Paturi A, Hughes C, et al. The prevalence of methicillin-resistant *Staphylococcus aureus* in orthopaedics in a non-selective screening policy. Surgeon. 2008;6:201–3.
51. Courville XF, Tomek IM, Kirkland KB, et al. Cost-effectiveness of preoperative nasal mupirocin treatment in preventing surgical site infection in patients undergoing total hip and knee arthroplasty: a cost-effectiveness analysis. Infect Control Hosp Epidemiol. 2012;33:152–9.
52. Lee BY, Wiringa AE, Bailey RR, et al. The economic effect of screening orthopedic surgery patients preoperatively for methicillin-resistant *Staphylococcus aureus*. Infect Control Hosp Epidemiol. 2010;31:1130–8.
53. Slover J, Haas JP, Quirno M, et al. Cost-effectiveness of a *Staphylococcus aureus* screening and decolonization program for high-risk orthopedic patients. J Arthroplasty. 2011;26:360–5.
54. Alexander JW, Fischer JE, Boyajian M, Palmquist J, Morris MJ. The influence of hair-removal methods on wound infections. Arch Surg. 1983;118:347–52.

55. Balthazar ER, Colt JD, Nichols RL. Preoperative hair removal: a random prospective study of shaving versus clipping. South Med J. 1982;75:799–801.
56. Tanner J, Woodings D, Moncaster K. Preoperative hair removal to reduce surgical site infection. Cochrane Database Syst Rev. 2006;2, CD004122.
57. Matar WY, Jafari SM, Restrepo C, Austin M, Purtill JJ, Parvizi J. Preventing infection in total joint arthroplasty. J Bone Joint Surg Am. 2010;92:36–46.
58. Grove GL, Eyberg C. Comparison of two preoperative skin antiseptic preparations and resultant surgical incise drape adhesion to skin in healthy volunteers. J Bone Joint Surg Am. 2012;94:1187–92.
59. Fletcher N, Sofianos D, Berkes MB, Obremskey WT. Prevention of perioperative infection. J Bone Joint Surg Am. 2007;89:1605–18.
60. Owers KL, James E, Bannister GC. Source of bacterial shedding in laminar flow theatres. J Hosp Infect. 2004;58:230–2.
61. Hubble MJ, Weale AE, Perez JV, Bowker KE, MacGowan AP, Bannister GC. Clothing in laminar-flow operating theatres. J Hosp Infect. 1996;32:1–7.
62. Parienti JJ, Thibon P, Heller R, Le Roux Y, von Theobald P, Bensadoun H, Bouvet A, Lemarchand F, Le Coutour X. Hand-rubbing with an aqueous alcoholic solution vs traditional surgical hand-scrubbing and 30-day surgical site infection rates: a randomized equivalence study. J Am Med Assoc. 2002;288:722–7.
63. Bryce E, Spence D, Roberts FJ. An in-use evaluation of an alcohol-based pre-surgical hand disinfectant. Infect Control Hosp Epidemiol. 2001;22:635–9.
64. Pereira LJ, Lee GM, Wade KJ. An evaluation of five protocols for surgical handwashing in relation to skin condition and microbial counts. J Hosp Infect. 1997;36:49–65.
65. Tanner J, Parkinson H. Double glove to reduce surgical cross-infection. Cochrane Database Syst Rev. 2006;3, CD003087.
66. Al-Maiyah M, Bajwa A, Mackenney P, Port A, Gregg PJ, Hill D, Finn P. Glove perforation and contamination in primary total hip arthroplasty. J Bone Joint Surg Br. 2005;87:556–9.
67. Knobben BA, van Horn JR, van der Mei HC, Busscher HJ. Evaluation of measures to decrease intra-operative contamination in orthopaedic implant surgery. J Hosp Infect. 2006;62:174–80.
68. Merrill A, Ritter MA, Olberding EM, Malinzak RA. Ultraviolet lighting during orthopedic surgery and the rate of infection. J Bone Joint Surg Am. 2007;89(9):1935–40.
69. Hanssen AD, Rand JA. Evaluation and treatment of infection at the site of a total hip or knee arthroplasty. J Bone Joint Surg Am. 1999;48:111–22.
70. Kurtz SM, Ong KL, Lau E, Bozic KJ, Berry D, Parvizi J. Prosthetic joint infection risk after TKA in the Medicare population. Clin Orthop Relat Res. 2009;468(1):52–6.
71. Peersman G, Laskin R, Davis J, Peterson M. Infection in total knee replacement, a retrospective review of 6489 total knee replacements. Clin Orthop Relat Res. 2001;392:15–23.
72. Bordin JO, Heddle NM, Blajchman MA. Biologic effect of leukocytes present in transfused cellular blood products. Blood. 1994;84(6):1703–21.
73. Vamvakas EC, et al. Transfusion associated cancer recurrence and postoperative infection: meta-analysis of randomized, controlled clinical trials. Transfusion. 1996;36(2):175–86.
74. Keating EM, Meding JB. Perioperative blood management practices in elective orthopedic surgery. J Am Acad Orthop Surg. 2002;10(6):393–400.
75. Prokuski L. Prophylactic antibiotics in orthopaedic surgery. J Am Acad Orthop Surg. 2008;16(5): 283–93.
76. AlBuhairan B, Hind D, Hutchinson A. Antibiotic prophylaxis for wound infections in total join arthroplasty: a systemic review. J Bone Joint Surg Br. 2008;90:915–9.
77. Patzakis MJ, Wilkins J. Factors influencing infection rate in open fracture wounds. Clin Orthop Relat Res. 1989;243:36–40.
78. Periti P, Mini E, Mosconi G. Antimicrobial prophylaxis in orthopedic surgery: the role of teicoplanin. J Antimicrob Chemother. 1998;41:329–40.
79. Strausbaugh LJ, Crossley KB, Nurse BA, Thrupp LD. Antimicrobial resistance in long-term facilities. Infect Control Hosp Epidemiol. 1996;17:129–40.
80. Prokuski L. Prophylactic antibiotics in orthopaedic surgery. J Am Acad Orthop Surg. 2008;16:283–93.
81. Meehan J, Jamali AA, Nguyen H. Prophylactic antibiotics in hip and knee arthroplasty. J Bone Joint Surg Am. 2009;91:2480–90.
82. Kelkar PS, Li JT. Cephalosporin allergy. N Eng J Med. 2001;345:804–9.
83. Nelson CL, Green TG, Porter RA, Warren RD. One day versus seven days of preventive antibiotic therapy in orthopedic surgery. Clin Orthop Relat Res. 1983;176:258–63.
84. Williams DN, Gustilo RB. The use of preventive antibiotics in orthopedic surgery. Clin Orthop Relat Res. 1984;190:83–8.
85. Pollard JP, Hughes SP, Scott JE, Evans MJ, Benson MK. Antibiotic prophylaxis in total hip replacement. Br Med J. 1979;1:707–9.
86. Heydemann JS, Nelson CL. Short-term preventive antibiotics. Clin Orthop Relat Res. 1986;205:184–7.
87. Garcia S, Lozano ML, Gatell JM, Soriano E, Ramon R, Sanmiguel JG. Prophylaxis against infection. Single-dose cefonicid compared with multiple-dose cefamandole. J Bone Joint Surg Am. 1991;73:1044–8.
88. Jiranek WA, Hanssen AD, Greenwald AS. Antibiotic-loaded bone cement for infection prophylaxis in total joint replacement. J Bone Joint Surg Am. 2006;88:2487–500.
89. Espehaug B, Engesaeter LB, Vollset SE, Havelin LI, Langeland N. Antibiotic prophylaxis in total hip arthroplasty: review of 10,905 primary cemented total hip replacements reported to Norwegian arthroplasty registry, 1987 to 1995. J Bone Joint Surg Br. 1997;79(4):590–5.

90. Hope PG, Kristinsson KG, Norman P, Elson RA. Deep infection of cemented total hip arthroplasties caused by coagulase-negative staphylococci. J Bone Joint Surg Br. 1989;71(5):851–5.
91. Kalteis T, Lehn N, Schröder HJ, Schubert T, Zysk S, Handel M, Grifka J. Contaminant seeding in bone by different irrigation methods: an experimental study. J Orthop Trauma. 2005;19:591–6.
92. Draeger R, Dahners LE. Traumatic wound debridement: a comparison of irrigation methods. J Orthop Trauma. 2006;20:83–6.
93. Anglen JO, Apostoles S, Christensen G, Gainor B. Removal of surface bacteria by irrigation. J Orthop Research. 1996;14:251–4.
94. Anglen JO, Gainor BJ, Simpson WA, Christensen G. The use of detergent irrigation for musculoskeletal wounds. Int Orthop. 2003;27:40–6.
95. Manian FA, Meyer PL, Setzer J, Senkel D. Surgical site infections associated with methicillin-resistant *Staphylococcus aureus*: do postoperative factors play a role? Clin Infect Dis. 2003;36:863–8.
96. Lionelli GT, Lawrence WT. Wound dressings. Surg Clin North Am. 2003;83:617–38.
97. Cho CY, Lo JS. Dressing the part. Dermatol Clin. 1998;16:25–47.
98. Mertz PM, Marshall DA, Eaglstein WH. Occlusive wound dressings to prevent bacterial invasion and wound infection. J Am Acad Dermatol. 1985;12:662–8.
99. Hutchinson JJ, McGuckin M. Occlusive dressings: A microbiologic and clinical review. Am J Infect Control. 1990;18:257–68.
100. Mortazavi SM, Hansen P, Zmistowski B, Kane PW, Restrepo C, Parvizi J. Hematoma following primary total Hip arthroplasty: a grave complication. J Arthroplasty. 2012;28(3):498–503.
101. Parvizi J, Ghanem E, Joshi A, Sharkey PF, Hozack WJ, Rothman RH. Does "Excessive" anticoagulation predispose to periprosthetic infection? J Arthroplasty. 2007;22 Suppl 2:24–8.
102. Galat DD, McGovern SC, Hanssen AD, Larson DR, Harrington JR, Clarke HD. Early return to surgery for evacuation of a postoperative hematoma after primary total. J Bone Joint Surg Am. 2008;90(11):2331–6.
103. American Dental Association; American Academy of Orthopedic Surgeons. Antibiotic prophylaxis for dental patients with total joint replacements. J Am Dent Assoc. 2003;134:895–9.

第四章 患者术前诊疗最优化

Gregary D. Marhefka，Geno J. Merli

背景

Kurtz 等在 2007 年预计，至 2030 年行全髋关节置换术（THA）的患者将增加 174%，达到 57 万例，而行全膝关节置换术的患者将增加 673%，达到 348 万例。据此估计，行全髋关节和全膝关节翻修的患者将分别增长 137%和 601%。据报道，所有行 THA 和 TKA 的患者中关节假体周围感染（PJI）的发病率为 1.5%～2.5%。由于 PJI 所导致的死亡率可能高达 2.5%，在超过 80 岁高龄人群中则高达 7%。随着总体上人口老龄化趋势增大及预计关节置换手术量的增加，术后感染的发病率可能也会增高，因此必然导致由于感染而行翻修的手术量的增加。目前尚无针对 PJI 翻修手术优化诊疗的相关数据。对于非心脏手术患者通常给予常规围术期处理。本章将对骨科手术前及术后心血管并发症的优化诊疗进行回顾。

术前评估

对于合并已确诊的病情稳定的冠脉疾病（先兆心肌梗死）、冠脉支架或搭桥手术、心力衰竭、心律不齐（包括放置起搏器和植入式心脏整流除颤器者）或严重心脏瓣膜疾病（包括既往曾行瓣膜置换者）的患者，在术前应与家庭医生、内科医师及心脏专科医师会诊。建议对怀疑合并心血管疾病的患者（如之前未评估的心绞痛或心绞痛等同症状、呼吸困难、晕厥或昏厥、患者年龄超过 50 岁伴运动耐力降低、合并不典型的心脏杂音或异常心电图）也应给予评估。医学会诊的主要目的是为了评估患者的病史、明确新的疾病诊断、对心血管事件进行风险分级，以及从总体上优化诊疗以减少并发症出现。会诊医师、骨科医师及麻醉科医师之间的沟通具有至关重要的意义。

首先需要确定手术前患者心血管系统的功能状态，2009 年美国心脏病协会（ACCF）/美国心脏协会（AHA）推出的非心脏手术围术期心血管系统处理指南中指出对下列四种严重情况需在术前行专科会诊及治疗：（1）急性冠脉综合征（不稳定性心绞痛、非 ST 段抬高型心肌梗死和 ST 段抬高型心肌梗死，既往 7 日内急性发作的心肌梗死）；（2）急性非代偿性心力衰竭；（3）不稳定型心律失常（有症状的心动过缓、高度或 3 度房室传导阻滞、室性心动过速、严重的房性心律不齐如快速心房颤动）；以及（4）严重的瓣膜疾病（常为严重的有症状的主动脉瓣或三尖瓣狭窄或反流性疾病）。如为非急诊手术或患者未并发上述四种禁忌证中的任何一种，则需在会诊后评估患者心脏功能（表 4.1）。如患者能够完成超过 4 个代谢当量（Metabolic Equivalents，METS）的活动，则无需进一步检查，可进行手术；但如患者无法完成 4 个代谢当量活动，则需明确是否存在修订后心脏风险指标（Revised Cardiac Risk Index）（表 4.2）因素，如无上述危险因素，则无需进一步检查，可进行手术；如患者存在其中一项或多项危险因素，则需考虑会诊行无创应力测试，必要时改变治疗方案（图 4.1）。如发现患者合并严重的冠脉疾病，则应从治疗整体角度考虑，除择期骨科手术外行冠脉支架或搭桥手术再灌注手术治疗。不遵循手术适应证标准而行冠脉再灌注手术治疗绝不利于患者围术期心血管事件的预防。安全的冠脉再灌注择期手术的标准适应证包括：（1）严重的左主支冠脉疾病（狭窄超过 50%）；（2）稳定性心绞痛伴 3 个血管病变，或包括近侧左前降支动脉在内的 2 个血管病变（尤其是左室射血分数降低 50%者）；（3）经适宜的内科治疗后仍存在心绞痛症状导致活动受限。

表 4.1 特定活动的代谢当量(MET)

1 MET	吃饭、穿衣、使用卫生间	4 METs	上航班阶梯或爬山
↓	屋内或屋外行走	↓	时速 4 公里不平路面快速行走
	平整路面行走一个或两个街区		短距离行走
4 METs	从事屋内轻体力劳动如清理垃圾或洗碗		从事屋内重体力劳动如擦地板、移动重家具、打高尔夫球和保龄球、跳舞、双人网球、扔垒球或足球
		METs 大于 10	可参加力量型体育运动如游泳、单人网球、足球、篮球或滑雪运动

Adapted from Fleisher LA，Beckman JA，Brown KA，et al. Circulation 2009；120：e 169-276.

表 4.1 修订后的心脏风险指标包括下列疾病史：（1）缺血性心脏病；（2）心力衰竭代偿期或心力衰竭前期；（3）脑血管疾病；（4）糖尿病；（5）肾功能不全（血肌酐＞2mg/dl）

风险因素（个）	严重心脏并发症发病率（%）
0	0.4
1	0.9
2	7
≥3	11

严重心脏并发症：心肌梗死、肺水肿、心室纤颤、原发性心搏骤停和（或）完全性传导阻滞

Adapted from Lee TH，Marcantonio ER，Mangione CM，et al. Circulation 1999；100：1043-1049.

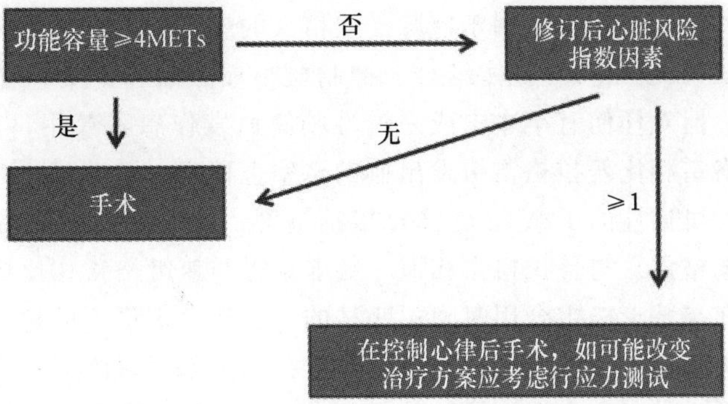

图 4.1 中危组骨科手术[无少见的急诊手术或无急性心脏并发症（如急性冠脉综合征、失代偿性心力衰竭、不稳定性心律不齐或严重的瓣膜疾病）] 围术期心脏风险评估流程。另见表 4.1 代谢当量定义、表 4.2 修订后的心脏风险指标

除修订后的心脏风险指标外，还有另一项术前风险评估流程，即 Gupta 围术期心脏风险指标（Gupta Perioperative Cardiac Risk Index）。该指标来源于一个包括 211 410 例外科手术患者的数据库，其中 9272 例（4%）为骨科手术患者，其包含五项指标经证实对围术期心肌梗死和心搏骤停具有预测意义：（1）手术类型；（2）相关功能状态；（3）血肌酐异常；（4）美国麻醉医师协会相关指标；（5）高龄。其预测效果似乎优于修订后的心脏风险指标。Gupta 围术期心脏风险指标可在互联网上检索到，通过输入差异变量及风险百分比完成风险评估。

冠脉疾病

除急性静脉血栓栓塞性疾病外，另一种可能危及生命的术后并发症为心肌梗死。欧洲心脏病学会（ESC）、ACC、AHA 和世界心脏联合会（WHF）2012 年“第三次心肌梗死定义”将心肌梗死定义为肌钙蛋白升高或降低值至少有一项超过参照上限的 99%，且至少存在下列情况中的一项：缺血症状、动态心电图 ST-T 波改变、新出现的左束支传导阻滞、新出现的病理性 Q 波、存在新出现的心肌失活影像学证据、存在新的节段性室壁异常活动或血管造影检查发现冠脉内血栓形成。大多数术后心肌梗死为非 ST 段抬高型且通常患者无心绞痛。学者建议对存在严重冠脉疾病或多个风险因素的患者术中及术后应监测 ST 段改变。

抗血小板治疗

已确诊为冠脉疾病的患者术前应行家庭医师、内科医师或心血管专科医师会诊。此亚类患者通常均给予阿司匹林治疗，阿司匹林具有不可逆性地环加氧酶抑制作用并可减少血栓素 A2 的合成，抑制血小板的激活和聚集，从而增加了出血的风险。如患者未行冠脉再灌注手术（冠脉支架或搭桥手术），则需根据患者个体情况停用阿司匹林。如患者已行冠脉再灌注手术（尤其是行冠脉支架手术者）则在围术期对抗血小板药物的调整具有至关重要的作用。据统计，冠脉疾病干预治疗后 1 年内行择期非心脏外科手术的患者达 5%。建议行冠脉支架或搭桥手术后患者应长期服用阿司匹林。

冠脉支架或搭桥术后给予阿司匹林可降低大隐静脉供体血管闭塞的风险。冠脉搭桥术后给予阿司匹林联合氯吡咯雷/普拉格雷或替卡格雷行双重抗血小板治疗，以防止支架血管急性血栓形成。此外，不论是否植入冠脉支架，对于急性冠脉综合征患者应给予氯吡咯雷或替卡格雷加阿司匹林；普拉格雷仅适用于冠脉支架植入的患者。氯吡咯雷和普拉格雷可不可逆性地与血小板 P2Y12 腺苷二磷酸受体结合、抑制血小板激活和聚集，普拉格雷被证实相比氯吡咯雷效果稍好，但对任何有卒中史或一过性脑缺血发作患者禁用，对年龄超过 75 岁患者也禁用。与氯吡咯雷相比普拉格雷引发出血的概率也稍高。

替卡格雷是一种可逆性的 P2Y12 受体直接拮抗剂，研究发现其在治疗急性冠脉综合征方面效果稍优于氯吡格雷。与普拉格雷相似，替卡格雷与氯吡格雷相比更易引发轻度出血症状。需要指出的是在与替卡格雷合用时阿司匹林的单次最大剂量不应超过 100mg。双重抗血小板治疗的时限取决于支架手术类型，而且应注意在此围术期时段双重抗血小板治疗不应间断。支架血栓病灶形成是由于支架支柱的外露，全金属支架在数周内很快被血管上皮细胞包裹，因此第二种抗血小板药物可在 4 周后停用（急诊手术后至少 2 周停药），而理想情况下急性冠脉综合征行支架手术者术后的双重抗血小板治疗应持续 1 年；另外，药物洗脱支架具有防再栓塞设计，其洗脱成分具有延迟内皮细胞长入的作用。药物洗脱支架植入术后1年行双重抗血小板治疗具有关键作用；考虑到存在远期和极远期支架血栓形成（可能与内皮细胞长入延迟有关）的可能，理想情况下绝对不能停用阿司匹林。在术后1年后继续给予第二种抗血小板药物治疗可能更有益处。

支架血栓形成与患病率和病死率存在明显相关性，因此全金属支架术后择期手术应延期至双重抗血小板治疗至少1个月后，药物洗脱支架术后择期手术应至少延期1年。对急诊手术患者则无需考虑抗血小板治疗因素，围术期严重、危及生命的出血很少需要输血小板治疗，但需要把握与目前公认的由于未达到双重抗血小板治疗推荐时限而导致急性支架血栓形成的风险之间的平衡。术后每日评估以确定再次给予最低剂量阿司匹林的安全时限，并最终给予第二种抗血小板药物是治疗的关键。如在建议双重抗血小板治疗时期内需行无法延期的急诊手术，而少量出血的风险也可被患者接受，则可在手术医师和患者均明确少量出血风险增大的情况下在双重抗血小板治疗期间行手术治疗。如手术医师确认由于双重抗血小板治疗引起的术中出血量增大将导致病情加重或死亡，则需与家庭医师、内科医师或心脏专科医师会诊并详细讨论手术风险与得失。如就手术与否达成共识，则需尽可能在此关键时期继续阿司匹林治疗以防止支架血栓形成，后者常见于双重抗血小板治疗中断或部分中断的患者；在此情况下，术前5天应停用氯吡格雷和替卡格雷，术前7天停用普拉格雷；同样，关键在于术后每日评估以确定再次给予双重抗血小板治疗的时限，还需考虑再次给予第二种抗血小板药物的时限。以实验室检查和血小板功能测定作为治疗参照的方法并未得到临床证实。如术前口服抗血小板药物减量则给予静脉输注抗血小板药物（如依替巴肽或坎格雷洛）桥接治疗，这可能成为未来高危患者的一项治疗选择，但需要更进一步的研究证实。

β受体阻断剂治疗

最近20年来，关于围术期应用β受体阻断剂可降低心肌梗死发病率和死亡率证据方面的研究存在差异。Mangano等曾进行一项具有里程碑意义的随机、双盲、安慰剂对照研究，评估术前（其中12%～15%为骨科手术患者）口服阿替洛尔和静脉给药持续至术后1周的治疗效果，研究结果表明，不良心血管事件发生率明显减少，但围手术期内死亡率并未明显降低[研究仅发现Holter检测心脏缺血的发生率明显降低（24% *vs.* 39%；$P=0.03$）]，有趣的结果是死亡率降低优势的延迟出现——术后6个月和2年后（死亡率1% *vs.* 10%；$P<0.001$）死亡率明显降低。

目前最大规模的随机安慰组对照POISE临床试验（Devereaux PJ等）（其中21%为骨科手术患者）研究发现，β受体阻断剂可明显降低术后并发心肌梗死、心脏再灌注以及心房颤动的风险，但这是以死亡率增高、卒中、临床症状明显的高血压和心动过缓发病率增高为代价的，研究中术前2小时给予缓释型美托洛尔，持续给药至术后30天，结果表明可能正是此种大剂量给药方法导致此类对β受体阻断剂敏感的患者出现不良效应。另一项临床试验研究（DECREASE Ⅳ）（Dunkelgrun M等）中术前比索洛尔起始及滴定给药平均时间为34天（其中16%为骨科手术患者），术后继续给药30天，试验结果表明心源性死亡和非致命性心肌梗死的发生率较低（2% *vs.* 6%；$P=0.002$），但并发卒中的数量相同（4例服用比索洛尔患者及3例服用安慰剂患者）。专门就骨科手术而言，一项20世纪前10年加拿大5158例行髋、膝关节置换的回顾性研究（van Klei等）发现，18%的患者在手术当天曾给予β受体阻断剂，其中有25％的患者药物治疗被中止，术后停用β受体阻断剂与心肌梗死和死亡的发生存在明显相关性，但目前尚不清楚此项回顾性分析研究中患者是否已给予β受体阻断剂或停用β受体阻断剂的原因。

依据上述综合数据，2009年ACC/AHA非心脏手术患者围术期心血管诊疗指南推荐，术前已给予β受体阻断剂的患者，即使其已具有潜在的保护效应但在停药后也有潜在的风险；β受体阻断剂维持给药被认为仅适用于合并冠脉疾病或存在超过一项修订后的心脏风险指标的患者（表4.2），而对于其他患者，研究数据分析结果并不确定。

他汀类药物

10余年前，围术期他汀类药物治疗被认为具有潜在的风险，有关于其引起手术麻醉后制动患者出现横纹肌溶解症的病例报道。但随后的一项择期关节置换手术的前瞻性病例对照观察研究结果表明，其对肌肉的不良影响并不显著。此外，他汀类药物具有多重作用及抗炎作用，可降低围术期心脏事件的风险，而且其停药可能与某些特定手术的预后不良结果存在相关性，如血管手术。中度危险手术患者的大型前瞻性随机DECREASE Ⅳ试验研究结果表明，氟伐他丁具有降低术后30日内心源性死亡率和心肌梗死发病率的趋势，但此结论并无明显的统计学意义。尽管如此，他汀类治疗似乎是一种安全有效的治疗手段，因此对已接受此项治疗的患者，应尽量尝试在围术期继续该治疗方案。

心力衰竭

心力衰竭是一种表现为运动耐力降低，和（或）体液潴留伴呼吸困难、端坐呼吸、夜间阵发性呼吸困难，和（或）下肢水肿的临床综合征。患者也可无临床综合征症状表现，但由于存在心脏增大和（或）舒张或收缩功能障碍的证据而具有手术风险。如患者年龄超过65岁，则心力衰竭的发病率为2％～3％，超过80岁的患者发病率接近80％。心力衰竭患者术后预后不良的可能性大，初次入院后6个月再次入院率高达50％，入院后12个月死亡率高达25％～35％。心力衰竭分为舒张性心力衰竭（左室功能正常）和收缩性心力衰竭（左室功能降低）。有很多因素可导致围术期心力衰竭发病或病情恶化，这些因素包括潜在的感染和（或）感染状态、静脉输液、组织间隙内体液转移、高血压、心肌缺血、心房颤动、肾衰竭和贫血。急性容量负荷增高伴S3和（或）S4以及肺水肿应给予静脉利尿药物治疗，如存在灌注不足临床表现，应考虑给予增强心肌正性肌力的药物治疗；如考虑为心肌缺血引发的心力衰竭则应考虑给予多巴胺，但其可增大心肌需氧量并可能加重临床症状。

此外，年老患者存在一种肥厚性心肌病病变类型，由于室间隔乙状结肠样肥厚导致心室容积减小，可能导致血流流出受阻、血容量不足；而且给予增强心肌正性肌力的药物后可引起心动过速，导致患者临床症状加重，并可能导致心血管系统功能衰竭。详细检查心血管系统并行心脏超声检查有助于对上述特殊情况的处理，在病情严重时应考虑在有经验的心脏专科医师和（或）内科医师会诊指导下行重症监护室内肺动脉导管置管。如考虑为急性高血压所致心力衰竭，则应考虑给予口服药物，如血管紧张素转换酶抑制剂、肼苯哒嗪类药物或硝酸酯类药物；如患者无法口服药物或病情严重，则应给予持续静脉药物滴注，如硝普钠或硝酸甘油，因为其可以快速降低后负荷被认为是对患者有利的。目前并不推荐给予短效药物治疗如静脉滴注肼苯哒嗪、口服或舌下含服二氢吡啶类钙离子通道拮抗剂，因为这些治疗方法可导致出现严重的低血压。对急性非代偿性心力衰竭患者不建议给予β受体阻断剂和非二氢吡啶类钙离子通道阻滞剂，因为其可能导致患者病情加重或这些药物可能导致患者处于低灌注状态。如患者已经给予β受体阻断剂，则需考虑是否有必要继续给药或对急性非代偿性心力衰竭患者减小给药剂量。

心律不齐

围术期房性或室性心动过速，尤其常见于年老或病情复杂的患者。窦性心动过速通常由于疼痛、低血容量、药物或毒品戒断作用、贫血或感冒引起，其他引起窦性心动过速的严重疾病包括缺氧、心肌缺血或肺栓塞。房性期前收缩通常是良性的，但也可能是心房颤动或其他类型的室上性心动过速（supraventricular tachycardia，SVT）前兆。急性发作的规则、复杂的窄波SVT可给予迷走神经刺激（如在无颈动脉杂音的情况下行Valsalva动作或轻柔的颈动脉按摩）。也可给予肾上腺素6mg快速静推，或在上述方法无效的情况下给药，给药后再给予20ml无菌盐水冲管。窦房结折返或房室结折返现象通常可经上述方法或给药处理后消失，其他类型的心率不齐也可得以有效控制，心率降低后可反映出心房活动根本情况，从而有利于更进一步的针对性治疗。快速心房颤动及房扑通常需要给予β受体阻断剂（如美托洛尔或艾司洛尔）静脉给药或非二氢吡啶类钙离子通道拮抗剂（如地尔硫䓬或维拉帕米）口服给药后经静脉给药治疗（图4.2）。由于处于交感神经紧张状态，术后给予洋地黄经静

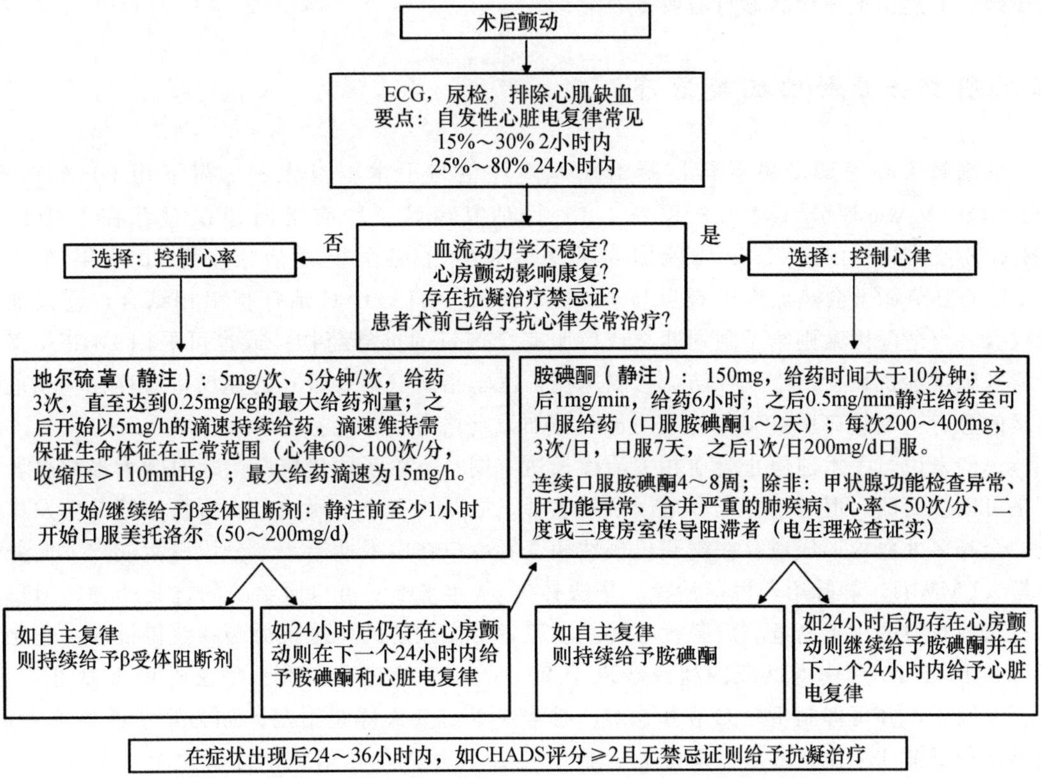

图4.2　手术患者术后心房颤动治疗建议。AF：心房颤动；CHADS：心房颤动卒中风险评分（见表4.3和表4.4）（courtesy of Daniel Frisch，M.D.）

脉给药或口服给药治疗被认为是无效的，但其可能是低血压患者唯一可供选择的药物。除非患者存在急性血流动力学不稳定表现，通常不建议给予心脏电复律，因其潜在的诱发因素通常是持续存在的。此外，心房颤动和房扑如出现超过 48 小时，则具有并发急性血栓栓塞的风险，如未行完全抗凝治疗则不应行择期心脏电复律。

如房性心律不齐反复发作且症状明显，伴临界血流动力学不稳定表现，则有必要请心脏专科医师会诊，给予短期（数天）胺碘酮静脉给药治疗是合理的。理论上讲，心房颤动或房扑后 48 小时未给予抗凝治疗的患者由于具有潜在心脏电复律的可能和存在并发急性血栓形成的风险而不应给予胺碘酮。血压处于临界值的患者如应用洋地黄无效或无给药时机，则可给予胺碘酮，这是因为其不会引起类似于其他药物的升压作用。但由于胺碘酮具有多重抗心律失常作用，因此其仍然具有引发高血压、心动过缓以及低心输出量状态的可能。总的来说，对潜在诱因（如疼痛和缺氧）的治疗通常可使大多数心律失常患者的症状得以改善。此外，还应注意保持心脏病患者的电解质处于正常状态，尤其是维持钾和镁的正常水平。

对于频发、有症状的室性期前收缩和（或）进展为长期非持续性室性心动过速者，应请心脏专科医师会诊，评估心肌缺血或心力衰竭状况，并认真处理室性心律不齐，可给予β受体阻断剂、胺碘酮、利多卡因或普鲁卡因。心脏电复律作为高级心脏生命支持常规，建议用于持续或血流动力学异常的室性心动过速。对可延长 QT 间期的药物联合治疗（如抗吐剂、抗精神病药物和/或抗炎药）的记录也具有重要的意义，QT 间期延长可能导致医源性室性心动过速，如多形性室性心动过速（尖端扭转）。心动过速从病因学角度而言可能是医源性（如药物治疗）的，也可能是由于电解质紊乱、缺血或少见的窦房结功能障碍或心脏传导阻滞所致，上述情况下应急诊行心脏专科会诊。

围术期心房颤动的抗凝治疗

非瓣膜性心房颤动患者行抗凝治疗风险评估与手术本身无关，需采用 $CHADS_2$ 或 CHA_2DS_2-VASc 评分（表 4.3 和表 4.4）评估其风险。目前指南建议对存在 2 个以上 $CHADS_2$ 或 CHA_2DS_2-VASc 风险因素的患者应给予完全抗凝治疗，将 2011 年 ACCF/AHA/心脏节律学会热点进展观点与 2006 年 ACC/AHA/ESC 治疗指南相结合，建议如患者仅有一个危险因素则给予阿司匹林或口服完全剂量的抗凝药物；或也可采用 2012 年美国胸科医师学会抗血栓治疗及预防血栓临床循证医学指南（第 9 版）的建议，对存在一项危险因素的患者全剂量口服抗凝药物或阿司匹林加氯吡格雷。

总的来说，手术前停止凝血相关治疗长达 1 周且不给予桥接抗凝治疗对于大多数患者而言是可以接受的。但对于存在高危因素的患者，如既往有卒中病史、有短暂性脑缺血发作病史、全身多处血栓形成或存在瓣膜机械性病变者，应在围术期给予未分段肝素或皮下低分子肝素（LMWH）静脉给药桥接治疗。华法林是 50 年来唯一可口服给药的抗凝药物，但目前已有两种新型的用于高危非瓣膜性心房颤动患者卒中预防的口服抗凝药物获得批准：达比加群于 2010 年 10 月获得批准；利伐沙班于 2011 年 11 月获得批准。华法林可抑制Ⅱ、Ⅶ、Ⅸ、Ⅹ因子，并可抑制蛋白 C 和蛋白 S，通常在术前 5 天停止给药。如为紧急或急诊手术，则需给予新鲜冰冻血浆或凝血酶原复合物以使 INR 达到治疗值或治疗值之上，并可按照美国胸科医师抗血栓治疗指南规定，给予口服维生素 K。术后如确认安全则可继续开始给予法华林。前述风险较高患者如抗凝治疗中断超过 1 周，则为桥接治疗的指征。

表 4.3 CHA_2DS_2-VASc 非瓣膜性心房颤动卒中风险评分系统危险因素

危险因素	分值
充血性心力衰竭/左室功能不全	1
高血压	1
年龄≥75 岁	2
糖尿病	1
卒中/短暂性脑缺血发作/血栓形成	2
瓣膜疾病	1
年龄 65～74 岁	1
男性	1
最大分值	9

Adapted from Camm AJ, Kirchhof P, Lip GY, et al. Eur. Heart J. 2010; 31: 2369-2429

表 4.4 以表4.3 中 CHA_2DS_2-VASc 评分为基础修正后的非瓣膜性心房颤动卒中发病率

CHA_2DS_2-VASc 评分	修正后的卒中发病率（%/年）
0	0
1	1.3
2	2.2
3	3.2
4	4.0
5	6.7
6	9.8
7	9.6
8	6.7
9	15.2

Adapted from Camm AJ, Kirchhof P, Lip GY, et al. Eur. Heart J. 2010; 31: 2369-2429.

达比加群是一种可逆性的凝血酶直接抑制剂，研究发现其降低非瓣膜性心房颤动卒中发病率的效果并不弱于华法林，其优点在于给药剂量固定且很少出现药物间反应，缺点在于目前学者对此药物尚不熟悉且缺少针对其的特异性拮抗剂。围术期需根据患者肌酐清除率、是否存在围术期出血风险调整达比加群用药，最好在专科医师会诊指导下给药。如患者肾功能正常则通常可停用达比加群 36 小时，或在有大量出血风险手术术前停药 48 小时；如肌酐清除率在 30～50ml/min 之间，则达比加群应至少停药 3 天；如肌酐清除率＜30ml/min，则应在术前 5 天停用达比加群。通常术后 72 小时可继续服用达比加群（与小剂量肝素或 LMWH 合用）。由于目前尚无特异性的达比加群拮抗剂，因此有必要请血液科医师和肾病科医师会诊明确出血风险，或对紧急手术和急诊手术抗凝反转治疗方面的问题进行评估，明确凝血酶原复合物的形成、Ⅶ因子的激活情况，和（或）是否存在透析的指征。与应用华法林时对凝血酶原时间和 INR 的检测不同，凝血酶时间或稀释凝血酶时间（需依靠实验检查得出）检测可能有助于评估术前应用达比加群所产生的局部抗凝效果。

利伐沙班是一种Ⅹa 因子直接抑制剂，研究发现其降低卒中和非瓣膜性心房颤动发病率方面的疗效近似于华法林。与达比加群相比，利伐沙班的经肾清除量较少。大多数患者可在术前2日停用利伐沙班。目前采用抗Ⅹa因子染色检测法评估利伐沙班治疗效果，ROCKET-AF（Patel MR等）临床试验研究结果表明，停用利伐沙班后卒中发病率将增高；研究还着重指出，如患者无病理性出血则应考虑给予抗凝替代治疗。需要指出的是目前还有其他用于治疗非瓣膜性心房颤动的Ⅹa因子抑制剂（阿哌沙班）正在获得美国FDA的批准，还有同类药物依度沙班目前正在完成Ⅲ期临床试验。

人工瓣膜术后患者的围术期抗血栓治疗

机械瓣膜术后需长期给予华法林，此外，生物瓣膜移植术3个月后大多数患者（需要指出的是达比加群和利伐沙班是否适用于此类患者目前尚不清楚，且此两种药物并未被证实可用于机械瓣膜术后）也需给予华法林。对于行双叶主动脉瓣机械瓣膜移植而无高风险特征如合并心房颤动、既往血栓形成、左室功能不全、高凝状态、体内有较旧的易于形成血栓的人工瓣膜产品或有超过一个的机械瓣膜的患者，通常无需给予未分段肝素静脉给药治疗，术前应停用华法林2～3天，最好在术后24小时内继续给药。其他存在急性、危及生命的瓣膜血栓形成可能性的相对高危患者应于术前5日停用华法林，并给予低分子肝素治疗剂量皮下注射，或术前3～4天开始完全剂量肝素经静脉给药。在术后安全的条件下再次开始抗凝桥接治疗并开始继续口服华法林。不推荐对行机械瓣膜移植患者采用大剂量维生素K用于抗凝反转治疗，因其可能导致华法林达到抗凝治疗水平的时间延长。

高血压

高血压未得到有效控制的患者最好在术前给予有效治疗，以避免在麻醉诱导时经常出现的生命体征不稳定状态，后者可能导致各个末梢器官微血管缺血。根据国际关节外科学会第七次高血压预防、检查、评估和治疗报告建议，血压＞180/110mmHg者择期手术应延期，尽管目前并无研究数据表明控制血压可改变围术期风险，但术前阶段存在高血压有时可以是此类诊断为心律失常患者的主要表现，为医师开始对此心血管危险因素进行系统性诊治提供了唯一的机会。应保证在入院前，包括在手术当日患者血压得到有效控制，尤其注意服用β受体阻断剂或可乐定者应避免停药。术后高血压常见，通常由于疼痛、血容量增高、交感神经紧张和血管阻力机制引起。术后尽早开始继续服用门诊医嘱降压药物是治疗的关键。

总　结

随着生育高峰期一代人口的不断老龄化，超过65岁人口的数量将会持续增长。与之相应的是关节置换的手术量也将增长，而由于术后感染可能性的存在，术后翻修患者的数量也可能会不断增长。因此，术前对心血管风险的合理和仔细的评估以及对合并PJI需行翻修处理患者的围术期处理是必要的，其处理原则与其他类型的非心脏手术的术前处理原则相似。骨科医师应会诊咨询家庭医师、内科医师或心脏专科医师，这有助于对既往有心血管疾病治疗史患者的明确诊断和处理，并在会诊帮助下给予患者不断完善的复合药物治疗。

（严鹏仲　石建国　译）

推荐阅读

1. Antman EM, Anbe DT, Armstrong PW, Bates ER, Green LA, Hand M, Hochman JS, Krumholz HM, Kushner FG, Lamas GA, et al. ACC/AHA guidelines for the management of patients with ST-elevation myocardial infarction; A report of the American College of Cardiology/American Heart Association task force on practice guidelines (committee to revise the 1999 guidelines for the management of patients with acute myocardial infarction). J Am Coll Cardiol. 2004;44(3):E1–211.
2. Basilico FC, Sweeney G, Losina E, Gaydos J, Skoniecki D, Wright EA, Katz JN. Risk factors for cardiovascular complications following total joint replacement surgery. Arthritis Rheum. 2008;58(7):1915–20.
3. Boden WE, O'Rourke RA, Teo KK, Hartigan PM, Maron DJ, Kostuk WJ, Knudtson M, Dada M, Casperson P, Harris CL, et al. Optimal medical therapy with or without PCI for stable coronary disease. N Engl J Med. 2007;356(15):1503–16.
4. Cataldo MA, Petrosillo N, Cipriani M, Cauda R, Tacconelli E. Prosthetic joint infection: recent developments in diagnosis and management. J Infect. 2010;61(6):443–8.
5. Chassot PG, Delabays A, Spahn DR. Perioperative antiplatelet therapy: the case for continuing therapy in patients at risk of myocardial infarction. Br J Anaesth. 2007;99(3):316–28.
6. Chobanian AV, Bakris GL, Black HR, Cushman WC, Green LA, Izzo Jr JL, Jones DW, Materson BJ, Oparil S, Wright Jr JT, et al. The seventh report of the joint national committee on prevention, detection, evaluation, and treatment of high blood pressure: the JNC 7 report. JAMA. 2003;289(19):2560–72.
7. Connolly SJ, Ezekowitz MD, Yusuf S, Eikelboom J, Oldgren J, Parekh A, Pogue J, Reilly PA, Themeles E, Varrone J, et al. Dabigatran versus warfarin in patients with atrial fibrillation. N Engl J Med. 2009;361(12):1139–51.
8. Del Pozo JL, Patel R. Clinical practice. Infection associated with prosthetic joints. N Engl J Med. 2009;361(8):787–94.
9. Devereaux PJ, Yang H, Yusuf S, Guyatt G, Leslie K, Villar JC, Xavier D, Chrolavicius S, Greenspan L, et al. Effects of extended-release metoprolol succinate in patients undergoing non-cardiac surgery (POISE trial): a randomised controlled trial. Lancet. 2008;371(9627):1839–47.
10. Douketis JD. Pharmacologic properties of the new oral anticoagulants: a clinician-oriented review with a focus on perioperative management. Curr Pharm Des. 2010;16(31):3436–41.
11. Douketis JD, Berger PB, Dunn AS, Jaffer AK, Spyropoulos AC, Becker RC, Ansell J, American College of Chest Physicians. The perioperative management of antithrombotic therapy: American College of Chest Physicians Evidence-Based Clinical Practice Guidelines (8th edition). Chest. 2008;133(6 Suppl): 299S–339S.
12. Dunkelgrun M, Boersma E, Schouten O, Koopman-van Gemert AW, van Poorten F, Bax JJ, Thomson IR, Poldermans D. Dutch echocardiographic cardiac risk evaluation applying stress echocardiography study group. Bisoprolol and fluvastatin for the reduction of perioperative cardiac mortality and myocardial infarction in intermediate-risk patients undergoing noncardiovascular surgery: a randomized controlled trial (DECREASE-IV). Ann Surg. 2009;249(6):921–6.
13. Eagle KA, Guyton RA, Davidoff R, Edwards FH, Ewy GA, Gardner TJ, Hart JC, Herrmann HC, Hillis LD, Hutter Jr AM, et al. ACC/AHA 2004 guideline update for coronary artery bypass graft surgery: a report of the American College of Cardiology/American Heart Association task force on practice guidelines (committee to update the 1999 guidelines for coronary artery bypass graft surgery). Circulation. 2004;110(14):e340–437.
14. European Heart Rhythm Association, European Association for Cardio-Thoracic Surgery, Camm AJ, Kirchhof P, Lip GY, Schotten U, Savelieva I, Ernst S, Van Gelder IC, Al-Attar N, et al. Guidelines for the management of atrial fibrillation: the task force for the management of atrial fibrillation of the European Society of Cardiology (ESC). Eur Heart J. 2010;31(19):2369–429.
15. Fleisher LA, Beckman JA, Brown KA, Calkins H, Chaikof EL, Fleischmann KE, Freeman WK, Froehlich JB, Kasper EK, Kersten JR, et al. 2009 ACCF/AHA focused update on perioperative beta blockade incorporated into the ACC/AHA 2007 guidelines on perioperative cardiovascular evaluation and care for noncardiac surgery: a report of the American College of Cardiology Foundation/American Heart Association task force on practice guidelines. Circulation. 2009;120(21):e169–276.
16. Forestier F, Breton Y, Bonnet E, Janvier G. Severe rhabdomyolysis after laparoscopic surgery for adenocarcinoma of the rectum in two patients treated with statins. Anesthesiology. 2002;97(4):1019–21.
17. Fuster V, Ryden LE, Cannom DS, Crijns HJ, Curtis AB, Ellenbogen KA, Halperin JL, Kay GN, Le Huezey JY, Lowe JE, et al. 2011 ACCF/AHA/HRS focused updates incorporated into the ACC/AHA/ESC 2006 guidelines for the management of patients with atrial fibrillation: a report of the American College of Cardiology Foundation/American Heart Association task force on practice guidelines developed in partnership with the European Society of Cardiology and in collaboration with the European Heart Rhythm Association and the Heart Rhythm Society. J Am Coll Cardiol. 2011;57(11):e101–98.
18. Gandhi R, Petruccelli D, Devereaux PJ, Adili A, Hubmann M, de Beer J. Incidence and timing of myocardial infarction after total joint arthroplasty. J

Arthroplasty. 2006;21(6):874–7.

19. Grines CL, Bonow RO, Casey Jr DE, Gardner TJ, Lockhart PB, Moliterno DJ, O'Gara P, Whitlow P, American Heart Association, American College of Cardiology, et al. Prevention of premature discontinuation of dual antiplatelet therapy in patients with coronary artery stents: a science advisory from the American Heart Association, American College of Cardiology, Society for Cardiovascular Angiography and Interventions, American College of Surgeons, and American Dental Association, with representation from the American College of Physicians. Circulation. 2007;115(6):813–8.
20. Gupta PK, Gupta H, Sundaram A, Kaushik M, Fang X, Miller WJ, Esterbrooks DJ, Hunter CB, Pipinos II, Johanning JM, et al. Development and validation of a risk calculator for prediction of cardiac risk after surgery. Circulation. 2011;124(4):381–7.
21. Heim KA, Lachiewicz MP, Soileau ES, Lachiewicz PF. Beta-blocker prophylaxis for total knee arthroplasty patients: a case series. J Surg Orthop Adv. 2010;19(3):162–5.
22. Hunt SA, Abraham WT, Chin MH, Feldman AM, Francis GS, Ganiats TG, Jessup M, Konstam MA, Mancini DM, Michl K, et al. 2009 focused update incorporated into the ACC/AHA 2005 guidelines for the diagnosis and management of heart failure in adults A report of the American College of Cardiology Foundation/American Heart Association task force on practice guidelines developed in collaboration with the International Society for Heart and Lung Transplantation. J Am Coll Cardiol. 2009;53(15): e1–90.
23. Jessup M, Abraham WT, Casey DE, Feldman AM, Francis GS, Ganiats TG, Konstam MA, Mancini DM, Rahko PS, Silver MA, et al. 2009 focused update: ACCF/AHA guidelines for the diagnosis and management of heart failure in adults: a report of the American College of Cardiology Foundation/American Heart Association task force on practice guidelines: developed in collaboration with the International Society for Heart and Lung Transplantation. Circulation. 2009;119(14):1977–2016.
24. Khatod M, Inacio M, Paxton EW, Bini SA, Namba RS, Burchette RJ, Fithian DC. Knee replacement: epidemiology, outcomes, and trends in southern California: 17,080 replacements from 1995 through 2004. Acta Orthop. 2008;79(6):812–9.
25. Kurtz S, Ong K, Lau E, Mowat F, Halpern M. Projections of primary and revision hip and knee arthroplasty in the United States from 2005 to 2030. J Bone Joint Surg Am. 2007;89(4):780–5.
26. Laisalmi-Kokki M, Tolonen K, Miettinen H, Kokki H. Perioperative chronic use of statins and the risk of muscle complaints in patients undergoing knee and hip endoprosthesis surgery. J Clin Anesth. 2010;22(2): 81–7.
27. Lee TH, Marcantonio ER, Mangione CM, Thomas EJ, Polanczyk CA, Cook EF, Sugarbaker DJ, Donaldson MC, Poss R, Ho KK, et al. Derivation and prospective validation of a simple index for prediction of cardiac risk of major noncardiac surgery. Circulation. 1999;100(10):1043–9.
28. Lentino JR. Prosthetic joint infections: bane of orthopedists, challenge for infectious disease specialists. Clin Infect Dis. 2003;36(9):1157–61.
29. Mahomed NN, Barrett J, Katz JN, Baron JA, Wright J, Losina E. Epidemiology of total knee replacement in the United States Medicare population. J Bone Joint Surg Am. 2005;87(6):1222–8.
30. Mangano DT, Layug EL, Wallace A, Tateo I. Effect of atenolol on mortality and cardiovascular morbidity after noncardiac surgery. Multicenter study of perioperative ischemia research group. N Engl J Med. 1996;335(23):1713–20.
31. Ortel TL. Perioperative management of patients on chronic antithrombotic therapy. Blood. 2012;120(24): 4699–705.
32. Parvizi J, Mui A, Purtill JJ, Sharkey PF, Hozack WJ, Rothman RH. Total joint arthroplasty: when do fatal or near-fatal complications occur? J Bone Joint Surg Am. 2007;89(1):27–32.
33. Patel MR, Mahaffey KW, Garg J, Pan G, Singer DE, Hacke W, Breithardt G, Halperin JL, Hankey GJ, Piccini JP, et al. Rivaroxaban versus warfarin in nonvalvular atrial fibrillation. N Engl J Med. 2011;365(10):883–91.
34. Poldermans D, Bax JJ, Boersma E, De Hert S, Eeckhout E, Fowkes G, Gorenek B, Hennerici MG, et al. Guidelines for pre-operative cardiac risk assessment and perioperative cardiac management in noncardiac surgery. Eur Heart J. 2009;30(22):2769–812.
35. Rinfret S, Goldman L, Polanczyk CA, Cook EF, Lee TH. Value of immediate postoperative electrocardiogram to update risk stratification after major noncardiac surgery. Am J Cardiol. 2004;94(8):1017–22.
36. Skrlin S, Hou V. A review of perioperative statin therapy for noncardiac surgery. Semin Cardiothorac Vasc Anesth. 2010;14(4):283–90.
37. Smith Jr SC, Feldman TE, Hirshfeld Jr JW, Jacobs AK, Kern MJ, King III SB, Morrison DA, O'neill WW, Schaff HV, Whitlow PL, et al. ACC/AHA/SCAI 2005 guideline update for percutaneous coronary intervention-summary article: a report of the American College of Cardiology/American Heart Association task force on practice guidelines (ACC/AHA/SCAI writing committee to update the 2001 guidelines for percutaneous coronary intervention). J Am Coll Cardiol. 2006;47(1):216–35.
38. Thygesen K, Alpert JS, Jaffe AS, Simoons ML, Chaitman BR, White HD, the Writing Group on behalf of the Joint ESC/ACCF/AHA/WHF Task Force for the Universal Definition of Myocardial Infarction. Third universal definition of myocardial infarction. Circulation. 2012;126(16):2020–35.
39. Toms AD, Davidson D, Masri BA, Duncan CP. The management of peri-prosthetic infection in total joint arthroplasty. J Bone Joint Surg Br. 2006;88(2): 149–55.
40. van Diepen S, Bakal JA, McAlister FA, Ezekowitz JA. Mortality and readmission of patients with heart failure, atrial fibrillation, or coronary artery disease undergoing noncardiac surgery: an analysis of 38 047

patients. Circulation. 2011;124(3):289–96.
41. Vandvik PO, Lincoff AM, Gore JM, Gutterman DD, Sonnenberg FA, Alonso-Coello P, Akl EA, Lansberg MG, Guyatt GH, Spencer FA, et al. Primary and secondary prevention of cardiovascular disease: antithrombotic therapy and prevention of thrombosis, 9th ed: American College of Chest Physicians evidence-based clinical practice guidelines. Chest. 2012;141(2 Suppl):e637S–68.
42. van Klei WA, Bryson GL, Yang H, Forster AJ. Effect of beta-blocker prescription on the incidence of postoperative myocardial infarction after hip and knee arthroplasty. Anesthesiology. 2009;111(4):717–24.
43. Vicenzi MN, Meislitzer T, Heitzinger B, Halaj M, Fleisher LA, Metzler H. Coronary artery stenting and non-cardiac surgery–a prospective outcome study. Br J Anaesth. 2006;96(6):686–93.
44. Watson TA, Fleisher LA. Acute heart failure in the postoperative period. In: Mebazaa A, Gheorghiade M, Zannad FM, Parrillo JE, editors. Acute heart failure. 1st ed. London: Springer; 2008.
45. Weitz HH. Noncardiac surgery in the patient with cardiovascular disease: preoperative evaluation and perioperative care. In: Wietz HH, Merli GJ, editors. Medical management of the surgical patient. 3rd ed. Philadelphia, PA: Saunders Elsevier; 2008.
46. Wright RS, Anderson JL, Adams CD, Bridges CR, Casey Jr DE, Ettinger SM, Fesmire FM, Ganiats TG, Jneid H, Lincoff AM, et al. 2011 ACCF/AHA focused update incorporated into the ACC/AHA 2007 guidelines for the management of patients with unstable Angina/Non-ST-elevation myocardial infarction: a report of the American College of Cardiology Foundation/American Heart Association task force on practice guidelines developed in collaboration with the American Academy of Family Physicians, Society for Cardiovascular Angiography and Interventions, and the Society of Thoracic Surgeons. J Am Coll Cardiol. 2011;57(19):e215–367.
47. You JJ, Singer DE, Howard PA, Lane DA, Eckman MH, Fang MC, Hylek EM, Schulman S, Go AS, Hughes M, et al. Antithrombotic therapy for atrial fibrillation: antithrombotic therapy and prevention of thrombosis, 9th ed: American College of Chest Physicians evidence-based clinical practice guidelines. Chest. 2012;141(2 Suppl):e531S–75.

第五章　关节假体周围感染的诊断：患者的诊断流程

H. John Cooper，Craig J. Della Valle

引　言

全膝关节置换（TKA）或全髋关节置换（THA）术后关节假体周围感染（PJI）的诊断通常较为困难，而可供医师选择的检查手段也有很多。对关节假体周围感染的诊断是至关重要的，而且炎性和非炎性手术失败二者在治疗方面存在着本质的区别，如漏诊 PJI 将导致多次手术失败。随着未来关节置换感染所引起的治疗负担的不断增大，相关骨科学会必须建立一个系统的 PJI 诊断流程。美国骨科医师学会（AAOS）已发表的 PJI 诊断临床指南，可用于协助医师选择不同的检测方法以明确 PJI 诊断[1]。

鉴于医师在诊治过程中可利用的检测方法仍有很多不完善之处，目前还没有一个被学者普遍接受的急性 PJI 发病的定义[1]。目前已有数十个 PJI 定义参照标准，这会使对本章将要讨论的不同检测方法的评估产生影响。因此，肌肉骨骼感染学会（Musculoskeletal Infection Society，MSIS）组织专家组于 2011 年对现有研究证据进行分析后提出了一个新的 PJI 定义（表 5.1）[60]。虽然缺乏真正的诊断"金标准"，但此定义将有利于临床医师对患者的诊治以及对现有研究文献进行阐释。此外，随着学者对此项定义的普遍接受，可实现对不同机构所采用的不同诊断检测方法进行真正意义上的对比研究。

表 5.1　肌肉骨骼感染学会（MSIS）关节假体周围感染（PJI）诊断标准

以所提倡标准为基础，如出现下列情况则可明确 PJI 诊断：
(1) 存在与假体相交通的窦道；或
(2) 从病变假体关节提取的至少两个独立组织或体液样本细菌培养检测分离出致病菌；或
(3) 存在下列六项标准中的四项：
(a) 红细胞沉降率（ESR）增高和 C 反应蛋白（CRP）增高
(b) 滑液白细胞计数增高
(c) 滑液中性粒细胞百分比增高（PMN%）
(d) 受累关节出现脓液
(e) 一个假体关节周围组织或体液样本细菌培养分离出微生物；或
(f) 假体周围组织样本放大 9400 倍组织学检测，5 个高倍视野中每个高倍视野下白细胞数超过 5 个

Adapted from Parvizi et al. [60]

本章讨论的目的是为了回顾 PJI 诊断相关文献，并在缺乏诊断"金标准"的条件下为骨科医师提供一个能够为疾病状况做出正确诊断的决策流程。考虑到目前诊断检测技术的多样性，在这里重点需要指出的是这些检测方法造成损害的可能性、检查操作后可能引起患者疼痛或不适、检查费用高且假阳性结果可能导致不必要的治疗。患者与医师之间相互沟通是必要的，这有助于对检测存在的潜在风险及各种检测手段的优点进行探讨。

流行病学

PJI 并非是一种 THA 和 TKA 术后的少见并发症，对国家医保 5%样本管理数据的分析结果表明，TKA 和 THA 术后前 2 年感染风险率分别为 1.55%和 1.63%，且术后 2～10 年内感染的额外风险率分别为 0.46%和 0.59%[41,57]。

就翻修手术而言，PJI 是 TKA 术后翻修最常见的原因，占 25.2%[9]；PJI 也是 THA 术后翻修第三大常见原因，占 14.8%[10]，THA 术后翻修最常见的原因是假体不稳定和机械性松动。此外，最近的多项流行病学研究结果表明，PJI 的发病率和患病率将会随时间延长而不断增高[40,42]，且学者预计 TKA 和 THA 术后总的感染风险（即预计所有初次关节置换及关节置换术后翻修患者的感染发病率）将分别由 1.4%和 1.4%增高至 6.8%和 6.5%[42]。

病史（风险因素）

在采用本章所讨论的各种检测方法评估患者时，应考虑到 PJI 的验前概率，其对各种诊断检测方法的评估具有影响作用。因此，在开始诊断评估之前明确患者是否存在导致感染可能性增大或降低的因素对于明确诊断是有帮助的。存在更高 PJI 危险因素的患者需行更为详细的诊断评估，而被认为风险较低的患者则无需更进一步的评估。尽管骨科研究文献中缺少有关导致 PJI 特异性危险因素的高级数据，但医师可利用患者病史所涉及的很多因素明确其感染风险是否增高（表 5.2）。

表 5.2　导致 PJI 的风险因素

已明确的风险因素	潜在风险因素
有 SSSI[a,b]病史	血肿形成
既往有关节感染病史[b]	切口延迟愈合
肥胖[a,b]	切口引流时间延长
免疫抑制状态	近期菌血症
手术时间＞2.5h [a,b]	皮肤疾患
	静脉注射毒品
	其他部位急性感染
	吸烟
	之前曾行切开手术
	同时双侧手术
	住院时间延长
	同种异体输血
	存在合并症

[a]已确认 THA 术后危险因素
[b]已确认 TKA 术后危险因素

手术切口浅表部位感染（superficial surgical site infection，SSSI）史是导致髋、膝关节术后 PJI 的一项独立危险因素。Mayo 医学中心曾对 924 例行 THA 或 TKA 患者行配比病例对照组研究，结果表明，并发 SSSI 而未累及假体的患者与对照组相比进展为 PJI 的比值比为 35.9[5]，其他大型研究也证实了与上述结论近似的观点[71,86]。既往关节感染病史也被证实是 TKA 术后再次感染的易感因素[30]，但有趣的是一项大型研究证实，既往关节感染病史并非是一项导致 THA 术后再次感染的独立危险因素[5]。Lachiewicz 等[43]指出，内植物假体位置良好是 PJI 的一项重要预测因素，假体位置良好时间与感染风险之间呈负相关。

多项研究证实肥胖（BMI＞30kg/m^2）和病态肥胖（BMI＞40kg/m^2）与全关节置换术后并发 PJI 风险增高存在相关性[19,20,47,49,62,67]。同样，研究证实处于全身免疫抑制状态如合并类风湿关节炎[30,86]、糖尿病[20,49,62]及行长期免疫抑制治疗[62]会增加 TKA 术后并发 PJI 的风险。但目前缺乏支持免疫抑制作为一项 THA 术后并发 PJI 独立风险因素观点的研究证据。手术时间延长（＞2.5h）也被认为与髋关节置换[29,76]和膝关节置换[29,62]术后 PJI 风险增高存在相关性。

血肿形成[5,24,59,67,71]、切口延迟愈合[5,67,86]以及术后切口引流时间延长[5,59,61,67,71]均被研究证实与 PJI 存在相关性。尽管单变量分析研究结果表明所有这些因素可能导致并发 PJI 的风险增高，但多变量分析研究结果证实，这些并非是导致 PJI 独立的风险因素[1]。关于术后引流方面的研究较为深入，且研究证实其可导致 THA 或 TKA 术后并发感染的风险增高[12,13,22,27,31,32,37,38,56,58,70,82]。

其他潜在的风险因素虽尚未被高质量的研究证实，但这些因素仍应被看做是导致 PJI 的潜在风险因素。以下是 AAOS PJI 诊断指南委员会一致认定的导致 PJI 的风险因素：近期（＜1 年）菌血症或念珠菌血症[53]；异时性关节假体感染[47,54]；皮肤疾病（如银屑病、慢性蜂窝织炎、慢性淋巴水肿、慢性静脉血流阻滞和皮肤溃疡）；毒品静脉注射；近期（＜3 年）MRSA 感染或定植以及其他部位急性感染。

其他因素如吸烟、以往曾行切开手术[36,62]、同时双侧手术[62]、住院时间延长[67]、同种异体输血[67]以及存在合并症[5,41,67]也被证实是导致 PJI 的潜在风险因素，但和前述各种因素一样，这些因素尚未被足够有效的高质量研究证据所证实。

体格检查

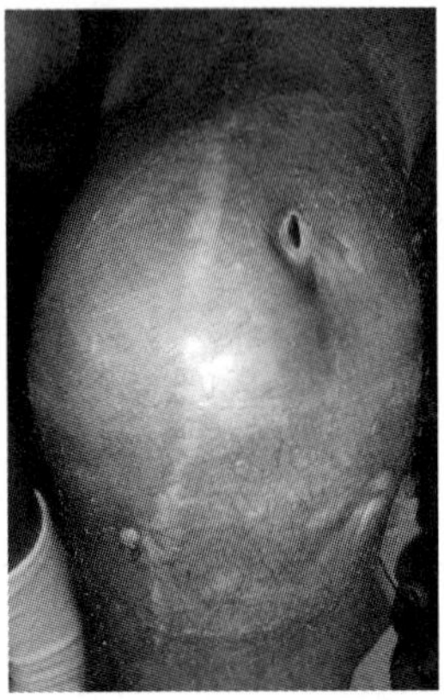

图 5.1 一例全膝关节置换术后感染患者皮肤窦道渗出伴股骨组件外露

尽管体格检查是对患者进行总体评估的一个重要措施，不应被忽视，但文献研究结果表明体格检查所见在急性 PJI 的预估方面可信度较差。很多研究对髋、膝关节置换术后关节周围皮肤体格检查结果如皮温、肿胀或红斑情况进行了分析研究[48,79]。这些研究结果表明，虽然体格检查结果的特异性高（0.90～1.0），但敏感性却很差（0.12～0.24），因此其并不能作为 PJI 诊断的筛选手段。

活动性皮肤窦道渗出（图 5.1）曾被认为是确诊 PJI 的依据[60]，如患者出现此表现，则应考虑是否存在关节感染问题，直至被证实窦道形成是由于其他原因所致。在 Magnuson 等的一项相关研究中，所有 7 例皮肤窦道形成患者均存在假体周围感染，且术中细菌培养或组织学检查结果达到诊断 PJI 的参考标准[48]。需要注意的是，医师不应行皮肤窦道渗出液或切口引流出液体的细菌培养检查，因这些部位通常是多种细菌定植，并不能反映出实际导致 PJI 的致病菌情况。

影像学检查

怀疑合并 PJI 的所有患者应行 X 线摄片检查，大多数患者 X 线摄片检查可能为正常结果，但术后早期 X 线检查表现为骨溶解或内植物松动（图 5.2）可明显增大关节感染的预测概率[1]。此外，在评估髋或膝关节置换术后疼痛或手术失败（此时可不必排除同时合并 PJI）患者时，这些 X 线表现通常是对患者关节疼痛或功能受限的另一种阐释。

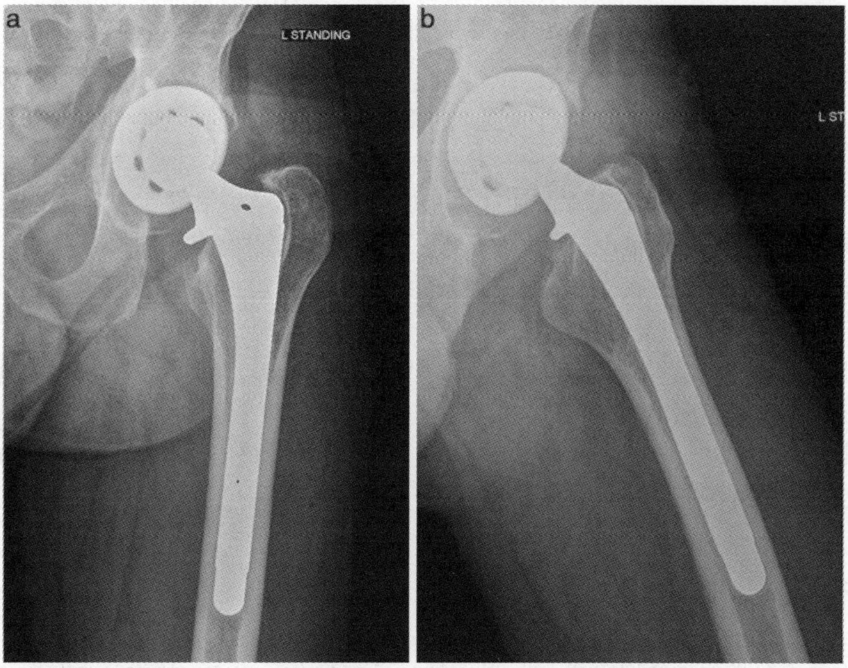

图 5.2　(a) 前后位和 (b) 侧位 X 线摄片检查提示患者由于慢性低度 PJI 病变致髋臼组件松动

关于核素扫描影像学在诊断 PJI 方面所起作用的研究有很多（表 5.3）。白细胞标记影像学检查相关研究，包括锝-99（Tc-99）[26,72,75,78]和铟-111（In-111）扫描检查[26,33,48,64,68]被证实在诊断感染方面具有一定价值；这些研究结果表明，铟-111 作为一项“排除”检查手段更为有效；此外，很多研究对锝-99 骨扫描与锝-99 [64]或铟-111 白细胞扫描相结合的检查方法进行评估[33,73,79]，结果表明此方法可提高总的诊断准确率。同样，研究证实白细胞标记影像与骨髓影像相结合在诊断 PJI 方面具有一定有效性[34,46,51,74]。镓-67 影像学检查的特异性良好，但敏感性相对较差[39,69]；而脱氧葡萄糖正电子发射断层扫描成像（fluorodeoxyglucose positive emission tomography，FDG-PET）被证实在诊断和排除 PJI 方面具有一定价值[11,15,46]。需要指出的是很多关于三相锝-99 骨扫描的研究中并无一致的表明其具有诊断价值的研究证据[6,45,54]。由于关于上述检查方法研究结果的多样性以及这些检测项目费时且检

表 5.3 核素扫描影像学检查用于 PJI 诊断的相关研究[a]

检查方法	研究数	阳性似然比	阴性似然比	敏感性	特异性
白细胞锝-99 影像	4	1.39～22.0	0.06～0.52	0.5～1	0.31～1
白细胞铟-111 影像	5	1.9～14.0	0.03～0.63	0.38～1	0.5～1
锝-99 骨扫描结合白细胞标记影像	4	5.8	0.32	0.72	0.88
骨髓联合白细胞标记影像	4	9.8～45.5	0.02～0.34	0.67～1	0.91～1
镓 影像	2	24.4～111	0.07～0.62	0.38～0.95	1
FDG-PET 影像	3	11.4～19.2	0.16～0.66	0.26～0.85	0.93～1
三相锝-99 骨扫描	3	2.33～8.53	0.13～0.78	0.33～0.88	0.76～0.90

[a]摘自 AAOS 指南[1]

查费用昂贵，因此不建议对已确诊为 PJI 或已准备行翻修手术的患者行上述检查。但由于对亚临床表现感染的诊断具有重要的意义，因此对于诊断尚未明确的患者而言这些检查方法仍然是一个合理的选择。需要重点指出的是这些影像学研究可能需要专业技术分析和与影像提供者协商以获得准确的研究结论。

支持其他先进的影像学检查方法如计算机断层扫描（CT）或磁共振（MRI）检查可用于 PJI 诊断观点的研究数据很少。一项 65 例患者的相关研究结果表明，以软组织病变为依据的 CT 检查可准确诊断髋关节假体部位伴疼痛症状的感染病变（敏感性：1.0；特异性：0.87），而假体周围骨组织异常病变 CT 表现被证实对于准确诊断并无实际意义[14]。MRI 可能有助于明确感染病变是否向关节外扩散及是否有脓液形成[66,84]，关节 MRI 表现可能对诊断也有帮助，典型滑膜感染的 MRI 表现为高密度层状影像[66]。然而，在关于这些检查方法用于 PJI 诊断方面更进一步的研究结果发表之前，目前学者仍旧认为其在诊断 PJI 方面的价值有限且对这些检查手段应予以限制。

实验室检查

血液检查，包括红细胞沉降率（ESR）和 C 反应蛋白（CRP）检查是良好的 PJI 筛查检查方法。这是因为此类检查的价格低廉、在临床上被广泛应用、对患者的损伤小且敏感性高，可用于每一个翻修术前患者的评估，也可用于评估伴假体部位疼痛考虑是否合并 PJI 的患者。

目前已有 7 项高质量研究对在 PJI 诊断过程中 ESR 和（或）CRP 检查的作用进行了评估研究[8,17,23,28,35,72,74]（表 5.4），其中仅两项研究对 ESR 和 CRP 联合检查的效果进行了研究[28,74]，而其他研究仅单独研究了其中一项检查。两项检查均为阳性是排除活动性 PJI 最为良好的指标，与仅一项指标阳性相比，两项检查皆为阳性结果提示为 PJI 的可信度更高（阳性似然比：1.74～4.22 *vs.* 4.34～12.1）。单独采用一项检查方法所得结果的可信度低于两项检查结合所得出的结果。

表 5.4 红细胞沉降率(ESR) 和 C 反应蛋白 (CRP) 用于 PJI 诊断的相关研究[a]

检查方法	研究数	阳性似然比	阴性似然比	敏感性	特异性
ESR	6	2.9	0.15	0.90	0.69
CRP	6	2.4～27.1	0.05～0.8	0.30～0.95	0.71～0.96
ESR 和 CRP（如皆为阳性）	2	4.34～12.1	0.14～0.21	0.80～0.89	0.79～0.93
ESR 和 CRP（如其中一项为阳性）	2	1.74～4.22	0～0.06	0.96～1	0.43～0.77

[a]摘自 AAOS 指南[1]

需要指出的是，如出现阳性结果，医师还应考虑到是否存在其他导致这些炎性标记物升高的疾病，如关节炎性反应、肿瘤、颞动脉炎、红斑狼疮、痛风、肠道炎性疾病或身体其他部位存在感染病变。

除 ESR 和 CRP 检查外，考虑 PJI 诊断时还需常规行外周血白细胞计数检查。多项研究对白细胞检测在 PJI 诊断方面所起的作用进行了研究[8,18,63,72,77]。虽然每个研究界定了不同的白细胞阈值，但白细胞计数检查并非像 ESR 和 CRP 检查一样被普遍应用于 PJI 的诊断，此外，外周血白细胞计数检查（伴所谓的“核左移”现象）并不能提高对 PJI 诊断的价值。

总的来说，由于敏感性较高，ESR 和 CRP 联合应用被认为是一种良好的 PJI“排除”检测方法，如两项检查结果均为阴性，则患者极有可能无 PJI 病变（阴性似然比：0～0.06)[1]。因此，应在可疑患者 PJI 诊断过程中行病史询问、体格检查和影像学检查后，立即开始这些炎性标记物检查。如检测结果均为阳性，需进一步考虑是否存在 PJI（阳性似然比：4.3～12.1)，并应行其他相关检查，此时应首先行关节抽吸。如仅一项炎性标记物升高而另一项检查结果正常，应根据感染可能性和关节病变情况按照决策流程处理，具体处理方案将在后面讨论。

术前抽吸检查

如 ESR 或 CRP 升高，则医师应按决策流程考虑行关节抽吸（表 5.5)。对于 TKA 术后怀疑发生感染的患者，如其 ESR 和（或）CRP 升高，则应在易行的前提下行关节抽吸。怀疑 THA 术后合并 PJI 的患者，如 ESR 和 CRP 均升高，则应行关节抽吸。如 THA 术后怀疑并发感染的患者这两项炎症标记物中仅一项升高，考虑到关节抽吸可能导致患者疼痛症状加重及抽吸操作的潜在风险较高，医师应根据患者临床表现做出感染诊断或在计划二次手术时行关节抽吸。对此类患者，重要的是需慎之又慎以避免漏诊 PJI，并开始对其他问题的处理。如患者存在危险因素或体格检查提示高度怀疑合并 PJI，则应行关节抽吸。如临床可疑度低且患者计划行翻修手术，则可在翻修手术时行关节抽吸（假设检查结果可在一个小时内获得）或获得冰冻切片检查结果。如临床可疑度低且未计划行翻修手术，则应在 3 个月内再次评估患者明确是否合并 PJI。如行 THA 或 TKA 患者术后 ESR 和 CRP 都在正常范围内，鉴于这两项检查在排除 PJI 方面的敏感性极高，因此通常无需行进一步相关检查，除非患者临床可疑度非常高。

表 5.5 PJI 诊断行 ESR 和 CRP 检查后选择性关节抽吸检查的应用[a]

感染可能性	ESR 和 CRP 结果	手术计划状态	建议
膝关节			
不可知	+/+	不可知	关节抽吸
不可知	+/-	不可知	关节抽吸
不可知	-/-	不可知	无需进一步检查
髋关节			
较高	+/+或+/-	不可知	关节抽吸
较低	+/+或+/-	计划手术	关节抽吸 *vs.* 冰冻切片
较低	+/+	无计划手术	关节抽吸
较低	+/-	无计划手术	3 月内再次评估
不可知	-/-	不可知	无需更进一步检查

[a]摘自 AAOS 指南[1]

关于髋关节抽吸建议处理流程的差异主要是基于对关节抽吸所造成潜在损害的认识[1]。髋关节抽吸检查相比膝关节抽吸检查操作相对困难，抽吸操作可导致患者出现疼痛或不适症状，存在出现假阳性结果的可能性（15%～20%），而且存在在操作过程中细菌进入关节内的可能性[2]。抽吸费用也可能成为一项影响因素[2]，尤其是在需要另一位专科医师或麻醉师协助完成检查时。从实用角度来讲，如手术医师可降低或避免上述潜在危害，并可在透视（图 5.3）或超声辅助下完成关节内操作，则此项检测方法可能更易被人所接受。

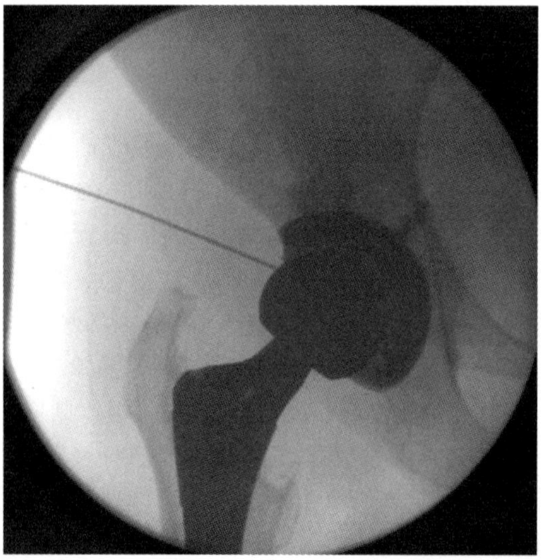

图 5.3 透视引导下经外侧入路行髋关节抽吸，体型较大患者经前方入路穿刺更易进入关节，髋关节抽吸应尽可能在影像导引下操作以确保穿刺针置入关节内

不论何时行抽吸检查，都应将抽吸液送检行多项检查，包括滑液白细胞计数、中性粒细胞百分比检测，并行需氧和厌氧微生物培养检查。如滑液白细胞计数增高则高度提示合并PJI。尽管设定较高的阈值标准（如 Spangehl 等[77]采用的标准）会导致检测敏感性丧失，但很多研究结果表明，滑液白细胞检测在诊断关节假体周围感染方面的敏感性和特异性良好（表 5.6）。这些研究还证实白细胞计数检查结果提示中性粒细胞百分比（即核分化）超过65%则高度怀疑合并 PJI[17,25,74,77,80]。有两项精心设计的研究对采用关节抽吸液细菌培养检查诊断 TKA 术后 PJI 的有效性进行了评估[17,23]，两项研究的结果均表明细菌培养检查的特异性良好（0.93～0.98），但其敏感性并不可靠（0.78～0.80），这说明此项检查用于筛选PJI 的诊断效果优于排除诊断的效果。同样，经对 7 个 TKA 术后患者的 Ⅰ 级研究[2,21,26,43,50,52,85]进行 meta 分析[1]后得出类似结论，关节抽吸液细菌培养检查作为髋关节手术后并发 PJI 的筛选检查，其诊断价值与前述研究结果相近（阳性似然比 9.8），但其对在感染排除方面诊断有效性较低或为中度（阴性似然比 0.33）。

表 5.6　诊断 PJI 行滑液白细胞计数检查的阈值设定

作者	关节(数)	阈值（白细胞数/μl）	敏感性	特异性	PPV	NPV
Della Valle 等[17]	膝关节（105）	>3000	1.0	0.981	0.976	1.0
Ghanem 等[24]	膝关节（429）	>1100	0.907	0.881	0.872	0.915
Trampuz 等[80]	膝关节（133）	>1700	0.94	0.88	0.73	0.98
Spangehl 等[77]	髋关节（202）	>50 000	0.36	0.99	0.91	0.90
Schinsky 等[74]	髋关节（201）	>4200	0.84	0.93	0.81	0.93

如患者存在可疑 PJI 的临床症状但初次关节抽吸液细菌培养结果与之并不相符，则需再次行关节抽吸检查。在一项 270 个髋关节术前抽吸检查相关研究中[2]，有 28 例患者检查结果与临床症状不符；此类患者反复关节抽吸检查的诊断特异性为 0.96。很多更小规模的髋[77]、膝[3]关节抽吸相关研究所得出的结论与前者近似。

如有条件行关节液细菌培养检查，建议患者应在关节抽吸前停用抗生素，如在穿刺抽吸前 2 周内给予抗生素则检出率较低（假阴性率高）[81]。尽管目前仍不清楚抗生素经全身循环系统和关节被机体完全清除的确切时间（不同的抗生素之间也存在差异），目前 AAOS PJI 诊断小组在缺少更有效证据的前提下，将可接受的抗生素清除最短时限定义为 2 周[1]。

总的来说，有症状关节的抽吸检查对于 PJI 诊断具有重要的意义，且医师应按照表 5.5 列出的处理流程进行操作，滑液白细胞计数和中性粒细胞百分比检查是良好的急性感染确诊和排除诊断方法。在患者抽吸检查前一定时期内停用抗生素的前提下，关节抽吸液细菌培养检查的“筛选”诊断效果优于“排除”诊断效果。这些检查方法还具有确定感染致病菌和细菌对抗生素敏感性方面的优势，从而有利于更及时地给予抗生素治疗，甚至有可能在翻修术中与骨水泥结合使用抗生素。

术中检测

如患者在进入手术室之前尚未确诊 PJI，则尚有很多术中检测方法有助于骨科医师明确活动性感染诊断。这些检查方法也可被用于证实既往已明确的 PJI 诊断，术中 PJI 检测将在第 6 章中详细讨论。

术后早期 PJI 的诊断

术后早期是对 PJI 难以有效评估的一个阶段，在此阶段出现的炎性反应、水肿和疼痛症状也可以被看做是正常术后表现的一部分。发热是一种“并不可靠的”临床表现，研究表明术后早期阶段对其处理将使患者增加不必要的花费[83]。此外，术后早期炎性标记物检查如 ESR 和 CRP 通常会升高[7,44]，这可能导致对其原因的推断变得复杂。

Bedair 等对 146 个 TKA 膝关节术后 6 周内抽吸检查结果进行分析评估，并将 PJI 患者与无 PJI 患者的 ESR、CRP 和滑液白细胞计数及分类检查结果进行了对比[4]，结果表明，确诊 PJI 的滑液白细胞计数阈值确定取决于检测者的工作特征曲线，为 27 800/μl（敏感性 0.84；特异性 0.99；阳性预测值 0.94；阴性预测值 0.98）。需要重点强调的是此项阈值标准数值明显高于术后早期阶段之后的白细胞计数阈值标准数值（1100～4200/μl；表 5.6）；此项研究还发现，感染组 CRP（最适阈值标准为 9.5mg/dl；nl ＜0.8mg/dl）和抽吸滑液中性粒细胞百分比（最适阈值标准 89％）极高，可作为有效的术后早期 PJI 的诊断标准。

AAOS 髋膝关节置换术后 PJI 诊断指南

AAOS 下属的一个学会对目前已发表的相关文献进行了分析评估，以确定各种检测方法的诊断效果，并提出一个对临床医师明确 PJI 诊断有帮助的、实用的决策流程[16]。学者通过努力提出了一个全面的 PJI 诊断指南，并于 2010 年发表了题为“髋、膝关节置换术后 PJI 诊断”的证据研究报告[1]。此项报告包括 15 项建议，每项建议均按照不确定（表明为不充分证据或冲突证据）至强烈推荐（表明证据充分）进行分级；如无支持证据（专家共识）则判定为 5 级。以上述建议为基础，可建立高度可疑（图 5.4）或可能性较低（图 5.5）PJI 患者的诊断决策流程。

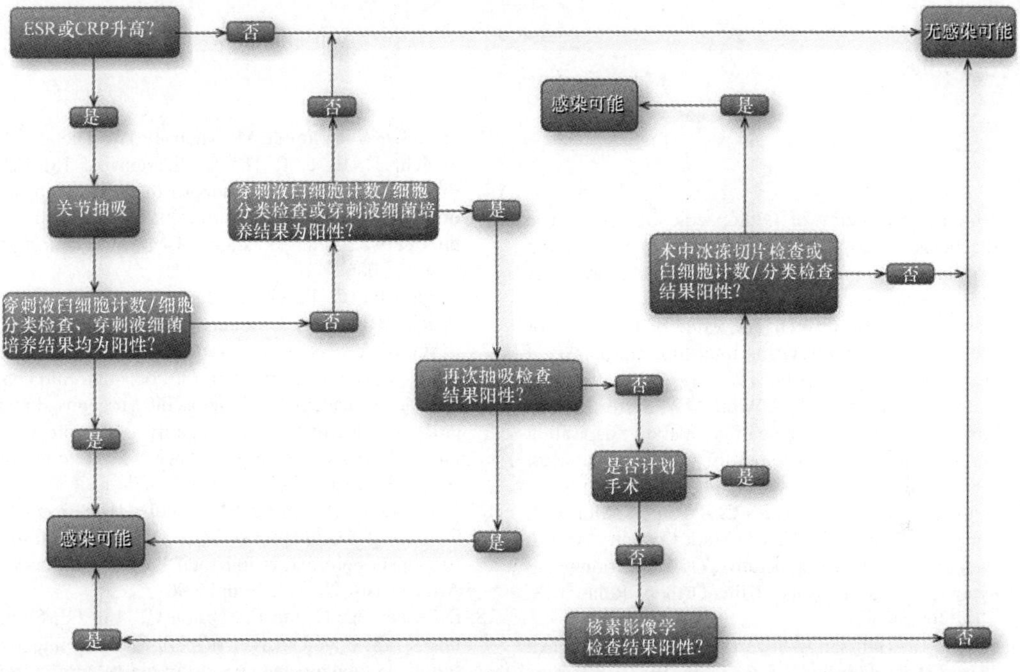

图 5.4　髋、膝关节置换术后高度可疑关节假体周围感染患者的诊断决策流程（摘自 AAOS 临床指南[1]）。如在感染可能性和初次关节抽吸液细菌培养检查结果之间存在矛盾则需再次行抽吸检查

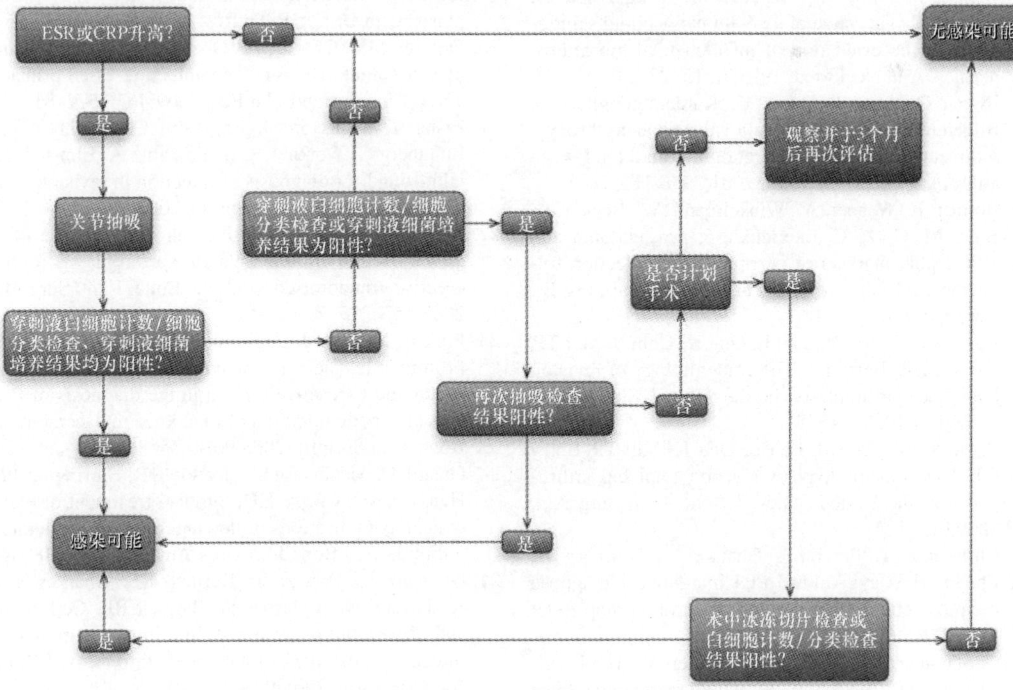

图 5.5　髋、膝关节置换术后关节假体周围感染可能性较低患者的诊断流程（摘自 AAOS 临床指南[1]）。如在感染可能性和初次关节抽吸液细菌培养检查结果之间存在矛盾则需再次行抽吸检查

（黄宁庆　任　荣　译）

参考文献

1. American Academy of Orthopaedic Surgeons. The diagnosis of periprosthetic joint infections of the hip and knee. Rosemont, IL: American Academy of Orthopaedic Surgeons (AAOS); 2010. p. 286.
2. Barrack RL, Harris WH. The value of aspiration of the hip joint before revision total hip arthroplasty. J Bone Joint Surg Am. 1993;75A:66–76.
3. Barrack RL, Jennings RW, Wolfe MW, Bertot AJ. The Coventry Award. The value of preoperative aspiration before total knee revision. Clin Orthop Relat Res. 1997;345:8–16.
4. Bedair H, Ting N, Jacovides C, Saxena A, Moric M, Parvizi J, Della Valle CJ. The Mark Coventry Award. Diagnosis of early postoperative TKA infection using synovial fluid analysis. Clin Orthop Relat Res. 2011;469:34–40.
5. Berbari EF, Hanssen AD, Duffy MC, Steckelberg JM, Ilstrup DM, Harmsen WS, Osmon DR. Risk factors for prosthetic joint infection: case-control study. Clin Infect Dis. 1998;27:1247–54.
6. Bernay I, Akinci M, Kitapci M, Tokgozoglu N, Erbengi G. The value of Tc-99m nanocolloid scintigraphy in the evaluation of infected total hip arthroplasties. Ann Nucl Med. 1993;7:215–22.
7. Bilgen O, Atici T, Durak K, Karaeminogullari O, Bilgen MS. C-reactive protein values and erythrocyte sedimentation rates after total hip and total knee arthroplasty. J Int Med Res. 2001;29:7–12.
8. Bottner F, Wegner A, Winkelmann W, Becker K, Erren M, Gotze C. Interleukin-6, procalcitonin and TNF-alpha: markers of peri-prosthetic infection following total joint replacement. J Bone Joint Surg Br. 2007;89B:94–9.
9. Bozic KJ, Kurtz SM, Lau E, Ong K, Chiu V, Vail TP, Rubash HE, Berry DJ. The epidemiology of revision total knee arthroplasty in the United States. Clin Orthop. 2010;468:45–51.
10. Bozic KJ, Kurtz SM, Lau E, Ong K, Vail TP, Berry DJ. The epidemiology of revision total hip arthroplasty in the United States. J Bone Joint Surg Am. 2009;91A:128–33.
11. Chryssikos T, Parvizi J, Ghanem E, Newberg A, Zhuang H, Alavi A. FDG-PET imaging can diagnose periprosthetic infection of the hip. Clin Orthop Relat Res. 2008;466:1338–42.
12. Confalonieri N, Manzotti A, Pullen C. Is closed-suction drain necessary in unicompartmental knee replacement? A prospective randomised study. Knee. 2004;11:399–402.
13. Crevoisier XM, Reber P, Noesberger B. Is suction drainage necessary after total joint arthroplasty? A prospective study. Arch Orthop Trauma Surg. 1998;117:121–4.
14. Cyteval C, Hamm V, Sarrabère MP, Lopez FM, Maury P, Taourel P. Painful infection at the site of hip prosthesis: CT imaging. Radiology. 2002;224:477–83.
15. Delank KS, Schmidt M, Michael JW, Dietlein M, Schicha H, Eysel P. The implications of 18F-FDG PET for the diagnosis of endoprosthetic loosening and infection in hip and knee arthroplasty: results from a prospective, blinded study. BMC Musculoskelet Disord. 2006;7:20.
16. Della Valle C, Parvizi J, Bauer TW, DiCesare PE, Evans RP, Segreti J, Spangehl M, Watters III WC, Keith M, Turkelson CM, Wies JL, Sluka P, Hitchcock K, American Academy of Orthopaedic Surgeons. American Academy of Orthopaedic Surgeons clinical practice guideline on: the diagnosis of periprosthetic joint infections of the hip and knee. J Bone Joint Surg Am. 2011;93:1355–7.
17. Della Valle CJ, Sporer SM, Jacobs JJ, Berger RA, Rosenberg AG, Paprosky WG. Preoperative testing for sepsis before revision total knee arthroplasty. J Arthroplasty. 2007;22 Suppl 2:90–3.
18. DiCesare PE, Chang E, Preston CF, Liu CJ. Serum interleukin-6 as a marker of periprosthetic infection following total hip and knee arthroplasty. J Bone Joint Surg Am. 2005;87A:1921–7.
19. Dowsey MM, Choong PF. Obesity is a major risk factor for prosthetic infection after primary hip arthroplasty. Clin Orthop Relat Res. 2008;466:153–8.
20. Dowsey MM, Choong PF. Obese diabetic patients are at substantial risk for deep infection after primary TKA. Clin Orthop Relat Res. 2009;467:1577–81.
21. Eisler T, Svensson O, Engström CF, Reinholt FP, Lundberg C, Wejkner B, Schmalholz A, Elmstedt E. Ultrasound for diagnosis of infection in revision total hip arthroplasty. J Arthroplasty. 2001;16:1010–7.
22. Esler CN, Blakeway C, Fiddian NJ. The use of a closed-suction drain in total knee arthroplasty. A prospective, randomised study. J Bone Joint Surg Br. 2003;85B:215–7.
23. Fink B, Makowiak C, Fuerst M, Berger I, Schafer P, Frommelt L. The value of synovial biopsy, joint aspiration and C-reactive protein in the diagnosis of late peri-prosthetic infection of total knee replacements. J Bone Joint Surg Br. 2008;90B:874–8.
24. Galat DD, McGovern SC, Larson DR, Harrington JR, Hanssen AD, Clarke HD. Surgical treatment of early wound complications following primary total knee arthroplasty. J Bone Joint Surg Am. 2009;91A:48–54.
25. Ghanem E, Parvizi J, Burnett RS, Sharkey PF, Keshavarzi N, Aggarwal A, Barrack RL. Cell count and differential of aspirated fluid in the diagnosis of infection at the site of total knee arthroplasty. J Bone Joint Surg Am. 2008;90A:1637–43.
26. Glithero PR, Grigoris P, Harding LK, Hesslewood SR, McMinn DJ. White cell scans and infected joint replacements. Failure to detect chronic infection. J Bone Joint Surg Br. 1993;75B:371–4.
27. González DV, Slullitel G, Vestri R, Comba F, Buttaro M, Piccaluga F. No need for routine closed suction drainage in elective arthroplasty of the hip: a prospective randomized trial in 104 operations. Acta Orthopaedica Scandinavica. 2004;75:30–3.

28. Greidanus NV, Masri BA, Garbuz DS, Wilson SD, McAlinden MG, Xu M, Duncan CP. Use of erythrocyte sedimentation rate and C-reactive protein level to diagnose infection before revision total knee arthroplasty. A prospective evaluation. J Bone Joint Surg Am. 2007;89A:1409–16.
29. Huotari K, Lyytikainen O, Seitsalo S. Patient outcomes after simultaneous bilateral total hip and knee joint replacements. J Hosp Infect. 2007;65:219–25.
30. Jamsen E, Huhtala H, Puolakka T, Moilanen T. Risk factors for infection after knee arthroplasty. A register-based analysis of 43,149 cases. J Bone Joint Surg Am. 2009;91A:38–47.
31. Jenny JY, Boeri C, Lafare S. No drainage does not increase complication risk after total knee prosthesis implantation: a prospective, comparative, randomized study. Knee Surg Sports Traumatol Arthrosc. 2001;9:299–301.
32. Johansson T, Engquist M, Pettersson LG, Lisander B. Blood loss after total hip replacement: a prospective randomized study between wound compression and drainage. J Arthroplasty. 2005;20:967–71.
33. Johnson JA, Christie MJ, Sandler MP, Parks Jr PF, Homra L, Kaye JJ. Detection of occult infection following total joint arthroplasty using sequential technetium-99m HDP bone scintigraphy and indium-111 WBC imaging. J Nucl Med. 1988;29:1347–53.
34. Joseph TN, Mujtaba M, Chen AL, Maurer SL, Zuckerman JD, Maldjian C, DiCesare PE. Efficacy of combined technetium-99m sulfur colloid/indium-111 leukocyte scans to detect infected total hip and knee arthroplasties. J Arthroplasty. 2001;16:753–8.
35. Kamme C, Lindberg L. Aerobic and anaerobic bacteria in deep infections after total hip arthroplasty: differential diagnosis between infectious and non-infectious loosening. Clin Orthop Relat Res. 1981;154:201–7.
36. Khan LAK, Cowie JG, Ballantyne JA, Brenkel IJ. The complication rate and medium-term functional outcome after total hip replacement in smokers. Hip Int. 2009;19:47–51.
37. Kim YH, Cho SH, Kim RS. Drainage versus nondrainage in simultaneous bilateral total hip arthroplasties. J Arthroplasty. 1998;13:156–61.
38. Kim YH, Cho SH, Kim RS. Drainage versus nondrainage in simultaneous bilateral total knee arthroplasties. Clin Orthop Relat Res. 1998;347:188–93.
39. Kraemer WJ, Saplys R, Waddell JP, Morton J. Bone scan, gallium scan, and hip aspiration in the diagnosis of infected total hip arthroplasty. J Arthroplasty. 1993;8:611–6.
40. Kurtz SM, Lau E, Schmier J, Ong KL, Zhao K, Parvizi J. Infection burden for hip and knee arthroplasty in the United States. J Arthroplasty. 2008;23:984–91.
41. Kurtz SM, Ong KL, Lau E, Bozic KJ, Berry D, Parvizi J. Prosthetic joint infection risk after TKA in the Medicare population. Clin Orthop. 2010;468:52–6.
42. Kurtz SM, Ong KL, Schmier J, Mowat F, Saleh K, Dybvik E, Karrholm J, Garellick G, Havelin LI, Furnes O, Malchau H, Lau E. Future clinical and economic impact of revision total hip and knee arthroplasty. J Bone Joint Surg Am. 2007;89 Suppl 3:144–51.
43. Lachiewicz PF, Rogers GD, Thomason HC. Aspiration of the hip joint before revision total hip arthroplasty. Clinical and laboratory factors influencing attainment of a positive culture. J Bone Joint Surg Am. 1996;78A:749–54.
44. Larsson S, Thelander U, Friberg S. C-reactive protein (CRP) levels after elective orthopedic surgery. Clin Orthop Relat Res. 1992;275:237–42.
45. Levitsky KA, Hozack WJ, Balderston RA, Rothman RH, Gluckman SJ, Maslack MM, Booth Jr RE. Evaluation of the painful prosthetic joint. Relative value of bone scan, sedimentation rate, and joint aspiration. J Arthroplasty. 1991;6:237–44.
46. Love C, Marwin SE, Tomas MB, Krauss ES, Tronco GG, Bhargava KK, Nichols KJ, Palestro CJ. Diagnosing infection in the failed joint replacement: a comparison of coincidence detection 18F-FDG and 111In-labeled leukocyte/99mTc-sulfur colloid marrow imaging. J Nucl Med. 2004;45:1864–71.
47. Lubbeke A, Garavaglia G, Zurcher L, Hoffmeyer P. Differences in outcomes of obese women and men undergoing primary total hip arthroplasty. Arthritis Rheum. 2007;15:327–34.
48. Magnuson JE, Brown ML, Hauser MF, Berquist TH, Fitzgerald Jr RH, Klee GG. In-111-labeled leukocyte scintigraphy in suspected orthopedic prosthesis infection: comparison with other imaging modalities. Radiology. 1988;168:235–9.
49. Malinzak RA, Ritter MA, Berend ME, Meding JB, Olberding EM, Davis KE. Morbidly obese, diabetic, younger, and unilateral joint arthroplasty patients have elevated total joint arthroplasty infection rates. J Arthroplasty. 2009;24(6 Suppl):84–8.
50. Malhotra R, Morgan DA. Role of core biopsy in diagnosing infection before revision hip arthroplasty. J Arthroplasty. 2004;19:78–87.
51. Mulamba L, Ferrant A, Leners N, de NP, Rombouts JJ, Vincent A. Indium-111 leucocyte scanning in the evaluation of painful hip arthroplasty. Acta Orthop Scand. 1983;54:695–7.
52. Mulcahy DM, Fenelon GC, McInerney DP. Aspiration arthrography of the hip joint. Its uses and limitations in revision hip surgery. J Arthroplasty. 1996;11:64–8.
53. Murdoch DR, Roberts SA, Fowler Jr JV, Shah MA, Taylor SL, Morris AJ, Corey GR. Infection of orthopedic prostheses after Staphylococcus aureus bacteremia. Clin Infect Dis. 2001;32:647–9.
54. Murray RP, Bourne MH, Fitzgerald Jr RH. Metachronous infections in patients who have had more than one total joint arthroplasty. J Bone Joint Surg Am. 1991;73A:1469–74.
55. Nagoya S, Kaya M, Sasaki M, Tateda K, Yamashita T. Diagnosis of peri-prosthetic infection at the hip using triple-phase bone scintigraphy. J Bone Joint Surg Br. 2008;90B:140–4.
56. Niskanen RO, Korkala OL, Haapala J, Kuokkanen HO, Kaukonen JP, Salo SA. Drainage is of no use in primary uncomplicated cemented hip and knee arthroplasty

for osteoarthritis: a prospective randomized study. J Arthroplasty. 2000;15:567–9.
57. Ong KL, Kurtz SM, Lau E, Bozic KJ, Berry DJ, Parvizi J. Prosthetic joint infection risk after THA in the Medicare population. J Arthroplasty. 2009;24 Suppl 1:105–9.
58. Ovadia D, Luger E, Bickels J, Menachem A, Dekel S. Efficacy of closed wound drainage after total joint arthroplasty. A prospective randomized study. J Arthroplasty. 1997;12:317–21.
59. Parvizi J, Ghanem E, Joshi A, Sharkey PF, Hozack WJ, Rothman RH. Does "excessive" anticoagulation predispose to periprosthetic infection? J Arthroplasty. 2007;22(6 Suppl 2):24–8.
60. Parvizi J, Zmistowski B, Berbari EF, Bauer TW, Springer BD, Della Valle CJ, Garvin KL, Mont MA, Wongworawat MD, Zalavras CG. New definition for periprosthetic joint infection: from the workgroup of the musculoskeletal infection society. Clin Orthop Relat Res. 2011;469:2992–4.
61. Patel VP, Walsh M, Sehgal B, Preston C, DeWal H, DiCesare PE. Factors associated with prolonged wound drainage after primary total hip and knee arthroplasty. J Bone Joint Surg Am. 2007;89A:33–8.
62. Peersman G, Laskin R, Davis J, Peterson M. The Insall award paper: infection in total knee replacement—a retrospective review of 6489 total knee replacements. Clin Orthop. 2001;392:15–23.
63. Pill SG, Parvizi J, Tang PH, Garino JP, Nelson C, Zhuang H, Alavi A. Comparison of fluorodeoxyglucose positron emission tomography and (111)indium-white blood cell imaging in the diagnosis of periprosthetic infection of the hip. J Arthroplasty. 2006;21 Suppl 2:91–7.
64. Pring DJ, Henderson RG, Rivett AG, Krausz T, Coombs RR, Lavender JP. Autologous granulocyte scanning of painful prosthetic joints. J Bone Joint Surg Br. 1986;68B:647–52.
65. Pons M, Anglés F, Sánchez C, Matamala A, Cuchi E, Salavert M, Forcada P, Ferrer H. Infected total hip arthroplasty—the value of intraoperative histology. Int Orthop. 1999;23:34–6.
66. Potter HG, Foo LF. Magnetic resonance imaging of joint arthroplasty. Orthop Clin North Am. 2006;37: 361–73, vi-vii.
67. Pulido L, Ghanem E, Joshi A, Purtill JJ, Parvizi J. Periprosthetic joint infection: the incidence, timing, and predisposing factors. Clin Orthop Relat Res. 2008;466:1710–5.
68. Rand JA, Brown ML. The value of indium 111 leukocyte scanning in the evaluation of painful or infected total knee arthroplasties. Clin Orthop Relat Res. 1990;259:179–82.
69. Reing CM, Richin PF, Kenmore PI. Differential bone-scanning in the evaluation of a painful total joint replacement. J Bone Joint Surg Am. 1979;61A:933–6.
70. Ritter MA, Keating EM, Faris PM. Closed wound drainage in total hip or total knee replacement. A prospective, randomized study. J Bone Joint Surg Am. 1994;76A:35–8.
71. Saleh K, Olson M, Resig S, Bershadsky B, Kuskowski M, Gioe T, Robinson H, Schmidt R, McElfresh E. Predictors of wound infection in hip and knee joint replacement: results from a 20 year surveillance program. J Orthop Res. 2002;20:506–15.
72. Savarino L, Baldini N, Tarabusi C, Pellacani A, Giunti A. Diagnosis of infection after total hip replacement. J Biomed Mater Res B Appl Biomater. 2004;70: 139–45.
73. Scher DM, Pak K, Lonner JH, Finkel JE, Zuckerman JD, DiCesare PE. The predictive value of indium-111 leukocyte scans in the diagnosis of infected total hip, knee, or resection arthroplasties. J Arthroplasty. 2000;15:295–300.
74. Schinsky MF, Della Valle CJ, Sporer SM, Paprosky WG. Perioperative testing for joint infection in patients undergoing revision total hip arthroplasty. J Bone Joint Surg Am. 2008;90A:1869–75.
75. Segura AB, Muñoz A, Brulles YR, Hernandez Hermoso JA, Díaz MC, Bajen Lazaro MT, Martín-Comín J. What is the role of bone scintigraphy in the diagnosis of infected joint prostheses? Nucl Med Commun. 2004;25:527–32.
76. Smabrekke A, Espehaug B, Havelin LI, Furnes O. Operating time and survival of primary total hip replacements: an analysis of 31,745 primary cemented and uncemented total hip replacements from local hospitals reported to the Norwegian Arthroplasty Register 1987–2001. Acta Orthop Scand. 2004;75: 524–32.
77. Spangehl MJ, Masri BA, O'Connell JX, Duncan CP. Prospective analysis of preoperative and intraoperative investigations for the diagnosis of infection at the sites of two hundred and two revision total hip arthroplasties. J Bone Joint Surg Am. 1999;81:672–83.
78. Sudanese A, Toni A, Busanelli L, Furno A, Montina PP, Marraro MD, Terzi S, Giunti A. Diagnostic protocol in prosthetic loosening. Chir Organi Mov. 1994;79: 257–67.
79. Teller RE, Christie MJ, Martin W, Nance EP, Haas DW. Sequential indium-labeled leukocyte and bone scans to diagnose prosthetic joint infection. Clin Orthop Relat Res. 2000;373:241–7.
80. Trampuz A, Hanssen AD, Osmon DR, Mandrekar J, Steckelberg JM, Patel R. Synovial fluid leukocyte count and differential for the diagnosis of prosthetic knee infection. Am J Med. 2004;117:556–62.
81. Trampuz A, Piper KE, Jacobson MJ, Hanssen AD, Unni KK, Osmon DR, Mandrekar JN, Cockerill FR, Steckelberg JM, Greenleaf JF, Patel R. Sonication of removed hip and knee prostheses for diagnosis of infection. N Engl J Med. 2007;357:654–63.
82. Walmsley PJ, Kelly MB, Hill RM, Brenkel I. A prospective, randomised, controlled trial of the use of drains in total hip arthroplasty. J Bone Joint Surg Br. 2005;87B:1397–401.
83. Ward DT, Hansen EN, Takemoto SK, Bozic KJ. Cost and effectiveness of postoperative fever diagnostic evaluation in total joint arthroplasty patients. J Arthroplasty. 2010;25:43–8.

84. White LM, Kim JK, Mehta M, Merchant N, Schweitzer ME, Morrison WB, Hutchison CR, Gross AE. Complications of total hip arthroplasty: MR imaging-initial experience. Radiology. 2000;215:254–62.
85. Williams JL, Norman P, Stockley I. The value of hip aspiration versus tissue biopsy in diagnosing infection before exchange hip arthroplasty surgery. J Arthroplasty. 2004;19:582–6.
86. Wymenga AB, Van Horn JR, Theeuwes A, Muytjens HL, Slooff TJ. Perioperative factors associated with septic arthritis after arthroplasty. Prospective multi-center study of 362 knee and 2,651 hip operations. Acta Orthop Scand. 1992;63:665–71.

第六章　术中检测辅助关节假体周围感染的诊断

Gwo-Chin Lee，Raymond H. Kim

引　言

关节置换术后感染是一种严重的并发症。感染患者的治疗费用昂贵，可导致严重的疼痛症状且患者病情严重。感染治疗成功有赖于对感染的准确诊断和对致病菌的有效检出。近年来，我们对感染病变形成机制的认识有了提高，并且建立了关节置换术后感染的重点诊断标准。然而，对所有因感染病变导致关节置换术后出现疼痛症状的患者在手术干预前即明确诊断可能并非易事。本章讨论的目的是回顾当前及今后可能会采用的感染病变术中检测方法以及这些方法的有效性，并明确这些方法在全关节置换术后感染界定方面所起的作用。

术中革兰氏染色检查

革兰氏染色检查是一种常见的细菌检测方法，可用于鉴别现存的两大类细菌，该检查方法是以这两类细菌细胞壁特征差异为依据[1]。此项检查分为三步：(1) 甲紫（水溶性）染色；(2) 脱色；(3) 对比染色。由于细菌细胞壁外肽聚糖层厚度不同，革兰氏阳性细菌将在整个过程中保留甲紫，而革兰氏阴性菌将在脱色过程中失去甲紫而在对比染色阶段再次被着色[2]。由于某些细菌对测试中使用的各种染色剂不易着色，因此革兰氏染色检查并非完全可靠[3,4]。

虽然此项检查快速且价格低廉，但美国骨科医师协会（AAOS）髋、膝关节置换术后关节假体周围感染（PJI）临床指南中并不推荐采用术中革兰氏染色检测方法排除 PJI[4]。该协会的系统性回顾分析结果表明，如采用阴性似然比分析，则革兰氏染色并非是有效的“排除”检测方法（LR－，数值＞0.5）[5,7]。此外，一项涉及 945 例全膝关节置换术后翻修患者的大型多中心研究结果表明，术中革兰氏染色细菌检测的敏感性仅为 27%（敏感性差），而特异性为 99%。阳性和阴性预测值分别为 98.5% 和 79%（预测性差），而准确率为 80%。检测阳性患者的白细胞计数（WBC）、红细胞沉降率和 C 反应蛋白较高，且术前关节抽吸检查白细胞计数较高，所有患者的治疗并未受到革兰氏检测结果的影响[8]。基于上述原因，学者认为目前并没有支持在 PJI 的诊治过程中常规行术中革兰氏染色检测的研究数据结果。

术中冰冻切片检查

获取组织标本有助于明确感染诊断，很多研究对关节置换翻修术中冰冻切片检查的感染预估效果进行了分析[9,12]。此项检测关键的结果变量值是每高倍视野下的白细胞数目（HPF；×400 倍）以及有炎症细胞聚集的最小视野数。Della Valle 等在一项已发表文献的 meta 分析研究中指出，每高倍视野下 10 个中性粒细胞为检测界定阈值，其表明检测为阳性结果，患者合并感染的可能性大（LR＋，23），但检测为阴性结果并不能排除感染（LR-，0.23）。此外，研究者对采用较低阈值标准（如每高倍视野 5 个中性粒细胞）的研究进行分析后指出，该项检测的敏感性接近，但特异性较低且假阳性率较高，因此得出结论，目前尚无充分的研究数据表明每高倍视野 5 个或 10 个中性粒细胞这两个指标，哪一个是最确切的诊断 PJI 所需阈值标准[4]。

最近，肌肉骨骼感染学会在确定 PJI 定义时将多层冰冻切片每高倍视野下 5 个中性粒细胞的最低阈值标准作为诊断 PJI 所需的一项指标。在此定义中，除了术中冰冻切片检查外，尚须考虑其他指标，如血清学检查（ESR，CRP）、滑膜细胞计数、脓液检查、单次细菌培养检查结果以及滑膜中性粒细胞升高百分比。如在上述六项指标中已达到四项，则表明存在感染。需要强调的是组织学检查的准确性有赖于手术医师和病理科医师，手术医师需在翻修手术时从髋、膝关节多个部位提取组织样本，而且病理科医师不应将检查的重点集中在浅表纤维样渗出液中的中性粒细胞及其周围的血管内皮细胞上[13]。因此，目前 AAOS 指南中积极推荐在未排除 PJI 的情况下，髋、膝关节翻修术中应提取内植物周围组织冰冻切片。

滑膜细胞计数

关节抽吸检查可明确导致 THA/TKA 手术失败后疼痛原因方面的重要信息，关于滑膜抽吸检查发现炎性细胞的相关论述有很多，其与感染的发生有关[14,15]。术中行关节抽吸检查的优点包括：(1) 可在保证无菌技术的条件下完成关节抽吸操作；(2) 降低了穿刺引起的创伤（如出血）风险。其主要的缺点在于从抽吸检查到结果反馈至手术医师后作出关键的术中决策之间存在一定的时间差。AAOS PJI 临床诊断指南建议对所有行髋、膝关节置换翻修术的患者，如存在异常的血清学检查（如 ESR、CRP）结果，需常规行关节抽吸检查；抽吸物需行滑液白细胞计数和白细胞分类计数检查。对于 THA 术后疼痛患者不建议常规行关节抽吸检查；除非高度怀疑合并感染，这是因为围术期髋关节抽吸检查结果的假阳性率较高（敏感性低、特异性低），并可能导致术中细菌进入假体关节，抽吸操作可导致患者出现严重的疼痛或不适症状[5]。由此可知，虽然大多数 TKA 术后翻修的患者可能在术前已行关节抽吸检查，但就髋关节置换术后翻修而言，术中滑膜细胞计数检查对于明确诊断更有帮助。

滑膜抽吸检查中白细胞数阈值的确定很大程度上取决于再次手术的时机。就膝关节而言，术后亚急性和慢性感染与滑液抽吸检查白细胞计数在 1100～4000/μl 之间存在相关性，中性粒细胞分化阈值差异在 64%～69%之间。对髋关节术后而言，有一项研究将慢性感染的白细胞数阈值定义为 3000/μl，中性粒细胞分化阈值为 80%[5,13]。如为初次手术后 3 个月内并发感染，则抽吸滑液白细胞计数大于 27 800/μl 与关节深部感染相关[16]。所有上述相关研究中并未包括伴炎性关节病变（如类风湿关节炎）的患者，尽管最近 Cipriano 等的一项研究结果表明，伴炎性疾病的 THA/TKA 术后感染患者与无伴发炎性疾病的患者相比，二者在血清学检查结果和滑液抽吸结果方面的差异很小[17]。因此，术中滑液细胞计数可为无术前抽吸检查结果或无法鉴别手术失败是由于炎性病变或非炎性病变所致的患者提供更多的诊断数据。

白细胞酯酶

理想的术中检测方法需具有准确、易行和廉价的特点。白细胞酯酶检查是对白细胞释放的酯酶进行检测。传统上其被用于泌尿系感染快速检测，最近学者提出该检测快速、准确且价格低廉，可用于 PJI 的检测。检测时将常用检测条带蘸入抽吸滑液部位，明确滑液中是否存在白细胞释放的酯酶。该项检测的依据是假设如滑液内白细胞聚集越多，则测试阳性结果越明显[18]。最近 Parvizi 等进行的一项前瞻性研究对白细胞酯酶检测诊断膝关节假体周围感染的敏感性和特异性进行了研究，经对 30 例 TKA 术后感染患者和 78 例无感染的 TKA 患者进行研究对比，结果表明如将检测条带＋＋作为阈值标准，则该项检测对感染诊断的敏感性为 80.6%（CI 61.9%～91.9%），特异性达 100%（CI 94.5%～100%）。该检测阳性预测值为 100%（CI 83.4%～100%），阴性预测值为 93.3%（CI 85.4%～97.2%）。此外，白细胞酯酶与抽吸滑液中中性多核细胞百分比、白细胞计数、红细胞沉降率和 C 反应蛋白存在明显相关性[19]。由此可知，虽然此项检测的价值仍需进一步研究确定，但其的确可作为一项诊断 PJI 的检测手段，尤其是在翻修手术无法行术中细胞计数和冰冻切片检查时。

超声和聚合酶链反应检查

准确检测感染致病菌对于 PJI 的正确处理和成功治愈是至关重要的。但在一些特殊情况下，关节深部感染的细菌培养检查结果可能为阴性。Berbari 等对一组 897 例 PJI 患者进行了回顾研究，结果表明其中 60 例（7%）采用传统的微生物检测技术无法发现致病菌[20]。可能导致细菌培养阴性结果的原因包括近期（14 天以内）曾使用抗生素、不典型的低毒力细菌感染和生物被膜的潜在保护作用。细菌培养检测效果最大化的策略包括利用超声和聚合酶链反应（PCR）。

超声法是将取出假体置入溶液中之后导入超声波，学者假定利用该技术可破坏假体表面生物膜，从而可改善细菌培养检出效果并有利于检出致病菌。很多研究结果表明，该项处理方法可有效提高自关节切取标本的细菌检出率[21,22]。Holinka 等对一组包括 40 例假体感染的患者进行了研究，并评估了超声处理细菌培养标本的检测效果，研究者认为，与传统培养方法相比，标本超声处理后细菌培养的致病菌检出率更高，尤其是对于翻修术前近期曾给予一定时期抗生素治疗的患者[23]。因此，此项技术有利于合并 PJI 患者的明确诊断和进一步确定感染致病菌。

PCR 是通过细菌 DNA 链扩增达到检测感染致病菌的目的，PCR 检测的一项优点是可检测到无活力的致病菌，这些致病菌通过细菌培养无法被检测到，致病菌通过超声溶解处理方法获取，其检测结论不受术前抗生素应用的影响。PCR 检测的缺点在于难以获取此项技术且因检测过于敏感而可导致假阳性结果出现[24,24]。然而，在特定情况下，PCR 检测可与超声处理合用以提高细菌培养和明确致病菌检测的准确性。Esteban 等对 258 个术中取出的内植物组件（185 个髋/膝假体）进行研究后发现，与常规微生物检测技术相比，PCR 检测后行超声处理将使细菌培养阳性结果样本增加约 1/10[26]。其他学者也证实 PCR 检测与超声处理技术相结合可提高细菌检测效果，尤其是在感染内植物取出术前即已开始抗感染治疗情况下[27]。因此，虽然单独 PCR 检测在感染检测方面似乎过度敏感，但如选择与超声处理技术结合，则有利于对感染致病菌的检测。

基因表达和生物标记物

虽然近年来对感染的认识在不断提高，感染检测技术在不断改进，但在炎性反应和关节感染鉴别方面仍有不令人满意之处。目前对各项检测阈值的界定是基于以下特定的折中观念：在保证假阳性结果最小化的情况下保证敏感性最大化。因此，为了达到对“真性”感染100%的诊断准确率，需要更为复杂的感染检测手段。基因表达和生物标记物检测是未来此类前沿检测技术的代表，此项检测的目的是为了从细胞和分子水平明确感染与炎性反应和磨损二者所导致的免疫反应差异。Deirmengian等提出一种新的检测方法，用于检测感染病变与痛风性关节病变的白细胞核糖核酸（RNA）表达差异，研究者在初步研究中指出，感染发病过程中的基因表达与痛风疾病发作时存在明显差异，这种明显的染色体组差异也见于白介素通路、肿瘤坏死通路和抗菌反应中[28]。在初步工作完成后，他们学者发现一类滑液生物标记物，如被检测到则预示存在关节感染。在一项51例患者（14例为感染患者，另37例为非感染患者）的相关研究中，他们发现感染膝关节内有12种生物标记物的浓度相比未感染患者明显增高。在这些标记物中，感染患者的滑液白介素-1（IL-1）水平高出258倍，而且如与IL-6水平增高检测相结合则在鉴别手术失败是由于感染所致或是非炎症性原因所致方面的敏感性和特异性达100%[29]。由此可见，基因和分子水平感染检测是一项前沿技术，基因和分子水平感染检测的相关信息目前正在收集归纳中，而且可能在将来，此类检测方法除了可用于急性关节感染的诊断外，还可用于从基因角度鉴别存在感染风险的患者。

（沈业彤　译）

参考文献

1. Popescu A, Doyle RJ. The gram stain after more than a century. Biotech Histochem. 1996;71:145–51.
2. Biswas BB, Basu PS, Pal MK. Gram staining and its molecular mechanism. Int Rev Cytol. 1970;29:1–27.
3. Brannan SR, Jerrard DA. Synovial fluid analysis. J Emerg Med. 2006;30:331–9.
4. Beveridge TJ. Use of gram stain in mircrobiology. Biotech Histochem. 2001;76:111–8.
5. Della Valle C, Parvizi J, Bauer TW, et al. Diagnosis of periprosthetic joint infections of the hip and knee. J Am Acad Orthop Surg. 2010;18:760–70.
6. Spanghel MJ, Masterson E, Masri BA, et al. The role of intraoperative gram stain in the diagnosis of infection during revision total hip arthroplasty. J Arthroplasty. 1999;14:952–6.
7. Parvizi J, Ghanem E, Menashe S, et al. Periprosthetic infection: what are the diagnostic challenges? J Bone Joint Surg Am. 2006;88:138–47.
8. Morgan PM, Sharkey P, Ghanem E, et al. The value of intraoperative gram stain in revision total knee arthroplasty. J Bone Joint Surg Am. 2009;91:2124–9.
9. Banit DM, Kaufer H, Hartford JM. Intraoperative frozen section analysis in total joint arthroplasty. Clin Orthop Relat Res. 2002;401:230–8.
10. Simmons TD, Stern SH. Diagnosis and management of the infected total knee arthroplasty. Am J Knee Surg. 1996;9:99–106.
11. Burnett RS, Kelly MA, Hanssen AD, et al. Technique and timing of two stage exchange for infection in TKA. Clin Orthop Relat Res. 2007;464:164–78.
12. Wong YC, Lee QJ, Wai YL, et al. Intraoperative frozen section for detecting active infection in failed hip and knee arthroplasties. J Arthroplasty. 2005;20:1015–20.
13. Parvizi J, Zmistowski B, Berbari EF, et al. New definition for periprosthetic joint infection. Clin Orthop Relat Res. 2001;469:2292–4.
14. Parvizi J, Ghanem E, Sharkey P, et al. Diagnosis of infected total knee: findings of a multicenter database. Clin Orthop Relat Res. 2008;466:2628–33.
15. Ghanem E, Parvizi J, Burnett RS, et al. Cell count and differential of aspirated fluid in the diagnosis of infection at the site of total knee arthroplasty. J Bone Joint Surg Am. 2008;90-A:1637–43.

16. Bedair H, Ting N, Jacovides C, et al. The Mark Coventry Award: diagnosis of early postoperative TKA infection using synovial fluid analysis. Clin Orthop Relat Res. 2011;469:34–40.
17. Cipriano CA, Brown NM, Micheal AM, et al. Serum and synovial fluid analysis for diagnosing chronic periprosthetic infection in patients with inflammatory arthritis. J Bone Joint Surg Am. 2012;94-A:594–600.
18. Wetters NG, Berend KR, Lombardi AV, et al. Leukocyte esterase reagent strips for rapid diagnosis of periprosthetic joint infection. J Arthroplasty. 2012;27:8–11.
19. Parvizi J, Jacovides C, Antoci V, et al. Diagnosis of periprosthetic joint infection : the utility of a simple yet unappreciated enzyme. J Bone Joint Surg Am. 2011;93-A:2242–8.
20. Berbari EF, Marculescu C, Sia I, et al. Culture negative prosthetic joint infection. Clin Infect Dis. 2007;45:1113–9.
21. Piper KE, Jacobson MJ, Cofield RH, et al. Microbiologic diagnosis of prosthetic shoulder infection by use of implant sonication. J Clin Microbiol. 2009;47:1878–84.
22. Trampuz A, Piper KE, Jacobson MJ, et al. Sonication of removed hip and knee prosthesis for diagnosis of infection. N Eng J Med. 2007;357:654–63.
23. Holinka J, Bauer L, Hirschl AM, et al. Sonication cultures of explanted components as an add on test to routinely conducted microbiologic diagnostics improve pathogen detection. J Orthop Res. 2011;29: 617–22.
24. Gallo J, Raska M, Dendis M, et al. Molecular diagnosis of prosthetic joint infection. A review of evidence. Biomed Pap Med Fac Univ Palacky Olomouc Czech Repub. 2004;148:123–9.
25. Arciola CR, Montanaro L, Consterton JW. New trends in diagnosis and control strategies for implant infections. Int J Artif Organs. 2011;34:727–36.
26. Esteban J, Alonso-Rodriguez N, Del Prado G, et al. PCR hybridization after sonication improves diagnosis of implant related infection. Acta Orthop. 2012;83:299–304.
27. Achermann Y, Vogt M, Leunig M, et al. Improved diagnosis of periprosthetic joint infection by multiplex PCR of sonication fluid from removed implants. J Clin Microbiol. 2010;48:1208–14.
28. Deirmengian C, Lonner JH, Booth RE. The Mark Coventry Award: white blood cell gene expression: a new approach toward the study and diagnosis of infection. Clin Orthop Relat Res. 2005;440:38–44.
29. Diermengian C, Hallab N, Tarabishy A, et al. Synovial fluid biomarkers for periprosthetic infection. Clin Orthop Relat Res. 2010;468:2017–23.

第七章　生物膜相关假体周围感染

Dustin L. Williams，Roy D. Bloebaum

动物模型中浮游细菌和生物膜细菌的应用对比

目前，大多数模拟生物膜相关感染的动物研究需要利用批量培养的浮游细菌完成初次接种[1,24]。以往认为浮游细菌可附着于生物材料、医疗器械或其周围组织表面并最终形成一层生物膜。尽管具有一定的研究价值，但通过这些实验得出的数据可能并不能为医师和生物材料学家提供更多的关于定植在完整、成熟生物膜的细菌如何对植入器械产生影响，以及人体其他部位感染何时开始污染假体植入部位方面的信息。

研究者经过数十年重要的观察研究，认为细菌具有依次优先黏附于固体表面的特点[25,26]。1978 年 Costerton 正式提出假说，认为自然界细菌主要以生物膜表型形式定植[27]。不断有关于自然界、人体组织和回收医疗器械的病菌收集、分析、影像学检查及细菌生物膜特征方面的研究文献提供了支持此项假说的有力证据[28,34]。此外，自从 Costerton 等初次提出假说以来，有学者预计自然界中 99.9%的细菌以生物膜表型的形式定植[35]。有趣的是根据美国疾病控制中心的预计，发达国家中生物膜所致感染占 65%[36]。美国国立卫生研究院发布的一项公告中指出，生物膜具有重要的临床意义，由其导致的体内微生物感染超过 80%（见公告 PA-07-288）。

基于上述研究结果和信息，学者意识到对细菌沾染切口部位、生物材料以及细菌进入人体通路（即患者产生免疫）认识的重要性，有充分的证据表明大多数此类细菌本身就定植于稳定、成熟的生物膜，其中一个特例是ⅢB 型开放骨折行骨折复位和内固定的患者。

根据 Gustilo 等[37]的定义，ⅢB 型开放骨折患者的软组织损伤严重，伴骨膜剥脱和骨外露，导致其伤口通常被严重污染。开放骨折并发感染的发病率可能高达 50%[38,40]，至少有 1 个病例报道认为感染发病率高达 60%[41]。Bakken [42] 和 Torsvik 等[43]曾在其研究中强调了开放骨折患者伤口严重污染的可能性，并指出 1g 油中可能含有 10^7～10^{10} 个细菌，据估计大多数这些细菌以生物膜表型形式定植[35]。上述数据表明定植于生物膜的细菌可能引起伤口开放部位的污染。

采用浮游细胞初次接种的缺陷

利用浮游细胞可能使研究者对生物膜相关器械感染所导致临床后果的研究受到限制，其原因至少包括以下三点：（1）浮游细胞与定植于生物膜的细胞相比更易被免疫系统清除[44,46]。当浮游细胞被用于活体模型中时，可能在生物膜形成之前即有一部分被清除，这可能是 Gaudin 等[47]提出的骨髓炎诱导低可重复性的原因，其为动物骨髓炎模型研究中的一个常见问题。(2) 文献证实浮游细菌细胞相比定植于生物膜的细菌细胞对抗生素更敏感[48,49]，因此，如在接种后立即给予抗生素，则其对来自完整生物膜的接种细菌形成浮游细胞的影响效果将会超出预期。(3) 如将浮游细胞加入活体，则这些细胞可能从起始接种部位快速播散，这可能导致每单位面积细菌浓度稀释——可能导致机体清除细菌更为容易并可防止其黏附于医疗器械。

除了上述应用浮游细胞起始接种过程中存在的缺陷以外，研究者在很大程度上需依靠最低抑菌浓度（minimum inhibitory concentrations，MIC）来确定抗生素器械涂层的用量或经静脉给药剂量，以预防和（或）治疗生物膜相关感染。在此种特例下 MIC 值的主要缺陷在于其是以浮游细胞批量培养结果数据为依据，临床与实验标准学会（CLSI）将 MIC 明确定义为在 24 时内使浮游微生物数量降低达到 3 个对数值（$10^5 \rightarrow 10^2$）所需的抗生素给药剂量（参见 CLSI 标准 M26-A）。环境保护机构提出的抗菌效果测试标准也是以浮游细菌反应为基础的（如 SOP 编号：MB-09-04 和 SOP 编号：MB-06-05）。美国材料试验协会相关标准中至少有一项建议提出对杀菌剂对抗生物膜的效果进行测试。Ceri 等建议除了这些以浮游细胞为基础的标准以外，还需制定一些治疗和（或）预防由于生物膜污染和（或）医疗器械表面继发性生物膜形成导致的感染复发以及难治性感染的附加标准[50]。

所谓“10^5 定律”可能并不适于生物膜检测

很多研究结果表明，为防止感染，必须使组织内细菌含量保持在每克 10^5 个细胞之内[51,54]，这是一条被很多医师所采用的确定感染的经验指标[54]。但此项数值具有菌株依赖性，是以浮游菌细胞计数为基础，在此引用 Bowler [56]、Edwards 和 Harding 曾提出的观点：对细菌细胞计数超过 10^5 提示存在感染此项观点的临床相关性目前仍存在质疑[52]。Bernthal 等[57]的研究结果支持此项观点，其研究结果表明，初次接种浮游细菌量为 5×10^2、5×10^3 或 5×10^4 时，可导致鼠关节置换模型出现低度感染。Antoci 等[58]研究发现初次接种细菌量为 1×10^3 即可引起鼠假体周围感染（periprosthetic infection，PPI）模型感染的出现，如为生物膜表型定植细菌则引起感染的细菌细胞数量可能更少。细菌数量少、生物膜成熟所产生的耐药性和对抗免疫物质机制的确可以加深我们对细菌引起感染的机制的理解，即为何初次数十个、数千个或数万个细菌细胞接种即可引起感染，而与之相比，通常在体内研究中采用的数十万个、数亿个浮游细胞接种方能引起感染。

Wolcott 等[59]最近进行的一项研究表明，与提前 24 小时或 48 小时成熟的生物膜相比，生物膜在早期形成阶段对抗生素更为敏感；研究数据更进一步显示即使是细菌细胞数量相同，对生物膜抵御抗菌药物破坏机制具有明显影响作用的是细胞成熟度而并非是生物膜内的细菌细胞数量。该项研究设计了一个特殊的临床应用模型并对上述机制进行了有效的阐释，然而，重要的是此项研究遵循了生物膜相关研究的主要模式，大量的细菌细胞随着时间延长而在生物膜生长系统中不断累积，而随着细菌细胞数量不断增长，对生物膜进行的分析研究结果可能并非一直准确。尽管是动态研究，但生物膜在实际生命系统中表现出的生长率可能与在实验室最佳培养条件下并不相同。更确切地说，在自然生命系统中生物膜细菌细胞数量的增长、细菌细胞成熟达到一定的平衡水平所需时间可能更长，而且如细菌受到生长环境改变的影响则其也会出现相应的调整反应。

有假说认为此类具有平衡、成熟、生长缓慢特点的生物膜是外伤、手术切口、肠道外以及人体内医疗器械污染的主要原因。因此，建立与自然状态近似的成熟的、平衡的生物膜伤口污染模型。会使很多研究覆盖于生物膜的阈值水平培养，通过培养使生物膜感染，之后将其暴露于伤口部位，以及体外和（或）体内的抗生素或其他抗感染等的环境中。

采用生物膜初次接种的缺陷

虽然采用生物膜初次接种的动物相关研究可能具有一定优势，但目前认为这种方法也存在一些缺陷。首先，目前实验室环境生物膜培养技术，即体外培养的生物膜，大多数无法被转换为体内模式。举例说，在滴流生物膜反应器（Drip Flow Biofilm Reactor）多聚物切片表面培养生物膜时，无法将多聚物切片植入动物体内。研究者经详细的文献回顾分析后认为，目前可能仅有一项研究文献，其中采用特殊的生物膜反应装置可在多聚物膜表面培养出将动物模型作为初次接种对象的生物膜（后面详细讨论）[60,61]。

其次，采用生物膜初次接种的方法具有程序依赖性，如确定感染是由于浮游菌细胞引起，则将生物膜初次接种于此类感染模型是不适宜的。

第三，可重复性是生物膜初次接种应用方面一个复杂的因素（这也是采用浮游细胞行初次接种的一个要点）。例如对在一种材料表面生长的生物膜，每个研究者的剥离技术各不相同，这可能更进一步导致初次接种菌细胞数的差异，如在研究中拟剥离生物膜，则需注意根据 Goeres 等提出的剥离操作技术进行标准化操作[62]。同样，如果生物膜在一种材料表面生长但不能被剥离，则应根据经 Williams 等证实标准的、具有可重复性的操作流程进行生物膜培养操作[61]。

可用于初次接种的生物膜细菌数量

研究表明，不同生物膜所具有的引发感染的潜在倾向并不相同，而且多数生物膜的致病力极小。如果事实相反，则意味着大多数人群可能因为牙龈炎、牙周炎、鼻窦炎、结膜炎、蜂窝织炎、肠胃炎、阴道炎和（或）结肠炎而导致感染，每个人类个体体内有数十亿的细菌定植，其中大多数定植于完整的生物膜内[63]。同样，感染应被看做是一种超出正常宿主-细菌关系的一种异常现象，感染也可能在人体暴露于土壤样本、杂货店手推车、食物中定植于生物膜的常见致病菌后出现，或在接触到办公桌、淋浴头、妇女钱包以及全世界其他角落中的人类微生物群系后发生。

动物模型初次接种所需的细菌数量具有程序依赖性，应针对全关节置换或其他择期手术患者不同的动物模型条件给予完全不同的接种量。择期手术通常是在严格的无菌条件下完成，尽管如此，术后感染率仍在 1%～4%且有时会更高[64,71]。如果动物模型的建立是用于复制择期手术条件以研发生物材料为目的，则少量的生物膜定植菌行初次接种相比给予开放骨折严重污染模型中所需细菌量更为合理。此外尚需考虑到人体皮肤内微生物的相关因素。

实验室内生物膜培养阶段可观察到细菌细胞数量增长达到令人难以置信的程度——每单位面积细胞数量达 10^7 或 10^{10} 个。在自然环境中也可发现菌细胞数含量高的生物膜[25,27,29,42,43]。同样，研究表明在人体表面或体内发现的细菌也是以生物膜表型形式定植[63,72]。据估计穿孔活检人体皮肤细菌细胞含量大约为每 cm^2 10^6 个细胞，且文献明确指出由表皮葡萄球菌构成的生物膜适应性强，占此类人体共生菌的大部分[63,73,74]。在大肠内含有数百克细菌，其中有数百种在组织中的含量十分高，达到每 g 组织 10^{11} 或 10^{12} 个细胞[63,75,76]，值得注意的是研究表明 60%的粪便块中含有细菌[77]。

尽管生物膜普遍存在，且往往其呈群落样聚集，聚集后的细菌细胞数量极高，但关于仅在伤口或手术切口部位大量生物膜污染情况下方能引起感染的假说可能并不一定正确。相反，单个生物膜全部或部分破裂后，为数并不算多的 10^2 或 10^4 个菌细胞即可导致伤口部位污染。

考虑到择期手术（如全关节置换术）的患者需行术前准备，患者备皮后菌群细胞数量可由正常的每 cm^2 10^6 个细胞降低至小于每 cm^2 10^3 个细胞（清除率为 99.9%，这是术前给予抗菌处理的主要原因）。需注意大多数此类细菌是以生物膜表型形式存在。更重要的是很多团队的研究表明即使经过抗菌处理，在皮肤深层中仍有多处存在有活力的菌细胞定植[51,78]。已故的 Bill Costerton 在一项结果未发表的观察研究中发现，人体完成备皮部位远端的 5～7 个层面可观察到鳞状细胞之间存在基质包绕细菌生物膜（图 7.1）[79]。在术中切开皮肤时，这些定植于生物膜的有活力的细菌可从皮肤深层转移至表皮层（图 7.2），也可同样直接进入皮下组织层和皮下层表面，或进入其他植入的生物材料表面。由于文献中没有关于少量生物膜污染伤口和（或）手术切口部位的研究数据，手术医师和研究者目前尚无法确定此类情况对感染发生过程的影响。

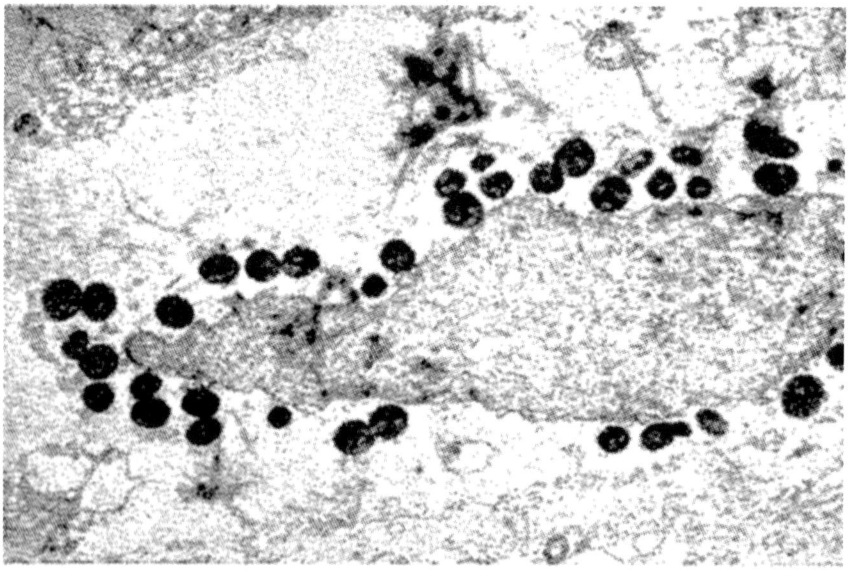

图 7.1 Bill Costerton 足趾间最潮湿部位深部的皮肤细胞表面广泛的革兰氏阳性菌生物膜透射电镜影像。不建议学者在家中做类似研究。影像原图见 Bill Costerton 的专著《生物膜基础研究》[81]第 101 页。影像摘录已经授权

还有很多其他情况可以被认为与生物膜内少量菌细胞污染伤口和（或）手术切口部位的机制类似，问题是以假说推动的研究需要确定附着和形成于生物材料表面的少量生物膜对人类健康的影响。此外，相关文献中似乎并没有生物膜内少量和较多数量的来自于同一菌株的菌细胞对生物材料表面生物膜形成影响效果方面的对比研究。到目前为止，对于引起感染所需临界细菌量的认识仅仅是基于对浮游细菌聚集量的观察结果。

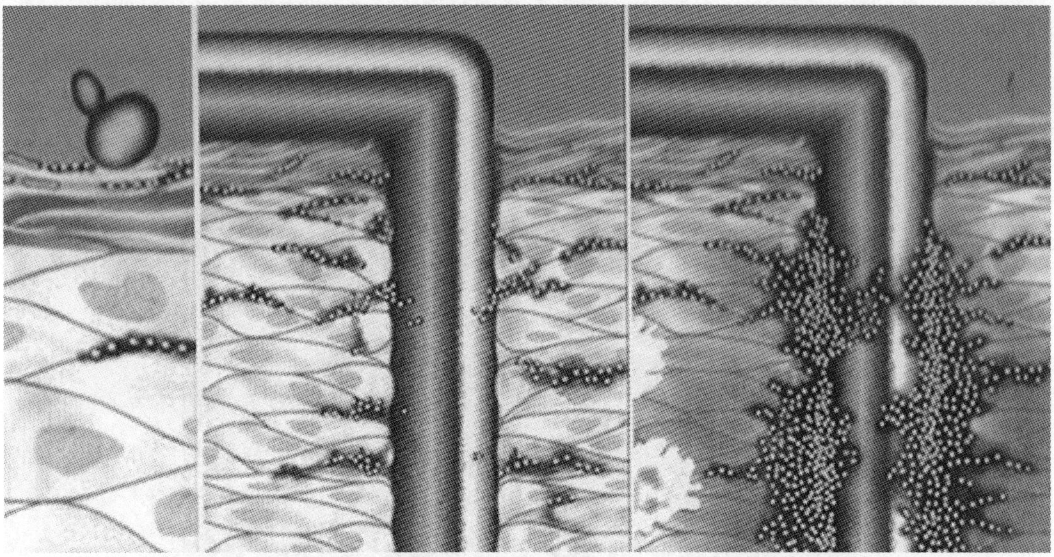

图 7.2　人类皮肤微生物定植示意图。左侧画面显示表皮葡萄球菌定植于皮肤深层，此类菌细胞以及革兰氏阴性菌和真菌皆定植于鳞状上皮远侧层；中间画面显示在术前备皮、术中插入订皮钉后，皮肤表面并无细菌定植，但有活性的表皮葡萄球菌生物膜将定植于位于皮肤深层的异物周围；右侧画面显示大量表皮葡萄球菌生物膜位于订皮钉表面，并可见轻度的炎症反应导致白细胞聚集。原图见 Bill Costerton 的专著《生物膜基础研究》[81] 第 102 页。影像摘录已经授权

培养用于初次接种的生物膜可能采用的方法

Connell 等[80] 最近推出了一种奇特的利用微米级“龙虾诱笼”培养少量生物膜的方法，尽管这些“诱笼”被用于体外实验中的可能性极高，但在目前，由于是附着于固体表面而导致其在应用方面受到限制；而如果对其底物进行改进，则可能被应用于体内模型的初次接种。

如前所述，开发膜状生物膜反应器系统的目的是为了能够培养动物感染模型初次接种的生物膜[61,81]。研究证实，在此反应器内部膜性结构表面可形成三维柱状耐甲氧西林金黄色葡萄球菌（MRSA）生物膜（图 7.3），如将其用于模拟ⅢB 型开放骨折的动物模型的初次接种，则此类生物膜将导致类似于临床上生物膜相关感染的慢性感染[60]。

尽管此项研究取得了令人瞩目的成果，但仍需要考虑到一项关键因素：上述研究中的生物膜需培养 48 小时，之后给予冲洗以移出松散黏附或未黏附于生物膜的菌细胞，并在初次接种前将其转移至肉汤培养液中。采取上述步骤的目的是为了试图降低出现浮游细胞的可能性，但仍然有一部分菌细胞呈浮游细胞表型的可能性。由此引发了一个问题：是生物膜细菌还是浮游细菌导致感染的发生？以上两种情况均有可能出现。

首先，利用目前的技术不可能将所有浮游细胞与以生物膜表型形式定植菌细胞完全分离，所以无法完全实现单独的生物膜细菌接种。然而，在自然生态系统条件下浮游菌与生物膜细菌之间可能并无明显的区别。这说明采用两种细菌混合物接种且所选细菌中生物膜表型占大多数的方法具有临床意义。

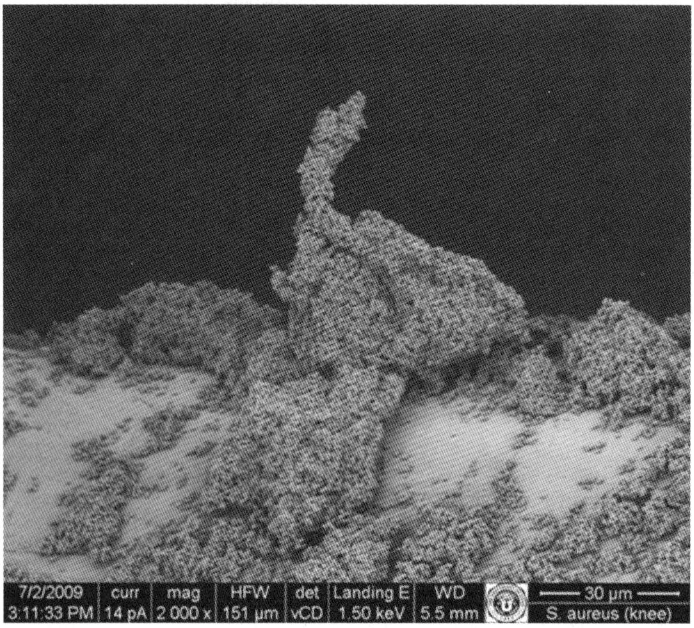

图 7.3 在生物膜反应器内的 PEEK 膜表面培养的耐甲氧西林金黄色葡萄球菌(MRSA) 生物膜扫描电镜影像。影像引用已经过授权[63]

其次，目前还有另一种用来检测前述 MRSA 菌株浮游表型细胞批量培养接种后引发感染效果的动物模型，经对两种动物模型感染起始情况进行对比，研究者发现采用浮游细胞接种后在感染的快速发病和严重程度方面差异极大。在此情况下，所有动物生存期不超过 11 天，而与之相比，行生物膜初次接种处理的动物感染症状较轻且进展缓慢；更具体地说，此类动物直至 12 周后疼痛及痛苦表现仍较轻，但均进展为严重的感染性骨髓炎。

此类感染速度和严重程度对比研究可为生物膜相关感染与生物膜初次接种更具相关性的观点提供临床证据。对患者而言，生物膜相关感染可能是慢性感染，此类感染进展缓慢且可能持续很长时间[33]，因此，尽管目前采用的动物模型在利用生物膜初次接种方面的研究成果令人鼓舞，但仍有很多因素需要考虑，如宿主的健康状况、微生物致病性、微生物形成生物膜的能力、污染严重程度、生物膜表型中浮游细胞表型的比例等。因此，这种浮游细胞与生物膜导致感染的学说仍存在一定的局限性，在得出更为明确的结论之前，未来研究者仍需进一步的实验研究以解决在不同表型细菌分离方面存在的困难。

目前已有各种不同生物膜反应装置可供研究者利用，如 CDC 生物膜反应器、滴流生物膜反应器以及所谓的“龙虾诱笼”，生物膜研究从体外模式转变为体内研究模式的前景令人鼓舞。

生物膜初次接种的动物模型

经过详细的文献回顾，目前似乎有两项研究是采用完整、成熟的生物膜行动物感染模型初次接种。第一个研究文献由 Zhao 等于 2010 年发表[82]，为建立鼠糖尿病慢性伤口模型，Zhao 等在聚碳酸酯滤膜表面培养铜绿假单胞菌生物膜，将滤膜置于含有铜绿假单胞菌的琼脂块表面培养生物膜，接着将每个生物膜放置在鼠背部皮肤伤口上。所有实验鼠在检测阶段均出现全身感染表现，并发现行生物膜接种的实验鼠伤口延迟愈合。

在第二个研究中，Williams 等[60]采用了前述生物膜初次接种的方法，此项研究中在 PEEK 膜表面培养 MRSA 生物膜，并将其置于羊胫骨近内侧面。每个生物膜被模拟骨折固定钢板所覆盖，以建立类似于临床上细菌被挤压于骨折固定物和骨表面之间的实验模型（图 7.4）。结果表明，所有暴露于生物膜的实验动物均出现感染，而且如前所述，其感染周期与临床所见的生物膜相关感染相似。

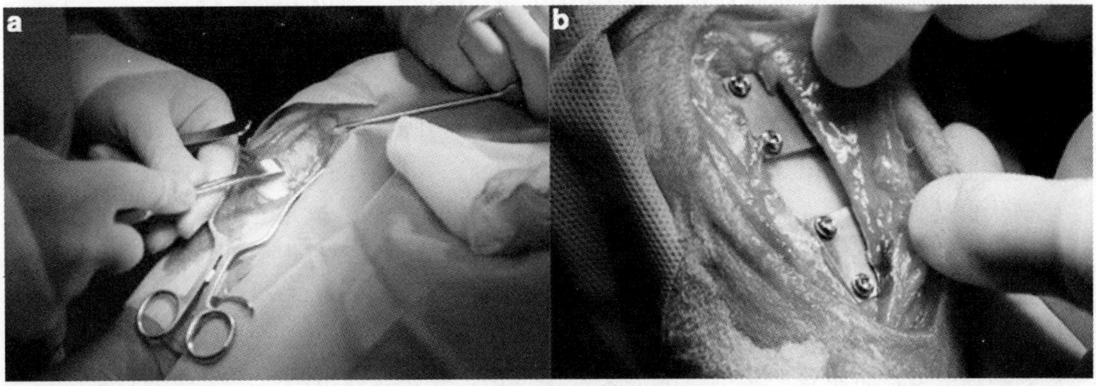

图 7.4　照片为 Williams[60]发表的绵羊胫骨近内侧面 PEEK 膜植入及不锈钢钢板内固定术中所见。(a) 实验绵羊骨膜切除以建立ⅢB 开放骨折模型；(b) 两个不锈钢钢板固定，每个钢板下面均有 PEEK 膜，直接并排固定于胫骨近内侧面骨质

重要的是所有这些实验模型的建立均是在极高数量生物膜内细菌接种下完成的。因此，目前仍不清楚少量生物膜对感染的发生是否具有相同的影响效果。但这些研究的确表明采用生物膜初次接种具有导致慢性感染的可能性。此外，这些实验模型为其他动物生物膜初次接种相关研究提供了平台。

生物膜相关研究未来展望

关于生物膜定植细菌对人类健康的影响，目前学者已有了更为清楚的认识。目前认为慢性创面是急性感染所致，是以生物膜沾染为起始，而并非由于不愈合伤口在后期生物膜形成后污染或感染所致[83,86]。目前认为来自口腔菌斑的生物膜定植细菌进入血管可导致心脏疾病[87,88]。肠道菌群中生物膜定植细菌复杂的平衡机制对人体总的健康状况具有显著影响[74]。简而言之，生物膜对人类健康和疾病的影响是毋庸置疑的。

展望生物膜和生物材料相关研究的未来，可望在未来增加体外研究分析方法并对体内模型设计进行改进，包括建立天然的，即人体内和自然环境内存在的完整、成熟的无蒂菌群预制生物膜模型。很多研究已开始对少量生物膜对感染预后的影响进行分析研究，结果可能表明每克组织或每单位面积内细菌数量不小于 10^5 个细胞即可引起感染。

如果针对生物膜的抗菌药物效能检测是分别建立在 10^7～10^9 个细胞和 10^2～10^4 个细胞这两个高数量和低数量级别基础上，则可能会对抗菌药物浓度的作用有更为深入的了解，例如需要采用抗菌药物洗脱生物材料以预防和清除生物膜相关感染。而在目前，我们无法想象在临床上、家庭中、工业和（或）环境保护方面有多少抗菌药物和抗菌药物洗脱生物材料因以 MIC 值为依据的原因被禁止应用，而 MIC 值主要是浮游细胞药物反应的结果数据，被一直用来确定清除完整生物膜定植细菌所需的药量。

反之亦然，目前尚无迹象表明已应用于临床的抗生素具有对抗内植物表面少量或大量生物膜的效果，尽管此认识趋向可能随着对生物膜数量增加所起作用认识的深入而改变，但此机制可能是导致耐药性产生的一个潜在因素。更为特殊的是，不同系统中的血药浓度，可能相比预防和清除体内或体外系统中生物膜定植细菌所需的血药浓度更低，然而仅仅采用增加抗菌药物剂量或利用洗脱生物材料这些简单的方法可能导致产生体内毒性效应并引起其他问题。因此，未来的研究需对抗菌药物单独应用或临床研究中采用的针对生物膜的洗脱生物材料的效果和毒性进行阐释。

有研究证据表明生物膜表型定植细菌具有引发患者开放伤口和（或）手术切口污染的潜力。这些生物膜可能黏附于皮下组织或植入器械表面，导致慢性生物膜相关感染。此外，目前已确认少量生物膜对人体感染具有影响作用，学者采用完整、成熟的生物膜行体内或体外模型初次接种，这些方法的改进将更有利于抗菌处理方法的进一步优化，例如在生物材料表面涂层技术的应用。在此情况下，对于来自自然界中的生物膜具有与引发伤口污染物质同样作用的认识可能会更加深入。更重要的是，采用生物膜接种方法以及分析技术的转变可能为生物材料研究者获得更进一步的研究成果提供帮助，并在与内植物生物膜相关感染的“对抗”中取得优势。

生物膜在假体周围感染领域的现实意义

全关节置换假体表面细菌污染、定植和形成生物膜并最终造成生物膜相关 PPI 的可能途径至少有三种。首先，来自手术医师、医护人员或手术室本身的细菌可能造成术中手术区域污染；其次是患者自身携带细菌造成手术切口或假体表面污染，如前所述，有假说认为来自患者皮肤深层的生物膜定植细菌可能在术前擦洗消毒过程中并未被杀灭，这些细菌能够在术中迁移或接种于内植物表面；第三种可能性是患者身体其他部位细菌经血行播散至内植物表面。尽管目前尚无文献记载，但第三种途径可能是迟发性 PPI 的原因之一，迟发性感染也可能是由于生物膜数量较低，导致数日、数月甚至有可能是经过数年后才能定植于内植物表面达到感染致病数量，并导致 PPI。

随着我们对生物膜在多种环境下包括 PPI 发病过程中所起作用认识的不断深入，医师和科学家将能够更有效地预防和处理生物膜所致内植物相关感染。就与生物膜相关感染的很多问题而言，如抗生素耐药性、医院获得性感染、患者患病率问题以及医疗费用增高，强调上述问题具有重要的意义。在临床相关和应用程序依赖动物模型中利用生物膜进行初次接种可能为预防 PPI 提供一种新的、独特的策略。

（沈业彤　译）

参考文献

1. Buret A, Ward KH, Olson ME, Costerton JW. An *in vivo* model to study the pathobiology of infectious biofilms on biomaterial surfaces. J Biomed Mater Res. 1991;25(7):865–74.
2. Cirioni O, Mocchegiani F, Ghiselli R, Silvestri C, Gabrielli E, Marchionni E, Orlando F, Nicolini D, Risaliti A, Giacometti A. Daptomycin and rifampin alone and in combination prevent vascular graft biofilm formation and emergence of antibiotic resistance in a subcutaneous rat pouch model of staphylococcal infection. Eur J Vasc Endovasc Surg. 2010;40(6):817–22.
3. Lambe DW, Ferguson KP, Mayberry-Carson KJ, Tober-Meyer B, Costerton JW. Foreign-body-associated experimental osteomyelitis induced with *Bacteroides fragilis* and *Staphylococcus epidermidis* in rabbits. Clin Orthop Relat Res. 1991;266:285–94.
4. Darouiche RO, Farmer J, Chaput C, Mansouri M, Saleh G, Landon GC. Anti-infective efficacy of antiseptic-coated intramedullary nails. J Bone Joint Surg. 1998;80(9):1336–40.
5. Darouiche RO, Mansouri MD. Dalbavancin compared with vancomycin for prevention of *Staphylococcus aureus* colonization of devices in vivo. J Infect. 2005;50(3):206–9.
6. Darouiche RO, Mansouri MD, Gawande PV, Madhyastha S. Antimicrobial and antibiofilm efficacy of triclosan and DispersinB combination. J Antimicrob Chemother. 2009;64(1):88–93.
7. Darouiche RO, Mansouri MD, Zakarevicz D, AlSharif A, Landon GC. In vivo efficacy of antimicrobial-coated devices. J Bone Joint Surg. 2007;89(4):792–7.
8. Davis SC, Ricotti C, Cazzaniga A, Welsh E, Eaglstein WH, Mertz PM. Microscopic and physiologic evidence for biofilm-associated wound colonization in vivo. Wound Repair Regen. 2008;16(1):23–9.
9. Dohar JE, Hebda PA, Veeh R, Awad M, Costerton JW, Hayes J, Ehrlich GD. Mucosal biofilm formation on middle-ear mucosa in a nonhuman primate model of chronic suppurative otitis media. Laryngoscope. 2005;115(8):1469–72.
10. Elasri MO, Thomas JR, Skinner RA, Blevins JS, Beenken KE, Nelson CL, Smeltzer MS. *Staphylococcus aureus* collagen adhesin contributes to the pathogenesis of osteomyelitis. Bone. 2002;30(1):275–80.
11. Fernandez-Hidalgo N, Gavalda J, Almirante B, Martin M-T, Onrubia PL, Gomis X, Pahissa A. Evaluation of linezolid, vancomycin, gentamicin and ciprofloxacin in a rabbit model of antibiotic-lock technique for *Staphylococcus aureus* catheter-related infection. J Antimicrob Chemother. 2010;65(3):525–30.
12. Hansen LK, Berg K, Johnson D, Sanders M, Citron M. Efficacy of local rifampin/minocycline delivery (AIGISRX®) to eliminate biofilm formation on implanted pacing devices in a rabbit model. Int J Artif Organs. 2010;33(9):627–35.
13. Hart E, Azzopardi K, Taing H, Graichen F, Jeffery J, Mayadunne R, Wickramaratna M, O'Shea M, Nijagal B, Watkinson R, et al. Efficacy of antimicrobial polymer coatings in an animal model of bacterial infection associated with foreign body implants. J Antimicrob Chemother. 2010;65(5):974–80.
14. Keeling WB, Myers AR, Stone PA, Heller L, Widen R, Back MR, Johnson BL, Bandyk DF, Shames ML. Regional antibiotic delivery for the treatment of experimental prosthetic graft infections. J Surg Res. 2009;157(2):223–6.
15. Li B, Brown KV, Wenke JC, Guelcher SA. Sustained release of vancomycin from polyurethane scaffolds inhibits infection of bone wounds in a rat femoral segmental defect model. J Control Release. 2010;145(3):221–30.
16. Lucke M, Schmidmaier G, Sadoni S, Wildemann B, Schiller R, Haas NP, Raschke M. Gentamicin coating of metallic implants reduces implant-related osteomyelitis in rats. Bone. 2003;32(5):521–31.
17. Mayberry-Carson KJ, Tober-Meyer B, Smith JK, Lambe Jr DW, Costerton JW. Bacterial adherence and glycocalyx formation in osteomyelitis experimentally induced with *Staphylococcus aureus*. Infect Immun. 1984;43(3):825–33.
18. Reid SD, Hong W, Dew KE, Winn DR, Pang B, Watt J, Glover DT, Hollingshead SK, Swords WE. *Streptococcus pneumoniae* forms surface-attached communities in the middle ear of experimentally infected chinchillas. J Infect Dis. 2009;199(6):786–94.
19. Zou G-Y, Shen H, Jiang Y, Zhang X-L. Synergistic effect of a novel focal hyperthermia on the efficacy of rifampin in staphylococcal experimental foreign-body infection. J Int Med Res. 2009;37(4):1115–26.
20. Brin YS, Golenser J, Mizrahi B, Maoz G, Domb AJ, Peddada S, Tuvia S, Nyska A, Nyska M. Treatment of osteomyelitis in rats by injection of degradable polymer releasing gentamicin. J Control Release. 2008;131(2):121–7.
21. Xie Z, Liu X, Jia W, Zhang C, Huang W, Wang J. Treatment of osteomyelitis and repair of bone defect by degradable bioactive borate glass releasing vancomycin. J Control Release. 2009;139(2):118–26.
22. Krasko MY, Golenser J, Nyska A, Nyska M, Brin YS, Domb AJ. Gentamicin extended release from an injectable polymeric implant. J Control Release. 2007;117(1):90–6.
23. Williams D, Bloebaum R, Petti CA. Characterization of Staphylococcus aureus strains in a rabbit model of osseointegrated pin infections. J Biomed Mater Res A. 2008;85(2):366–70.
24. Chou TGR, Petti CA, Szakacs J, Bloebaum RD. Evaluating antimicrobials and implant materials for infection prevention around transcutaneous osseointegrated implants in a rabbit model. J Biomed Mater Res A. 2010;92(3):942–52.

25. ZoBell CE. The effect of solid surfaces upon bacterial activity. J Bacteriol. 1943;46(1):39–56.
26. Costerton JW. The predominance of biofilms in natural and engineered ecosystems. In: Costerton JW, editor. The biofilm primer. Heidelberg: Springer; 2007. p. 5–13.
27. Costerton JW, Geesey GG, Cheng KJ. How bacteria stick. Sci Am. 1978;238(1):86–95.
28. Lawrence JR, Korber DR, Hoyle BD, Costerton JW, Caldwell DE. Optical sectioning of microbial biofilms. J Bacteriol. 1991;173:6558–67.
29. Geesey GG, Richardson WT, Yeomans HG, Irvin RT, Costerton JW. Microscopic examination of natural sessile bacterial populations from an alpine stream. Can J Microbiol. 1977;23(12):1733–6.
30. James GA, Swogger E, Wolcott R, Pulcini E, Secor P, Sestrich J, Costerton JW, Stewart PS. Biofilms in chronic wounds. Wound Repair Regen. 2008;16:37–44.
31. Feazel LM, Baumgartner LK, Peterson KL, Frank DN, Harris JK, Pace NR. Opportunistic pathogens enriched in showerhead Biofilms. Proc Natl Acad Sci U S A. 2009;106(38):16393–9.
32. Dowd SE, Sun Y, Secor PR, Rhoads DD, Wolcott BM, James GA, Wolcott RD. Survey of bacterial diversity in chronic wounds using pyrosequencing, DGGE, and full ribosome shotgun sequencing. BMC Microbiol. 2008;6(8):43.
33. Gristina AG, Costerton JW. Bacteria-laden biofilms: a hazard to orthopedic prostheses. Infect Surg. 1984;3:655–62.
34. Marrie T, Nelligan J, Costerton J. A scanning and transmission electron microscopic study of an infected endocardial pacemaker lead. Circulation. 1982;66:1339–41.
35. Wimpenny J, Manz W, Szewzyk U. Heterogeneity in biofilms. FEMS Microbiol Rev. 2000;24:661–71.
36. Costerton JW. Cystic fibrosis pathogenesis and the role of biofilms in persistent infection. Trends Microbiol. 2001;9(2):50–2.
37. Gustilo RB, Mendoza RM, Williams DN. Problems in the management of type III (severe) open fractures: a new classification of type III open fractures. J Trauma. 1984;24(8):742–6.
38. Gustilo RB, Merkow RL, Templeman D. The management of open fractures. J Bone Joint Surg. 1990;72:299–304.
39. Zalazras CG, Marcus RE, Levin S, Patzakis MJ. Management of open fractures and subsequent complications. J Bone Joint Surg. 2007;89:884–95.
40. Johnson EN, Burns TC, Hayada RA, Hospenthal DR, Murray CK. Infectious complications of open type III tibial fracture among combat casualties. Clin Infect Dis. 2007;45:409–15.
41. Lambert EW, Simpson RB, Marzouk A, Unger DV. Orthopaedic injuries among survivors of USS COLE attack. J Orthop Trauma. 2003;17(6):436–41.
42. Bakken LR. Separation and purification of bacteria from soil. Appl Environ Microbiol. 1985;49(6):1482–7.
43. Torsvik V, Goksoyr J, Daae FL. High diversity in DNA of soil bacteria. Appl Environ Microbiol. 1990;56(3):782–7.
44. Cerca N, Jefferson KK, Oliviera R, Pier GB, Azeredo J. Comparative antibody-mediated phagocytosis of *Staphylococcus epidermidis* cells grown in a biofilm or in the planktonic state. Infect Immun. 2006;74(8):4849–55.
45. Leid JG, Willson CJ, Shirtliff ME, Hassett DJ, Parsek MR, Jeffers AK. The exopolysaccharide alginate protects *Pseudomonas aeruginosa* biofilm bacteria from IFN-γ-mediated macrophage killing. J Immunol. 2005;175:7512–8.
46. Donlan RM. Biofilms associated with medical devices and implants. In: Jass J, Surman S, Walker J, editors. Medical biofilms: detection, prevention, and control. Chichester: Wiley; 2003. p. 29–96.
47. Gaudin A, Valle GAD, Hamel A, Mabecque VL, Miegeville A-F, Potel G, Caillon J, Jacqueline C. A new experimental model of acute osteomyelitis due to methicillin-resistant *Staphylococcus aureus* in rabbit. Lett Appl Microbiol. 2011;52(3):253–7.
48. Nickel JC, Ruseska I, Wright JB, Costerton JW. Tobramycin resistance of *Pseudomonas aeruginosa* cells growing as a biofilm on urinary catheter material. Antimicrob Agents Chemother. 1985;27(4):619–24.
49. Melchior MB, Fink-Gremmels J, Gaastra W. Comparative assessment of the antimicrobial susceptibility of *Staphylococcus aureus* isolates from bovine mastitis in biofilm versus planktonic culture. J Vet Med B. 2006;53:326–32.
50. Ceri H, Olson ME, Morck DW, Storey DG. Minimal biofilm eradication concentration (MBEC) assay: susceptibility testing for biofilms. In: Pace JL, Rupp ME, Finch RG, editors. Biofilms, infection, and antimicrobial therapy. Boca Raton: CRC Press; 2006. p. 257–69.
51. Fry DE, Fry RV. Surgical site infection: the host factor. AORN J. 2007;86(5):801–14.
52. Edwards R, Harding KG. Bacteria and wound healing. Curr Opin Infect Dis. 2004;17:91–6.
53. Robson MC, Heggers JP. Bacterial quantification of open wounds. Mil Med. 1969;134:19–24.
54. Krizek TJ, Robson MC, Kho E. Bacterial growth and skin graft survival. Surg Forum. 1967;18:518.
55. Murphy RC, Robson MC, Heggers JP, Kadowaki M. The effect of microbial contamination on musculocutaneous and random flaps. J Surg Res. 1986;41(1):75–80.
56. Bowler PG. The 10^5 bacterial growth guideline: reassessing its clinical relevance in wound healing. Ostomy Wound Manage. 2003;49:44–53.
57. Bernthal NM, Stavrakis AI, Billi F, Cho JS, Kremen TJ, Simon SI, Cheung AL, Finerman GA, Lieberman JR, Adams JS, et al. A mouse model of post-arthroplasty *Staphylococcus aureus* joint infection to evaluate *in vivo* the efficacy of antimicrobial implant coatings. PLoS One. 2010;5(9):e12580.
58. Antoci V, Adams CS, Hickok NJ, Shapiro IM, Parvizi J. Vancomycin bound to Ti rods reduces periprosthetic infection: preliminary study. Clin Orthop Relat Res. 2007;461:88–95.
59. Wolcott RD, Rumbaugh KP, James G, Schultz G, Phillips P, Yang Q, Watters C, Stewart PS, Dowd SE.

Biofilm maturity studies indicate sharp debridement opens a time-dependent therapeutic window. J Wound Care. 2010;19(8):320–8.
60. Williams DL, Haymond BS, Woodbury KL, Beck JP, Moore DE, Epperson RT, Bloebaum RD. Experimental model of biofilm implant-related osteomyelitis to test combination biomaterials using biofilms as initial inocula. J Biomed Mater Res A. 2012;100(7):1888–900.
61. Williams DL, Woodbury KL, Haymond BS, Parker AE, Bloebaum RD. A modified CDC biofilm reactor to produce mature biofilms on the surface of PEEK membranes for an in vivo animal model application. Curr Microbiol. 2011;62(6):1657–63.
62. Goeres DM, Loetterle LR, Hamilton MA, Murga R, Kirby DW, Donlan RM. Statistical assessment of a laboratory method for growing biofilms. Microbiology. 2005;151:757–62.
63. Costerton JW. The microbiology of the healthy human body. In: Costerton JW, editor. The biofilm primer. Heidelberg: Springer; 2007. p. 107–28.
64. Brandt C, Hott U, Sohr D, Daschner F, Gastmeier P, Ruden H. Operating room ventilation with laminar airflow shows no protective effect on the surgical site infection rate in orthopedic and abdominal surgery. Ann Surg. 2008;248:695–700.
65. Sponseller PO, Shah SA, Abel MF, Newton PO, Letko L, Marks M. Infection rate after spine surgery in cerebral palsy is high and impairs results. Clin Orthop Relat Res. 2010;468:711–6.
66. Kaltsas DS. Infection after total hip arthroplasty. Ann R Coll Surg Engl. 2004;86:267–71.
67. Tate A, Yazdany T, Bhatia N. The use of infection prevention practices in female pelvic medicine and reconstructive surgery. Curr Opin Obstet Gynecol. 2010;22:408–13.
68. Pozo JLD, Patel R. Infection associated with prosthetic joints. N Engl J Med. 2009;361:787–94.
69. Murray CK. Epidemiology of infections associated with combat-related injuries in Iraq and Afghanistan. J Trauma. 2008;64:S232–8.
70. Owens BD, Kragh Jr JF, Macaitis J, Svoboda SJ, Wenke JC. Characterization of extremity wounds in Operation Iraqi Freedom and Operation Enduring Freedom. J Orthop Trauma. 2007;21:254–7.
71. Zimmerli W. Prosthetic-joint-associated infections. Best Pract Res Clin Rheumatol. 2006;20(6):1045–63.
72. Thomas JG, Nakaishi LA. Managing the complexity of a dynamic biofilm. J Am Dent Assoc. 2006;137: 10S–5.
73. Grice EA, Kong HH, Renaud G, Young AC, Bouffard GG, Blakesley RW, Wolfsberg TG, Turner ML, Segre JA. A diversity profile of the human skin microbiota. Genome Res. 2008;18:1043–50.
74. Kloos WE, Musselwhite MS. Distribution and persistence of *Staphylococcus* and *Micrococcus* species and other aerobic bacteria on human skin. Appl Microbiol. 1975;30(3):381–95.
75. Guarner F, Malagelada J-R. Gut flora in health and disease. Lancet. 2003;361:512–9.
76. Simon GL, Gorbach SL. Intestinal flora in health and disease. Gastroenterology. 1984;86(1):174–93.
77. Stephen AM, Cummings JH. The microbial contribution to human faecal mass. J Med Microbiol. 1980;13: 45–56.
78. Hendley JO, Ashe KM. Effect of topical antimicrobial treatment on aerobic bacteria in the stratum corneum of human skin. Antimicrob Agents Chemother. 1991;35(4):627–31.
79. Williams DL, Costerton JW. Using biofilms as initial inocula in animal models of biofilm-related infections. J Biomed Mater Res B. 2011;100(4):1163–9.
80. Connell JL, Wessel AK, Parsek MR, Ellington AD, Whiteley M, Shear JB. Probing prokaryotic social behaviors with bacterial "lobster traps". mBio. 2010;1(4):e00202–10.
81. Williams DL, Haymond BS, Bloebaum RD. Use of delrin plastic in a modified CDC biofilm reactor. Res J Microbiol. 2011;6:425–9.
82. Zhao G, Hochwalt PC, Usui ML, Underwood RA, Singh PK, James GA, Stewart PS, Fleckman P, Olerud JE. Delayed wound healing in diabetic (db/db) mice with Pseudomonas aeruginosa biofilm challenge—a model for the study of chronic wounds. Wound Repair Regen. 2010;18(5):467–77.
83. Serralta VW, Harrison-Balestra C, Cazzaniga AL, Davis SC, Mertz PM. Lifestyles of bacteria in wounds: presence of biofilms? Wounds. 2001;13(1):29–34.
84. Mertz PM. Cutaneous biofilms: friend or foe? Wounds. 2003;15:129–32.
85. Percival SL, Bowler PG. Biofilms and their potential role in wound healing. Wounds. 2004;16:234–40.
86. James G, Swogger E, deLancey-Pulcini E. Biofilms in chronic wounds. In: Costerton JW, editor. The role of biofilms in device-related infections. Heidelberg: Springer; 2009. p. 11–4.
87. Okuda K, Ishihara K, Nakagawa T, Hirayama A, Inayama Y, Okuda K. Detection of *Treponema denticola* in atherosclerotic lesions. J Clin Microbiol. 2001;39(3):1114–7.
88. Chiu B. Multiple infections in carotid atherosclerotic plaques. Am Heart J. 1999;138(5 Pt 2):S534–6.

第八章　关节假体周围感染微生物学

Farheen Tariq，John Segreti

引　言

目前，关节置换手术是一种以缓解关节僵硬和恢复关节功能为目的的常见骨科手术，几乎所有人体关节都可以也曾经被“置换”过，但临床上最常见的关节置换手术是膝、髋关节置换术。术后感染患者的临床症状通常并不典型，低度感染的表现可能与非炎性机械性失败的表现类似，如假体关节松动或疼痛。此类感染与死亡率之间存在特殊的关系，此外还可导致患者的患病率增高，并且已逐渐成为一项不断增长的医保系统经济负担。此类感染的处理复杂，且很大程度上取决于个人经验以及专家的观点。如果我们期望能够改善患者的预后，则需认识到对关节假体周围感染的微生物学、发病机制和风险因素的了解是必不可少的。

关节假体周围感染的发病机制

关节假体感染的发病机制涉内植物与宿主免疫系统和（多种）致病微生物之间的相互作用。在术中仅需少量微生物即可实现内植物种植播散，研究发现，异物可导致几内亚猪组织笼（tissue cage）模型感染所需金黄色葡萄球菌数量减小 100 000 倍[1]。微生物，尤其是鳞状上皮细胞表面的皮肤菌群可沿手术间四处播散，并附着于开放伤口内和黏附于内植物表面。黏附机制可能取决于细菌产生表面黏附素的能力以及假体表面与宿主蛋白如胶原、纤维蛋白原和纤维连接蛋白之间的关系。一旦黏附于内植物，则此类微生物将形成一个基质包裹的细菌团，即生物膜，此种生物膜可保护定植细菌，防止其被传统的抗生素及宿主免疫系统清除。基质差别很大且十分活跃，通常由多糖、蛋白质和细胞外 DNA 组成。在体外建立完成的生物膜通常需要一天或更长时间，但目前尚不清楚在体内孵化形成生物膜所需的时间。生物膜内生长细菌相比孵化培养的细菌代谢水平弱。此类菌群更具有厌氧特性且大多数细菌以类静止状态存在，细菌转录、翻译和细胞分化明显减少，这使得其对目前大多数抗菌药物都不敏感[2]。生物膜内细菌可能也能够实现细胞间的信号传递，从而对细胞黏附和分离产生影响。凝固酶阴性葡萄球菌（CoNS）、金黄色葡萄球菌、肠球菌和铜绿假单胞菌是目前已被从髋关节假体生物膜中分离出的少数微生物[3]。16S rRNA 基因聚合酶链式反应扩增检测在临床上被用于感染和非感染原因致髋关节假体手术失败后假体表面的细菌检测[4,4]。

微生物学

髋、肩关节初次关节置换手术后前 2 年感染率通常小于 1%，膝关节置换术后小于 2%，肘关节置换术后小于 9%[6]。Jafari 等研究发现，1366 例全髋关节置换术后翻修的手术失败率为 18.7%，其中近 1/3 为感染所致[7]。有报道髋关节置换术后假体周围皮肤软组织深部感染发生率为 0.3%～1.3%[8]。最常见的两种导致感染的细菌是凝固酶阴性葡萄球菌和金黄色葡萄球菌（见表 8.1 和表 8.2），占所有感染致病菌的 50%～65%[9-12]。一些细菌的潜伏期长，而且即使是在围术期沾染，其也可能多年在体内保持休眠状态并可持续无临床感染表现。对于围术期获得性感染而言，金黄色葡萄球菌和肠杆菌所致感染通常在关节置换术后前 4 周内发生。凝固酶阴性葡萄球菌、丙酸杆菌类和棒状杆菌类所致感染通常出现较晚[13]。曾有研究指出，在手术室及术区附近空气样本中可发现凝固酶阴性葡萄球菌和金黄色葡萄球菌，很多这些样本中的细菌来源于手术室中个体的鼻咽部脱落毛发[14]，相比而言，革兰氏阴性菌则很少被检出。上述即为关节假体围术期细菌种植污染的一项潜在风险因素。其他围术期获得性感染的来源包括患者自身皮肤和鼻部菌群或违反无菌技术操作；此研究中还指出，手术口罩在手术开始 3 小时后即无法有效预防鼻部脱落毛发进入空气。目前已有报道认为，髋关节置换术后耐甲氧西林金黄色葡萄球菌（MRSA）和耐甲氧西林表皮葡萄球菌（MRSE）所致关节假体周围感染的总体预后较差，手术失败率高达 21%[15]。

表 8.1　微生物分类

革兰氏阳性菌	革兰氏阴性菌	典型和不典型分枝杆菌	真菌
金黄色葡萄球菌	铜绿假单胞菌(PsAR)	结核杆菌（MTB）	曲霉菌
凝固酶阴性葡萄球菌（CoNS）	大肠杆菌	胞内鸟型分枝杆菌（MAC）	荚膜组织胞浆菌
	肺炎克雷白杆菌	堪萨斯分枝杆菌	申克氏孢子丝菌
链球菌（包括乙型链球菌）		快速生长不典型分枝杆菌（脓肿分枝杆菌、龟分枝杆菌，偶发分枝杆菌）	假丝酵母菌
肠球菌			
棒状杆菌属			
厌氧菌（痤疮杆菌、消化链球菌属、梭菌属）			

表 8.2　关节假体周围感染的微生物学

早期发病假体关节感染	常见致病菌	总的发生率(%)
<3 个月	金黄色葡萄球菌	12～39
	肠杆菌科和铜绿假单胞菌	4～28.2
	革兰氏阴性杆菌（GNRs）	
	少见致病菌	
	偶发分枝杆菌	

续表

	厌氧菌（创伤后）	2～10
延迟发病假体关节感染	常见致病菌	
3～24个月	凝固酶阴性葡萄球菌（CoNS）	22～43
	丙酸菌属	
	棒状杆菌属	
	链球菌（包括乙型链球菌）	9～14
	金黄色葡萄球菌	
	革兰氏阴性杆菌（GNRs）	
	肠球菌	3～9.2
	少见致病菌	
	结核分枝杆菌（MTB）	1～5
晚期发病假体关节感染	常见致病菌	
＞24个月（血行播散）[a]	金黄色葡萄球菌	34（血源性）
	革兰氏阴性杆菌（GNRs）	
	链球菌（包括乙型链球菌）	
	肺炎链球菌	
	肠球菌	
	CoNS	
	少见致病菌	
	MTB	
	单核细胞增生李斯特氏菌	
	非典型分枝杆菌	
	真菌	
	厌氧菌	
	布鲁氏菌属	

Data are from Trampuz et al. [9], Del Pozo et al. [50], Murdoch et al. [51], Lentino [52], Gomez et al. [53]

[a] 血源性感染也可早期发病

金黄色葡萄球菌

金黄色葡萄球菌可经血行播散或围术期种植途径进入关节。文献中指出的其他导致金黄色葡萄球菌感染的危险因素包括透析依赖、创伤、菌血症和恶性肿瘤。如前所述，类风湿关节炎是导致假体关节金黄色葡萄球菌感染的一项强有力的危险因素，Sendi等研究发现膝关节置换术后外源性或围术期感染更为常见（53% *vs.* 27%，$P=0.06$），髋关节置换术后血源性感染更为常见（73% *vs.* 47%，$P=0.06$）[16]。与血源性感染相比外源性感染的局部症状通常更为明显，前者更易出现包括脓毒血症在内的全身症状，菌血症的来源可能并不一定能够明确。很多学者还指出，从假体植入到外源性感染症状出现的时间间隔为1个月（0.5～2个月），血源性感染为86个月（39～128个月）。在甲氧西林被推出后，MRSA在20世纪60

年代被首次发现，并自此后被学者认为与院内感染相关[17]。美国 24 179 例医院获得性金黄色葡萄球菌血流感染监测报告指出，自 1995 年至 2001 年，甲氧西林耐药率已从 22%增至 57%[18]。20 世纪 80 年代首次从静脉注射毒品患者体内分离出社区获得性（community-acqaired）MRSA（CA-MRSA）菌种，之后发现囚徒、男性同性恋、体育团队成员，以及其他无典型的医疗保健获得性（healthcare-acquired）MRSA（HA-MRSA）危险因素，如暴露于医疗保健设施、使用抗生素或存在 MRSA 定植的患者也存在此类细菌感染[19]。与检出 HA-MRSA 患者相比，CA-MRSA 检出患者通常对克林霉素、四环素类、磺胺嘧啶和利福平更为敏感，但依据不同社区局部的耐药性不同也可存在差异[20]。曾有学者在医疗保健获得性感染患者中检测出 CA-MRSA 菌株，这使得对 CA-MRSA 和 HA-MRSA 的界定变得模糊[21]。Kourbatova 等报道，95 例行髋、膝关节置换患者中 9 例于术后早期并发关节假体感染，其中 5 例分离出 CA-MRSA，另 3 例分离出甲氧西林敏感金黄色葡萄球菌（MSSA）[20]。一些研究报道 MRSA 所致关节假体感染相比 MSSA 的治疗失败率更高[15,22,23]。

凝固酶阴性葡萄球菌

凝固酶阴性葡萄球菌（CoNS）是关节置换术 3 个月后关节假体感染的主要致病菌，需要特别指出的是路邓葡萄球菌，其为凝固酶阴性葡萄球菌，但与金黄色葡萄球菌的特征相似，曾有个案报道认为其可引起急性发病的术后远期感染[24,25]。路邓葡萄球菌所致感染的发病率可能被低估，这是因为很多实验室并不常规行 CoNS 专项检测，CoNS 在其他感染致病环境下的增殖促使医师要求实验室增加对其的检测内容，与其他 CoNS 不同，其对包括 β-内酰胺类的多种抗生素敏感。

B 型链球菌

研究表明，年老及糖尿病患者出现 B 型链球菌（无乳链球菌）侵袭性感染的风险较高。目前研究证实，发生关节假体 B 型链球菌（GBS）感染的患者存在多种潜在合并症。Sendi 等在一项研究中指出，75%的关节假体 GBS 感染发生于初次假体植入术后 3～24 个月，这说明其更有可能为血源性感染。而且，从假体植入到症状开始出现的时间间隔在 2 周到 23 年之间，大多数患者曾有急性发病的症状表现，并存在假体周围组织破坏。参与本项研究的多个中心报道 GBS 所致关节假体感染的总体中位发病率为 3%。伴 GBS 感染的患者如症状持续时间短、假体稳定且软组织破坏程度小，则可行病灶清理并保留假体，如其他微生物感染出现类似情况也可给予相同处理。GBS 感染通常对青霉素敏感，但如患者对青霉素严重过敏，可给予克林霉素、氟喹诺酮类和万古霉素。被检出 GBS 菌群对克林霉素耐药性的增高已引起学者的关注，一项研究报道指出，来自宫颈-直肠拭子检测的 222 个 GBS 菌株中，有 38%对红霉素耐药，21%对克林霉素耐药[27]。以往一项包括儿童、孕妇以及非孕成年人伴侵袭性疾病患者的研究发现，从此类患者中分离出的 192 个 GBS 菌株中 9%对克林霉素有耐药性[28]。也曾有报道牛链球菌、兼性双球菌、营养缺陷菌属以及肺炎链球菌为假体感染的致病菌[24]。

革兰氏阴性菌

革兰氏阴性菌是6%～23%关节假体感染的致病菌[10]。Hsieh等研究发现，合并革兰氏阴性菌感染的患者趋向于老龄（平均年龄68岁 *vs.* 59岁），且在患侧关节置换手术后感染的出现时间更早（中位关节生存期74天 *vs.* 109天）[10]，此项研究中铜绿假单胞菌是最常见的致病菌，其次为大肠埃希氏菌和肺炎克雷伯菌。与革兰氏阳性菌所致感染相比，二期更换及手术取出假体后患者预后结果良好。但革兰氏阴性菌感染患者如行保留假体及关节清理则预后较差，研究发现症状出现与手术之间间隔时间较短的患者行假体保留治疗更易成功。目前耐药革兰氏阴性菌的出现已引起学者的重视，其中包括产生超广谱β-内酰胺酶（extended spectrum beta lactamase，ESBL）和肺炎克雷白杆菌碳青霉烯酶（*Klebsiella pneumoniae carbapenemase*，KPC）的细菌[29,30]。Martinez-Pastor等报道132例膝关节置换术后假体关节感染的患者中有7例（5.3%）为产生超广谱β-内酰胺酶的肠杆菌科细菌如大肠杆菌和肺克雷白杆菌感染[31]。产生ESBL的细菌治疗需要给予碳青霉烯类抗生素，产生KPC的细菌治疗需给予替加环素和黏菌素。

分枝杆菌：结核分枝杆菌

关节假体结核分枝杆菌（*Mycobacterium tuberculosis*，MTB）感染可由于局部感染复发、相邻部位感染扩散或全身感染经血行播散种植所致。在结核病流行地域病变累及关节的患者占结核病患者的1%～5%。此类感染绝大多数为单关节发病且累及髋关节和膝关节[32]，其危险因素包括长期使用激素类药物和类风湿关节炎。关节置换术后结核病复发率为0～30%，这已引起学者的关注，全膝关节置换与全髋关节置换相比术后结核病复发的风险更高[32,33]。很多个案报道指出，确诊关节置换术后关节假体结核需要数月至数年的时间[32,34,36]，由于此类感染诊断困难，骨科医师应在临床上对其保持高度警惕。来自结核病流行地区、既往有结核病史、潜在的HIV感染或处于免疫抑制状态的患者可能存在感染风险，而且如果在专项细菌培养时未行抗酸菌检测，则可能轻易漏诊而得到多次常规细菌培养阴性结果[35]。患者通常无感染的全身表现。有研究曾指出，患者表现为冷性脓肿、皮肤窦道形成和瘘管形成[33,35]。患者行PPD试验可能并不一定为阳性结果，影像学表现通常不具有特异性。滑膜活检组织病理学检查可能会发现细菌或仅发现肉芽肿性炎症表现。关节置换术后数月或数年发现的感染如仅给予药物保守治疗通常无效，建议此类患者应移除假体关节[34,36]。Shanbhag等曾发表一项个案报道并对相关文献进行了回顾，该项研究中包括22例关节假体MTB感染患者，其中6例初次手术行分期抗生素占位器植入，间隔3～22个月后行关节假体置换[37]。

真菌感染

研究证实膝关节置换术后真菌（如烟曲霉菌 *Aspergillus fumigatus*）感染与既往应用激素导致免疫抑制和潜在恶性肿瘤相关。荚膜组织胞浆菌（*Histoplasma capsulatum*）和申克氏孢子丝菌（*Sporothrix schenckii*）也是导致关节假体感染的少见致病菌[33]。暴露于荚膜组织胞浆菌流行地区的免疫功能不全患者、户外工作者以及可能分期暴露于孢子丝菌嗜好的患者可出现此类感染。念珠菌（*Candida*）类致关节假体感染少见，其危险因素与侵袭性念珠菌病类似，包括免疫抑制、中性粒细胞减少症、长期应用抗生素及静脉置管；其他已知的危险因素包括糖尿病、皮质激素、肠外营养、类风湿关节炎、既往多次腹部手术史、既往肾移植手术史、严重烧伤及静脉注射毒品史。也有很多个案报道中的患者无任何感染风险因素[38,39]。

少见细菌

非结核性不典型性分枝杆菌和牛型结核杆菌（*Mycobacterium bovis*）所致关节假体感染通常少见，据报道导致关节假体感染的不典型分枝杆菌包括堪萨斯分枝杆菌（*Mycobacterium kansasii*）、耻垢分枝杆菌（*Mycobacterium smegmatis*）和沃氏分枝杆菌（*Mycobacterium wolinskyi*），也包括快速增殖不典型分枝杆菌，如脓肿杆菌（*Mycobacterium abscessus*）、龟分枝杆菌（*Mycobacterium chelonae*）和偶发分枝杆菌（*Mycobacterium fortuitum*）。与龟分枝杆菌相比偶发分枝杆菌更易引发术后早期感染[33]。为给予适当治疗，大多数患者需移除假体，曾有伴鸟型分枝杆菌（*Mycobacterium avium complex*，MAC）全身感染的艾滋病患者最终出现假体感染的个案报道[40]。肾移植患者出现假体关节 MAC 感染也曾有报道[41]，免疫抑制的个体也存在由于围术期沾染可能，同时免疫反应机制改变而在术后数年并发感染的风险。获得性或遗传性 γ-干扰素产生缺陷或受体表达消失也是被公认的分枝杆菌感染的风险因素[42]，免疫抑制可能导致 γ-干扰素水平降低，因此增大了此类细菌感染的风险；其他感染途径可能包括生殖器或胃肠道细菌移位直接进入关节假体。MAC 可产生生物膜，这也可能增强其在感染发病机制方面所起的作用。由于假体周围分离培养出的 MAC 在自然环境中十分普遍，因此应考虑是否为标本污染的结果，因此明确临床相关性对于诊断具有重要的作用[41]。导致假体关节感染的厌氧菌包括脆弱类杆菌属（*Bacteroides fragilis*）、梭菌属（*Fusobacterium*）、消化链球菌属（*Peptostreptococcus*）、梭菌属（*Clostridial*）、韦荣氏球菌属（*Veillonella*）以及痤疮杆菌（*Propionibacterium acnes*）[43]，此类感染致病菌通常来源于腹腔内、褥疮及骨髓炎病灶，创伤后患者也可出现此类感染。大多数厌氧菌所致关节炎是由于血行播散所致。梭菌属（*Clostridial*）是目前已知的穿透伤或异物合并感染致病菌。关于困难肠梭菌（*Clostridium difficile*）引起关节假体感染的罕见个案也有报道[24]。有关节假体放线菌类（*Actinomyces*）感染与口腔治疗、子宫内器械植入及静脉注射毒品相关的个案报道[24]，此类感染需给予为期 6～12 个月的长期治疗，如培养检查出此类细菌，医师需确定感染来源。痤疮杆菌与既往手术史和外伤史有关[43]，痤疮杆菌是常见培养物污染细菌，尤其是仅单个标本检测为阳性时。痤疮杆菌生长需要厌氧环境且培养时间长，研究表明其可导致假体肩关节感染并可导致肩袖修复后感染。Lutz 等报道阳性结果培养平均时间为 11.4 天，Dodson 等报道平均时间为 9 天[44,45]。痤疮杆菌对青霉素、克林霉素和万古霉素敏感，但对甲硝唑耐药。Levy 等认为与下肢感染相比痤疮杆菌感染更多见于肩部感染的患者（16 例肩部感染患者中有 9 例痤疮杆菌感染：233 例下肢感染患者中 1 例为痤疮杆菌感染；$P<0.001$ [46]）。此研究 9 例痤疮杆菌感染中 5 例为肩部假体感染。曾有诊断为杰氏棒杆菌（Coryne bacterium jeikeium）引起髋、膝关节置换术后远期感染的报道，此种细菌被认为对青霉素耐药且对其他抗生素的敏感性各不相同。曾有单核细胞增生李斯特氏菌

（*Listeria monocytogenes*）主要引起年老及免疫受损患者术后远期感染的报道，此类细菌似乎多数来源于未经高温消毒的牛奶/奶酪、蔬菜和肉类。诺卡菌类（*Nocardia*）通常为机会致病菌，其在文献中也曾有报道[24]。芽胞杆菌（*Bacillus*）（非炭疽菌）见于很多个案报道[24]。研究指出小肠结肠炎耶尔森菌（*Yersinia enterocolitica*）是一种导致关节假体感染的少见致病菌，其与胃肠道菌群获得模式和腹泻相关[47,48]。研究发现弯曲菌（*Campylobacter*）是免疫受损及免疫活跃患者食源性疾病致关节假体感染的常见致病菌[33]。沙门氏菌属（*Salmonella*），尤其是鼠伤寒沙门氏菌（S. typhimurium）感染可表现为急性发病或术后远期由于潜在菌血症或胃肠炎发病[24]。由于沙门氏菌属耐药性的出现，重点在于确定对致病菌敏感的抗生素并进行有目的的治疗。脑膜炎双球菌（*Neisseria meningitide*）、流感嗜血杆菌（*Hemophilus influenza*）和卡他莫拉菌（*Moraxella catarrhalis*）也被证实与关节假体感染有关。研究认为布鲁氏菌属（*Brucella*）也与髋关节和膝关节关节假体感染有关[33]。细菌迁移模式包括服用未经高温消毒的牛奶或奶酪以及从事暴露于细菌来源动物（如牛、山羊、绵羊及其他家畜）的职业。从假体植入到感染确诊的中值时间为 48 个月（范围：2 个月～14 年）。多杀性巴氏杆菌（*Francisella tularensis*）通常引起皮肤和软组织感染，其引起的关节假体感染被认为与动物咬伤及动物接触有关。已有研究报道免疫抑制患者包虫（*Echinococcus*）感染致骨骼受累者占 0.5%～2%，通常累及部位为骨盆、脊柱、肱骨和胫骨[33]，此类感染难以治愈。惠普尔养障体（*Tropheryma whipplei*）所致关节假体感染的诊断对于医师也是一项挑战，Berbari 等报道 897 例关节假体感染初次培养结果为阴性患者中 60 例（7%）为此类细菌感染[12]，此 60 例中有 32 例与术前 3 个月应用抗生素有关，其中 23%至手术前仍在接受抗生素治疗。其他细菌培养阴性感染的可能致病菌包括：苛求性菌（fastidious organisms）、集聚于生物膜内的致病菌或在常规有氧及无氧培养介质中不能生长的微生物。在培养之前细菌死亡也是感染患者细菌培养阴性的原因之一。研究还指出此类患者总体预后与关节假体感染关节细菌培养阳性的患者相似。

（沈业彤　译）

参考文献

1. Zimmerli W, Waldvogel FA, Vaudaux P, Nydegger UE. Pathogenesis of foreign body infection: description and characteristics of an animal model. J Infect Dis. 1982;146(4):487–97.
2. Kiedrowski MR, Horswill AR. New approaches for treating staphylococcal biofilm infections. Ann N Y Acad Sci. 2011;1241:104–21.
3. Donlan RM. Biofilms: microbial life on surfaces. Emerg Infect Dis. 2002;8(9):881–90.
4. Demsey KE, Riggio MP, Lennon A, Hannah VE, Ramage G, Allan D, et al. Identification of bacteria on the surface of clinically infected and non-infected prosthetic hip joints removed during revision arthroplasties by 16S rRNA gene sequencing and by microbiological culture. Arthritis Res Ther. 2007;9(3):R46.
5. Riggio MP, Dempsey KE, Lennon A, Allan D, Ramage G, Bagg J. Molecular detection of transcriptionally active bacteria from failed prosthetic hip joints removed during revision arthroplasty. Eur J Clin Microbiol Infect Dis. 2010;29(7):823–34.
6. Zimmerli W, Trampuz A, Ochsner PE. Prosthetic-joint infections. N Engl J Med. 2004;351(16):1645–54.
7. Jafari SM, Coyle C, Mortazavi SM, Sharkey PF, Parvizi J. Revision hip arthroplasty: infection is the most common cause of failure. Clin Orthop Relat Res. 2010;468(8):2046–51.
8. Van Kasteren ME, Mannien J, Ott A, Kullberg BJ, de Boer AS, Gyssens IC. Antibiotic prophylaxis and the risk of surgical site infections following total Hip arthroplasty: timely administration is the most important factor. Clin Infect Dis. 2007;44(7):921–7.
9. Trampuz A, Zimmerli W. Prosthetic joint infections: update in diagnosis and treatment. Swiss Med Wkly. 2005;135(17–18):243–51.
10. Hsieh PH, Lee MS, Hsu KY, Chang YH, Shih HN,

Ueng SW. Gram-negative prosthetic joint infections: risk factors and outcome of treatment. Clin Infect Dis. 2009;49(7):1036–43.
11. Gomez E, Patel R. Laboratory diagnosis of prosthetic joint infection, part 1. Clin Microbiol Newsl. 2011;33(8):55–60.
12. Berbari EF, Marculescu C, Sia I, Lahr BD, Hanssen AD, Steckelberg JM, et al. Culture- negative prosthetic joint infection. Clin Infect Dis. 2007;45(9):1113–9.
13. Schafer P, Fink B, Sandow D, Margull A, Berger I, Frommelt L. Prolonged bacterial culture to identify late periprosthetic joint infection: a promising strategy. Clin Infect Dis. 2008;47(11):1403–9.
14. Edmiston Jr CE, Seabrook GR, Cambria RA, Brown KR, Lewis BD, Sommers JR, et al. Molecular epidemiology of microbial contamination in the operating room environment: is there a risk for infection? Surgery. 2005;138(4):573–9.
15. Leung F, Richards CJ, Garbuz DS, Masri BA, Duncan CP. Two-stage total hip arthroplasty: how often does it control methicillin-resistant infection? Clin Orthop Relat Res. 2011;469(4):1009–15.
16. Sendi P, Banderet F, Graber P, Zimmerli W. Clinical comparison between exogenous and haematogenous periprosthetic joint infections caused by *Staphylococcus aureus*. Clin Microbiol Infect. 2011;17(7):1098–100.
17. Cunha BA. Methicillin-resistant Staphylococcus aureus: clinical manifestations and antimicrobial therapy. Clin Microbiol Infect. 2005;11 Suppl 4:33–42.
18. Wisplinghoff H, Bischoff T, Tallent SM, Seifert H, Wenzel RP, Edmond MB. Nosocomial bloodstream infections in US hospitals: analysis of 24,179 cases from a prospective nationwide surveillance study. Clin Infect Dis. 2004;39(3):309–17.
19. Millar BC, Loughrey A, Elborn JS, Moore JE. Proposed definitions of community-associated methicillin-resistant *Staphylococcus aureus* (CA-MRSA). J Hosp Infect. 2007;67(2):109–13.
20. Kourbatova EV, Halvosa JS, King MD, Ray SM, White N, Blumberg HM. Emergence of community-associated methicillin-resistant *Staphylococcus aureus* USA 300 clone as a cause of health care-associated infections among patients with prosthetic joint infections. Am J Infect Control. 2005;33(7):385–91.
21. Maree CL, Daum RS, Boyle-Vavra S, Matayoshi K, Miller LG. Community-associated methicillin-resistant *Staphylococcus aureus* isolates and healthcare-associated infections. Emerg Infect Dis. 2007;13(2):236–42.
22. Salgado CD, Dash S, Cantey JR, Marculescu CE. Higher risk of failure of methicillin- resistant Staphylococcus aureus prosthetic joint infections. Clin Orthop Relat Res. 2007;461:48–53.
23. Parvizi J, Azzam K, Ghanem E, Austin MS, Rothman RH. Periprosthetic infection due to resistant Staphylococci. Serious problems on the horizon. Clin Orthop Relat Res. 2009;467:1732–9.
24. Marculescu CE, Berbari EF, Cockerill 3rd FR, Osmon DR. Unusual aerobic and anaerobic bacteria associated with prosthetic joint infections. Clin Orthop Relat Res. 2006;451:55–63.
25. Sampathkumar P, Osmon DR, Cockerill 3rd FR. Prosthetic joint infection due to Staphylococcus lugdunensis. Mayo Clin Proc. 2000;75(5):511–2.
26. Sendi P, Christensson B, Uçkay I, Trampuz A, Achermann Y, Boggian K, et al. Group B streptococcus in prosthetic hip and knee joint-associated infections. J Hosp Infect. 2011;79(1):64–9.
27. Gygax SE, Schuyler JA, Kimmel LE, Trama JP, Mordechai E, Adelson ME. Erythromycin and clindamycin resistance in Group B Streptococcal clinical isolates. Antimicrob Agents Chemother. 2006;50(5):1875–7.
28. Murdoch DR, Reller LB. Antimicrobial susceptibilities of Group B Streptococci isolated from patients with invasive disease: 10-year perspective. Antimicrob Agents Chemother. 2001;45(12):3623–4.
29. Paterson DL, Bonomo RA. Extended-spectrum β-lactamases: a clinical update. Clin Microbiol Rev. 2005;18(4):657–86.
30. McDonald LC. Trends in antimicrobial resistance in health care: associated pathogens and effect on treatment. Clin Infect Dis. 2006;42 Suppl 2:S65–71.
31. Martinez-Pastor JC, Vilchez F, Pitart C, Sierra JM, Soriano A. Antibiotic resistance in orthopaedic surgery: acute knee prosthetic joint infections due to extended-spectrum beta- lactamase (ESBL)-producing Enterobacteriaceae. Eur J Clin Microbiol Infect Dis. 2010;29(8):1039–41.
32. Hugate Jr R, Pellegrini Jr VD. Reactivation of ancient tuberculous arthritis of the hip following total Hip arthroplasty. J Bone Joint Surg Am. 2002;84-A(1):101–5.
33. Marculescu CE, Berbari EF, Cockerill 3rd FR, Osmon DR. Fungi, Mycobacteria, Zoonotic and other organisms in prosthetic joint infection. Clin Orthop Relat Res. 2006;451:64–72.
34. Kaya M, Nagoya S, Yamashita T, Niiro N, Fujita M. Peri-prosthetic tuberculous infection of the hip in a patient with no previous history of tuberculosis. J Bone Joint Surg Br. 2006;88(3):394–5.
35. Marmor M, Parnes N, Dekel S. Tuberculosis infection complicating total knee arthroplasty: report of 3 cases and review of the literature. J Arthroplasty. 2004;19(3):397–400.
36. Khater FJ, Samnani IQ, Mehta JB, Moorman JP, Myers JW. Prosthetic joint infection by Mycobacterium tuberculosis: an unusual case report with literature review. South Med J. 2007;100(1):66–9.
37. Shanbhag V, Kotwal R, Gaitonde A, Singhal K. Total hip replacement infected with *Mycobacterium tuberculosis*. A case report with review of literature. Acta Orthop Belg. 2007;73(2):268–74.
38. Kelesidis T, Tsiodras S. Candida albicans prosthetic hip infection in elderly patients: is fluconazole monotherapy an option? Scand J Infect Dis. 2010;42(1):12–21.
39. Johnson MD, Perfect JR. Fungal infections of the bones and joints. Curr Infect Dis Rep. 2001;3(5):450–60.
40. McLaughlin JR, Tierney M, Harris WH. Mycobacterium avium intracellulare infection of hip

arthroplasties in an AIDS patient. J Bone Joint Surg Br. 1994;76(3):498–9.
41. Gupta A, Clauss H. Prosthetic joint infection with Mycobacterium avium complex in a solid organ transplant recipient. Transpl Infect Dis. 2009;11(6):537–40.
42. Griffith DE, Aksamit T, Brown-Elliott BA, Catanzaro A, Daley C, Gordin F, et al. An official ATS/IDSA statement: diagnosis, treatment and prevention of nontuberculous mycobacterial diseases. Am J Respir Crit Care Med. 2007;175(4):367–416.
43. Brook I. Microbiology and management of joint and bone infections due to anaerobic bacteria. J Orthop Sci. 2008;13(2):160–9.
44. Lutz MF, Burthelot P, Fresard A, Cazorla C, Carricajo A, Vautrin AC, et al. Arthroplastic and osteosynthetic infections due to Propionibacterium acnes: a retrospective studyof 52 cases, 1995–2002. Eur J Clin Microbiol Infect Dis. 2005;24(11):739–44.
45. Dodson CC, Craig EV, Cordasco FA, Dines DM, Dines JS, Dicarlo E, et al. *Propionibacterium acnes* infection after shoulder arthroplasty: a diagnostic challenge. J Shoulder Elbow Surg. 2010;19(2):303–7.
46. Levy PY, Fenollar F, Stein A, Borrione F, Cohen E, Lebail B, et al. Propionibacterium acnes postoperative shoulder arthritis: an emerging clinical entity. Clin Infect Dis. 2008;46(12):1884–6.
47. Iglesias L, Garcia-Arenzana JM, Valiente A, Gomariz M, Pérez-Trallero E. Yersinia enterocolitica O:3 infection of a prosthetic knee joint related to recurrent hemarthrosis. Scand J Infect Dis. 2002;34(2):132–3.
48. Oni JA, Kangesu T. Yersinia enterocolitica infection of a prosthetic knee joint. Br J Clin Pract. 1991;45(3):225.
49. Cooper CL, Van Caeseele P, Canvin J, Nicolle LE. Chronic prosthetic device infection with Francisella tularensis. Clin Infect Dis. 1999;29(6):1589–91.
50. Del Pozo JL, Patel R. Infection associated with prosthetic joints. N Engl J Med. 2009;361(8):787–94.
51. Murdoch DR, Roberts SA, Fowler Jr VG, Jr SMA, Taylor SL, Morris AJ, et al. Infection of orthopedic prostheses after *Staphylococcus aureus* Bacteremia. Clin Infect Dis. 2001;32(4):647–9.
52. Lentino JR. Prosthetic joint infections: bane of orthopedists, challenge for infectious disease specialists. Clin Infect Dis. 2003;36(9):1157–61.
53. Gomez E, Patel R. Laboratory diagnosis of prosthetic joint infection, part 1. Clin Microbiol Newsl. 2011; 33(9):63–70.

第九章　假体关节感染的抗生素治疗

Alex Soriano

引　言

即使术中操作得当、遵循无菌原则及预防性使用抗生素，关节置换术后仍有1%～3%的感染率[1]。考虑到发达国家每年行关节置换术患者数量的不断增长，可以想象关节假体感染患者的数量也将随之不断增多。由于具有抗生素耐药性细菌的逐渐增多以及细菌可在内植物表面形成生物膜，此类感染的处理较为复杂。本章的目的是阐述抗生素类药物的一般常识和目前治疗关节假体感染致病菌最常见抗菌类药物的主要特性。对每一类抗生素的产品描述包括以下方面：作用机制、抗菌谱、预测疗效的药动学指标、骨内药物浓度、药物推荐剂量及给药方法以及最常见的不良反应。

细菌，尤其是金黄色葡萄球菌，具有侵入免疫系统并在一个长期的时限内潜伏和保持活力从而导致感染反复发作的作用。与骨科内植物感染相关的最重要的机制是致病菌可形成生物膜[2]，以及细菌的小菌群表型转变，后者使细菌能够在成骨细胞内存活[3,4]，不同种类抗生素对抗此类细菌的抗菌活性相关数据将在其产品描述中分别归纳总结。

抗菌药物常识

典型的抗生素被分类杀菌类药物和抑菌类药物，总的来说抑菌类药物更适于针对静止期细菌，但此项概念的区分并不应该是绝对的。杀菌率（cidality）定义是一项实验室内的概念。杀菌剂是能够快速杀灭细菌的药物（24小时内≥3个菌落形成单位对数值），而抑菌剂也能够杀灭细菌，但起效缓慢（图9.1）。当宿主防御功能差如粒细胞缺乏患者，或感染位于粒细胞难以进入的部位如脑膜炎或心内膜炎患者，则应优先考虑给予杀菌类药物。然而，在其他情况下如给予抑菌剂则效果更好，例如动物模型或一些临床数据显示克林霉素或利奈唑胺（抑菌剂）在预防产气荚膜杆菌或化脓性链球菌所致坏死性筋膜炎患者病死率方面优于β-内酰胺类药物（杀菌剂）。蛋白合成抑制剂（克林霉素、利奈唑胺、利福平、四环素）可完全阻断毒素产生，后者对于坏死性筋膜炎的形成是至关重要的，而β-内酰胺类药物在感染后第一个24小时内不能减少毒素的产生，甚至可导致毒素产生增加[4]。

抗生素的效果取决于其体外活性，后者可通过最低抑菌浓度（minimum inhibitory concentration，MIC）得到良好的反映。MIC是抑制细菌明显生长的最低抗生素浓度，因此，MIC越低抗生素活性越高，微生物学家根据MIC确定每种抗生素对细菌的敏感性和耐药性。尽管MIC是一项有效的抗生素效能预测指标，但来自动物模型和临床研究的经验表明由MIC所提供的信息是有限的，MIC是在实验室中接种少量的指数生长期菌细胞及抗生素

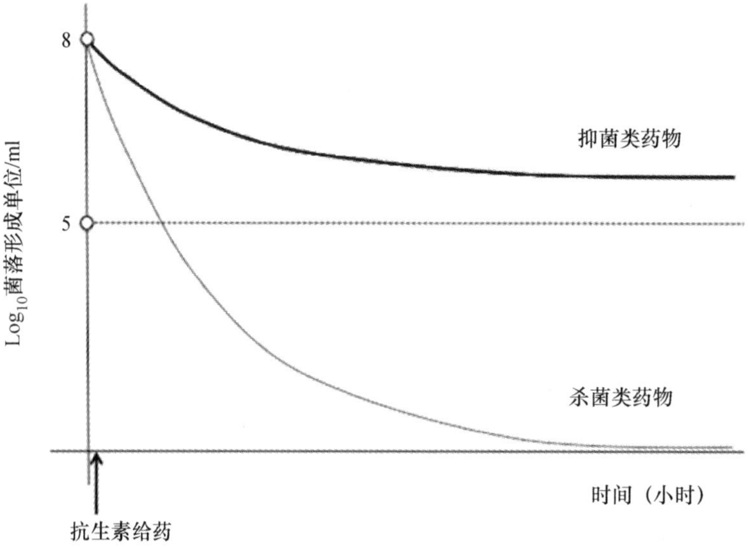

图 9.1 抑菌类抗生素(图中显示暴露于药物 24 小时后细菌减少至小于 3 个菌落形成单位对数值）和其他杀菌类药物杀菌活性曲线

浓度恒定的情况下测得，而对患者而言，细菌接种量可能会更多且抗生素在血浆和组织内的浓度在不断变化，因此，近年来感染科医师、微生物学家及药理学家对动物模型和人体内药物浓度检测（药物动力学：吸收、分布和排泄）与抗菌效应（MIC）之间的相关性进行了研究，此二者之间的关系被称为药效动力学[6]。药效动力学被证实在提出适宜的感染治疗方案及更为准确的定义抗生素细菌敏感性触发点方面具有价值，其可明确以下三个抗菌活性模式(图 9.2)：

1. 浓度依赖抗生素及抗生素给药后长期效应。此类抗生素较高的血药浓度相比低血药浓度能够更快速地杀灭微生物，而且由于抗生素给药后长期效应的存在，因此允许间断大剂量给药。此类药物给药方案的提出是为了使血药浓度最大化，超过 MIC（Cmax/MIC）。此种抗菌活性模式见于氨基糖苷类抗生素。

2. 时限依赖抗生素伴抗生素给药后轻度或无长期效应。高浓度抗生素相比低浓度杀灭微生物的效果并不明显，且细菌在血药浓度水平低于 MIC 后很快再次繁殖，典型的此类抗生素为 β-内酰胺类药物。此类药物给药方案的提出是为了在两次给药间隔期间维持血药浓度水平超过 MIC（T>MIC）。

3. 总体接触依赖抗生素。此类抗生素具有时间依赖性且存在抗生素给药后长期效应，可防止血药浓度低于 MIC 或半衰期延长的浓度依赖抗生素给药时细菌再次繁殖，此类药物给药方案的提出是为了优化给药剂量以确保能够有效杀菌，反映抗生素总体接触情况最好的指标是 24 小时血药浓度/MIC（AUC/MIC）曲线下方区域。此作用模式见于除前述两类抗生素外的大多数抗菌药物，如大环内酯类、克林霉素类、甲硝唑、糖肽类、恶唑烷酮类、氟喹诺酮类、达托霉素或四环素类。

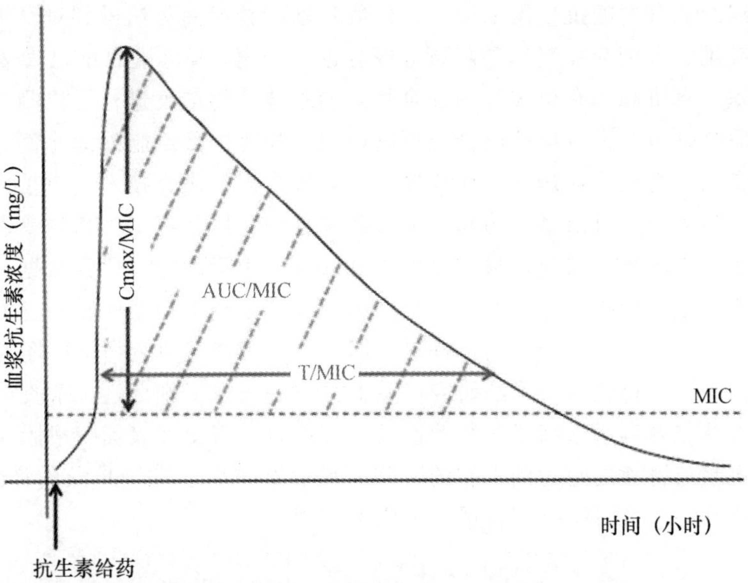

图 9.2　图示预估抗生素效能的药效动力学参数。Cmax，血浆抗生素浓度峰值；MIC，最低抑菌浓度；AUC，浓度曲线下区域

骨、滑液和脓肿内抗生素浓度的重要性

大多数细菌感染发生于组织（骨组织）间液内或其他体液（滑液）内，因此，药物渗透进入血管外间隙的机制对于抗菌治疗具有十分重要的意义。抗生素全身给药后进入血循环并扩散（进入软组织、骨骼肌、骨、滑液）或分泌（经尿液、胆汁）进入体内不同部位。抗生素聚集到这些身体部位是血药浓度、蛋白结合情况、药物半衰期、药物脂溶性、电离作用、主动转运情况、血管外部位的形状（大关节或小关节）、炎症程度这些因素作用的结果。血管外抗生素扩散机制主要可分为以下四类，详见表 9.1。

表 9.1　抗生素血管外部位扩散分类评估

扩散部位描述	举例
全身组织	骨骼肌、皮肤、骨组织
容积相对较大的充满体液的间隙，药物被动扩散进入	滑液、脓肿、囊肿、结节
腺体或器官分泌或产生体液	尿液、胆汁、唾液、汗液
充满体液间隙中可能存在扩散屏障或主动排泄系统	脑脊液、玻璃体液

近数十年来，有很多关于抗生素渗透进入骨组织的研究文献发表[7]。骨组织是一种相比如肺组织或皮肤组织血供差的组织，其组成特殊，因此难以预估对其他组织渗透性良好的药物是否在骨组织内也能够达到较高浓度。骨组织中含有有机成分（占骨总量的 30%～35%，包括胶原纤维和细胞外液）和无机成分（占 65%～70%，包括羟基磷灰石）。急性血源性骨髓炎的致病细菌定植于骨组织间液（有机成分），而接触感染（如糖尿病或手术切口感染）时致病菌定植于无机或有机基质内。由于抗生素在细胞外液达到的浓度与血浆中相似[8]，因此急性血源性骨髓炎无死骨或脓肿时全身抗生素给药可成功治愈[9]。而与之相比，无机基质血供差，抗生素浓度低，因此，接触感染通常需要手术干预方可治愈。依据上述数据，有必

要确定不同骨组织成分内的抗生素浓度，但依靠目前的技术尚无法做到对骨组织样本中如细胞外液、胶原纤维、骨细胞和羟基磷灰石等成分进行分离，实际上目前已发表的文献中仅仅是对均浆骨组织（有机和非有机成分的混合物）的整体药物浓度进行了检测。近年来，很多学者试图对松质骨骨组织进行单独成分分析的研究，长骨内部细胞外液比例高但非有机物含量低，而皮质骨内非有机物含量百分比较高[7]。新近推出的研究技术，微量渗析技术可用于检测组织间液内游离型（自由型）药物。大多数文献中是以骨组织内药物渗透量与血药浓度比值确定抗生素的骨内渗透情况，目前可检索到每种抗生素的相关研究数据。

滑液由滑膜产生，滑膜由存在血管的结缔组织周围包绕缺乏基底膜的立方上皮构成（图9.3）。因此，正如表9.2中所指出的，并没有阻止抗生素渗透进入滑液的阻挡屏障，但大多数此类研究数据来源于行关节手术的研究对象而并非是来源于细菌性关节炎的患者。细菌性关节炎患者的关节腔内容量远高于非细菌性关节炎患者，可交换表面（滑膜）与关节腔容量的比值取决于血浆与滑液之间达到平衡的时间（见后对抗生素脓肿扩散的详细论述），上述机制说明了细菌性关节炎时需立即行滑液抽吸的原因。

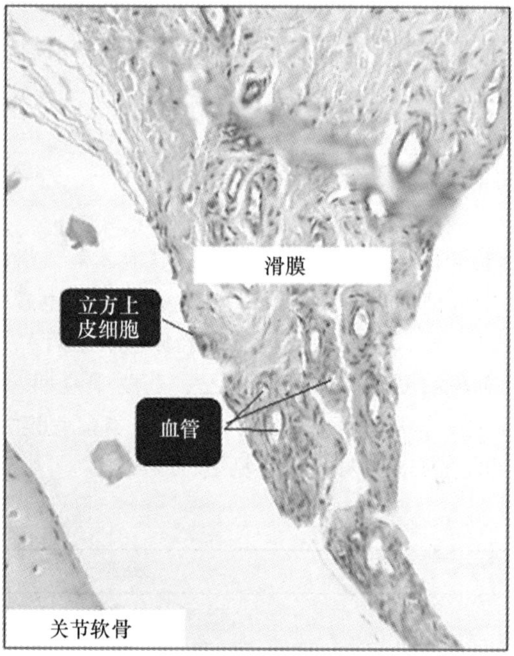

图 9.3 滑液形成结构图

表9.2 滑液中不同抗生素浓度

抗生素	患者数量	药物输注时间（小时）	滑液内浓度（μg/ml）	滑液/血浆药物浓度比
庆大霉素	6	1～3.5	3.2	80
头孢噻肟	22	2	29	116
氯唑西林	29	0.75	105	87
万古霉素	6	1～1.65	5.7	81
利奈唑胺	10	1.5	20.1	87

脓肿形成起始于多形核白细胞的聚集，导致感染软组织降解后引发液化性坏死，之后在脓肿边缘形成肉芽组织，其最终为一纤维组织囊所致代（图 9.4）。动物模型研究数据表明，囊肿包裹形成于感染后 10～14 天。脓肿壁对抗生素的渗透性取决于囊肿包囊所处在哪一时期。抗生素渗透进入脓肿以及达到血药浓度与脓肿内药物浓度之间的平衡取决于以下三个方面：

1. 在脓肿形成过程中纤维囊的渗透性将不断降低。渗透是指溶液被动转运穿过固态膜的过程，低分子、脂溶性高和未解离的抗生素渗透性更高。就人体而言，对此项指标的评估十分困难，这可能是不同研究者报道的结果之间存在差异的主要原因。

2. 表面积（A）与脓肿总体容量（V）的比值。在 A/V 比值低的脓肿中，达到血药浓度与脓肿内药物浓度之间的平衡状态会被延迟，此时药物的进入和排出将会更为缓慢。

3. 血浆与脓肿内药物浓度构成。血浆内高浓度游离抗生素（未与蛋白结合）是达到脓肿内抗生素高浓度的必要条件。

对于抗生素在人体内脓肿的扩散情况目前了解很少，一些与之密切相关的信息详见表 9.3。除此之外，其他因素如氧利用率低、脓液 pH 低以及细菌接种量大可使抗生素针对脓肿内细菌的效能明显降低。临床数据表明，脓肿无需手术引流即能够成功治愈与其＜5cm 及延长抗生素给药时间（＞4 周）密切相关[10]。

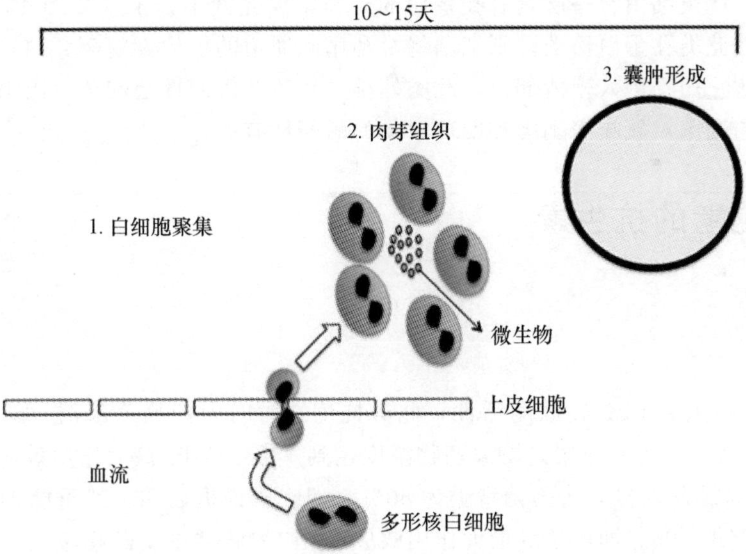

图 9.4　脓肿形成分期

表9.3　人体内脓液的抗生素水平

抗生素	剂量及给药间期	引流前给药次数	血药浓度(μg/ml)	脓肿内药物浓度(μg/ml)
头孢噻肟	3g/8 小时静注	1～7	末次给药 6 小时后浓度＝2±1	末次给药 6 小时后浓度＝2.1±1.6
阿莫西林	500mg 口服	1	末次给药 1.5 小时后浓度＝5.92±2	末次给药 1.5 小时后浓度＝0.9±0.3
磷霉素	8g 静注	1	最大浓度（0.8 小时）＝446±128	最大浓度（10.5 小时）＝64.2±66.9

抗生素分类及耐药性产生的主要机制

本章将依据其主要作用机制对抗生素进行分类：

1. 细胞壁作用抗生素：β-内酰胺类和糖蛋白类。

2. 导致细胞膜破坏的抗生素：达托霉素。

3. 蛋白和 RNA 合成抑制剂：氨基糖苷类、克林霉素、四环素、利福平和利奈唑胺。

4. 叶酸合成抑制剂：复方新诺明。

5. 涉及 DNA 合成和超螺旋结构的特殊酶类抑制剂：氟喹诺酮类。

细菌产生的规避抗生素作用的机制可分为：(1) 通过利用酶降解分子实现抗生素抗性，例如β-内酰胺酶可水解青霉素的β-内酰胺环，这是金黄色葡萄球菌对青霉素高度耐药（>90%）的原因；(2) 通过靶位修饰防止抗生素与细菌结合，其中一个例子（例如 MRSA）是通过青霉素结合蛋白（protein binding penicillin，PBP）与药物的结合以及β-内酰胺结合部位的突变使金黄色葡萄球菌对所有β-内酰胺类耐药，其中包括作用于β-内酰胺酶的药物，如甲氧苯青霉素；(3) 通过抑制摄入防止抗生素进入靶体部位，此项机制对于革兰氏阴性菌具有重要意义，此类细菌有一层具有孔蛋白的外膜，仅允许小分子（≤700Da）亲水抗生素进入细胞，如使此类孔蛋白松动，则细菌将对利用此通道的抗生素耐药；(4) 通过外排泵增加药物排泄以防止药物进入靶体部位，此类外排泵在革兰氏阳性菌和革兰氏阴性菌相关研究中曾有介绍，与细菌对氟喹诺酮类和四环素类的耐药性有关。

作用于细胞壁的抗生素

β-内酰胺类

β-内酰胺类可阻滞 PBP 转肽酶活性，此类抗生素为时限依赖杀菌剂。碳青霉烯类两次连续给药期间（T>MIC）血浆内游离药物浓度达到 4 倍于 MIC 最大作用效应的药物比例为至少 40%，青霉素为 50%，头孢菌素类为 60%。但临床证据表明，严重感染时β-内酰胺类血药浓度超过 MIC 100%即可达到最大作用效应。β-内酰胺类主要药物包括青霉素、头孢菌素和碳青霉烯类，抗菌谱详见表 9.4。对β-内酰胺类敏感金黄色葡萄球菌活性最强的是耐青霉素酶的青霉素类药物（甲氧西林、苯唑西林或氟氯西林），其次为头孢唑啉，此类药物被广泛用于治疗和预防，但金黄色葡萄球菌可产生 4 种青霉素酶（A、B、C 和 D 型），而产生 A 型青霉素酶的金黄色葡萄球菌对头孢唑啉较不敏感[11]，此项机制与细菌接种量高的急性感染以及未计划行假体移除患者的抗生素预防[11]和治疗[12]失败存在相关性。所选β-内酰胺类药物的推荐给药剂量详见表 9.5。大多数β-内酰胺类药物半衰期短，为达到药物动力学指标（T>MIC）每日应多次给药或持续给药。大多数研究表明，β-内酰胺类药物和β-内酰胺酶抑制剂（克拉维酸、他唑巴坦、舒巴坦）骨内浓度为血药浓度的 10%～30%，骨内药物浓度与血药浓度之间达到平衡的速度相对较快，但药物穿透皮质骨的速度较慢[7]。

β-内酰胺类药物对革兰氏阳性菌或革兰氏阴性菌生物膜的活性有限，有学者对青霉素类（青霉素和苯唑西林）、头孢菌素（头孢唑啉）、碳青霉烯类（亚胺培南）对金黄色葡萄球菌和铜绿假单胞菌的漂浮细胞和生物膜的抗菌活性进行了实验研究[15,16]，此类药物清除生物膜所需药物浓度通常是清除漂浮细胞所需药物浓度的100多倍。其对SCV，尤其是对细胞内菌细胞的作用效果有限[17]。β-内酰胺类药物作用效果有限的原因可能是由于生物膜内细菌及SCV的代谢活性低。这些研究数据表明，β-内酰胺类是对革兰氏阳性或阴性敏感菌所致急性感染治疗效果良好的抗菌药物，这种感染的主要致病菌群生长迅速，但此类药物清除生物膜的效果有限，因此在感染长期治疗过程中应选择其他替代治疗方法。

表 9.4　β-内酰胺类药物抗菌谱

种类	抗生素	给药方法	主要活性
青霉素类			
天然青霉素类	青霉素G	肌注-静注	GP
	青霉素V	口服	
耐青霉素酶类	甲氧西林	肌注-静注	金黄色葡萄球菌
	苯唑西林	肌注-静注	
	（氟）氯唑西林	肌注-静注-口服	
氨基青霉素	氨苄西林	肌注-静注-口服	GP，粪肠球菌
	阿莫西林	口服	
	与克拉维酸或舒巴坦合用	肌注-静注-口服	GP，粪肠球菌，GN，厌氧菌
羧基青霉素和酰脲类青霉素	哌拉西林-他佐巴坦	肌注-静注	GN，铜绿假单胞菌，粪肠球菌，厌氧菌
头孢菌素			
第一代头孢菌素	头孢唑林	肌注-静注	GP
	头孢氨苄	口服	GP
第二代头孢菌素	头孢呋辛（酯）	肌注-静注-口服	GP，GN
	头孢尼西[a]	肌注-静注	GP，GN
	头孢西丁	肌注-静注	GP，GN，厌氧菌
第三代和第四代头孢菌素	头孢曲松	肌注-静注	GN
	头孢他啶	肌注-静注	GN，铜绿假单胞菌
	头孢吡肟	肌注-静注	GN，铜绿假单胞菌
第五代头孢菌素	头孢洛林[b]	静注	GN，GP，对MRSA敏感
碳青霉烯类			
对铜绿假单胞菌有活性	亚胺培南	静注	GP，GN，铜绿假单胞菌
	美罗培南[c]	静注	ESBL-E，厌氧菌
	多利培南[c]	静注	
对铜绿假单胞菌无活性	厄他培南	静注	同前，但对铜绿假单胞菌无活性

GP：革兰氏阳性菌（除外耐甲氧西林葡萄球菌和肠球菌）；GN：革兰氏阴性菌（除外假单胞菌属和ESBL-E）；ESBL-E：可产生广谱β内酰胺酶的肠杆菌科（埃希氏菌属，克雷白杆菌属）；MRSA：耐甲氧西林金黄色葡萄球菌

[a]半衰期长的抗生素

[b]第一种对MRSA敏感的β-内酰胺类药物

[c]美罗培南和多利培南相比亚胺培南对粪肠球菌的活性更强

表 9.5 主要β-内酰胺类药物的给药剂量、给药途径和给药方法

抗生素	剂量	频率	给药途径	主要敏感菌
(氟)氯唑西林	2g	4h	静注	MSSA
	LD：0.5～1g（10～30min）+CI 8～12g	24h内	静注	
头孢唑林	1～2g	8h	静注	MSSA
	LD：0.5～1g（10～30min）+CI：60～80mg/kg	24h内	静注	
氨苄西林	2g	4h	静注	粪肠球菌
阿莫西林-克拉维酸	875/125mg	8h	口服	MSSA，GN，厌氧菌
	1～2g	8～6h	静注	
哌拉西林-他巴唑坦	3/0.375g	6h	静注	铜绿假单胞菌
头孢曲松	1～2g	24h	静注	GN
头孢他啶	2g	8h	静注	铜绿假单胞菌
	LD：0.5～1g（10～30min）+CI 6g	24h 内输注	静注	
美罗培南	1～2g（首剂 500mg 10～30min 内）输注	8h	静注	铜绿假单胞菌
	2～3h内（最适宜）			ESBL-E
厄他培南	1g	24h	静注	ESBL-E

LD：负荷剂量；CI：持续输注；MSSA：甲氧西林敏感金黄色葡萄球菌；GN：革兰氏阴性菌（除外假单胞杆菌属和ESBL-E）；ESBL-E：广谱β-内酰胺酶肠杆菌科（大肠杆菌、肺炎克雷白杆菌）

最常见的相关不良事件是给药后由IgE介导的过敏反应（血管神经性水肿、支气管痉挛、高血压、荨麻疹），据报道其在给予青霉素类衍生物治疗的患者中发生率为0.01%。远期由IgG介导的过敏反应更常见，表现为皮肤皮疹。对青霉素过敏患者中有10%也对头孢菌素类过敏，因此不建议对此类既往有急性过敏反应史的患者给予头孢菌素类药物。口服β-内酰胺类药物可导致胃肠道反应如恶心、呕吐及非特异性腹泻或困难肠梭菌相关腹泻。如以大于每天150mg/kg的给药剂量治疗超过10天，则可能出现血液不良事件，如嗜中性粒细胞减少症。如给予大剂量的β-内酰胺类药物（如亚胺培南或头孢吡肟）或患者伴肾衰竭，则有并发抽搐的风险。

糖蛋白类：万古霉素

万古霉素与构成糖蛋白单体的D-丙氨酰丙氨酸末端残基连接以抑制细菌的细胞壁合成。万古霉素是一种时效依赖性抗生素，杀菌作用起效较慢，这可以解释为何临床研究数据表明致病菌为甲氧西林敏感金黄色葡萄球菌的骨髓炎患者给予万古霉素的治疗结果相比β-内酰胺类差的原因[18]，因此，如将万古霉素作为一线治疗药物但最终发现感染致病菌为MSSA，则应更换为β-内酰胺类药物治疗。来自作者的动物模型研究和关于临床上呼吸道感染以及

MRSA 所致菌血症的经验表明[19,20]，预测万古霉素疗效最好的指标是 AUC/MIC，如此项比值≥400 则患者预后结果良好。最近学者一致推荐万古霉素血浆波谷浓度应≥15mg/L[21]，为达到此万古霉素 MIC ≤1mg/L 的目标所需的给药剂量见表 9.6。临床经验表明，葡萄球菌所致菌血症患者如万古霉素 MIC>1mg/L，则治疗失败或死亡率较高[22]。尽管目前并没有在治疗骨与关节感染方面的经验，但学者认为，当万古霉素 MIC>1mg/L 时替换对葡萄球菌敏感的抗感染药物是一项明智的选择。

表 9.6 不同抗生素的给药剂量、给药途径、给药方法及主要抗菌谱

抗生素	给药剂量及频率	给药途径	抗菌谱
万古霉素	15～20mg/kg/12h[a]	静注	MRSA
			MRCNS
			粪肠球菌
达托霉素	6～10mg/kg/24h[a,b]	静注	MRSA
			MRCNS
			粪肠球菌
氨基糖苷类			
庆大霉素	5～7mg/kg/24～12h	静注，肌注	GP，GN
阿米卡星	15～20mg/kg/24～12h	静注，肌注	GP，GN，铜绿假单胞菌
克林霉素	300mg/8h	口服	GP，厌氧菌
	600mg/8～6h	静注	
	CI：30～40mg/kg in 24h	静注	
四环素类			
多西环素	200mg（单次剂量）或 100mg/12h	静注、口服	GP，GN，厌氧菌
米诺四环素	200mg（单次剂量）或 100mg/12h	静注、口服	GP，MRSA，GN，厌氧菌
替加环素	100mg（单次剂量）或 50mg/12h	静注	GP，MRSA，肠球菌，GN，厌氧菌
利福平	450～900mg/24～12h	静注、口服	GP，MRSA
利奈唑胺	600mg/12h	静注、口服	GP，MRSA，肠球菌
复方新诺明（磺胺甲基异恶唑/甲氧苄啶）	160/800mg/12～8h	静注、口服	MRSA
氟喹诺酮类			
环丙沙星	400mg/12～8h	静注、口服	GN，铜绿假单胞菌，GP
	750mg/12h		
左氧氟沙星	500mg/24～12h	静注、口服	GN，铜绿假单胞菌，GP
莫西沙星	400mg/24h	静注、口服	GN，GP，厌氧菌

MRSA：耐甲氧西林金黄色葡萄球菌；MRCNS：甲氧西林凝固酶阴性葡萄球菌；GN：革兰氏阴性菌（除外铜绿假单胞菌）；GP：革兰氏阳性菌（除外耐甲氧西林葡萄球菌及肠球菌）；CI：持续静注

[a]根据总体重

[b]严重感染及假体未移除者建议给药剂量为大于 6mg/kg，病态肥胖患者建议给药剂量不超过 8mg/kg

[c]米诺四环素和替加环素对金黄色葡萄球菌的活性高于多西环素

有研究报道行髋关节置换术的患者皮质骨平均药物浓度为血药浓度的 7%，而松质骨中药物浓度为血药浓度的 13%，该研究中 6 个骨髓炎患者骨质样本中仅 3 例的药物浓度在检测下限以上[23]。万古霉素针对生物膜以及在体外和动物模型中针对细胞外和细胞内 SCV 的治疗效果十分有限[15,17]，但如与利福平或四环素合用，则其针对生物膜的治疗效果将会提高[24]。

与万古霉素相关的最重要的不良事件为静脉炎（10%）、快速静脉输注所导致的红人综合征（表现为瘙痒、皮肤红疹）以及肾毒性。减慢输液速度（1 小时）可避免红人综合征出现，肾毒性与波谷血药浓度＞15mg/L 相关，如连续给药超过 7 天或同时服用肾毒性药物（利尿剂、氨基糖苷类药物、两性霉素 B）则肾毒性发生率超过 20%。

导致细胞膜破坏的抗生素：达托霉素

达托霉素为一种脂肽类抗生素，是一种强效的浓度依赖革兰氏阳性球菌杀菌活性药物。脂肽类巨大的疏水簇与菌细胞膜酰基链区域相互作用，一旦插入细胞膜，达托霉素形成的孔洞会使细胞膜功能完整性受损，导致细胞内离子溢出并使菌细胞快速死亡[25]。预测达托霉素效果的药效动力学指标是 AUC/MIC，靶值为≥600，尽管在可接受的给药剂量（每 24 小时 4～6mg/kg，静脉给药）下可达到高值 AUC，但关于骨髓炎或假体关节感染患者的临床经验表明，与高剂量给药相比，低剂量（每 24 小时 4mg/kg）给药与预后结果差更具相关性[26,27]。最近一项关于葡萄球菌致假体关节感染行二期假体更换患者的开放随机临床试验中，随机分组患者分别给予达托霉素 6mg/kg 或 8mg/kg，或为对照组（其中大多数患者给予万古霉素），给药时间为 6 周[28]，结果表明，三组患者的临床治愈率接近，分别为 88%、91%和 91%，如同时考虑到不良事件及微生物检测失误方面因素，则分别为 58%、61%和 38%。这些结果说明治疗骨感染时给药剂量大于 6mg/kg 是必要的（表 9.6），这可能是由于此种抗生素与蛋白高度结合（92%）且分子量巨大，与感染组织容量相比，在血供缺乏区域物质交换表面较小（例如失去活力组织包绕假体，脓肿未得到引流）。任何药物能否即时达到所需的组织内药物浓度取决于其分子的扩散速度，而药物分子的扩散速度则取决于毛细血管与病变中心部位之间的游离药物浓度梯度，以及药物分子的理化特性。获得高游离药物浓度梯度（高剂量）可使感染部位药物浓度很快高于 MIC。此外。动物模型研究结果表明，达托霉素与利福平合用效果更好[29,30]。

有学者采用微量渗析方法对 8 例糖尿病患者松质骨中达托霉素药物浓度进行了检测[31]，结果表明，达托霉素血浆游离药物浓度与骨内游离药物浓度相等。体外研究数据表明，达托霉素是对生物膜最有效的抗生素之一[32]，这可能是由于达托霉素的杀菌作用受细菌细胞分裂或活动代谢的影响很小[33]。达托霉素以 4 倍于 MIC 的浓度对细胞外 SCV 产生杀菌效果[34]，但其针对细胞内 SCV 的活性则明显降低，如与利福平和庆大霉素合用，则其活性将得以部分提高[35]。

达托霉素最重要的不良事件是肌肉毒性病变，通常在大剂量治疗 2 周后出现。根据不同的研究结果，如平均给药剂量为 8mg/kg，则 10%的患者将会出现肌酸磷酸激酶（CPK）增高，4%～5%的患者将会出现肌肉病变症状。如患者出现肌肉病变临床症状或 CPK≥5 倍正常值，则建议停用达托霉素。

蛋白和 RNA 合成结构抑制剂

氨基糖苷类

氨基糖苷类与原核生物核糖体结合，结果导致蛋白合成明显减少。大多数作用机制相似（四环素、克林霉素、利奈唑胺）的抗生素为抑菌剂，但氨基糖苷类为快速作用的浓度依赖性杀菌剂，这说明杀菌剂还有不为人们所知的作用机制。氨基糖苷类通过能量依赖机制转运穿过细胞膜，此机制可因低 pH 和厌氧环境而受到抑制，这可以说明此类抗生素对厌氧菌及脓肿内细菌活性降低的原因。氨基糖苷类抗菌谱包括需氧菌、兼氧革兰氏阴性球菌（肠杆菌科、铜绿假单胞菌和不动杆菌）以及革兰氏阳性菌，MSSA 对其仍然敏感，但 MRSA 通常对其耐药。链球菌和肠球菌对氨基糖苷类耐药。一般而言，此类抗生素与细胞壁活性抗生素（β-内酰胺类和万古霉素）合用具有协同作用。尽管氨基糖苷类药物的半衰期短，但随着抗生素浓度的升高杀菌率也得以增高（Cmax/MIC），且此类药物抗生素后效应较长，因此适宜的给药方法是单次大剂量或每日两次给药（表 9.6）。目前尚缺乏氨基糖苷类对骨质渗透作用方面的信息，其对生物膜的活性不足，这是因为氨基糖苷类分子为阳离子型且生物膜细胞外基质含阴离子多糖可阻止氨基糖苷类分子扩散[32]。SCV 对此类抗菌药物高度耐药，这是因为 SCV 内能量依赖转运机制被阻断，导致氨基糖苷类药物不能进入细胞内[36]。此外，一项 50 例肠球菌假体关节感染的回顾性研究中，对单一药物治疗（作用于细胞壁抗生素）和与氨基糖苷类联合治疗两种方法进行对比[37]，结果表明，两组患者在预后结果方面并无明显差异，但氨基糖苷类组患者肾毒性和耳毒性发生率明显增高，据此，建议在严重感染急性期应限制作用于细胞壁抗生素与氨基糖苷类合用，建议给药时间不超过 3～5 天，但其可用于对多重耐药革兰氏阴性菌（如铜绿假单胞菌）感染的治疗。

研究报道的氨基糖苷类肾毒性发生率在 5%～25%，但如与其他肾毒性药物（利尿剂、万古霉素）合用、合并肾脏疾病以及治疗时间超过 3 天，则与更高的并发肾毒性的风险存在明显相关性。学者建议为保证药物效能及避免产生毒性反应，应监测药物峰值以及通过血药浓度水平保证药物作用效果及避免产生毒性反应。其他严重不良事件为耳毒性和神经肌肉阻滞。

克林霉素

克林霉素与核糖体 50S 亚基结合，可通过肽链早期延长阶段干扰转肽反应阻止蛋白合成，其对革兰氏阳性菌及厌氧菌均有活性。需要重点提及的是一些革兰氏阳性菌（葡萄球菌）对克林霉素的可诱导性耐药，此耐药性机制不能通过标准的 MIC 被反映出来，但的确有研究报道临床上应用克林霉素治疗失败的感染患者，是由于葡萄球菌可诱导性耐药所致[38]。如一种克林霉素敏感菌株对红霉素耐药，则应考虑是否存在此种耐药性机制，此时在克林霉素给药之前应增加排除可诱导性耐药的相关检测。克林霉素是一种时间依赖性抑菌类抗生素，其推荐应用剂量见表 9.6。与其他蛋白合成抑制剂相似，克林霉素可快速减少在感染病变形成中具有重要作用的毒力因子的合成[5]。克林霉素对人体骨质渗透机制的研究开始于 20 世纪 70 年代，骨-血浆药物浓度比值在 0.20～0.45，略高于 β-内酰胺类药物。动物模型研究的确表明克林霉素相比头孢菌素在清除感染骨质内金黄色葡萄球菌方面效果更好[39]。骨科内植物感染短期研究结果表明，如利福平与克林霉素联合应用则治愈率高[40]。Zeller 等指出，与利福平联合给药相比克林霉素单一用药患者的克林霉素血药浓度将降低 40%，但其并未发现二者在临床预后结果方面存在差异。

克林霉素应用过程中出现的最重要的不良事件为胃肠道紊乱，包括腹泻、恶心、呕吐和腹痛，据报道其发生率为 10%。与艰难梭菌感染治疗相关的腹泻是一种严重并发症，据报道其发生率小于 5%。

四环素

四环素通过与核糖体 30S 亚基结合抑制细菌蛋白合成，其为广谱、时效依赖性（T>MIC）抑菌剂，对革兰氏阳性菌和革兰氏阴性菌敏感。自从 20 世纪 70 年代发现四环素耐药细菌数量不断增长以来，此类药物的临床应用受到了限制。最近推出的新一代四环素类药物（替加环素）保留了此类药物的广谱活性。四环素类主要药物的用量见表 9.6。

利用现代分析技术检测骨质药物浓度，发现四环素类药物对骨质的渗透性高[7]。体外研究结果表明，四环素类是对葡萄球菌生物膜具有活性的抗生素[42]，尤其是在与其他抗生素包括利福平、克林霉素或万古霉素合用时[24]，其对细胞内 SCV 也有治疗效果[17]。MRSA 所致慢性异物感染的动物模型研究结果表明，四环素与万古霉素的治疗效果相似，均明显优于对照组[43]。四环素用于假体关节感染治疗的临床经验仅限于长期将米诺四环素用于感染抑制治疗方面[44]，结果表明，末次随访 50%的患者耐受性良好且并未发现病情复发。

四环素口服给药后胃肠道症状（恶心、呕吐）常见，食物中添加多西环素或米诺四环素的给药方法可能部分缓解此类症状。儿童服用四环素后牙齿出现灰棕色至黄色变色改变已引起学者的关注。除孕妇以外，小于 2g/d 静脉给药不会引起肝功能不良或损伤。四环素可加重患者之前存在的肾功能不全症状。过敏反应，包括过敏性休克、荨麻疹、眼眶周围水肿、固定性药疹、荨麻疹样皮疹和光敏反应并不常见。眩晕是米诺四环素独有的副作用反应，通常开始于治疗后 2 天或 3 天，有报道此不良反应多见于妇女，中断治疗后数日症状可消失，但此副作用反应严重限制了米诺四环素的临床应用。研究指出良性颅内压增高（假性脑瘤）通常与中期或长期应用米诺四环素相关。

利福平

利福平通过抑制在原核生物中高度保守的 DNA 依赖 RNA 聚合酶 β-亚基发挥其抗菌活性。利福平是一种浓度依赖性（Cmax/MIC）杀菌类抗生素，其对革兰氏阳性菌和分枝杆菌属具有强效活性，利福平对处于静止期的细菌[44]、细胞内 SCV [17]以及生物膜内细菌[32]均有抗菌活性，其推荐剂量见表 9.6。需要重点指出的是利福平不能作为单一治疗给药药物，这是因为细菌的耐药突变株选择常见。利福平 450mg/12h 联合环丙沙星相比单独环丙沙星给药在治疗骨科内植物感染内植物未移除方面的效果更好（治愈百分比 100%和 53%）[46]。利福平是一种浓度依赖抗生素（Cmax/MIC），每日 1 次（600～900mg/24 h）的给药方法简便，相比 450mg/12h 给药方法可保持较高的 Cmax/MIC 值。此外，考虑到生物膜细菌的长时限复制率，利福平每日一次给药已足够维持其抗菌效果。据报道利福平的骨与血浆药物浓度比值为0.2～0.5[7]。很多观察研究指出采用利福平联合（氟喹诺酮、利奈唑胺或克林霉素）方案治疗假体感染具有一定效果[47,48]。利福平可降低其他抗生素（利奈唑胺、复方新诺明或克林霉素）、抗凝药物（新抗凝）和抗癫痫药物（苯妥英钠）的血药浓度，因此有必要在应用时对其进行密切的临床监控。

胃肠道症状如腹痛或痉挛、恶心、呕吐和腹泻相对常见。在药物治疗过程中可出现血浆转氨酶水平升高，但其发生率相对较低（1%），在合并慢性肝脏疾病、酗酒或同时服用可能具有肝毒性药物的个体中发生率较高。皮疹及其他皮肤不良反应是停药的常见原因；但一些患者给予抗组胺类药物或脱敏治疗后可继续利福平抗感染治疗。轻度血小板减少症、白细胞减少症和粒细胞减少症是在利福平治疗过程中相对常见的并发症。有关于利福平大剂量间歇给药方案治疗过程中或停药间歇期后再次服用时并发急性肾衰竭的报道。

利奈唑胺

利奈唑胺通过与核糖体50S亚基和30亚基之间的连接部位相结合抑制细菌蛋白合成，因此阻止70S起始复合物的形成。利奈唑胺是一种时间依赖性（T＞MIC）抑菌类抗炎药物，对大多数临床上重要的革兰氏阳性菌有活性，包括金黄色葡萄球菌（甲氧西林敏感和耐药菌株）、凝固酶阴性葡萄球菌、屎肠球菌和粪肠球菌（万古霉素敏感和万古霉素耐药菌株），其推荐使用剂量见表9.6。研究报道利奈唑胺平均骨质-血浆药物浓度比例为0.2～0.5[7]。利奈唑胺有口服剂型且对甲氧西林耐药葡萄球菌有活性，因此，其可作为糖蛋白类静脉给药抗感染治疗有效的替代方法。一项回顾性研究指出，利奈唑胺用于骨科内植物术后感染内植物移除术后的治疗成功率高（85%～90%）[49,55]，未移除内植物的急性感染利奈唑胺治疗成功率为72%，慢性感染为43%[53,56]。

利奈唑胺最重要的不良事件是恶心、呕吐和腹泻，如治疗时间超过2周则并发血小板减少症和贫血多见；但如与利福平合用则这些不良事件很少出现，这是因为利福平可降低利奈唑胺的血药浓度。有关于利奈唑胺给药时间大于3个月的患者并发周围神经病变的报道。乳酸酸中毒是一种少见不良事件。利奈唑胺可对单胺氧化酶产生轻度的抑制作用，并可增强血清素能药物的活性。

叶酸合成抑制剂：增效磺胺甲基异恶唑（复方新诺明）

增效磺胺甲基异恶唑（复方新诺明）是磺胺甲基异恶唑（新诺明）与甲氧苄啶的混合制剂，此两种成分均可对细菌胸腺嘧啶脱氧核苷生物合成过程中不同的酶类产生抑制作用。研究证实磺胺甲基异恶唑是一种杀菌剂，90%的金黄色葡萄球菌（包括MRSA）对其敏感，其对除铜绿假单胞菌以外的革兰氏阴性菌也具有活性。磺胺甲基异恶唑口服后的生物利用率高，因此依据表9.6中推荐的给药剂量治疗假体关节感染是一项合理的治疗选择。但有研究表明，脓液对磺胺类药物具有抑制作用。脓液的主要成分是炎性细胞和损伤组织释放的多聚DNA，金黄色葡萄球菌能够获取DNA的胸腺嘧啶核苷，而此类胸腺嘧啶核苷可对抗甲氧苄啶和磺胺甲基异恶唑对葡萄球菌的抗菌效果，因此学者建议在清除所有坏死组织和脓液后方可给予复方新诺明，而且与其他抗感染药物合用最适宜[57,58]。关于复方新诺明对生物膜的活性目前了解很少，但很多体外研究数据表明，SCV 对复方新诺明耐药。与磺胺甲基异恶唑相关的最重要的不良事件为过敏反应伴皮疹、发热、血清病样综合征或肝坏死。间质性肾炎和肾小管坏死是少见的不良事件。磺胺甲基异恶唑引起的更严重的不良反应可能包括急性溶血性贫血，后者往往与红细胞葡萄糖-6-磷酸脱氢酶缺乏、再生障碍性贫血、粒细胞缺乏症、血小板减少症和白血病相关，学者建议复方新诺明应避免与口服抗凝剂合用。总的来说，复方新诺明是一种耐受性良好的抗感染药物，可用于对慢性假体关节感染的抑制治疗。

涉及 DNA 合成和超螺旋结构的特殊酶类抑制剂：氟喹诺酮类

氟喹诺酮类抑制细菌 DNA 环化酶（拓扑异构酶Ⅱ）和拓扑异构酶Ⅳ，此类抗生素具有强效的革兰氏阴性菌和革兰氏阳性菌浓度依赖杀菌活性。预测其效能的药效动力学指标为 AUC/MIC，其最适宜数值为≥125。但体外研究数据表明，为避免耐药菌株变异选择，应将此比率维持在 250，按照表 9.6 推荐的大剂量给药方案可达到此目标。尤其建议在治疗的最初 5～7 天以及铜绿假单胞菌感染治疗过程中给予更高剂量；对包括铜绿假单胞菌在内的革兰氏阴性菌活性最强的氟喹诺酮类药物有环丙沙星和左氧氟沙星。目前仍缺乏氟喹诺酮类用于治疗骨科内植物革兰氏阴性菌感染的临床经验，但总的来说其治疗效果差，而最近的经验表明，如抗感染用药方案（治疗最初 14 天与 β-内酰胺类合用）中包括氟喹诺酮类（环丙沙星和左氧氟沙星）则治愈率更高[59]。氟喹诺酮类在革兰氏阴性菌所致内植物感染和骨髓炎的治疗方面可能有效的原因在于以下两个方面：(1) 此类药物可扩散至滑液和骨组织[60]；(2) 此类药物对生物膜有活性。Tanaka 等[16]在一项体外铜绿假单胞菌生物膜模型研究中发现，β-内酰胺类杀菌活性受生物膜内菌细胞低生长率的影响，而学者认为氟喹诺酮类对生物膜的活性更强且与细菌生长率无关。而遗憾的是目前研究发现，肠杆菌科细菌中氟喹诺酮类耐药菌的比例正在不断增高，因此有必要对此类感染治疗的新方法进行深入研究。

尽管有一项关于假体葡萄球菌感染的随机研究结果表明环丙沙星与利福平联合用药的治愈率高，目前认为左氧氟沙星相比环丙沙星效果更好，这是由于左氧氟沙星对金黄色葡萄球菌的 MIC 更低以及血药浓度高（生物利用率更高），因此其治疗指数更高。此外，每日一次的给药方法简便且有利于患者长期治疗。来自作者病例组的经验表明，长期左氧氟沙星加利福平口服给药患者耐受性好，且对革兰氏阳性球菌假体感染的治疗效果良好[61]。莫西沙星相比左氧氟沙星对葡萄球菌的活性更强，且对细胞内 SCV 有中度活性[62]；但利福平可加速莫西沙星代谢，使其血药浓度降低约 30%[63]，因此，在未给予利福平时莫西沙星是最有效的针对葡萄球菌的氟喹诺酮类药物。

氟喹诺酮类最重要的不良事件是出现与艰难肠梭菌相关的胃肠道不适及恶心症状，其发生率为 1%～5%。据报道头痛、头晕、眩晕或抽搐（多见于伴癫痫或脑外伤患者）的发生率小于 2%。心动过速或其他心律失常多见于伴低钾血症、低钙血症以及低镁血症患者。关节疼痛及跟腱病变的发生率小于 1%。

（沈业彤　译）

参考文献

1. Soriano A, Bori G, García-Ramiro S, et al. Timing of antibiotic prophylaxis for primary total knee arthroplasty performed during ischemia. Clin Infect Dis. 2008;46:1009–14.
2. Stoodley P, Nistico L, Johnson S, et al. Direct demonstration of viable Staphylococcus aureus biofilms in an infected total joint arthroplasty. A case report. J Bone Joint Surg Am. 2008;90:1751–8.
3. Tuchscherr L, Medina E, Hussain M, et al. Staphylococcus aureus phenotype switching: an effective bacterial strategy to escape host immune response and establish a chronic infection. EMBO Mol Med. 2011;3:129–41.
4. Sendi P, Rohrbach M, Graber P, Frei R, Ochsner PE, Zimmerli W. Staphylococcus aureus small colony variants in prosthetic joint infection. Clin Infect Dis. 2006;43:961–7.
5. Stevens DL, Ma Y, Salmi DB, McIndoo E, Wallace RJ, Bryant AE. Impact of antibiotics on expression of virulence-associated exotoxin genes in methicillin-sensitive and methicillin-resistant Staphylococcus aureus. J Infect Dis. 2007;195:202–11.
6. Craig WA. Basic pharmacodynamics of antibacterials with clinical applications to the use of beta-lactams, glycopeptides, and linezolid. Infect Dis Clin North Am. 2003;17:479–501.
7. Landersdorfer CB, Bulitta JB, Kinzig M, Holzgrabe U, Sörgel F. Penetration of antibacterials into bone: pharmacokinetic, pharmacodynamic and bioanalytical considerations. Clin Pharmacokinet. 2009;48:89–124.
8. Fitzgerald RH. Antibiotic distribution in normal and osteomyelitic bone. Orthop Clin North Am. 1984;15:537–46.
9. Lew DP, Waldvogel FA. Osteomyelitis. Lancet. 2004;364:369–79.
10. Wagner C, Sauermann R, Joukhadar C. Principles of antibiotic penetration into abscess fluid. Pharmacology. 2006;78:1–10.
11. Kernodle DS, Classen DC, Burke JP, Kaiser AB. Failure of cephalosporins to prevent Staphylococcus aureus surgical wound infections. JAMA. 1990;263:961–6.
12. Nannini EC, Stryjewski ME, Singh KV, et al. Inoculum effect with cefazolin among clinical isolates of methicillin-susceptible Staphylococcus aureus: frequency and possible cause of cefazolin treatment failure. Antimicrob Agents Chemother. 2009;53:3437–41.
13. Zeller V, Durand F, Kitzis M-D, et al. Continuous cefazolin infusion to treat bone and joint infections: clinical efficacy, feasibility, safety, and serum and bone concentrations. Antimicrob Agents Chemother. 2009;53:883–7.
14. Leder K, Turnidge JD, Korman TM, Grayson ML. The clinical efficacy of continuous-infusion flucloxacillin in serious staphylococcal sepsis. J Antimicrob Chemother. 1999;43:113–8.
15. Ceri H, Olson ME, Stremick C, Read RR, Morck D, Buret A. The Calgary Biofilm Device: new technology for rapid determination of antibiotic susceptibilities of bacterial biofilms. J Clin Microbiol. 1999;37:1771–6.
16. Tanaka G, Shigeta M, Komatsuzawa H, Sugai M, Suginaka H, Usui T. Effect of the growth rate of Pseudomonas aeruginosa biofilms on the susceptibility to antimicrobial agents: beta-lactams and fluoroquinolones. Chemotherapy. 1999;45:28–36.
17. Nguyen HA, Denis O, Vergison A, et al. Intracellular activity of antibiotics in a model of human THP-1 macrophages infected by a Staphylococcus aureus small-colony variant strain isolated from a cystic fibrosis patient: pharmacodynamic evaluation and comparison with isogenic normal-phenotype and revertant strains. Antimicrob Agents Chemother. 2009;53:1434–42.
18. Tice AD, Hoaglund PA, Shoultz DA. Risk factors and treatment outcomes in osteomyelitis. J Antimicrob Chemother. 2003;51:1261–8.
19. Kullar R, Davis SL, Levine DP, Rybak MJ. Impact of vancomycin exposure on outcomes in patients with methicillin-resistant Staphylococcus aureus bacteremia: support for consensus guidelines suggested targets. Clin Infect Dis. 2011;52:975–81.
20. Moise-Broder PA, Forrest A, Birmingham MC, Schentag JJ. Pharmacodynamics of vancomycin and other antimicrobials in patients with Staphylococcus aureus lower respiratory tract infections. Clin Pharmacokinet. 2004;43:925–42.
21. Rybak M, Lomaestro B, Rotschafer JC, et al. Therapeutic monitoring of vancomycin in adult patients: a consensus review of the American Society of Health-System Pharmacists, the Infectious Diseases Society of America, and the Society of Infectious Diseases Pharmacists. Am J Health Syst Pharm. 2009;66:82–98.
22. Van Hal SJ, Lodise TP, Paterson DL. The clinical significance of vancomycin minimum inhibitory concentration in Staphylococcus aureus infections: a systematic review and meta-analysis. Clin Infect Dis. 2012;54:755–71.
23. Graziani AL, Lawson LA, Gibson GA, Steinberg MA, McGregor RR. Vancomycin concentrations in infected and noninfected human bone. Antimicrob Agents Chemother. 1988;32:1320–2.
24. Monzón M, Oteiza C, Leiva J, Amorena B. Synergy of different antibiotic combinations in biofilms of Staphylococcus epidermidis. J Antimicrob Chemother. 2001;48:793–801.
25. Sauermann R, Rothenburger M, Graninger W, Joukhadar C. Daptomycin: a review 4 years after first approval. Pharmacology. 2008;81:79–91.
26. Lamp KC, Friedrich LV, Mendez-Vigo L, Russo R. Clinical experience with daptomycin for the treatment of patients with osteomyelitis. Am J Med. 2007;120:S13–20.
27. Rao N, Regalla DM. Uncertain efficacy of daptomycin for prosthetic joint infections: a prospective case

series. Clin Orthop Relat Res. 2006;451:34–7.
28. Byren I, Rege S, Campanaro E, et al. Safety and efficacy of daptomycin vs. standard-of-care therapy for the management of patients with osteomyelitis associated with prosthetic devices undergoing two-stage revision arthroplasty: a randomized controlled trial. Antimicrob Agents Chemother. 2012;56:5626–32.
29. John A-K, Baldoni D, Haschke M, et al. Efficacy of daptomycin in implant-associated infection due to methicillin-resistant Staphylococcus aureus: importance of combination with rifampin. Antimicrob Agents Chemother. 2009;53:2719–24.
30. Saleh Mghir A, Muller-Serieys C, Dinh A, Massias L, Crémieux AC. Rifampin adjunction is crucial to optimizing daptomycin efficacy against methicillin-resistant Staphylococcus aureus rabbit prosthetic joint infection. Antimicrob Agents Chemother. 2011;55:4589–93.
31. Traunmüller F, Schintler MV, Metzler J, et al. Soft tissue and bone penetration abilities of daptomycin in diabetic patients with bacterial foot infections. J Antimicrob Chemother. 2010;65:1252–7.
32. Edmiston CE, Goheen MP, Seabrook GR, et al. Impact of selective antimicrobial agents on staphylococcal adherence to biomedical devices. Am J Surg. 2006;192:344–54.
33. Mascio CTM, Alder JD, Silverman JA. Bactericidal action of daptomycin against stationary-phase and nondividing Staphylococcus aureus cells. Antimicrob Agents Chemother. 2007;51:4255–60.
34. Begic D, Von Eiff C, Tsuji BT. Daptomycin pharmacodynamics against Staphylococcus aureus hemB mutants displaying the small colony variant phenotype. J Antimicrob Chemother. 2009;63:977–81.
35. Baltch AL, Ritz WJ, Bopp LH, Michelsen P, Smith RP. Activities of daptomycin and comparative antimicrobials, singly and in combination, against extracellular and intracellular Staphylococcus aureus and its stable small-colony variant in human monocyte-derived macrophages and in broth. Antimicrob Agents Chemother. 2008;52:1829–33.
36. Proctor RA, von Eiff C, Kahl BC, et al. Small colony variants: a pathogenic form of bacteria that facilitates persistent and recurrent infections. Nat Rev Microbiol. 2006;4:295–305.
37. El Helou OC, Berbari EF, Marculescu CE, et al. Outcome of enterococcal prosthetic joint infection: is combination systemic therapy superior to monotherapy? Clin Infect Dis. 2008;47:903–9.
38. Levin TP, Suh B, Axelrod P, Truant AL, Fekete T. Potential clindamycin resistance in clindamycin-susceptible, erythromycin-resistant Staphylococcus aureus: report of a clinical failure. Antimicrob Agents Chemother. 2005;49:1222–4.
39. Mader JT, Adams K, Morrison L. Comparative evaluation of cefazolin and clindamycin in the treatment of experimental Staphylococcus aureus osteomyelitis in rabbits. Antimicrob Agents Chemother. 1989;33:1760–4.
40. Czekaj J, Dinh A, Moldovan A, et al. Efficacy of a combined oral clindamycin–rifampicin regimen for therapy of staphylococcal osteoarticular infections. Scand J Infect Dis. 2011;43:962–7.
41. Zeller V, Dzeing-Ella A, Kitzis M-D, Ziza J-M, Mamoudy P, Desplaces N. Continuous clindamycin infusion, an innovative approach to treating bone and joint infections. Antimicrob Agents Chemother. 2010;54:88–92.
42. Raad I, Hanna H, Jiang Y, et al. Comparative activities of daptomycin, linezolid, and tigecycline against catheter-related methicillin-resistant Staphylococcus bacteremic isolates embedded in biofilm. Antimicrob Agents Chemother. 2007;51:1656–60.
43. Vaudaux P, Fleury B, Gjinovci A, Huggler E, Tangomo-Bento M, Lew DP. Comparison of tigecycline and vancomycin for treatment of experimental foreign-body infection due to methicillin-resistant Staphylococcus aureus. Antimicrob Agents Chemother. 2009;53:3150–2.
44. Pavoni GL, Giannella M, Falcone M, et al. Conservative medical therapy of prosthetic joint infections: retrospective analysis of an 8-year experience. Clin Microbiol Infect. 2004;10:831–7.
45. Zimmerli W, Frei R, Widmer AF, Rajacic Z. Microbiological tests to predict treatment outcome in experimental device-related infections due to Staphylococcus aureus. J Antimicrob Chemother. 1994;33:959–67.
46. Zimmerli W, Widmer AF, Blatter M, Frei R, Ochsner PE. Role of rifampin for treatment of orthopedic implant-related staphylococcal infections: a randomized controlled trial. JAMA. 1998;279:1537–41.
47. Lora-Tamayo J, Murillo O, Iribarren JA, et al. A large multicenter study of methicillin susceptible- and methicillin resistant-Staphylococcus aureus prosthetic joint infections managed with implant retention. Clin Infect Dis. 2013;56:182–94.
48. Ferry T, Uçkay I, Vaudaux P, et al. Risk factors for treatment failure in orthopedic device-related methicillin-resistant Staphylococcus aureus infection. Eur J Clin Microbiol Infect Dis. 2010;29:171–80.
49. Rao N, Hamilton CW. Efficacy and safety of linezolid for Gram-positive orthopedic infections: a prospective case series. Diagn Microbiol Infect Dis. 2007;59:173–9.
50. Oussedik SIS, Haddad FS. The use of linezolid in the treatment of infected total joint arthroplasty. J Arthroplasty. 2008;23:273–8.
51. Senneville E, Legout L, Valette M, et al. Effectiveness and tolerability of prolonged linezolid treatment for chronic osteomyelitis: a retrospective study. Clin Ther. 2006;28:1155–63.
52. Vercillo M, Patzakis MJ, Holtom P, Zalavras CG. Linezolid in the treatment of implant-related chronic osteomyelitis. Clin Orthop Relat Res. 2007;461:40–3.
53. Soriano A, Gómez J, Gómez L, et al. Efficacy and tolerability of prolonged linezolid therapy in the treatment of orthopedic implant infections. Eur J Clin Microbiol Infect Dis. 2007;26:353–6.
54. Razonable RR, Osmon DR, Steckelberg JM. Linezolid therapy for orthopedic infections. Mayo Clin Proc. 2004;79:1137–44.
55. Romero-Candau F, Perez-Ferri R, Madrigal J, Najarro

F, Huesa F. Tratamiento con linezolid oral en osteomielitis postraumática. Rev Ortop Traumatol. 2007;51:105–9.
56. Gómez J, Canovas E, Baños V, et al. Linezolid plus rifampin as a salvage therapy in prosthetic joint infections treated without removing the implant. Antimicrob Agents Chemother. 2011;55:4308–10.
57. Euba G, Murillo O, Fernández-Sabé N, et al. Long-term follow-up trial of oral rifampin-cotrimoxazole combination versus intravenous cloxacillin in treatment of chronic staphylococcal osteomyelitis. Antimicrob Agents Chemother. 2009;53:2672–6.
58. Nguyen S, Pasquet A, Legout L, et al. Efficacy and tolerance of rifampicin-linezolid compared with rifampicin-cotrimoxazole combinations in prolonged oral therapy for bone and joint infections. Clin Microbiol Infect. 2009;15:1163–9.
59. Martinez-Pastor JC, Muñoz-Mahamud E, Vilchez F, et al. Outcome of acute prosthetic joint infections due to gram-negative bacilli treated with open debridement and retention of the prosthesis. Antimicrob Agents Chemother. 2009;53:4772–7.
60. Rimmelé T, Boselli E, Breilh D, et al. Diffusion of levofloxacin into bone and synovial tissues. J Antimicrob Chemother. 2004;53:533–5.
61. Vilchez F, Martínez-Pastor JC, Garcia-Ramiro S, et al. Outcome and predictors of treatment failure in early post-surgical prosthetic joint infections due to Staphylococcus aureus treated with debridement. Clin Microbiol Infect. 2011;17:439–44.
62. Garcia LG, Lemaire S, Kahl BC, et al. Pharmacodynamic evaluation of the activity of antibiotics against hemin- and menadione-dependent small-colony variants of Staphylococcus aureus in models of extracellular (broth) and intracellular (THP-1 monocytes) infections. Antimicrob Agents Chemother. 2012;56:3700–11.
63. Weiner M, Burman W, Luo C-C, et al. Effects of rifampin and multidrug resistance gene polymorphism on concentrations of moxifloxacin. Antimicrob Agents Chemother. 2007;51:2861–6.

第十章 PMMA 与抗生素药物转运

Alex C. McLaren，Christopher S. Estes，Ryan McLemore

生物膜的生物学

所有导致关节假体周围感染（PJI）的微生物均有附着于物体表面并形成生物膜的能力，这是一种微生物的适应性生存机制。尽管目前所采用的假体内植物表面的生物兼容性高，由其引起的宿主反应轻微，但这些内植物表面能够沉积蛋白，使其成为理想的细菌黏附部位[1]。细菌黏附于假体表面后复制增殖形成菌落，菌落内可溶性交通因子交换，即群体效应，导致细菌表达为固着表型。糖蛋白和多糖的产生、细胞表面蛋白发生改变以及细菌细胞代谢和复制活性明显降低是固着微生物的特点，这些特点导致局部形成了一个复杂的保护环境，学者将其统称为生物膜[2]。生物膜内固着细菌将不再引发免疫反应，其不能被作为病原体为宿主巨噬细胞所识别，也不能再表达出为很多抗菌药物所定位的生物学特性[3]。此外，此类细菌在常规培养环境下不能生长[4]。宿主防御机制对其无效，而且此类细菌在超过其正常漂浮形式细菌最低抑菌浓度（minimum inhibitory concentration，MIC）数百倍的血药浓度水平下仍具有耐药性。生物膜的临床意义主要体现在感染的诊断和治疗方面，只有在从生物膜内提取出漂浮表型细胞的条件下，方能通过常规的培养方法分离出致病菌，细菌培养阴性的感染往往难以明确诊断。从治疗角度来讲，固着细菌不能通过非口服抗生素给药被完全清除，需手术清除生物膜。而在 PJI 术中行病变内部病灶切除将会在手术切口内遗留组织碎片，其中也包括生物膜碎片。为抑制生物膜碎片，病灶切除术后的切口抗生素药物浓度应维持在 100～1000 倍于 MIC 的水平[5,6]，局部用药是使局部达到较高药物浓度又可避免宿主暴露于不耐受毒性反应的唯一方法。

PMMA 的物理学特性

聚甲基丙烯酸甲酯（PMMA）是一种由液态甲基丙烯酸甲酯单体构成的透明热塑材料。骨科用骨水泥是一种含两种组分的自固化产品，其中的 PMMA 粉末在热化反应过程中融合于单体聚合物[7]。两种组分中均包含多种添加剂，粉末中包含 10～60μm 的球形 PMMA 分子和聚合物、影像显影剂、聚合诱导剂和加速剂。单体中的抑制剂可防止多聚合反应提前。一些品牌骨水泥中还有染色成分。骨水泥中微量组分的数量差异对其多聚化过程中的处理特性具有重要影响。PMMA 坚硬、质脆且不溶于水（溶解系数 $10^{-11}\,m^2/s$），其溶解度远低于 PMMA 内任何其他具有作用效果的必需水溶性药物。PMMA 本身具有多孔性，且有少数 1mm 到 100μm 甚至更大的孔洞（超大孔隙）以及很多小于 100μm 的小孔洞，此多孔特性可能是由于骨水泥搅拌过程中未完全浸润以及多聚化过程中单体挥发导致相邻分子之间进入空气所致[8]。尽管 PMMA 多孔特性通常被认为是一种不良特性，其可导致骨水泥机械性能降低[7]，但此多孔性对药物转运而言是有利的，较大孔洞可使骨水泥渗透性增大，允许液体渗透以及通过溶解及扩散释放其深部的药物。真空搅拌可减少孔洞从而提高骨水泥机械特性，但这通常对药物转运而言是不利的。尽管骨水泥具有内在的多孔特性，但 PMMA 内水分吸收量仅占其总重的 2%～3%[9]。为提高 PMMA 的药物转运机制，学者将研究焦点集中在通过添加孔泡剂提高其多孔特性，但这是以降低其机械强度为代价的。

药物转运的原则

通过转运载体释放药物的自体转运机制是目前研究的热点，目前学者对此释放机制已有了十分深入的了解。抗生素骨水泥（antimicrobial-loaded bone cement，ALBC）药物释放的主要机制是液体对流渗透进入骨水泥及骨水泥内抗生素的扩散转运。当位于转运载体表面的抗生素药物粉末释放进入周围液体后，立即会引起药物转运的“爆发”，但此种转运爆发并不涉及 ALBC 内的药物。当液体被多孔 PMMA 吸收后，孔洞内的药物可被溶解，孔洞内抗生素通过扩散转运至 ALBC 表面，使抗生素顺浓度梯度从溶解部位接近饱和状态向与 ALBC 邻近的药物浓度低的液体转运。药物释放导致转运部位浓度增高，浓度梯度降低，导致扩散速度减慢。随着液体渗透进入 ALBC 更深部位，更长的孔洞通道导致液体内药物浓度增高，液体渗入孔洞的速度降低。

反映 ALBC 作用特性的一项重要指标是其抗生素释放率（antimicrobial release rate），药物洗脱研究将其作为提取 ALBC 所含抗生素药量的检测指标，研究中通常将水作为洗脱剂。洗脱研究的目的是为了量化评估适宜条件下能以最快速度释放的药量。特定时限（M_t）内释放的抗生素总量是一项对比不同转运载体药物释放率的可重复性度量指标，ALBC 内药物释放时限通常为 30 天，适宜条件下药物释放至 30 天时释放率降至接近为 0。更短的时限，如 24 小时可用于评估水溶性载体或高渗透性物质如水凝胶、胶原蛋白海绵和硫酸钙，在洗脱研究中此类物质中的大多数作用药物在最初 24 小时即被释放。

PMMA 中抗生素的转运率主要取决于其周围液体的抗生素浓度，药物自 ALBC 扩散进入药物浓度近似为 0 的液体内不受其周围液体内溶解抗生素的影响，这就是所谓的“无限沉降”，即周围液体具有无限制接受更多抗菌药物的能力。随着抗生素进入周围液体，药物浓度升高，药物浓度梯度降低，最终导致无限沉降条件丧失，当周围液体内抗菌药物浓度与孔洞内药物浓度相等时转运停止。问题的关键在于多数药物洗脱研究中无限沉降条件被维持恒定，否则在实验研究中药物的释放量将取决于实验环境，而并非是由转运载体属性所决定，这样就无法与其他载体进行药物释放对比分析。按照惯例，药物转运研究是在持续搅拌洗脱液条件下完成，这样可防止转运载体表面液体的药物浓度不成比例地增高。然而，就 ALBC 洗脱进入水中的抗生素而言，被释放的抗生素会很快通过对流扩散进入洗脱液，这样，由于未搅拌导致的 M_t 值降低可忽略不计。药物扩散为温度依赖性，温度越高扩散量越大。通常药物转运实验研究是在 37℃条件下完成，目前药物洗脱研究中采用的最重要的对照标准是洗脱容量和洗脱交换量，足够的洗脱容量及维持持续的总交换量可保持低药物浓度状态，可维持无限沉降的环境。需要认识到无限沉降是一种实验环境，而并非是 ALBC 的一种内在特性。在临床上实际药物转运部位很有可能并不存在无限沉降机制，目前已知影响 ALBC 抗生素释放的内在因素包括其多孔性[10]，以及抗生素与 PMMA 之间的相互作用[11,12]。

在试图理解药物洗脱研究内容及了解其如何用于患者治疗时需考虑到以下细微差异：

1. 药物洗脱研究并未对患者抗菌药物浓度水平进行量化处理。
2. 药物的释放存在表面面积依赖性。
3. 如提高多孔特性则药物释放量也会增大。
4. 多孔特性是通过容量百分比来衡量。
5. 各种孔泡剂的效果并不相同。
6. 抗生素粉末也是一种孔泡剂。
7. 搅拌过程对高给药剂量配方骨水泥会产生影响。
8. 孔泡剂可能不会产生相互交通的孔洞。
9. 单体物质与水不相溶。

临床抗生素药物浓度水平

体内环境下病变切除术后的手术切口部位，或者说是骨水泥-骨界面的环境条件复杂，学者并不清楚此部位的药物扩散量及流体动力学情况，以及随着部位改变和时间进展抗生素浓度所发生的改变。无限沉降条件在病变切除术后的切口部位并未出现，对液体流动及药物扩散进入周围组织情况目前尚未研究清楚，似乎不同部位的差异十分明显，即使是在单个扩散部位也存在明显差异。在洗脱研究中再现体内扩散环境是无法实现的。需要再次重点强调的是药物洗脱研究中洗脱液中检测到的药物浓度及药物扩散总量并不是临床上局部扩散部位药物浓度水平的量化标准。药物洗脱研究的目的是为了确定每种方案下药物的扩散潜力，而并不是预测临床上药物转运部位的实际浓度水平。

体内模型的开发是为了量化描述随扩散部位和时间的改变，局部实际的抗菌药物扩散量[13]。筋膜表面以及骨质的完整性被认为是药物扩散的屏障。尽管早期的研究结果表明，药物浓度水平超过 100μg/ml 是可以实现的，但在能够对患者病变部位抗菌药物浓度检测之前，还有很多必要的研究工作需要完成。

表面作用

抗菌药物的释放发生于 ALBC 表面，这取决于其暴露于周围液体的表面面积。为对不同 ALBC 配方进行对比研究，药物释放指标应能够反映物质表面区域的功能，或者说应设立测试样本的大小和形状标准（ASTM F451-08）。多孔性可使 ALBC 内部有效药物释放面积增大，在深部相互交通孔洞之间实现内部药物扩散，因此自 ALBC 每单位表面扩散的药物量随着时间不断增加。

多孔性增加药物扩散

液体必须能够进入 PMMA 内部方能溶解其内部的抗生素，而且液体在药物溶解部位与 ALBC 外部之间必须保持连续，以使溶解的抗菌药物能够扩散至 ALBC 表面[10]。多孔性增加可导致液体渗透量增多，随着多孔性的增加抗生素药物释放量也将增大。

体积分数（vol%）

孔泡剂颗粒的密度差异很大，此种差异通常在很多倍之间。特定分子量的孔泡剂形成孔泡的总体容量与其所占比例成正比，与孔泡剂密度成反比。很多文献研究采用重量分数（wt%）量化评估 ALBC 内的抗生素药量，孔泡剂体积分数（vol%）相比重量分数在确定骨水泥药物扩散和抗压强度方面明显更为精确。体外研究表明，由两家不同厂商出品的分子量相同的硫酸妥布霉素在 ALBC 药物扩散方面存在巨大的差异，从而证明了上述观点；其中一种骨水泥的扩散容积是另一种 3 倍以上[14]。当采用 wt%替代 vol%评估 ALBC 则可能会出现药物释放率方面明显的差异结果。

孔泡剂特性

溶解度、分子形态（大小和形状）以及与 PMMA 之间的相互作用都是影响孔泡结构及由其产生的液体渗透的重要因素。孔泡剂必须溶解于液体使孔泡剂分子中的空间转换为孔洞，这样液体即可流入孔洞。分子大小和形状影响孔泡剂分子包裹的紧密程度以及悬浮在多聚 PMMA 中的孔泡剂分子间距，因此可以影响孔洞之间 PMMA 的数量[10,15,16]。

PMMA 分子之间相互作用以及液体渗透进入孔洞，即表面张力是通过测定接触角（θ）来衡量，接触角是一项明确药物吸收情况的重要的判断指标，尤其是在药物经过极小孔洞时。不同抗生素溶液的吸收速度（即液体渗透速度有多快）各不相同。抗生素与 PMMA 分子之间的相互作用可使 ALBC 内抗生素分子相互连接[12]，或影响抗生素药物经孔洞的扩散[10]。例如两性霉素 B 是一种疏水性抗真菌药物，相比同样剂量的水溶性抗生素其药物释放量明显少于预期，但骨水泥抗压强度则明显提高[12]。即使已明确一种抗生素或“惰性”孔泡剂的化学特性，在药物洗脱研究中仍需对每种抗生素的释放特性予以证实。体外环境水的渗透与体内生理性液体的渗透之间也可能存在很大差异，但学者预计体内环境下不同配方 ALBC 的液体渗透相对变化率与体外研究数据成比例。

抗生素粉末是一种孔泡剂

抗生素粉末颗粒可导致 PMMA 内形成孔洞，因此也是在计算孔泡剂容量系数时应考虑的一个因素。一些抗生素药物（如伏立康唑[17]）中的非抗炎成分含量很高，这些成分在临床给药过程中具有特殊功能，但并未计入到药物总重。这些“非活性”成分也属于孔泡剂。

搅拌

PMMA 中加入少量抗生素不会对骨水泥搅拌或多聚化产生明显影响。孔泡剂/抗生素的 vol%高达 3 时，骨水泥的作用时间（不黏结面团期）、凝结时间（混合坚硬）以及操控特性不会发生改变。对于低剂量配方而言，即使是在添加单体之前并未将抗生素粉末与多聚物粉末混合，骨水泥抗生素释放和抗压强度不会因搅拌方法改变而发生明显改变[18,19]。内植物骨水泥固定时最适宜采用真空搅拌方法，低剂量抗生素不会对其产生影响。当孔泡剂/抗生素含量增高时，容量增多的粉末将不能被单体完全润湿，使真空搅拌变得困难和效果不理想。真空搅拌目的是制造孔泡以利于液体渗透后抗生素扩散，而并非是防止孔隙出现以维持骨水泥的机械特性。高剂量配方 ALBC 在搅拌过程中产生的巨大气泡可能会消失，因此不会出现明显的应力梯度改变。术中在使用刮刀快速搅拌 2 分钟后用手揉捏 ALBC 有利于清除其中的巨大气泡，用水或盐水沾湿手套操作可防止粘连并有助于达到连续操作的目地。也可选择搅拌 PMMA 时先不添加抗生素粉末的方法，当 PMMA 发生聚合反应时，加入抗生素粉末后充分搅拌（面团期搅拌）。面团期搅拌相比干粉搅拌（聚合反应前抗生素粉末与聚合物粉末混合）可使抗生素药物释放量更高，但可导致骨水泥抗压强度明显降低[15]。面团期搅拌不会使 ALBC 中的抗生素粉末包括药物团块均一扩散。ALBC 的抗生素释放和抗压强度均会发生很大变化。从非结构性应用角度而言，面团期搅拌是一种很好的骨水泥搅拌方法，但很多学者习惯采用精细抗生素粉末加骨水泥粉末干性搅拌法，在加入单体前将抗生素均一搅拌于多聚体粉末，这样有利于使抗生素释放的延续性实现最大化，并使其对骨水泥产生的机械效能产生的负面影响最小化。尽管研究数据表明干性粉末搅拌后抗生素的释放量很少，但此释放量仍然十分高，且对局部感染而言药物转运量十分充足。在搅拌制作高剂量抗生素 ALBC 时不会出现有些品牌 PMMA 的低黏期，但在此阶段此类骨水泥将会变得发热且无孔洞形成。凝结时间并不会发生明显的变化，且高剂量 ALBC 凝结后非常坚硬。ALBC 中抗生素剂量增加会导致其出现可塑性降低的操控性改变，这使得利用高剂量 ALBC 制作占位器时难以将其注射入模具中，因此很多医师采用 vol％为 5～6 的中度剂量 ALBC。

单体物质对水的不溶解性

水溶性抗生素粉末不能够溶解于单体中，且抗生素水溶液在与单体混合后会很快与之分离。除非使用表面活性剂固定，抗生素乳剂溶液在与单体物质混合后也会很快分离[20]。在 ALBC 中仅限使用少量抗生素水溶剂，这将导致骨水泥中抗生素药量非常低。液态抗生素自骨水泥中扩散是可能的[20]，但在临床上往往难以实现。除少数几毫升以外，将抗生素水溶液与 PMMA 混合后二者在多聚化过程中会完全分离，这是因为液态抗生素的浓度有限，如不对大量的抗生素进行乳化处理则单体内无法获得治疗剂量的抗生素。乳化后需要使用表面活性剂固定以防止在多聚化过程中药物分离，目前在美国还没有经 FDA 认证的表面活性剂用于临床。目前已有关于大剂量水溶性抗生素粉末可增加抗生素释放以及少数几毫升抗生素水溶液用于制作 ALBC 的研究报道[21,22]。尽管有应用前景且可能使高剂量抗生素骨水泥的混合过程变得更为简便，关于粉末样抗生素和抗生素溶液联合应用于 ALBC 目前仍处于研究之中。

骨水泥连通孔

有假说认为加入 PMMA 的孔泡剂可产生相互交通的孔洞，如孔洞之间互不相通，则液体不能达到能够有效溶解骨水泥内所含药物的深度，也就不存在药物常规自 PMMA 扩散的路径。缺乏连通孔可以解释为何低剂量添加（＜3vol％）ALBC 仅仅能够从极邻近表面的部位释放出 3％～5％的抗生素药量[23]。目前已知高剂量 ALBC 的可渗透性高，研究表明液体可在小于 30 天内渗入距离高剂量 ALBC 珠中心 7mm 的部位[10,24]。在临床回收的厚度超过

1cm的高剂量添加ALBC占位器中，有术后3个月液体快速渗入其中心的表现[25]（图10.1）。

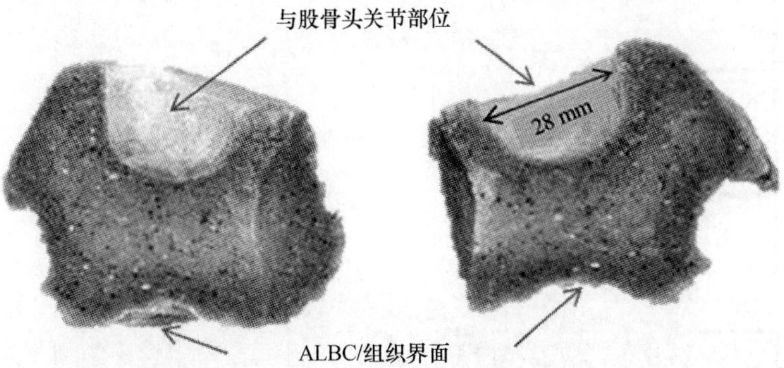

图10.1 外植髋臼占位器标本，植入后3个月沿其直径切开两半，见液体渗透导致的脱色表现，由于采用ALBC，此占位器植入时为纯白色，之后从液体与硫酸妥布霉素接触部位逐渐改变为黄色，细胞外液渗透部位由于蛋白氧化作用而呈棕色

高剂量ALBC的抗生素释放率在30%～75%之间[15, 25]，其中也包括自ALBC深部释放的抗生素药量。

有假说认为骨水泥渗透性增高及抗生素扩散量增大的原因是由于孔泡剂分子与其他孔泡剂分子持续接触的结果。但作者经对250μm或更小的颗粒所有平面多个切片扫描电镜（SEM）观察后证实仅在少数情况下孔泡剂分子之间相互接触。由于抗生素颗粒相互接触导致的孔泡相互交通不常见，并未发现添加孔泡剂后连续的贯穿ALBC的相互交通孔隙，即使是在高剂量配方达到10 vol%或更高时。

通过更高分辨率的镜下观察以及渗透性相关研究可能会发现其中的原因。在10×放大率下观察，可见很多10μm或者更小的孔洞与孔泡剂洗脱后遗留的更大的孔隙相通，这些小的孔洞与PMMA固有的细微孔洞一致，而且可能是孔泡剂引起的孔洞之间液体流动的路径。液体可能是通过吸附的形式渗透进入ALBC，这是发生在小的毛细血管大小管道中的现象，吸附与动脉和静脉这些巨大通道中的液体流动相比存在明显的差别。Washburn动力学方程式通过孔洞直径、PMMA与抗生素溶液之间界面张力（通过测定接触角θ来衡量）以及时间来确定物质的吸收率：(t) $=\sqrt{\sigma r t^{*} \cos\theta / 2\eta}$。液体通过周围的静水压渗透进入ALBC，当孔洞直径减小且长度增加时，沿孔洞壁的拉力则变得更为重要，由于拉力的增大，液体流动将随深度增加而变慢。

作者最近的标准化ALBC样本（图10.2）应用研究结果表明，液体对PMMA的渗透遵循Washburn多孔介质动力学方程式[26]。

正如图10.3中两种不同孔泡剂成分的ALBC的渗透深度-时间曲线关系所示，测量所得液体进入ALBC的渗透率与时间的平方根成正比。

利用此项数据采用Washburn动力学方程式计算出的孔洞直径在PMMA的固有微孔率范围内，而并非是孔泡剂颗粒的直径，这就支持了是PMMA固有的微孔性而并非是孔泡剂相互接触导致孔洞相通的理论，孔泡剂含量越高，抗生素颗粒间的PMMA就越少，从而导致在小的固有微孔内液体流动距离更短，液体流动量增加将导致通过扩散释放的抗生素药量增大。

图 10.2 标准化 ALBC 样本，厚度 10mm，位于两个透明苯乙烯薄板之间，其中三个缘用硅胶封闭，只留一个缘开放用于吸收液体。图中底部缘是开放的，可吸收含 5wt%伊红染色的液体。可见与暴露缘垂直的不规则着色边缘的液体渗透表现，测量刻度为毫米。图片左侧测量了液体渗透距离，各点之间液体渗透存在差异是由于孔泡剂分布的微观差异所致。此影像反映了 ALBC 加 28g 颗粒大小为 250μm 的蔗糖 15 天后的液体渗透情况

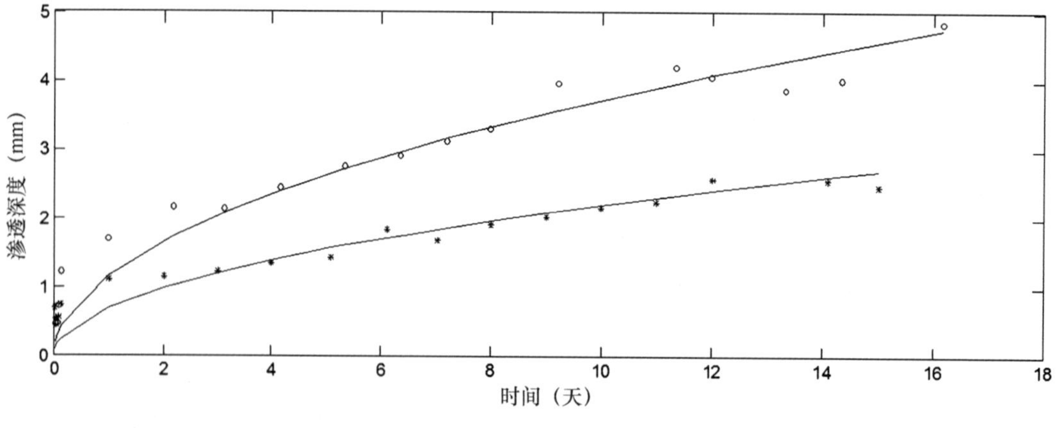

图 10.3 图示每批 Cemex® 骨水泥中添加28g 蔗糖（—+—）或 13.6g 抗生素——万古霉素（4g，加妥布霉素 3.6g 和头孢唑啉 6g）后液体随时间进展渗透进入高剂量 ALBC 的情况对比。抗生素混合物的重量系数是蔗糖的一半，但却是更为有效的孔泡剂，二者均表现为特征性的渗透率，与$\sqrt{t}$成正比，$r^2 = 0.97$

机械因素

用于内植物固定 PMMA 的抗压强度应大于 70MPa 或更高（ISO 5833）[27]。在 PMMA 中加入大量抗生素（>4vol%）会导致其机械性能降低，此种 ALBC 并不适宜用于内植物固定。孔泡剂添加量越多 ALBC 的强度越弱，但直至 ALBC 中所含抗生素被完全溶解，此效果方能被完全体现。抗生素扩散后，其固态颗粒所提供的机械支撑消失，洗脱前机械测试并

不能反映 ALBC 植入后整个时期内的机械特性。尽管高孔隙度 ALBC 并不适宜用于内植物固定，但在添加金属核心增强部件后，高剂量配方骨水泥占位器也可起到良好的效果。为对不同配方 ALBC 的机械特性进行对比研究，学者采用直径 9mm、长 12mm 的标准样本进行测试，样本统一给予负载速率为 24mm/min 的压力（ASTM 451-08）[28]。对于占位器而言还需考虑到其他涉及机械载荷和关节面的因素。占位器承受与日常活动一致的往复应力可导致氨基糖苷类释放量增高 2 倍[29]。活动可导致占位器磨损和表面阻塞，被封闭的孔洞将限制药物释放[30]。相互关节占位器之间的活动导致磨损碎片形成已引起学者的关注，有报道指出 ALBC 加抛光金属表面制成的相互关节占位器甚至也可以产生磨损碎片[31]。

药效动力学

细菌清除有赖于在足够长的时限内维持足够的抗生素药物浓度，在宿主防御系统的协助下杀灭所有细菌。通过细菌-药物相互作用可成功清除浮游细菌，通常抗生素浓度水平需至少大于 MIC 10 倍，但这可能并不能够清除 PJIs，针对生物膜内固着细菌的局部用药浓度需达到 MIC 的 100～1000 倍。细菌数量、复制率、抗生素对浮游细胞的敏感性以及宿主免疫状态可能对生物膜内固着细菌产生不同的影响。当药物浓度远高出抑菌剂水平而转化为杀菌剂时则不宜采用所谓的“抑菌活性”概念[32]。目前已有生物膜中细菌对抗生素的敏感性的相关研究[33,34]，但尚不清楚 PJI 病灶清除后抗生素局部用药的最佳作用时限。骨髓炎经验性非口服抗生素给药治疗的默认时限为 6 周，如清除术后手术切口部位局部抗生素药物浓度极高且存在健康的组织边界，则给药时限无需达到 6 周。在 1000 倍于 MIC 的药物浓度条件下，24～48 小时内体外浮游细菌即可被完全清除[35]，但遗憾的是目前还没有局部抗生素给药时所需给药时限的体外或临床研究数据。多数临床研究中 ALBC 至少留置 6 周，通常会更长，有时会长期放置。临床研究仅涉及术后引流管留置的短期几天内或术后 12 周 ALBC 占位器取出术中可获得关节液时局部给药后的抗生素浓度水平，结果表明局部药物水平通常可在几天内降至 MIC 的 100 倍以下。急性感染行病灶清理或内植物保留术后预后结果良好与利用 ALBC 串珠/薄片行 7 天或更短时间局部给药存在相关性[36]。

常用于 ALBC 的抗生素药物

大多数用于制作 ALBC 的抗生素（庆大霉素、妥布霉素、万古霉素、头孢唑林）为分子量小、带电荷的水溶性盐分子，此类分子不溶于单体，同样也不能与成形后的 PMMA 融合。关于不同 ALBC 配方的体外药物洗脱研究有很多，但目前并没有一个全面的用于指导体内和体外合理给药剂量的研究概要。本文第一作者 20 多年来成功应用的经验配方为每 40g Simplex P 骨水泥中加入妥布霉素 3.6g、万古霉素 4g、头孢西丁 3g 及头孢唑啉 3g，此种配方的药物洗脱数据[37]、渗透性数据[24]以及术后引流液药物浓度水平[38]均符合针对以生物膜为基质的细菌局部用药的治疗标准。在获得最终数据结果之前，学者认为针对特定的培养阳性细菌的合理的 ALBC 抗生素用药剂量应等同于 24 小时静脉给药剂量，并加入足量的孔泡剂以使 ALBC 具有多孔性，例如超过 10g 的相当于 24 小时抗菌治疗剂量的头孢唑啉高剂量配方。革兰氏阴性厌氧菌添加二代头孢菌素（如头孢他啶）、革兰氏阳性菌添加青霉素后的药物洗脱特征令人满意。甲硝唑和克林霉素不常用，因为目前没有此两种药物的粉剂制品。

抗真菌药物成分的添加对于ALBC的应用而言是一项独特的挑战。两性霉素B去氧胆酸盐具有疏水性，极少量可自ALBC释放且可增加ALBC抗压强度，这可能是由于在多聚化过程中共价交联所致，但当每包装骨水泥两性霉素B去氧胆酸盐与10g孔泡剂（头孢唑啉）混合时方可释放出有效剂量[12]。伏立康唑也是一种疏水性抗真菌药物，但其与PMMA之间不存在共价交联，被大量的亲水载体［(4.8g环葡萄糖聚合物质/300mg伏立康唑（活性成分6%)］所支撑，药物释放量高（7天内＞50%），但药物释放后强度丧失明显(＞50%)[17]。

全身毒性反应

目前认为应用高剂量ALBC是安全的[39,41]。抗生素局部用药仅使术后最初几天内血药浓度处于非常低的水平，全身毒性反应的发生率极低。庆大霉素和万古霉素具有肾毒性和耳毒性并可引起全身累积毒性反应，但ALBC产生的局部药物释放很少能够达到全身给药后引起全身毒性反应的药物浓度水平。尽管如此，患者仍可出现无其他原因所致的肾毒性（表10.1)[42,43]，如发生，则需考虑移除ALBC。如已知患者对某种抗生素过敏，则加入ALBC的此种药物并不会引起过敏反应，这可能是由于局部给药时药物浓度缓慢持续的增加导致的“脱敏”作用，与采用快速脱敏反应的反应动力学机制类似[44]。

局部毒性反应

在高浓度水溶性抗生素（头孢唑啉、庆大霉素、妥布霉素和万古霉素）环境下行细胞培养可观察到毒性反应表现[45-47]，但在临床上高剂量ALBC对切口愈合和骨折愈合并无影响。相比亲水性抗菌药物，目前缺乏疏水性抗真菌药物局部给药的临床经验，此类药物所引起的全身毒性反应更为严重，细胞培养环境下两性霉素B去氧胆酸盐药物浓度水平在MIC 10倍以下时即具有毒性[11]，这引起了学者对添加两性霉素B去氧胆酸盐的骨水泥是否会对伤口愈合产生影响的关注，但其药物释放水平与同等剂量大多数水溶性抗生素相比并不在一个数量级[11]，此浓度水平较低，足以避免明显的临床毒性反应。两性霉素B脂剂配方的药物释放量更高，而且由于其释放的游离两性霉素B较少，因此据推测其产生毒性作用可能更低。在全身及细胞培养环境下伏立康唑在较高浓度下产生的毒性远远低于两性霉素B[49]。关于添加伏立康唑骨水泥的临床经验十分有限。

临床应用

自从Bucholz首次报道一期翻修手术中在Palacos R®骨水泥中添加0.5g庆大霉素[50]以来，利用ALBC实现抗生素局部给药的方法即被广泛应用于已明确诊断的各种骨、关节及骨科内植物感染的治疗，也被用于易感患者反复软组织感染的治疗，其在关节置换术方面的应用包括以下方面：

表 10.1 关于肾毒性的报道

研究	病例数	年龄（岁）	之前存在风险因素	关节	占位器/串珠	骨水泥	抗生素及给药量/单位（g）	骨水泥量	血药浓度（μg/ml）	血肌酐基线值（mg/dl）	血肌酐峰值基线值（mg/dl）	术后血肌酐峰值时间（天）	术后进展为急性肾衰竭的时间	肾功能衰竭如何治疗	预后结果
Curtis（2005）	1	85	有糖尿病史、肾功能不全病史，在放置占位器前，有添加妥布霉素的串珠植入	膝	占位器	Palacos	妥布霉素：3.6g Cafazolin：3g	120g	术后 16 天经过三个阶段渗析。妥布霉素随机血药浓度为 2μg/ml，三个阶段渗析后，妥布霉素血药浓度水平为 1.5μg/ml，术后并未行妥布霉素静脉给药	1.3 ～ 1.7	7	15	二次植入占位器术后 11 天	血液透析，更换含 4g 万古霉素的占位器	术后 42 天出院，血肌酐 3.5mg/dl，无需继续透析
Dovas（2008）	1	61	II 型糖尿病；高血压	膝	占位器	Gentafix 1（Teknimed S. A. Toulouse，France）	庆大霉素：1g 万古霉素：2g	不清楚	庆大霉素：0.28 万古霉素：5.68	0.69	6.1	14	术后 1～3 天	透析；暴露占位器	102 个月后血肌酐恢复正常
Patrick（2006）	2	82	吸烟史；COPD	髋	PROSTALAC	不清楚	万古霉素和妥布霉素：剂量不清楚	不清楚	妥布霉素：5.5 万古霉素：0.6	1.2	2.9	不清楚	不清楚	用含万古霉素 6g、头孢呋辛 9g 的 PROSTALAC 取代占位器，2 个月后实验室检测结果正常	
		79	自 SNF 转入的择期 THA 患者，CHF，CAD HTN，OSA，肾结石	髋	PROSTALAC	不清楚	妥布霉素：3.6g 万古霉素：3g 头孢呋辛：3g	160g	妥布霉素：2.9（术后 3～4 周）	0.7	2.4	术后 3～4 周	术后 3～4 周	取出 PROSTALAC	10 天后血浆 CR 1.7mg/dl。19 天后血浆 CR 1.1mg/dl

续表

Van Raaij (2002)	1	83	“在纳入研究前实验室检测提示仅合并轻度肾衰竭”	膝	静态占位器及串珠	Palacos R-40 和 Septopal 串珠	庆大霉素：0.33g	240g Palacos 和 30 Septopal 串珠中的 7 个	2.1（术后 6 天）	不清楚	410μmol/L	术后 3～4 天	术后 3～4 天	取出占位器后植入新的无抗生素占位器	占位器移除后 3 天血浆庆大霉素浓度为 1.6，术后转入 ICU 且患者需要透析治疗，1 个月后行假体病灶清除，术后肾功能正常后离院
Springer (2004)	0		—	膝	静态占位器	Simplex P	万古霉素：平均 3.1g	平均 136g	—	—	—	—	—	—	—
							庆大霉素：平均 3.7g								
Menge (2012)	14		—	膝	静态及相互关节占位器	Palacos，Simplex P 和钴材料	每个占位器中药物数量比例	平均	—	—	平均：2.60mg/dl	中位时间：30 天	—	—	—
							万古霉素：范围 1～16g（n=69）	相互关节占位器：140g							
							妥布霉素：范围 1～12g（n=79）	静态占位器：116g							
							头孢噻肟：范围 2～8g（n=4）								
							阿米卡星：12.5g（n=1）								
							两性霉素：0.06g（n=1）								

1. 内植物固定：低给药剂量
(a) PJI 二期重建。
(b) PJI 单期假体更换。
(c) 非炎性原因行翻修处理。
(d) 初次关节置换术。
2. 死腔处理：高给药剂量。
(a) 骨质缺损时制作结构性占位器（制作模具时添加中等剂量）。
(b) 骨与软组织缺损时制作非结构性串珠或薄板。
3. 仅用于局部给药：高剂量给药
(a) 为分隔软组织平面。
(b) 病变整体清除后伤口局部给药。

Palacos（Heraeuse 制造，上市产品为 Palacos、Palamed、Rifabocin 和 Copal）和 Simplex（Stryker 制造）是目前最常用且研究最为广泛的抗生素骨水泥，检测发现 Palacos 的抗生素释放量更高[33,34]，其他类型骨水泥也能够产生达到预期临床效果的释放率，没有一种品牌的骨水泥可以达到更为优良的临床效果。

采用 ALBC 固定假体：抗生素水平

低剂量配方 ALBC 固定假体是以治疗和预防为目的，骨水泥的药物扩散作用从属于其内植物的固定作用。全世界范围内有很多低剂量配方 ALBC 上市（表 10.2），美国 FDA 2003 年批准低剂量配方 ALBC 可用于 PJI 症状控制后二期重建术中。在美国其他所有骨水泥的配方及应用均是在医师指导下在药品核准标示外使用，包括高危宿主感染预防、感染所致翻修术中固定以及单期假体更换时[51]。

目前应用最为广泛的低剂量配方 ALBC 已成为一种高危人群非炎性原因致手术失败行关节置换翻修以及初次关节置换术中的感染预防手段。一些中心在所有骨水泥型全髋关节置换和全膝关节置换术中常规使用低剂量配方 ALBC[52]。在假体固定时采用低剂量配方 ALBC 的根本原因在于其可在浮游细菌定植于内植物表面、PMMA 表面或邻近骨组织之前提供短期的防护，通常每包骨水泥中混合 0.2～2g 抗生素，也可用市面销售的低剂量配方 ALBC 替代（表 10.2）。骨水泥覆盖层仅几毫米厚且表面-容积比值高，目前尚不清楚骨-骨水泥界面的抗生素浓度水平。由于低剂量配方 ALBC 的渗透性低，在假体植入后骨水泥内大多数抗生素成分将始终保留，但由于骨水泥/骨界面的液体量极少以及液体流动量有限，因此此部位药物浓度水平可能极高。大多数用于固定内植物的 ALBC 完全为骨质或内植物所包裹，只有极少部分暴露于切口体液周围，术后引流液药物浓度水平检测数据表明，此浓度水平可以达到保护内植物位于骨质外部分的效果，但无法对内植物骨内部分起到保护作用。据报道术后关节液药物浓度水平通常在 12 小时内即可达到峰值，之后快速降低。所有研究报道中，在每个时间点均存在药物浓度水平的明显差异。尽管本章讨论的不同配方骨水泥的平均引流液药物浓度水平通常高于 MIC 10 倍或更多，但此浓度水平持续时间相比伤口愈合所需的时间短，很多情况下甚至难以被检出。即使考虑到低剂量配方 ALBC 固定的目的是为了感染预防而非是治疗，其通常无法达到必要的针对来自血源性途径或逆行感染途径细菌的药物浓度水平及作用时间，即使是在内植物植入术后 1 天。其效果可能仅限于在手术时防止局部污

表 10.2 ALBC 和抗生素上市产品

品牌	公司	抗生素	剂量
Simplex T	**Stryker**	**妥布霉素**	**1g**
Simplex P 加	Stryker（北欧 中东非洲）	红霉素葡萄糖酸盐	0.5g
红霉素和黏杆菌素		可利菌素甲磺酸钠	300 万 IU
Depuy CMW 1，2，3	**Depuy**	**庆大霉素**	**1g**
SmartSet GMV 和 GHV	**Depuy**	**庆大霉素**	**1g**
Palacos R ＋ G	**Zimmer/Heraeus** Medical GmbH	**庆大霉素**	**0.5g**
Cobalt G HV	**Biomet**	**庆大霉素**	**0.5g**
Refobacin 骨水泥 R	Biomet	庆大霉素	0.5g
Refobacin plus 骨水泥 RBiomet		庆大霉素	0.5g
Refobacin 翻修骨水泥	Biomet	庆大霉素/克林霉素	1g/1g
Palamed G 和 MV ＋ G	Biomet/Merck/Heraeus	庆大霉素	0.5g
COPAL G ＋ V 和 G ＋ C	Heraeus	庆大霉素/万古霉素	0.5g/2.0g
		庆大霉素/克林霉素	1g/1g
Cemex Genta HV/LV	**Exactec/Tecres**	**庆大霉素**	**1g**
Vancogenex	Tecres	庆大霉素/万古霉素	1g/1g
GentaFix 1/3	Tecres/Mathys	庆大霉素	1g
VersalBond AB	**Smith and Nephew**	**庆大霉素**	**1g**
Cerafix Genta	CeraverOsteal	庆大霉素	0.08g
Septopal 串珠	Biomet	庆大霉素	0.5g

粗体字产品在美国有售

染。各种 ALBC 的抗生素成分和用量之间存在巨大差异，因此难以对不同的研究结果进行对比。Brien 等在 40 例 THA 术中采用 Simplex P 骨水泥或 Palacos-R 骨水泥加 1.2g 妥布霉素和 500mg 万古霉素的组合配方，术后 6 小时、24 小时及 48 小时提取引流液、血浆和尿液样本，结果表明，引流液妥布霉素药物浓度水平在所有时间点均高于 MIC 水平，30％的患者样本中无法检测到万古霉素[53]。Soto-Hall 等在 10 例 THA 术中采用 500mg 妥布霉素加 40mg PMMA 混合配方，结果表明在术后 4 小时引流液妥布霉素浓度水平达到到约 10 倍于 MIC 的峰值，之后至术后 30 小时下降至 MIC 的 3 倍左右，术后 12 小时血浆平均药物浓度水平到接近 MIC 的峰值，维持至术后 3 天后逐渐下降[54]。Forsyth 等曾报道 6 例之前存在肾功能不全患者应用 Simplex T（每包中含 1g 妥布霉素）的临床效果，并与对照组 9 例患者进行了对比研究，结果表明，术后 1 小时引流液妥布霉素平均浓度水平达到峰值，两组均超过 MIC 10 倍，血浆妥布霉素浓度水平峰值与血浆肌酐水平峰值之间无相关性，因此学者认为，此种配方的 ALBC 用于肾功能不全的患者是安全的[55]。Chohfi 等曾报道 10 例初次全髋关节置换术利用 Cerafix-Vanco 低剂量配方 ALBC 固定假体的患者，术后 10 天内每日检测引流液、血浆和尿液药物浓度水平，患者平均植入骨水泥重量为 88g，万古霉素添加剂量为 2.7g，术后 24 小时引流液浓度峰值达 MIC 的 10 倍，此后浓度不断降低至术后 6 天为 0；

尿液药物浓度在术后24小时为引流液浓度的5倍，至术后10天达MIC水平；血浆药物浓度水平不超过MIC水平，且至术后4天血浆中无法检测到药物浓度[56]。Bunetel等报道THA术中应用每包含0.5g庆大霉素的Palacos R骨水泥的患者，术后测定关节液、血浆和尿液的庆大霉素药物浓度，结果表明，术后4小时关节液平均药物浓度为MIC的4倍，至术后48小时关节液平均药物浓度仅大于1倍MIC[57]。

ALBC串珠洗脱的体内研究数据

关于应用ALBC串珠局部给药治疗关节置换术后感染术后体液、组织内以及血浆药物浓度水平的研究报道很少。每个研究中报道的数据结果之间存在很大的差异（表10.3）。切口引流液药物浓度水平取决于很多不可控的因素，其中包括植入串珠的数目、切口大小以及切口引流液体（血液、浆液、血肿）量以及流量，因此不可能实现对不同病例或不同研究的量化对比分析，但结果数据与术后几天内切口药物水平中度升高及轻度的全身药物暴露表现相符。Salvati等的一项前瞻性研究报道中包括18例采用Septopal®串珠治疗全髋关节假体周围感染患者，结果表明术后第1天滑液药物浓度在MIC 10倍以上，血浆庆大霉素药物浓度峰值水平为MIC的0.1倍，这表明全身药物暴露明显降低[58]。Anagnostakos等报道11例植入术中制作的低剂量抗生素骨水泥串珠（40g PMMA，0.5g庆大霉素，2g万古霉素）（Refobacin：Merck，Darmstadt，德国；Vanco-cell：Cell-Pharm，Hannover，德国）治疗全髋关节假体周围感染[59]，结果表明，术后第1天引流液药物浓度约为MIC的100倍，至术后第7天降至MIC的10倍以下。

用于治疗PJI的ALBC占位器

PJI病灶清除手术后可利用高剂量配方ALBC作为抗生素局部给药辅助治疗手段，药物释放率取决于暴露于伤口的ALBC表面积，药物释放的持续时间取决于ALBC的容量。当ALBC用于结构性部位时，通常是被塑形成为一个应力负荷假体，称为占位器（spacer）。ALBC占位器的机械作用从属于其药物释放作用。尽管占位器的形态不同于骨水泥薄板，没有巨大的表面接触面积，甚至不如多个小的骨水泥串珠，但其的确具有一个药物洗脱表面，药物可洗脱至整个邻近切口的表面，而且高剂量配方骨水泥在此表面可释放足够超出临床需求的药量。在制作占位器时需要较大容量的ALBC，这样占位器可在更长时期内实现药物洗脱作用，这是由于高剂量配方骨水泥深部的药物扩散所致。由于病灶清除后骨质缺损的表现多种多样，在术中将ALBC制成结构性占位器的制作流程需达到以下目标：

1. 在病灶清除术后提供一个完整的抗生素向创面扩散的药物洗脱表面。
2. 填充整个骨/软组织缺损空间以防止死腔形成，并为二次重建手术提供操作空间。
3. 维持患肢长度和防止纵向结构（韧带和肌肉-肌腱单位）挛缩。
4. 预防软组织填塞。
5. 为软组织恢复提供条件。
6. 为功能恢复及必要时负重活动提供条件。

表 10.3 抗生素洗脱体内研究数据

研究	应用	数量	髋/膝	串珠/占位器	骨水泥	抗生素	剂量 g/包	骨水泥用量(g)	平均关节液浓度峰值（范围）(μg/ml)	术后达到峰值时间	平均血浆浓度峰值水平(μg/ml)	平均尿液浓度峰值	最后一次关节液检测平均浓度(μg/ml)	术后至最后一次检测时间	并发症/毒性
Anagnostakos (2009)	治疗	11	髋	串珠	Refobacin Palacos R	庆大霉素/万古霉素	0.5/2	～80	116 (12～371) 80 (21～198)	24 小时			3.7/23	13 天	无
		17	髋	占位器		庆大霉素/万古霉素	0.5/2		21.1 (0.7～39) /37 (3.3～72)	24 小时			1.9/6.6	7 天	无
Salvati (1986)	治疗	18	髋	串珠	Septopal	庆大霉素	0.5	2～5 串	36.9 (19.6～69.5)	24 小时	0.26 (0～1.0)	24 小时最大平均累积：1.8 (0～4.7)			无
		38	髋和膝	占位器	Palacos-庆大霉素	庆大霉素	0.5	3～5 袋	14.9 (2.7～38.9)	24 小时	0.3 (0～3.8)	24 小时最大平均累积：0.8 (0～3.1)			
Hsieh (2006)	治疗	46	髋	占位器	Surgical Simplex	万古霉素	4	86.7	1 538	24 小时	0.58 (0.1～1.6)		571.9	7 天	无
						氨曲南	4		1003.5	24 小时	0.46 (0.1～0.9)			313.6	7 天
Kelm (2006)	治疗	10	髋	占位器	Refobacin-Palacos	庆大霉素	0.5	～80	～24 (5～40)	24 小时			6 (2～8)	7 天	无
						万古霉素	2		～47 (3～72)	24 小时			9 (8～10)	7 天	
Mutimer (2009)	治疗	12	膝	占位器	Spacer K	庆大霉素	不清楚	不清楚					0.46 (0.24～2.36)	99 天 (63～274)	无

续表

Masri (1998)	治疗	49	髋和膝	占位器	Simplex 和 Palacos	妥布霉素	≥3. 6	不清楚					6. 29	118 天 (42～340)	
						万古霉素	≥1. 5	不清楚					2. 52	118 天 (42～340)	
Fink (2011)	治疗	14	髋	占位器	Copal G + C	庆大霉素	1	不清楚	(1. 02～50. 93μg/g)	6 周					不确定
						克林霉素	1		(12. 38～329. 73μg/g)	6 周					
						±万古霉素	2		(15～177. 24μg/g)	6 周					
Bien (1993)	预防	20	髋	固定	Simplex	妥布霉素或万古霉素	1. 2/0. 5	不清楚	34. 27/5. 71	6 小时	0. 6/0. 74	17. 59/2. 43	3. 84/2. 31	48 小时	无
		20	髋	固定	Palacos-R	妥布霉素或万古霉素	1. 2/0. 5	不清楚	22. 16/5. 48	6 小时	0. 32/0	14. 76/2. 36	8. 12/1. 62	48 小时	无
Bunetel (1989)	预防	10	髋	固定	Palacos-R	庆大霉素	0. 33	～60	31. 8 (9. 3～82)	4 小时	0. 12		4. 4 (0. 02～12. 9)	48 小时	无
Forsyth (2006)	预防	6	髋（合并肾衰竭患者）	固定	Simplex	妥布霉素	0. 5	～120	90. 3	1 小时	～1. 1	～8	20. 8	48 小时	无
		9	髋对照组	固定	Simplex	妥布霉素	0. 5	～120	103	1 小时	0. 8	～23	15. 8	48 小时	无
Soto-Hall (1983)	预防	10	髋	固定	Simplex	妥布霉素	0. 5	66. 2	20	4 小时	1. 1	14. 5	～6	48 小时	无

PMMA通常没有足够的强度，不具备承重假体的机械特性，可通过采用金属核心部件如低需求股骨柄、冲杆或传统的骨折髓内固定针加固以增强ALBC占位器的结构完整性[60,61]。为保证足够的抗生素药物扩散量，占位器需有一个连续的、2mm厚的ALBC层。对于PJI而言，采用占位器是为了达到病灶完全切除术后抗生素向切除缘、软组织和骨组织以及创面液体高浓度水平扩散的目的。有学者担心当局部抗生素药物浓度水平降至治疗水平以下后细菌可能会定植于ALBC表面，虽然目前的确有关于细菌生长于ALBC占位器表面的报道，但此种再次感染的表现并不严重[62,63]。学者关注更多的是出现抗生素耐药性的问题[64]，目前已有ALBC占位器或串珠取出行细菌培养检出耐药菌的报道[65,66]，此种情况下需及时更换抗生素行二次局部给药治疗。

制作ALBC占位器时需特别考虑到每个解剖部位的不同特点，但在大多数情况下需遵循一些共同的原则。内植物必须保持占位器-骨界面稳定性以避免活动导致骨质破坏；髓内延长装置如被骨水泥包绕的粗克氏针或冲杆有助于占位器的结构稳定；骨水泥枪管或直径适宜的胸腔引流管可作为制作模具；除了骨-内植物界面稳定性以外，还需保证骨的稳定性以使软组织承受的剪应力最小化，这也有利于创面的愈合。良好的机械稳定性可减轻疼痛，并可保留各个处理阶段期间关节的自主功能。最后，占位器的形态和体积必须保证能够维持适宜的软组织张力，并为二次假体组件植入和二期重建假体植入手术保留适宜的操作空间。

除了用于治疗PJI以外，占位器也可用于既往有化脓性关节炎或关节周围骨髓炎病史拟行初次全关节置换的患者，此时需要分期手术，患者急需给予临时的占位器固定以使隐匿性感染进展为PJI的风险最小化[67]。如为高毒力细菌如MRSA所致PJIs，也可考虑病灶清除及抗生素骨水泥占位器固定术后二期行关节重建[67,71]。

占位器主要有两种类型：静态占位器和关节占位器。关节占位器（articulating spacer）通常用于肩关节、肘关节、髋关节，也常用于膝关节。由于延长的杠杆臂可导致应力增加及功能需求因素，静态占位器（static spacer）通常不能用于除膝关节以外的大关节。关节占位器可以是利用市售模具术中定制的装置，也可以预先制作后可购买的产品。术中定制占位器可达到所有在结构认识方面的要求，复杂的伴严重骨缺损或软组织条件差的病例对占位器设计和制作技术的要求较高，预制占位器及模具系统并不能使结构多样性和复杂性被简化。下面将对膝髋关节占位器进行简要的回顾，关于占位器的制作应用将在膝髋关节占位器专门章节有更为详细的论述。

髋关节占位器

ALBC髋关节占位器可以是非关节型或关节型，但通常不是静态占位器。非关节占位器将ALBD分别填充于髋臼和股骨骨质缺损部位，填充后关节并不稳定，其效果与股骨头切除术（girdlestone resection）相同，患者术后将会出现患肢缩短及髋关节功能受限。关节占位器重建关节面的可选择方式有三种：一是巨大的、与髋臼缺损病变直接相互关节的ALBC股骨头半关节置换术，此种占位器可利用硅模具（Stage OneHip Cement Sparer Molds，Biomet，Warsaw，IN）或利用庆大霉素骨水泥预先制作（Spacer G，Tecres，Verona，Italy），占位器大小必须合适且仅适用于髋臼窝完整的患者。这种占位器不能用于髋臼巨大缺损及缺乏连续稳定关节面的患者，内植物的偏心距不能调整。有学者担心采用巨大股骨头髋关节占位器可能会导致髋臼物质磨损，但到目前为止其并未在临床应用中出现较大问题。术中制作占位器相比预制占位器的优点在于可根据患者的特殊需求调整添加抗生素种类及剂量。第二种可供选择的占位器关节面形式是将金属假体头间隔小的高交联聚乙烯组件置于髋臼缺损后填充的 ALBC 内，在术中以带金属假体头的金属核心部件为中心模塑股骨 ALBC 占位器（PROSTALAC® Depuy，Warsaw IN），高剂量配方 ALBC 黏滞性太强，难以流入制作 PROSTALAC 的股骨模具，因此，通常使用中剂量配方 ALBC（如每包骨水泥中含 3.6g 妥布霉素和 1.5g 万古霉素）。第三种选择是假体金属头与 ALBC 相对形成关节，这通常可通过术中采用低需求柄加固股骨占位器组件达到定制要求。将一根非结构性 ALBC 棒置于髓内通道远侧，在假体柄表面手工涂抹 ALBC 制成股骨占位器，假体柄颈部和轴颈外露。髋臼占位器组件通常是通过在髋臼缺损部位填充 ALBC 及利用假体股骨头直接在 ALBC 内模制关节面完成，通过将占位器中心定于髋臼周径稍下方或制作一个小的髋臼占位器后壁延伸可增强其稳定性，之后将单独一包 ALBC 在面团后期灌入干骺端制成的股骨组件。在以往通常将病灶清除术中取出的内植物擦洗及消毒后用于制作股骨 ALBC 占位器金属加强构件，但有学者对此提出了批评，指出这可能有导致局部形成糖蛋白复合物的风险，后者可能导致血行播散细菌再次定植。当骨质缺损复杂且范围较大时，有必要添加附加组件以锚定或固定占位器组件[61,72,73]。术后患者可完全恢复坐位活动，如定制占位器制作良好，术后大多数患者可完全负重，可在超过 1 年内保持良好的患肢功能，一些患者甚至长期患肢功能良好。曾有金属材质股骨头与髋臼 ALBC 之间出现磨损的报道，但没有关于此种磨损导致局部组织不良反应的报道，磨损形成的沉积于滑膜内的物质可在占位器取出及假体再次植入时行滑膜切除处理[31]。

膝关节占位器

静态占位器和关节占位器都是可接受的膝关节占位器选择方式，如软组织包裹十分脆弱或由于骨/韧带结构缺失导致关节不稳定则最好选择静态膝关节占位器。当膝关节内植入（融合 ALBC）静态占位器后，其包裹软组织将不会由于关节活动而承受剪应力，此时患者的关节功能独立于占位器，假体再次植入后无需行股四头肌成形术即可有效恢复膝关节活动。关节占位器是与 TKR 相当的临时植入的 ALBC 组件，此种占位器可在术中模制（StageOne Knee®，Biomet Warsaw IN）或术前定制（Spacer K，Tecres，Verona，Italy）。类似 PROSTALAC 髋关节占位器的金属对多聚物关节面占位器构件在美国并未获批。植入骨水泥对骨水泥关节占位器的患者在术后早期将会出现关节摩擦音，但随着关节活动，占位器关节表面的摩擦会使其变得光滑[74]，从而使局部摩擦力减小。与髋关节占位器相似，膝关节占位器也可产生磨损碎片，由此引起的局部不良组织反应并未引起明显的临床症状，但应考虑在取出占位器时切除滑膜去除磨损碎片。相互关节 ALBC 膝关节占位器植入后关节活动范围良好，有报道假体再次植入后膝关节活动范围达 $-2° \sim 101°$[75]。手术医师可根据具体情况决定患者术后的负重情况，根据患者耐受程度可不负重或负重活动。据报道相互关节占位器术后感染的控制率为 90%或更高。有报道认为相互关节占位器可减少骨质丢失[76,77]、增大关节活动范围[76,78]、增强各个治疗阶段期间关节的功能[74,79]且术后二次植入假体的操作技术简单[76]。但也有不赞同此类观点的学说，认为通常在静态占位器植入后 6 个月、二次关节重建手术前，占位器/骨界面即已稳定，而且静态占位器周围软组织包裹完全愈合，组织机械功能正常。

ALBC 占位器的体内药物洗脱数据

临床上对占位器抗生素释放的评估是通过对术后引流液的检测。个体之间以及各个研究之间由于术者、病灶清除范围、创面闭合程度以及 ALBC 的用量、用法和植入部位因素的不同而存在巨大的差异。McLaren 等曾报道每包含妥布霉素 3.6g、万古霉素 4g 及头孢西丁 6g 的 Simplex P 骨水泥制成的高剂量配方 ALBC 占位器，膝关节引流液中妥布霉素和万古霉素药物浓度水平约为 500μg/ml，髋关节约为 220μg/ml，这表明在临床上此种占位器的药物释放浓度可达到 MIC 的 100 倍至 1000 倍[38]。Hsieh 等对 46 例患者植入每 40g PMMA（Surgical Simplex，Limerick，爱尔兰）中含 4g 万古霉素和 4g 氨曲南的定制髋关节占位器，每个占位器平均骨水泥含量为 86.7g，术后连续 7 天对血浆和引流液抗生素药物浓度进行检测，在Ⅱ期假体再次植入时还对关节液药物浓度进行了检测，在收集检测数据期间给予抗生素非口服给药，结果表明，术后第 1 天引流液中万古霉素浓度水平为 1538μg/ml，至术后第 7 天降至 572μg/ml；氨曲南浓度由 1004μg/ml 降至 314μg/ml；血浆万古霉素和氨曲南浓度水平未超过 1.6μg/ml 和 0.9μg/ml。至术后 30～160 天二期假体再植入术前，血药浓度明显高于大多数假体周围感染致病菌的最低抑菌浓度（MIC）；研究中无肾功能不全的个案报道。Masri 等报道，如每包骨水泥至少加入 3.6g 妥布霉素和 1.5g 万古霉素，则髋、膝关节占位器植入术后平均 118 天行二期假体再植入手术时关节液药物浓度水平分别为 11.94μg/ml 和 2.51μg/ml。这些药物浓度水平数据表明，与预期术后 3 个月或更长时间药物释放情况一样，自占位器团块有持续的药物释放，但这相比 100 倍于 MIC 的目标，药物释放仍低 1～2 个数量级[81]。Fink 等对 14 例患者行 Copal 骨水泥加庆大霉素和克林霉素（可加入或不加入 2g 万古霉素）髋关节占位器植入，术后约 6 周再次植入假体时提取组织样本，结果表明所有组织样本中所含抗生素浓度水平均高于相应致病菌的 MIC[31]。Kelm 等对 10 例患者行手工制作髋关节占位器植入，占位器含 80g PMMA、1g 庆大霉素和 4g 万古霉素，术后 1 周内每隔 24 小时检测引流液药物浓度水平，结果表明，术后第 1 天庆大霉素和万古霉素浓度水平达到峰值，分别约为 22μg/ml 和 46μg/ml，之后引流液药物浓度水平开始持续降低，术后 4～14 周取出占位器。体外药物洗脱和生物活性研究文献指出，占位器取出后至少 14 天仍有低浓度水平抗生素洗出且具有抑制致病菌生长的作用，这并不依赖于植入时限的长短[82]。Anagnostakos 曾报道 17 例植入含 80g PMMA、1g 庆大霉素和 4g 万古霉素（Refobacin/Palacos：Merck，Darmstadt，德国；Vanco-cell：Cell-Pharm，Hannover，德国）的手工模制髋关节占位器患者的引流液检测结果：术后第 1 天万古霉素浓度高于庆大霉素［37（3.3～72）∶21.1（0.7～39）μg/ml］，且在整个检测期间（最大 7 天）持续保持较高水平，术后第 7 天庆大霉素和万古霉素浓度分别为 1.9μg/ml 和 6.6μg/ml。

临床结果

目前，支持关节置换术中常规预防性应用低剂量配方 ALBC 观点的 1 级研究数据很少[5, 39, 83]，ALBC 应用过程中出现的其他一些混淆因素并非能够完全可控，即使是在一些病例数量众多的国家级注册机构，其所提供的数据也有矛盾之处。PJI 的治愈率低，通常缓解率为 0.5%～1%；目前仍需术前给予抗生素，ALBC 可能是一种与围术期抗生素具有协同作用的处理手段[84-88]。关于自 ALBC 固定假体中检出氨基糖苷类耐药菌，以及发现取出的抗生素骨水泥串珠和占位器表面有细菌生长的报道有很多[63,65,89]。一项 91 例因凝固酶阴性葡萄球菌所致 PJI 行关节置换翻修的研究报道指出，初次假体植入时采用 ALBC 固定的患者中庆大霉素耐药菌检出率为 88%，而仅行单纯骨水泥固定者检出率为 15%[90]，这引起了学者对在初次关节置换术中是否应常规使用 ALBC 产生了质疑[89,91]。

就非炎性原因的翻修手术而言，尽管没有 1 级研究数据，但研究结果数据仍然具有良好的一致性：术后感染率可降低约一半，如采用低剂量配方 ALBC 固定假体，则感染率更低，为 2%～3%[85,87]。已确诊的假体周围感染如在二期假体再植入术中不使用 ALBC，则再次感染的发生率高，1/4～1/3 的患者将发生感染。据报道如假体再植入术中使用低剂量 ALBC，则 TKA 假体再植入术后感染率可低至 5%[92]。

就感染治疗而言，目前倾向于增加抗生素的给药量。Bucholz 等在 20 年来将 583 例患者的每包骨水泥中庆大霉素用量由 0.5g 增加至 3.0g[37]。目前普遍认为低剂量配方 ALBC 用于已确诊的感染治疗是不适宜的，高剂量配方 ALBC 用于治疗感染需要手术医师直接调配。必须强调的是局部抗生素给药是一种辅助治疗，彻底的手术病灶清除才是主要的治疗手段，局部抗生素不能抵消不彻底的病灶清除产生的不良效果。关于高剂量配方 ALBC 的定义曾存在差异，每包骨水泥中抗生素的剂量配方有很多种，可以是超过 1g 至 10g 范围内，甚至会超过 10g。关键在于高剂量配方 ALBC 需要添加足够的孔泡剂以利于液体渗透，这需要在骨水泥中添加约 10 vol%的孔泡剂，相当于 10g 常用抗生素。虽然经常有学者指出将骨水泥串珠用于填塞非结构性死腔，但有经验的医师很少使用骨水泥串珠，尤其是在处理髓内病灶时或占位器需留置较长时间时。制作及串续串珠的操作技术十分困难，串珠（球形）填充各种类型缺损腔的效果最差，而且串珠可能会被瘢痕组织包裹，因此相比 1～2mm 厚、根据创面面积和形状匹配定制的薄层骨水泥或骨水泥板，其填充效果并不理想。ALBC 板可明显增加同等容量 ALBC 的药物释放表面积。有经验的学者通常将其制成 10～15mm 宽、3～10cm 长的薄板，如需处理死腔，可将其置入容积小的组织平面内，在面团期与创面表面模制成型，逐层填充结构复杂的空腔。ALBC 薄板取出时的操作也十分简单。

大多数关于二次分期处理、病灶清除、高剂量配方 ALBC 占位器以及已确诊的假体周围感染假体再植入术采用低剂量配方 ALBC 的治疗效果的数据是低级别数据结果，治疗成功率通常约为 90%。有报道指出，TKA 术后感染假体再植入术后的感染率低，为 5%[90]。如二期假体再植入术未使用 ALBC，则术后感染率会明显增高，1/4～1/3 的病例将发生感染。目前已有两项关于病灶切除与关节重建期间应用 ALBC 时局部药物释放的前瞻性临床试验研究[40,93]，Nelson 等报道 12 例患者采用 Septopal® 骨水泥串珠，并未给予全身抗生素治疗，与 13 例未行局部给药而行抗生素肠外给药治疗的患者相比，二者在预后结果方面无明显统计学差异，但此结论可能并不准确：结果表明局部给药组感染率为 15%，而非局部给药组感染率为 30%。需要指出的是二期关节重建术中并未使用 ALBC[93]。Cabrita 等报道 38 例患者在此期间行 ALBC 占位器植入，而另 30 例患者未行 ALBC 占位器植入，结果表明植入组感染率为 10.9%而非植入组感染率为 33.3%[40]。

对于急性 PJIs，例如术后血源性感染或急性（病程小于 4 周）血源性感染计划取出假体，则最好行分期手术处理并给予抗生素局部用药。据报道一期手术处理的成功率为 90%，术中需彻底清理病灶，碘伏浸泡或大型高压锅消毒模块化组件后再次植入假体，用半包到 1 包 ALBC 串珠填充整个创面，包括内外侧间沟和髌上囊，4～7 天后再次行病灶清理，并移除 ALBC 和植入模块化假体组件[36]。一项 20 例患者的回顾性研究报道有 2 例手术失败，在此研究中葡萄球菌感染患者曾给予联合利福平抗感染治疗[36]。如选择合适的病例，此直接更换假体的方法也可成功治疗慢性 PJI，其治疗效果与二期假体更换接近，二者的治愈率分别为 87%和 90%[87,94]。

（沈业彤 译）

参考文献

1. Buddy R, Hoffman A, Schoen F, Lemons J. Biomaterials science: an introduction to materials in Medecine. San Diego: Academic; 1997.
2. Costerton JW. The biofilm primer. New York: Springer; 2007.
3. Costerton W, Veeh R, Shirtliff M, Pasmore M, Post C, Ehrlich G. The application of biofilm science to the study and control of chronic bacterial infections. J Clin Invest. 2003;112(10):1466–77.
4. Parvizi J, Suh D-H, Jafari S, Mullan A, Purtill J. Aseptic loosening of total hip arthroplasty: infection always should be ruled out. Clin Orthop Relat Res. 2011;469(5):1401–5.
5. Diefenbeck M, Mückley T, Hofmann GO. Prophylaxis and treatment of implant-related infections by local application of antibiotics. Injury. 2006;37(2 Suppl 1): S95–104.
6. Olson ME, Ceri H, Morck DW, Buret AG, Read RR. Biofilm bacteria: formation and comparative susceptibility to antibiotics. Can J Vet Res. 2002;66(2):86–92.
7. Wixson RL, Lautenschalager EP, Novak MA. Vacuum mixing of acrylic bone cement. J Arthroplasty. 1987;2(2):141–9.
8. Van de Belt H, Neut D, Schenk W, Van Horn JR, Van der Mei HC, Busscher HJ. Infection of orthopaedic implants and the use of antibiotic-loaded bone cements. A review. Acta Orthop Scand. 2001; 72(6):557–71.
9. N'Diaye M, Pascaretti-Grizon F, Massin P, Baslé MF, Chappard D. Water absorption of poly(methyl methacrylate) measured by vertical interference microscopy. Langmuir. 2012;28(31):11609–14.
10. McLaren AC, McLaren SG, McLemore R, Vernon BL. Particle size of fillers affects permeability of polymethylmethacrylate. Clin Orthop Relat Res. 2007;461:64–7.
11. Harmsen S, McLaren AC, Pauken C, McLemore R. Amphotericin B is cytotoxic at locally delivered concentrations. Clin Orthop Relat Res. 2011;469(11): 3016–21.
12. Kweon C, McLaren AC, Leon C, McLemore R. Amphotericin B delivery from bone cement increases with porosity but strength decreases. Clin Orthop Relat Res. 2011;469(11):3002–7.
13. Giers MB, Estes CS, McLaren AC, Caplan MR, McLemore R. Jeannette Wilkins Award: can locally delivered gadolinium be visualized on MRI? A pilot study. Clin Orthop Relat Res. 2012;470(10): 2654–62.
14. McLaren R, McLaren A, Vernon B. Generic tobramycin elutes from bone cement faster than proprietary tobramycin. Clin Orthop Relat Res. 2008;466(6): 1372–6.
15. Miller R, McLaren A, Leon C, McLemore R. Mixing method affects elution and strength of high dose ALBC. Clin Orthop Relat Res. 2012;470(10): 2677–83.
16. McLaren AC, McLaren SG, Hickmon MK. Sucrose, xylitol, and erythritol increase PMMA permeability for depot antibiotics. Clin Orthop Relat Res. 2007;461:60–3.
17. Miller RB, McLaren AC, Pauken C, Clarke HD, McLemore R. Voriconazole is delivered from antifungal-loaded bone cement. Clinical orthopaedics and related research [Internet]. 2012 Jul 11 [cited 2012 Aug 26]; 2012. http://www.ncbi.nlm.nih.gov/pubmed/22782573.
18. McLaren A, Nugent M, Economopoulos K, Kaul H, Vernon B, McLemore R. Hand-mixed and premixed antibiotic-loaded bone cement have similar homogeneity. Clin Orthop Relat Res. 2009;467(7):1693–8.
19. Laine JC, Nguyen T-QD, Buckley JM, Kim HT. Effects of mixing techniques on vancomycin-impregnated polymethylmethacrylate. J Arthroplasty. 2011;26(8):1562–6.
20. Miller RB, McLaren AC, Leon CM, Vernon BL, McLemore R. Surfactant-stabilized emulsion increases gentamicin elution from bone cement. Clin Orthop Relat Res. 2011;469(11):2995–3001.
21. Hsieh P-H, Huang K-C, Tai C-L. Liquid gentamicin in bone cement spacers: in vivo antibiotic release and systemic safety in two-stage revision of infected hip arthroplasty. J Trauma. 2009;66(3):804–8.
22. Seldes RM. Liquid gentamicin in bone cement: a laboratory study of a potentially more cost-effective cement spacer. J Bone Joint Surg. 2005;87(2): 268–72.
23. Penner MJ, Duncan CP, Masri BA. The in vitro elution characteristics of antibiotic-loaded CMW and Palacos-R bone cements. J Arthroplasty. 1999;14(2):209–14.
24. McLaren AC, Nelson CL, McLaren SG, Wassell DL. Phenolphthalein used to assess permeability of antibiotic-laden polymethylmethacrylate: a pilot study. Clin Orthop Relat Res. 2005;439:48–51.
25. McLaren A, Olson K, McLaren S. Antibiotic levels

in retrieved antibiotic methacrylate spacers. In: Proceedings of the Musculoskeletal Infection Society Annual Meeting Aspen, Colorado; Aug 2000.
26. Klempf P, McLaren A, Castaneda P, McLemore R. Fluid penetration into antimicrobial loaded bone cement. San Antonio, TX; 2012.
27. International Organization for Standardization. ISO 5833. Implants for surgery-acrylic resin cements; 2002.
28. American Society for Testing And Materials, Subcommittee F04.11. ASTM F451-08 Standard Specification for Acrylic Bone Cement. 2008 [Internet]. 13.01; 2008. http://www.astm.org/Standards/F451.htm.
29. Rogers BA, Middleton FR, Shearwood-Porter N, Kinch S, Roques A, Bradley NW, et al. Does cyclical loading affect the elution of antibiotics from articulating cement knee spacers? J Bone Joint Surg Br. 2011;93(7):914–20.
30. Dodds S, Smith TJ, Akid R, Stephenson J, Nichol T, Banerjee RD, et al. Contrasting effects of physical wear on elution of two antibiotics from orthopaedic cement. Antimicrob Agents Chemother. 2012;56(3):1471–5.
31. Fink B, Vogt S, Reinsch M, Büchner H. Sufficient release of antibiotic by a spacer 6 weeks after implantation in two-stage revision of infected hip prostheses. Clin Orthop Relat Res. 2011;469(11):3141–7.
32. McLaren A, McLemore R, Gutierrez F, Martin M. Local antimicrobial treatment. In: Cierney III G, McLaren A, Wongworowat M, editors. Orthopaedic knowledge update: musculoskeletal infection. Rosemont, IL: American Acadmy of Orthopaedic Surgeons; 2009. p. 95–117.
33. Amorena B, Gracia E, Monzón M, Leiva J, Oteiza C, Pérez M, et al. Antibiotic susceptibility assay for Staphylococcus aureus in biofilms developed in vitro. J Antimicrob Chemother. 1999;44(1):43–55.
34. Anwar H, Strap JL, Costerton JW. Establishment of aging biofilms: possible mechanism of bacterial resistance to antimicrobial therapy. Antimicrob Agents Chemother. 1992;36(7):1347–51.
35. Ladd TI, Schmiel D, Nickel JC, Costerton JW. The use of a radiorespirometric assay for testing the antibiotic sensitivity of catheter-associated bacteria. J Urol. 1987;138(6):1451–6.
36. Estes CS, Beauchamp CP, Clarke HD, Spangehl MJ. A two-stage retention débridement protocol for acute periprosthetic joint infections. Clin Orthop Relat Res. 2010;468(8):2029–38.
37. McLaren AC, Nelson CL, McLaren SG, DeClerk GR. The effect of glycine filler on the elution rate of gentamicin from acrylic bone cement. Clin Orthop Relat Res. 2004;427:25–7.
38. McLaren A, Spooner C. Antibiotic levels in drain fluid following antibiotic spacer insertion. Rosemont, IL; 1997.
39. Patti BN, Lindeque BGP. Antibiotic-loaded acrylic bone cement in the revision of septic arthroplasty: where's the evidence? orthopaedics. 2011;34(3):210.
40. Cabrita HB, Croci AT, Camargo OP, Lima ALL. Prospective study of the treatment of infected hip arthroplasties with or without the use of an antibiotic-loaded cement spacer. Clinics. 2007;62:99–108.
41. Springer BD, Lee G-C, Osmon D, Haidukewych GJ, Hanssen AD, Jacofsky DJ. Systemic safety of high-dose antibiotic-loaded cement spacers after resection of an infected total knee arthroplasty. Clin Orthop Relat Res. 2004;427:47–51.
42. Dovas S, Liakopoulos V, Papatheodorou L, Chronopoulou I, Papavasiliou V, Atmatzidis E, et al. Acute renal failure after antibiotic-impregnated bone cement treatment of an infected total knee arthroplasty. Clin Nephrol. 2008;69(3):207–12.
43. Patrick BN, Rivey MP, Allington DR. Acute renal failure associated with vancomycin- and tobramycin-laden cement in total hip arthroplasty. Ann Pharmacother. 2006;40(11):2037–42.
44. Castells M. Desensitization for drug allergy. Curr Opin Allergy Clin Immunol. 2006;6(6):476–81.
45. Edin ML, Miclau T, Lester GE, Lindsey RW, Dahners LE. Effect of cefazolin and vancomycin on osteoblasts in vitro. Clin Orthop Relat Res. 1996; 333:245–51.
46. Miclau T, Edin ML, Lester GE, Lindsey RW, Dahners LE. Bone toxicity of locally applied aminoglycosides. J Orthop Trauma. 1995;9(5):401–6.
47. Isefuku S, Joyner CJ, Simpson AHRW. Gentamicin may have an adverse effect on osteogenesis. J Orthop Trauma. 2003;17(3):212–6.
48. Cunningham B, McLaren A, Pauken C, McLemore R. Liposomal formulation increases local delivery of amphotericin from bone cement: a pilot study. Clin Orthop Relat Res. 2012;470(10):2671–6. doi: 10.1007/s11999-012-2317-4.
49. Schmidt K, McLaren A, Pauken C, McLemore R. Voriconazole is cytotoxic at locally delivered concentrations. Clin Orthop Relat Res. Accepted. Clin Orthop Relat Res. 2013 Feb 23. [Epub ahead of print].
50. Buchholz HW, Engelbrecht H. [Depot effects of various antibiotics mixed with Palacos resins]. Chirurg. 1970;41(11):511–5.
51. Hanssen AD, Spangehl MJ. Practical applications of antibiotic-loaded bone cement for treatment of infected joint replacements. Clin Orthop Relat Res. 2004;427:79–85.
52. Tabutin J, D'Ollonne T, Cambas PM. Antibiotic addition to cement—is it beneficial. Hip Int. 2012;22(1):9–12.
53. Brien WW, Salvati EA, Klein R, Brause B, Stern S. Antibiotic impregnated bone cement in total hip arthroplasty. An in vivo comparison of the elution properties of tobramycin and vancomycin. Clin Orthop Relat Res. 1993;296:242–8.
54. Soto-Hall R, Saenz L, Tavernetti R, Cabaud HE, Cochran TP. Tobramycin in bone cement. An in-depth analysis of wound, serum, and urine concentrations in patients undergoing total hip revision arthroplasty. Clin Orthop Relat Res. 1983;175:60–4.
55. Forsythe ME, Crawford S, Sterling GJ, Whitehouse SL, Crawford R. Safeness of Simplex-tobramycin bone cement in patients with renal dysfunction undergoing total hip replacement. J Orthop Surg (Hong Kong). 2006;14(1):38–42.
56. Chohfi M, Langlais F, Fourastier J, Minet J, Thomazeau

H, Cormier M. Pharmacokinetics, uses, and limitations of vancomycin-loaded bone cement. Int Orthop. 1998;22(3):171–7.
57. Bunetel L, Segui A, Cormier M, Percheron E, Langlais F. Release of gentamicin from acrylic bone cement. Clin Pharmacokinet. 1989;17(4):291–7.
58. Salvati EA, Callaghan JJ, Brause BD, Klein RF, Small RD. Reimplantation in infection. Elution of gentamicin from cement and beads. Clin Orthop Relat Res. 1986;207:83–93.
59. Anagnostakos K, Wilmes P, Schmitt E, Kelm J. Elution of gentamicin and vancomycin from polymethylmethacrylate beads and hip spacers in vivo. Acta Orthop. 2009;80(2):193–7.
60. Nickinson RSJ, Board TN, Gambhir AK, Porter ML, Kay PR. Two stage revision knee arthroplasty for infection with massive bone loss. A technique to achieve spacer stability. Knee. 2012;19(1):24–7.
61. Ben-Lulu O, Farno A, Gross AE, Backstein DJ, Kosashvili Y, Safir OA. A modified cement spacer technique for infected total hip arthroplasties with significant bone loss. J Arthroplasty. 2012;27(4):613–9.
62. Cabo J, Euba G, Saborido A, González-Panisello M, Domínguez MA, Agulló JL, et al. Clinical outcome and microbiological findings using antibiotic-loaded spacers in two-stage revision of prosthetic joint infections. J Infect. 2011;63(1):23–31.
63. Neut D, Van de Belt H, Van Horn JR, Van der Mei HC, Busscher HJ. Residual gentamicin-release from antibiotic-loaded polymethylmethacrylate beads after 5 years of implantation. Biomaterials. 2003; 24(10):1829–31.
64. Fletcher MDA, Spencer RF, Langkamer VG, Lovering AM. Gentamicin concentrations in diagnostic aspirates from 25 patients with hip and knee arthroplasties. Acta Orthop Scand. 2004;75(2):173–6.
65. Neut D, Van de Belt H, Stokroos I, Van Horn JR, Van der Mei HC, Busscher HJ. Biomaterial-associated infection of gentamicin-loaded PMMA beads in orthopaedic revision surgery. J Antimicrob Chemother. 2001;47(6):885–91.
66. Thomes B, Murray P, Bouchier-Hayes D. Development of resistant strains of Staphylococcus epidermidis on gentamicin-loaded bone cement in vivo. J Bone Joint Surg Br. 2002;84(5):758–60.
67. Azzam KA, Seeley M, Ghanem E, Austin MS, Purtill JJ, Parvizi J. Irrigation and debridement in the management of prosthetic joint infection: traditional indications revisited. J Arthroplasty. 2010; 25(7):1022–7.
68. Bradbury T, Fehring TK, Taunton M, Hanssen A, Azzam K, Parvizi J, et al. The fate of acute methicillin-resistant Staphylococcus aureus periprosthetic knee infections treated by open debridement and retention of components. J Arthroplasty. 2009;24(6 Suppl):101–4.
69. Brandt CM, Sistrunk WW, Duffy MC, Hanssen AD, Steckelberg JM, Ilstrup DM, et al. Staphylococcus aureus prosthetic joint infection treated with debridement and prosthesis retention. Clin Infect Dis. 1997;24(5):914–9.
70. Deirmengian C, Greenbaum J, Lotke PA, Booth RE, Lonner JH. Limited success with open debridement and retention of components in the treatment of acute Staphylococcus aureus infections after total knee arthroplasty. J Arthroplasty. 2003;18(7 Suppl 1):22–6.
71. Koyonos L, Zmistowski B, Della Valle CJ, Parvizi J. Infection control rate of irrigation and débridement for periprosthetic joint infection. Clin Orthop Relat Res. 2011;469(11):3043–8.
72. Baker RP, Duncan CP. Acyclic acetabular roof reconstruction for severe superior segmental acetabular bone loss in 2-stage surgery for infected hip arthroplasty. J Arthroplasty. 2011;26(8):1567–9.
73. Flores X, Corona PS, Cortina J, Guerra E, Amat C. Temporary cement tectoplasty: a technique to improve prefabricated hip spacer stability in two-stage surgery for infected hip arthroplasty. Arch Orthop Trauma Surg. 2012;132(5):719–24.
74. Jaekel DJ, Day JS, Klein GR, Levine H, Parvizi J, Kurtz SM. Do dynamic cement-on-cement knee spacers provide better function and activity during two-stage exchange? Clin Orthop Relat Res. 2012 Apr 4 [cited 2012 Apr 24]; 2012. http://www.ncbi.nlm.nih.gov/pubmed/22476896.
75. Van Thiel GS, Berend KR, Klein GR, Gordon AC, Lombardi AV, Della Valle CJ. Intraoperative molds to create an articulating spacer for the infected knee arthroplasty. Clin Orthop Relat Res. 2011;469(4): 994–1001.
76. Hsu YC, Cheng HC, Ng TP, Chiu KY. Antibiotic-loaded cement articulating spacer for 2-stage reimplantation in infected total knee arthroplasty: a simple and economic method. J Arthroplasty. 2007;22(7):1060–6.
77. Meek RMD, Dunlop D, Garbuz DS, McGraw R, Greidanus NV, Masri BA. Patient satisfaction and functional status after aseptic versus septic revision total knee arthroplasty using the PROSTALAC articulating spacer. J Arthroplasty. 2004;19(7):874–9.
78. Emerson Jr RH, Muncie M, Tarbox TR, Higgins LL. Comparison of a static with a mobile spacer in total knee infection. Clin Orthop Relat Res. 2002;404:132–8.
79. Freeman MG, Fehring TK, Odum SM, Fehring K, Griffin WL, Mason JB. Functional advantage of articulating versus static spacers in 2-stage revision for total knee arthroplasty infection. J Arthroplasty. 2007;22(8):1116–21.
80. Hsieh P-H, Chang Y-H, Chen S-H, Ueng SWN, Shih C-H. High concentration and bioactivity of vancomycin and aztreonam eluted from Simplex cement spacers in two-stage revision of infected hip implants: a study of 46 patients at an average follow-up of 107 days. J Orthop Res. 2006;24(8):1615–21.
81. Masri BA, Duncan CP, Beauchamp CP. Long-term elution of antibiotics from bone-cement: an in vivo study using the prosthesis of antibiotic-loaded acrylic cement (PROSTALAC) system. J Arthroplasty. 1998;13(3):331–8.
82. Kelm J, Regitz T, Schmitt E, Jung W, Anagnostakos K. In vivo and in vitro studies of antibiotic release from and bacterial growth inhibition by antibiotic-impregnated polymethylmethacrylate hip spacers. Antimicrob Agents Chemother. 2006;50(1):332–5.
83. Dunbar MJ. Antibiotic bone cements: their use in routine primary total joint arthroplasty is justified. Orthopaedics. 2009 Sep;32(9) [cited 2011 Oct 3];

2009. http://www.ncbi.nlm.nih.gov/pubmed/19751021.
84. Engesaeter LB, Lie SA, Espehaug B, Furnes O, Vollset SE, Havelin LI. Antibiotic prophylaxis in total hip arthroplasty: effects of antibiotic prophylaxis systemically and in bone cement on the revision rate of 22,170 primary hip replacements followed 0–14 years in the Norwegian Arthroplasty Register. Acta Orthop Scand. 2003;74(6):644–51.
85. Hanssen AD. Local antibiotic delivery vehicles in the treatment of musculoskeletal infection. Clin Orthop Relat Res. 2005;437:91–6.
86. Jämsen E, Huhtala H, Puolakka T, Moilanen T. Risk factors for infection after knee arthroplasty. A register-based analysis of 43,149 cases. J Bone Joint Surg Am. 2009;91(1):38–47.
87. Joseph TN, Chen AL, Di Cesare PE. Use of antibiotic-impregnated cement in total joint arthroplasty. J Am Acad Orthop Surg. 2003;11(1):38–47.
88. Parvizi J, Saleh KJ, Ragland PS, Pour AE, Mont MA. Efficacy of antibiotic-impregnated cement in total hip replacement. Acta Orthop. 2008;79(3):335–41.
89. Jiranek WA, Hanssen AD, Greenwald AS. Antibiotic-loaded bone cement for infection prophylaxis in total joint replacement. J Bone Joint Surg Am. 2006;88(11):2487–500.
90. Hope PG, Kristinsson KG, Norman P, Elson RA. Deep infection of cemented total hip arthroplasties caused by coagulase-negative staphylococci. J Bone Joint Surg Br. 1989;71(5):851–5.
91. Hanssen AD. Prophylactic use of antibiotic bone cement: an emerging standard—in opposition. J Arthroplasty. 2004;19(4 Suppl 1):73–7.
92. Hanssen AD, Rand JA, Osmon DR. Treatment of the infected total knee arthroplasty with insertion of another prosthesis. The effect of antibiotic-impregnated bone cement. Clin Orthop Relat Res. 1994;309:44–55.
93. Nelson CL, Evans RP, Blaha JD, Calhoun J, Henry SL, Patzakis MJ. A comparison of gentamicin-impregnated polymethylmethacrylate bead implantation to conventional parenteral antibiotic therapy in infected total hip and knee arthroplasty. Clin Orthop Relat Res. 1993;295:96–101.
94. Lange J, Troelsen A, Thomsen RW, Søballe K. Chronic infections in hip arthroplasties: comparing risk of reinfection following one-stage and two-stage revision: a systematic review and meta-analysis. Clin Epidemiol. 2012;4:57–73.

第十一章　假体保留：治疗方法选择

David N. Vegari，Bryan D. Springer

引　言

目前，全膝关节及全髋关节置换术后感染仍是最令人畏惧和难以治疗的骨科手术后并发症之一。文献报道初次全关节置换（total joint arthroplasty，TJA）术后总的感染发生率为0.5%～2%，TJA翻修术后为2%～4%。据统计，2005年TKA和THA术后因感染而行翻修的总比例分别为16.8%和14.8%[1]。预计至2030年所有因感染行膝关节翻修手术的患者将达到52 000例（65%）[2]。患者因全关节置换术后感染治疗而引起的经济负担是巨大的，每次治疗的相关费用为60 000～100 000美元，患者留院时间将会延长且术后并发症的发生率更高[3,5]。全关节置换术后感染的处理是资源消耗最为巨大的骨科手术之一。

在选择治疗方案时应考虑到很多变异因素，包括感染程度及感染持续时间、软组织情况、假体固定情况、感染致病菌、宿主对感染的抵抗能力、医师所掌握的资源以及患者的意愿。假体保留被认为是一种对全关节置换术后感染患者具有吸引力的低病残率治疗选择。保留假体治疗方法包括抗生素抑制治疗、关节镜下灌洗及病灶清理（irrigation and dibridement，I&D）或切开I&D伴或不伴高交联聚乙烯衬垫更换。

根据Tsukayama等提出的TKA术后感染分级系统：Ⅰ型感染患者术中细菌培养结果为阳性[6]；Ⅱ型浅表或深部感染发生于手术后1个月以内的早期；Ⅲ型感染发生于TJA术后晚期，为急性、血源性感染；Ⅳ型感染为术后远期慢性感染，伴症状持续超过4周。

假体保留治疗方法选择

抗生素抑制治疗仅推荐用于体质虚弱无法耐受手术的患者。感染致病菌应为低毒力细菌且患者全身情况稳定，内植物稳定且能够耐受适宜的口服抗感染药物治疗。文献指出单纯抗生素抑制治疗的治愈率约为20%[7,8]。

少数研究选择对I&D术后长期抗生素抑制治疗进行了研究。Rao等研究发现，术后5年治愈率为86%[9]。Zimmerli的一项研究主要对利福平联合环丙沙星治疗方案进行了研究，结果表明此两种抗生素协同应用的治愈率为100%[10]，尽管此项研究涉及关节置换和非关节置换病例，但其结果是令人鼓舞的。但Duncan在其关节假体周围感染（PJI）回顾性研究文献中指出，抗生素抑制治疗的疗效十分有限且缺乏相应的数据结果，尤其是在将抗生素抑制治疗作为单独的感染治疗手段时[11]。

镜下灌洗和清理：全膝关节置换

膝关节镜下 I&D 有时是被急性 PJI 患者所认可的一种治疗选择，术中通过小的关节镜下入路操作，对软组织的损伤小。但对此项技术有很多其他方面的担忧。首先，对全关节病变的检查是在镜下完成操作，由于无法对骨/骨水泥和骨/假体界面进行探查，因此其探查效果差于切开手术；术中无法更换高交联聚乙烯衬垫，术中对膝关节后侧的清理受限且无法完全、彻底地切除病变滑膜；此外，经关节镜下入路相比切开手术而言移除关节内碎片的操作更为困难。因此，镜下 I&D 仅适用于对症状明显较轻患者的处理。

由于上述原因，目前关于膝关节镜下关节 I&D 的研究很少且仅限于少数患者。Waldman 等报道 16 例发病时间小于 7 天的急性 PJI 患者，均行膝关节镜下关节 I&D，结果表明经平均 56 个月的随访，感染治愈率仅为 38%[12]。Dixon 等认为治疗效果相对良好：15 例行膝关节镜下病灶清理的患者中 60%经平均距初次 TJI 55 个月的随访手术效果良好[13]。到目前为止，还没有 THA 术后感染保留假体治疗过程中采用髋关节镜技术的研究文献，随着手术技术的不断改进，髋关节镜技术的总体治疗效果仍有待确定，而更多类似的关注主要集中在膝关节镜技术，如镜下探查效果有限以及如何选择病灶清理方式、镜下无法更换高交联聚乙烯衬垫，这些问题也同样存在于髋关节镜术中。

切开灌洗清理及高交联聚乙烯衬垫更换

I&D 是一项患者易于接受的低损伤处理方式，经单次手术处理后可保留假体，并可降低因病灶清除关节成形术而形成的损伤和功能障碍。对手术医师而言，内植物移除后导致骨质缺损且需要行复杂的结构重建处理，研究文献中应具有支持学者认识到此项技术优势的观点，但目前很多研究文献由于缺乏有力证据及很多如合并症、手术技术、抗生素给药时间及治疗成功的界定这些非可控变异因素而缺乏说服力。

从组织学角度来讲，目前学者一致认为 TJA 术后感染急性发病患者应行切开 I&D，而 I&D 与假体组件保留用于治疗慢性感染（症状及体征持续超过 4 周）的失败率高且用于 THA 和 TKA 术后的预后结果差，因此不建议采用[14,15]。

切开灌洗和病灶清理手术及操作技术

一旦确诊为急性 PJI，则患者应立即进入手术室行切开 I&D 及高交联聚乙烯衬垫更换手术处理，不应延误治疗。手术医师需掌握很多重要的信息以利于制定相应的治疗决策。医师应获取患者初次关节置换时的手术记录，以明确假体型号及大小以及高交联聚乙烯胫骨衬垫或髋臼内衬大小。术前应确认医院有合适的高交联聚乙烯衬垫。此外，应在术前明确手术切口及各种延伸切口。

抗生素

术前应以众多因素为基础确定是否给予抗生素治疗，如术前抽吸已检测出感染细菌类型，则根据细菌培养及药敏检测结果给予预防性抗生素治疗是合理的。细菌培养及药敏检测结果得出需等待很多天的时间，如高度怀疑感染，则不应为等待细菌培养结果而延迟手术。如高度怀疑感染但细菌培养检测结果不明确，则可停用抗生素，至获得术中细菌培养检测结果后继续抗感染治疗。

之后则需针对最常见的感染致病菌（葡萄球菌和链球菌）给予抗生素治疗，如怀疑患者为口腔、泌尿系或胃肠道菌丛血源性传播所致感染，则应首先给予对革兰氏阴性菌也有效的广谱抗生素。如患者存在高度的耐药菌感染风险，如耐甲氧西林金黄色葡萄球菌（MRSA）则还需给予万古霉素，此类患者包括既往有 MRSA 感染史者、社区护理患者以及免疫功能不全患者。在细菌培养物手术室提取完成后，即应给予适宜的抗生素治疗。在获得术中细菌培养结果后，需针对不同患者给予专门的治疗方案。

手术室设置

手术室工作人员对感染患者的明确并给予适宜的处置具有重要作用，作者习惯穿戴排气防护服和在层流手术间内完成手术操作。采用这些防护措施在降低感染风险效果方面的研究数据之间存在矛盾之处[16,17]。作者习惯在手术室分两次步骤完成操作，在完成 I&D 操作后分次单独操作完成新的高交联聚乙烯衬垫植入和切口关闭。手术医师及手术室工作小组在 I&D 操作完成后需更换新的手术服和手套。此外，病灶清理完成后需更换另外一套清洁、无菌的手术器械以降低因使用之前操作器械而导致关节污染的风险。

目前学者一致建议在术中操作时行 3～5 次切口部位细菌培养，这可提高细菌培养结果的准确性，也有利于证实切口沾染观点的准确性。此外，需注意每次提取培养物时使用新的操作器械以防止培养物交叉污染。培养物需常规送需氧及厌氧菌培养检测，并行药敏检测。传统的革兰氏染色检测由于缺乏敏感性和特异性，其结果并不可靠[18]。此外，仅对于高度怀疑或存在高危因素患者，应常规行抗酸杆菌和真菌培养检查。冰冻切片检查在确诊感染方面可能有一定的作用，其是以高倍视野下白细胞数量作为诊断基础。目前普遍认为切片内某个部位每高倍视野下白细胞数为 5～10 个符合感染诊断标准[19,20]，但这取决于组织样本采集部位以及病理科医师的经验和对样本的阅片能力。

手术技术：全膝关节置换术

手术操作技术和手术入路原则与初次 TKA 相同。患者仰卧于手术床且患肢自由放置。作者习惯使用止血带，这是由于术中需行广泛的病灶清理和滑膜切除，这会导致大量出血。术前需标记手术切口，据常规无菌原则行患肢备皮及消毒，如可能应利用初次关节置换手术切口完成 I&D 操作。如需取皮瓣，则应为全厚皮瓣以防止出现皮肤血供不良。

作者习惯采用内侧髌旁入路是因为很多原因。大多数手术医师对此入路熟悉，而且经此入路术中可广泛显露。患者膝关节僵硬或存在瘢痕组织可能限制病变显露是手术医师可能会面临的常见问题。广泛显露病灶可有效清除所有感染组织。经内侧髌旁入路切开关节后可通过股四头肌离断或必要时行胫骨结节截骨完成进一步显露。经标准入路切口和适宜的内侧结构松解和及早外侧松解游离外侧间沟后大多数膝关节可完全显露。反转髌骨并非必须，这是由于其可能增大髌腱撕裂的风险。

切开 I&D 和高交联聚乙烯衬垫更换手术的成功取决于多项因素，其中的关键在于广泛的病灶清除，尽可能移除感染组织及滑膜组织。关节切开后应提取细菌培养物并给予适宜的抗菌药物，作者习惯从滑膜和假体周围组织至少提取 3～5 个组织细菌培养样本。

术中应完全、彻底地切除滑膜组织，切除所有存在感染表现的组织，尤其应注意对髌上囊及膝关节内外侧间沟的病灶清理。对膝关节后侧病灶的彻底清理也同样重要。为达到此目的，术中必须取出高交联聚乙烯衬垫。

应注意观察股骨和胫骨假体组件的松动情况。为有效评估假体松动情况，应显露假体界面；可利用专用的假体取出工具评估各个组件的松动情况。此外，目前还有很多通用的假体取出工具可用于评估假体组件是否松动。假体松动是慢性感染的潜在表现，如发现假体松动，则应放弃 I&D 而行假体取出并植入抗生素骨水泥占位器。

完全彻底切除滑膜后应行关节灌洗，作者习惯采用大量平衡盐溶液（约 9L）行关节灌洗。支持应用抗生素溶液冲洗可改善预后结果和可能引起全身毒性反应观点的研究数据很少[21,23]。作者习惯在初步完成 I&D 后行二次病灶清理，使用新操作器械清除可疑病变组织并再使用 3～6L 盐水冲洗膝关节。在完成冲洗后，手术小组应更换所有 I&D 操作过程中使用的操作器械。在更换手术服后将新的操作器械带入手术区域。

术中可使用高交联聚乙烯试模组件确定衬垫厚度及关节稳定性。作者习惯在关闭切口前松止血带以确认出血点，之后将新的高交联聚乙烯衬垫插入胫股关节。术后为防止血肿形成应在确定彻底清理病灶后放置引流管。之后，采用单股可吸收缝线逐层闭合伤口，术区无菌敷料加压包扎。

手术技术：全髋关节置换

THA 术后感染的手术处理原则与初次 THA 相似，需要专门强调的是术中需采用 9L 大量的液体灌洗，并彻底清理无血供的病变组织。此操作应在维持正确的组织平面前提下完成，通常瘢痕组织与正常组织之间的边界解剖不清，手术医师必须注意，能否正确分离出组织平面取决于髋关节入路的选择。术中需仔细评估假体组件是否存在松动或下沉表现，在去除髋臼内衬时需小心操作，并防止破坏锁定结构。通常此时需同时更换股骨头假体组块。

术后处理

通常术后第 1 天即允许患者活动，如耐受则可负重活动并给予物理治疗。术后每日需行细菌培养检测，根据细菌培养及药敏检测结果行经静脉抗生素给药治疗。作者通常是与感染科专家协作完成对所有患者的治疗。为实现长期抗生素给药可自外周血管植入中心静脉导管。I&D 术后抗生素给药的治疗时限目前尚未达成共识，目前普遍接受的观点是静脉抗生素给药应持续 4～6 周，之后应在一个时期内给予口服抗生素治疗。关于口服抗生素治疗的时限目前仍存在争议，而且在长期抗生素抑制治疗的应用方面学者尚未达成共识。总的来说，如将 I&D 作为一种治疗措施，则通常需给予为期 3 个月到 1 年的口服抗生素治疗；而如仅仅将 I&D 作为一种感染抑制治疗措施，则很多学者建议采用长期、终生抗感染抑制治疗。

结　果

总体效果：全膝关节置换术

研究文献中关于I&D的结果差异很大，经对已发表的20篇科学研究文献进行分析评估，此项手术技术的治愈率为19%～83%，大多数研究结果表明治愈率小于60%。2002年Silva等对至今所有的研究文献进行了meta分析，该研究涉及530例急性PJI行切开I&D的患者，包括急性术后感染及术后远期急性血源性感染病例，结果表明，总的治愈率为33.6%[24]。表11.1回顾总结了每个I&D治疗PJI相关文献的研究结果，可以看出治愈率和手术失败率的差异范围较大，这表明有很多差异因素可影响患者的预后结果，这些因素包括手术时间、潜在危险因素、手术技术和感染致病菌。

表11.1 TKA术后感染行I&D的预后结果

作者	年龄	患者数	随访时间	成功率(%)	评价
Koyonos [49]	2011	136	54个月	35%	
Choi[50]	2011	32	36个月	31%	
Odum[40]	2011	150 (THA/TKA)		31%	在致病菌或I&D手术时间方面无差异
Zmistowski[41]	2011			G(－) 70% MSSA 33% MRSA 49%	
Azzam[51]	2010	104 (THA/TKA)	67个月	44%	与手术时间无关；ASA评分增高、大量脓肿形成、金黄色葡萄球菌感染者风险增高
Bradbury[39]	2009	19	至少24个月	16%	症状出现至I&D平均时限为5天；均为MRSA感染
Salgado[52]	2007	20		33%	症状出现至I&D平均时限为14天；包括膝关节和髋关节（文献meta分析）
Marculescu[26]	2006	99	24个月	60%	
Deirmengian [53]	2003	31	48个月	35%	各种葡萄球菌感染患者的失败率为92%，其他各种革兰氏阳性菌感染患者的失败率为44%，年龄增大为风险因素，病灶清理时限无特异性
Silva [24]	2002	530		33.60%	手术成功因素：<4个月内手术；症状持续时间<4周，Abx革兰氏阳性菌。年轻患者手术失败因素：窦道形成，切口引流时间>2周，铰链假体组件，免疫抑制

续表

作者	年	患者数	随访	成功率	评价
Segawa [54]	1999	10 术后急性感染	43 个月	50％	在 I&D 时限方面无明显差异，5 例手术失败患者中 4 例为免疫抑制患者
Wasielewski [55]	1996	10	32 个月	75％ 急性发病/50％慢性	8 例急性感染患者症状持续时间＜2 周 2 例慢性感染患者症状持续时间＞2 周
Kramhoft [56]	1994	27	NR	19％	所有预后良好患者均在症状出现 1 周内行病灶清理
Teeney [57]	1990	21	48 个月	29％	症状持续时间超过 2 周；手术失败率较高
Schoifet [14]	1990	31	36 个月	23％	I&D 手术失败的平均时限：32 天 手术成功的平均时限：21 天

手术时间

手术时间似乎是决定 I&D 和高交联聚乙烯假体更换手术成功与否的关键因素。目前学者普遍认为感染症状持续时间＞4 周的患者行 I&D 和高交联聚乙烯假体更换手术的失败率高。Schoifet 等报道 PJI 行 I&D 治疗总的失败率为 77％。所有治疗失败患者症状持续时间均超过 28 天[14]。虽然很多研究结果表明症状出现时间至 I&D 的间隔时间并非是影响预后结果的因素（＜4 周），但一些学者指出，症状持续时间短与预后结果的改善存在相关性。Brandt 指出，症状出现后超过 2 天行 I&D 的患者手术治疗失败的可能性大[25]。Marculescu 等报道如症状持续时间超过 8 天，则治疗失败的风险可增高 2 倍[26]。Hsieh 等发现，症状持续时间长短是目前唯一能够确定的革兰氏阴性菌所致假体关节感染患者 I&D 手术治疗成功与否的相关风险因素[27]。

Mont 等在 1997 年发表了多次病变清理手术效果的评估研究文献，研究中 24 例患者行切开 I&D 及高交联聚乙烯衬垫更换手术处理，为术后 30 天内感染患者或术后远期急性血源性感染症状持续时间小于 30 天患者，结果表明其中 20 例患者（83％）治疗成功，4 例手术失败患者中有 3 例是在症状出现平均 26 天行病灶清理，其他患者膝关节感染症状持续时间为 10 天或更短。一组 12 例患者中有 10 例经单次病灶清理后成功治愈，另一组 12 例患者持续存在感染征象并行二次病灶清理（7 例）甚至是三次病灶清理（5 例）。多次病变清理的手术成功率为 75％[28]。

除了手术干预的时限以外，宿主自身因素对急性 PJI 切开 I&D 手术成功与否也具有关键影响作用。目前已明确很多患者因素可导致手术的成功率增高或降低，表 11.2 列出了目前已知的对手术成功和失败具有影响作用的特殊危险因素[29,33]。此外，表 11.1 还列出了一些专门研究中指出的影响预后结果的风险因素。

表 11.2 治疗失败的风险因素

高龄
症状持续时间（>2 周）
创面引流时间长
金黄色葡萄球菌
耐药菌
宿主免疫抑制
类风湿关节炎
糖尿病
营养不良
存在窦道
存在骨髓炎表现
存在假体组件松动表现

致病菌相关结果

急性感染最常见的致病菌为金黄色葡萄球菌、表皮葡萄球菌或链球菌。文献研究清楚地表明，耐药菌所致的深部 PJI 目前也在不断增多，事实上 MRSA 是很多治疗中心最常见的 PJI 致病菌[34,37]。长期以来人们认为感染致病菌的毒力可影响患者的预后，毒力小的细菌（链球菌）与毒力更强的耐药菌相比治愈率更高。

1997 年 Brandt 等专门对金黄色葡萄球菌所致感染行病灶清理及假体组件保留手术的成功率进行了评估。结果表明，33 例患者（7 个髋关节）术后 2 年手术成功可能性为 31%，症状出现后超过 2 天行 I&D 的患者手术失败风险更高[25]。Deirmengian 等对术后急性革兰氏阳性菌感染和血源性感染患者的治疗进行了研究，所有患者均行切开 I&D 和高交联聚乙烯衬垫更换，结果表明，总的手术成功率为 35%，研究者将感染复发作为研究的终点，13 例急性金黄色葡萄球菌感染患者中仅 1 例感染被清除，而与之相比如表皮葡萄球菌或链球菌为感染致病菌，则治疗成功率为 56%。此高失败率结果使作者得出结论：对金黄色葡萄球菌所致急性 PJI 的患者应考虑行假体组件移除[38]。

MRSA 感染治疗尤其棘手的原因是由于其致病菌的毒力特性，以及可供选择的有效抗生素较少。很多报道指出 TJA 术后 MRSA 感染的总体发病率呈上升趋势。Bradbury 对 19 例急性假体周围 MRSA 感染行切开 I&D 和假体组件保留处理的患者进行了观察研究，结果表明，经至少 2 年随访的手术失败率为 84%。很多学者也对目前已出版的 MRSA 感染行 I&D 的治疗效果相关研究文献进行了总结回顾，在所有 34 篇研究文献中，共有 13 例急性 MRSA 感染行切开 I&D 和假体组件保留处理的患者，据研究报道手术失败率为 77%[39]。

金黄色葡萄球菌、表皮葡萄球菌和 MRSA 感染所致急性 PJI 的治疗十分棘手，目前认为链球菌属的毒力弱，以其为致病菌的急性感染治疗成功率可能较高。然而，根据 Odum 等的研究报道，200 例来自多个中心的行切开灌洗及假体组件保留的急性 PJI 患者中，链球菌所致感染患者的手术失败率为 65%，这与其他所有细菌感染患者 71%的手术失败率接近，说明即使是类似链球菌的毒力较低的细菌感染，与毒力较高的细菌感染相比在手术失败率方面并无差异[40]。

尽管 TJA 术后感染致病菌中 65%～85%为革兰氏阳性菌，但革兰氏阴性菌由于其毒力及不断出现的抗生素耐药性的原因而在处理上十分棘手。Hsieh 等报道 53 例革兰氏阴性菌感染患者中 26 例行 I&D 和假体组件保留处理，术后 2 年 I&D 手术成功累计概率为 27%，这明显低于行二期假体更换处理的患者。此外，症状持续超过 11 天后行病变清理的患者与症状出现 5 天内行病变清理的患者相比手术失败率更高[27]。与之相反，Zmistowski 等报道 10 例患者中 7 例手术成功（70%），所有患者均行切开灌洗和假体保留处理，而与之相比甲氧西林敏感金黄色葡萄球菌（MSSA）感染 I&D 手术成功率仅为 33%，MRSA 为 48%，多重细菌感染手术成功率为 57%[41]。

总体效果：髋关节

THA 术后行 I&D 和高交联聚乙烯衬垫更换的治愈率相关研究文献十分少见，大多数研究是涉及 TKA 和 THA，但并未对此两类手术进行分别研究分析。Tsukayama 等报道的 THA 术后感染行 I&D 处理的病例数最多，其研究中根据距初次手术的时限和症状持续时限对患者预后结果进行分类，将感染分为术后早期感染（初次手术后 1 个月内）、急性血源性感染、远期（初次手术后超过 1 个月）慢性感染和细菌培养阳性感染（翻修术中 2 个或更多部位提取组织细菌培养结果阳性），仅对研究中早期术后感染和急性血源性感染患者行 I&D 和高交联聚乙烯衬垫更换，结果发现 35 例术后早期感染患者中有 25 例（71%）行 I&D 后成功治愈。研究中将治愈定义为在抗生素停药 2 年后无感染临床证据且髋关节功能正常，伴轻度或无关节疼痛表现[42]。

Sukeik 等的研究发现如结合术后早期感染及急性血源性感染群组分类，则患者预后结果与前者相似，26 例患者中有 20 例（77%）治愈。需要指出的是，其中 5 例患者彻底治愈需行多次病灶清理，但其假体组件在治疗过程中彻底保留。研究中患者在术后 5 年随访时无感染[43]。此外，Lhotellier [44] 和 Klouche 等 [45] 的研究结果也似乎与前述预后结果一致，如结合术后早期感染及急性血源性感染分类方法，则两项研究中患者治愈率分别为 47/59（79%）和 9/12（75%）。然而，来自 Mayo 医学中心的研究数据却表明术后早期感染及急性血源性感染群组 I&D 术后总的治愈率为 29%（6/21）。需要指出的是慢性感染 I&D 术后治愈率更低，19 例患者的感染治愈率为 0[46]。

细菌毒力是一项对 THA 术后感染行 I&D 手术成功或失败具有潜在影响作用的变异因素，少数研究对其所产生的作用进行了分析研究。Meehan 等研究发现 THAs 和 TKAs 术后青霉素敏感链球菌感染行 I&D 的治愈率分别为 17/19（89%）和 67%（THAs/TKAs= 4/6）[47]。Estes 等行间隔 1 周分次 I&D 处理，采用此方法治疗髋关节感染的治愈率（治愈的定义为术后 1 年随访无感染）达 18/20（90%），膝关节感染的治愈率为 4/4（100%）。20 例中有 5 例（25%）细菌培养结果为阴性，有 2 例（10%）为 MRSA 感染，4 例（20%）为 MSSA 感染，4 例（20%）为链球菌属感染，2 例为大肠埃希氏菌感染，1 例（5%）为凝固酶阴性葡萄球菌感染，1 例（5%）为混合细菌感染；2 例手术失败患者中 1 例为链球菌属（无乳链球菌）感染，另一例为 MRSA 感染[48]。

总　结

选择保留假体对患者和手术医师而言仍是一项易于接受、损伤小的治疗选择。然而，参考目前已发表文献对I&D治愈率有限研究结果的提示，在选择此治疗方法时应保持谨慎的态度。目前已确定，假体保留对于慢性TJA术后感染患者而言并无治疗意义。处理是否及时、致病菌以及宿主自身因素，这些确定假体保留手术成功的因素都在发生不断的变化，为更好地界定最适宜行假体保留手术的患者，还需要完成很多研究工作。

（沈业彤　译）

参考文献

1. Bozic KJ, Kurtz SM, Lau E, Ong K, Vail TP, Berry DJ. The epidemiology of revision total hip arthroplasty in the United States. J Bone Joint Surg Am. 2009;91(1):128–33.
2. Kurtz SM, Lau E, Schmier J, Ong KL, Zhao K, Parvizi J. Infection burden for hip and knee arthroplasty in the United States. J Arthroplast. 2008;23(7):984–91.
3. Bozic KJ, Kurtz SM, Lau E, et al. The epidemiology of revision total knee arthroplasty in the United States. Clin Orthop Relat Res. 2010;468(1):45–51.
4. Kurtz SM, Ong KL, Schmier J, et al. Future clinical and economic impact of revision total hip and knee arthroplasty. J Bone Joint Surg Am. 2007;89 Suppl 3:144–51.
5. Lavernia C, Lee DJ, Hernandez VH. The increasing financial burden of knee revision surgery in the United States. Clin Orthop Relat Res. 2006;446:221–6.
6. Tsukayama DT, Goldberg VM, Kyle R. Diagnosis and management of infection after total knee arthroplasty. J Bone Joint Surg Am. 2003;85-A Suppl 1:S75–80.
7. Trampuz A, Hanssen AD, Osmon DR, Mandrekar J, Steckelberg JM, Patel R. Synovial fluid leukocyte count and differential for the diagnosis of prosthetic knee infection. Am J Med. 2004;117(8):556–62.
8. Rand JA, Morrey BF, Bryan RS. Management of the infected total joint arthroplasty. Orthop Clin N Am. 1984;15(3):491–504.
9. Rao N, Crossett LS, Sinha RK, Le Frock JL. Long-term suppression of infection in total joint arthroplasty. Clin Orthop Relat Res. 2003;414:55–60.
10. Zimmerli W, Widmer AF, Blatter M, Frei R, Ochsner PE. Role of rifampin for treatment of orthopedic implant-related staphylococcal infections: a randomized controlled trial. Foreign-Body Infection (FBI) Study Group. JAMA. 1998;279(19):1537–41.
11. Toms AD, Davidson D, Masri BA, Duncan CP. The management of peri-prosthetic infection in total joint arthroplasty. J Bone Joint Surg Br. 2006;88(2):149–55.
12. Waldman BJ, Hostin E, Mont MA, Hungerford DS. Infected total knee arthroplasty treated by arthroscopic irrigation and debridement. J Arthroplast. 2000;15(4):430–6.
13. Dixon P, Parish EN, Cross MJ. Arthroscopic debridement in the treatment of the infected total knee replacement. J Bone Joint Surg Br. 2004;86(1):39–42.
14. Schoifet SD, Morrey BF. Treatment of infection after total knee arthroplasty by debridement with retention of the components. J Bone Joint Surg Am. 1990;72(9):1383–90.
15. Rasul Jr AT, Tsukayama D, Gustilo RB. Effect of time of onset and depth of infection on the outcome of total knee arthroplasty infections. Clin Orthop Relat Res. 1991;273:98–104.
16. Hooper GJ, Rothwell AG, Frampton C, Wyatt MC. Does the use of laminar flow and space suits reduce early deep infection after total hip and knee replacement? The ten-year results of the New Zealand joint registry. J Bone Joint Surg Br. 2011;93B(1):85–90.
17. Miner AL, Losina E, Katz JN, Fossel AH, Platt R. Deep infection after total knee replacement: impact of laminar airflow systems and body exhaust suits in the modern operating room. Infect Contr Hosp Epidemiol. 2007;28(2):222–6.
18. Spangehl MJ, Masterson E, Masri BA, O'Connell JX, Duncan CP. The role of intraoperative gram stain in the diagnosis of infection during revision total hip arthroplasty. J Arthroplast. 1999;14(8):952–6.
19. Feldman DS, Lonner JH, Desai P, Zuckerman JD. The role of intraoperative frozen sections in revision total joint arthroplasty. J Bone Joint Surg Am. 1995;77(12):1807–13.
20. Musso AD, Mohanty K, Spencer-Jones R. Role of frozen section histology in diagnosis of infection during revision arthroplasty. Postgrad Med J. 2003;79(936):590–3.
21. Anglen JO. Comparison of soap and antibiotic solutions for irrigation of lower-limb open fracture wounds. A prospective, randomized study. J Bone

Joint Surg Am. 2005;87(7):1415–22.
22. Dirschl DR, Wilson FC. Topical antibiotic irrigation in the prophylaxis of operative wound infections in orthopedic surgery. Orthop Clin North Am. 1991; 22(3):419–26.
23. Roth RM, Gleckman RA, Gantz NM, Kelly N. Antibiotic irrigations. A plea for controlled clinical trials. Pharmacotherapy. 1985;5(4):222–7.
24. Silva M, Tharani R, Schmalzried TP. Results of direct exchange or debridement of the infected total knee arthroplasty. Clin Orthop Relat Res. 2002;404:125–31.
25. Brandt CM, Sistrunk WW, Duffy MC, et al. Staphylococcus aureus prosthetic joint infection treated with debridement and prosthesis retention. Clin Infect Dis. 1997;24(5):914–9.
26. Marculescu CE, Berbari EF, Hanssen AD, et al. Outcome of prosthetic joint infections treated with debridement and retention of components. Clin Infect Dis. 2006;42(4):471–8.
27. Hsieh P-H, Lee MS, Hsu K-Y, Chang Y-H, Shih H-N, Ueng SW. Gram-negative prosthetic joint infections: risk factors and outcome of treatment. Clin Infect Dis. 2009;49(7):1036–43.
28. Mont MA, Waldman B, Banerjee C, Pacheco IH, Hungerford DS. Multiple irrigation, debridement, and retention of components in infected total knee arthroplasty. J Arthroplast. 1997;12(4):426–33.
29. Vilchez F, Martinez-Pastor JC, Garcia-Ramiro S, et al. Outcome and predictors of treatment failure in early post-surgical prosthetic joint infections due to Staphylococcus aureus treated with debridement. Clin Microbiol Infect. 2011;17(3):439–44.
30. Theis J-C, Gambhir S, White J. Factors affecting implant retention in infected joint replacements. ANZ J Surg. 2007;77(10):877–9.
31. Peersman G, Laskin R, Davis J, Peterson MGE, Richart T. ASA physical status classification is not a good predictor of infection for total knee replacement and is influenced by the presence of comorbidities. Acta Orthopaedica Belgica. 2008;74(3):360–4.
32. Berbari EF, Osmon DR, Duffy MCT, et al. Outcome of prosthetic joint infection in patients with rheumatoid arthritis: the impact of medical and surgical therapy in 200 episodes. Clin Infect Dis. 2006;42(2): 216–23.
33. Betsch BY, Eggli S, Siebenrock KA, Tauber MG, Muhlemann K. Treatment of joint prosthesis infection in accordance with current recommendations improves outcome. Clin Infect Dis. 2008;46(8):1221–6.
34. Parvizi J, Azzam K, Ghanem E, Austin MS, Rothman RH. Periprosthetic infection due to resistant staphylococci: serious problems on the horizon. Clin Orthop Relat Res. 2009;467(7):1732–9.
35. Parvizi J, Bender B, Saleh KJ, Brown TE, Schmalzried TP, Mihalko WM. Resistant organisms in infected total knee arthroplasty: occurrence, prevention, and treatment regimens. Instr Course Lect. 2009;58:271–8.
36. Brown WJ. Microbiology of the infected total joint arthroplasty. Semin Arthroplast. 1994;5(3):107–13.
37. Garvin KL, Hinrichs SH, Urban JA. Emerging antibiotic-resistant bacteria. Their treatment in total joint arthroplasty. Clin Orthop Relat Res. 1999; 369:110–23.
38. Deirmengian C, Greenbaum J, Lotke PA, Booth Jr RE, Lonner JH. Limited success with open debridement and retention of components in the treatment of acute Staphylococcus aureus infections after total knee arthroplasty. J Arthroplast. 2003;18(7 Suppl 1):22–6.
39. Bradbury T, Fehring TK, Taunton M, et al. The fate of acute methicillin-resistant Staphylococcus aureus periprosthetic knee infections treated by open debridement and retention of components. J Arthroplast. 2009;24(6 Suppl):101–4.
40. Odum SM, Fehring TK, Lombardi AV, et al. Irrigation and debridement for periprosthetic infections: does the organism matter? J Arthroplasty. 2011;26(6 Suppl):114–8.
41. Zmistowski B, Fedorka CJ, Sheehan E, Deirmengian G, Austin MS, Parvizi J. Prosthetic joint infection caused by gram-negative organisms. J Arthroplast. 2011;26(6):104–8.
42. Tsukayama DT, Estrada R, Gustilo RB. Infection after total hip arthroplasty. A study of the treatment of one hundred and six infections. J Bone Joint Surg Am. 1996;78(4):512–23.
43. Sukeik M, Patel S, Haddad F. Aggressive early débridement for treatment of acutely infected cemented total hip arthroplasty. Clin Orthop Relat Res. 2012;470(11):3164–70.
44. Lhotellier L (2002) Infections precoces dorigine operatoire, resultats et indication des nettoyages associes a une antibiotherapie. Symposium Sofcot 2001. Rev Chir Orthop. Suppl5:5166–8.
45. Klouche S, Lhotellier L, et al. Infected total hip arthroplasty treated by an irrigation-debridement/component rentention protocol. A prospective study in a 12-case series with minimum 2 years' follow-up. Orthop Traumatol Surg Res. 2011;97(2):134–8.
46. Crockarell JR, Hanssen AD, Osmon DR, Morrey BF. Treatment of infection with debridement and retention of the components following hip arthroplasty. J Bone Joint Surg Am. 1998;80(9):1306–13.
47. Meehan AM, Osmon DR, Duffy MC, Hanssen AD, Keating MR. Outcome of penicillin-susceptible streptococcal prosthetic joint infection treated with debridement and retention of the prosthesis. Clin Infect Dis. 2003;36(7):845–9.
48. Estes CS, Beauchamp CP, Clarke HD, Spangehl MJ. A two-stage retention debridement protocol for acute periprosthetic joint infections. Clin Orthop Relat Res. 2010;468(8):2029–38.
49. Koyonos L, Zmistowski B, Della Valle CJ, Parvizi J. Infection control rate of irrigation and debridement for periprosthetic joint infection. Clin Orthop Relat Res. 2011;469(11):3043–8.
50. Choi H-R, von Knoch F, Zurakowski D, Nelson SB, Malchau H. Can implant retention be recommended for treatment of infected TKA? Clin Orthop Relat Res. 2011;469(4):961–9.
51. Azzam KA, Seeley M, Ghanem E, Austin MS, Purtill JJ, Parvizi J. Irrigation and debridement in the management of prosthetic joint infection: traditional indications revisited. J Arthroplast. 2010;25(7):1022–7.
52. Salgado CD, Dash S, Cantey JR, Marculescu CE.

Higher risk of failure of methicillin-resistant Staphylococcus aureus prosthetic joint infections. Clin Orthop Relat Res. 2007;461:48–53.
53. Deirmengian C, Greenbaum J, Stern J, et al. Open debridement of acute gram-positive infections after total knee arthroplasty. Clin Orthop Relat Res. 2003;416:129–34.
54. Segawa H, Tsukayama DT, Kyle RF, Becker DA, Gustilo RB. Infection after total knee arthroplasty. A retrospective study of the treatment of eighty-one infections. J Bone Joint Surg Am. 1999;81(10):1434–45.
55. Wasielewski RC, Barden RM, Rosenberg AG. Results of different surgical procedures on total knee arthroplasty infections. J Arthroplast. 1996;11(8):931–8.
56. Kramhoft M, Bodtker S, Carlsen A. Outcome of infected total knee arthroplasty. J Arthroplast. 1994;9(6):617–21.
57. Teeny SM, Dorr L, Murata G, Conaty P. Treatment of infected total knee arthroplasty. Irrigation and debridement versus two-stage reimplantation. J Arthroplasty. 1990;5(1):35–9.

第十二章　关节假体周围感染治疗：一期假体更换

Daniel Kendoff，Thorsten Gehrke

引　言

全关节置换（TJA）术后关节假体周围感染（PJI）的处理对任何关节置换手术医师而言都是一项挑战。据报道，初次关节置换术后PJI的发生率仍在0.5%～2%之间，但关节置换翻修术后感染发生率可能超过10%[1,4]。

PJI一期或多次分期翻修手术的目的通常是为了彻底清除感染及进一步保留关节功能。目前全世界学者普遍认为术后远期慢性感染治疗应采用多次分期翻修技术，作者所在医院最近30年来全髋关节、全膝关节及肩关节置换术后感染行直接一期翻修患者的手术效果与多次分期翻修手术患者的效果接近[5,8]。

需根据患者临床表现、局部表现以及手术医师的经验确定在此两种翻修技术中具体采用何种手术方式。临床上最常见的情况是在全身抗生素给药6～8周后移除假体，之后延期再次植入假体。髋、膝关节置换术中添加抗生素占位器的推出似乎可改善多期分次翻修患者的功能预后，此种占位器目前正在普及中[9,11]。

然而，如认真回顾目前已发表的相关研究文献和TJA术后感染治疗指南，则会发现目前并没有明确支持多次分期手术相比一期手术治愈率更高的研究证据。尽管多数研究认为二期手术是感染清除的金标准[14,32,33,41]，大多数此处提及的治疗建议如抗生素治疗时限、静态/活动占位器、占位器留置间隔时间、骨水泥/非骨水泥假体固定，都是基于Ⅳ～Ⅲ级证据研究甚至是专家的观点提出，而并非是根据前瞻性随机或对照研究数据得出的结论。

一期假体更换具有一定的优点，且在感染清除方面的治愈率相对较高。此方法明显的优点在于需一次完成手术操作（如无复发）、患者留院时间缩短及总体治疗费用相对降低[8,12,13,35]。为达到此潜在的高治愈率目标，学者必须注意术前、围术期及术后的处理方式，以下内容将阐述学者在一期处理PJI方面的经验及治疗策略。

分　类

从细菌定植到临床上可检测到感染的存在，时间间隔通常为数月或数年。因此，感染局部症状的出现可能会在极晚期出现，重点是需要认识到PJI不仅仅是假体组件界面的感染，还是假体周围骨和软组织的感染（图12.1）。在术后前3周内出现的感染应考虑为急性感染，术后3周出现的感染为远期感染。

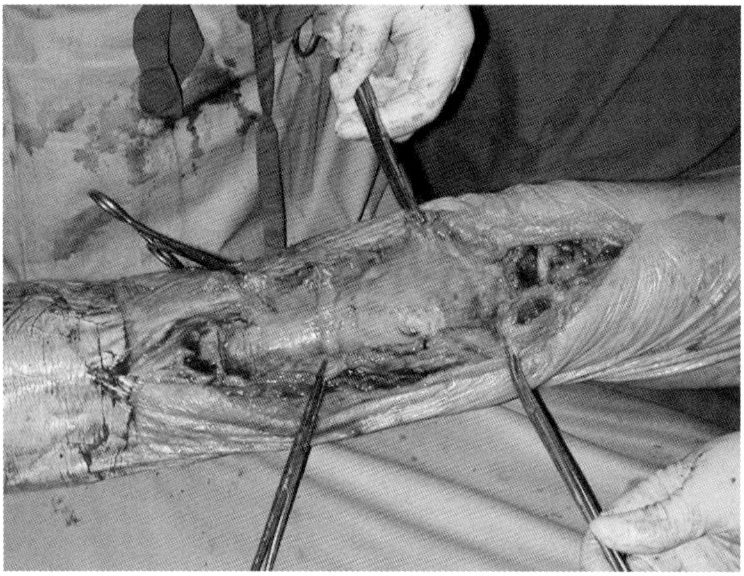

图 12.1 螺钉关节融合术后严重感染，患者关节囊受累

因此，我们建议急性 TJA 积极行局部病灶清理、软组织结构重建和灌洗以及高交联聚乙烯衬垫更换，包括保留初次植入假体。Zimmerli 等采用的治疗流程中此阶段行全身抗生素给药[14]。各种类型的远期感染应彻底移除假体。

更早期的分类指南多将 PJI 分为术后早期感染、急性感染和术后远期感染三种类型。随着诊断流程的改进以及更进一步的全身和局部治疗方案的提出，我们开始采用 McPherson 等[15,16]提出的分级系统，此分级系统内容包括：感染类型和时限、宿主的全身情况和免疫功能，以及以所有可能出现的局部影响因素为基础的下肢病变通用分级。

诊　断

根据我们的经验、目前的研究证据以及最近美国骨科医师学会提出的临床指南建议，对每个 TJA 术后疼痛的患者应积极行以下术前检查[17]。

- C-反应蛋白和红细胞沉降率实验室检测。
- 受累关节行关节抽吸检查并在患者停用抗生素至少 14 天的前提下，延长细菌培养检测时间至少 14 天[20]。
- 滑液白细胞数及中性粒细胞百分比检测[21,23]。
- 如细菌培养结果为阴性但存在明显感染表现或之前病变部位之外即存在细菌培养阳性结果，需反复行关节抽吸检查。
- 如存在明显感染表现而反复关节抽吸检查结果为阴性，需行关节活检[24]。

关节抽吸检查

如计划行一期假体更换，则需行关节抽吸以明确感染致病菌。阳性细菌培养结果以及针对检出细菌的抗感染治疗是一期手术成功的关键。特异性添加抗生素的丙烯酸纤维骨水泥

(antibiotic loaded acrylic cement，ALAC）的应用正是以此项诊断方法为基础，从而达到高剂量抗生素直接洗脱至术区局部的治疗目的[26,29]。

这种严格依据抽吸结果的诊断流程已成为作者所在医院每一例计划行 TJA 术后翻修患者的检查常规，包括所有远期感染或早期非炎性假体松动患者。此外，作者将此流程扩展至所有行初次 TJA 或 TJA 术后翻修出现不明原因疼痛或功能障碍的患者，这是因为一项抽吸相关的研究结果表明，拟行非炎性 TJA 术后翻修的患者中有 4%～7%存在轻微低度感染表现[30]。

手术指征

由于目前反对行一期翻修手术处理的观点很少，因此作者的所有感染患者中此项技术的应用率已达到了 85%。存在明确的细菌检出证据以及制订一个明确的以达到局部和全身抗生素给药为目的的患者特异针对性治疗计划是绝对的手术基础前提。

禁忌证

我们将下列标准作为二期手术的禁忌证：

- 以往 2 次或 2 次以上一期手术失败。
- 感染累及神经血管束。
- 术前细菌检测结果不明确。
- 无法选择合适的抗生素。
- 抗生素高度耐药。

术前准备和手术计划

细菌培养阳性和耐药菌的确定是一期手术前必须具备的检测结果，推荐采用 ALAC 固定的目的是为了使自骨水泥洗脱的抗生素达到高浓度水平[25,28,29]。未来在一期手术中也可能选择局部含抗生素内植物或银质涂层替代物。

一期手术的成功不仅依赖于术中所有的硬件材料（包括骨水泥和限制器）的取出和 ALAC 的联合应用，还需非常彻底、广泛地清理感染软组织和骨质，包括彻底地切除膝关节后方滑膜或完全清理髋关节囊前方和后方病灶。

术前总体计划

特殊风险

- 感染复发或新出现感染的发生率为 10%～15%。
- 因血肿形成、伤口清理或感染持续而再次手术。
- 坐骨神经/腓神经破坏。
- 术后关节僵硬及功能丧失（伸膝装置）。
- 术中和术后骨折的风险。

- 非炎性假体松动的风险增高。

手术准备

内植物和骨水泥

- 手术医师需注意内植物的位置，应熟悉假体的移除和分拆操作（如膝关节铰链机制），有时必须使用假体专用工具。
- 如膝关节已存在韧带缺失则需植入限制性假体，但在术中清理时也可能会导致关节韧带缺失，因此通常需采用旋转型或固定铰链型假体（图 12.2 和图 12.3）。依据前述术中广泛的软组织清理原则，一期膝关节翻修处理时，上述情况的发生率约为 90%。
- 在选择适宜内植物时应考虑到是否存在骨量不足及术中可能出现的并发症如髋臼/股骨或胫骨干骨折、骨皮质穿透、骨窗形成以及胫骨/股骨骨质破坏。
- 如患者膝关节骨质明显缺损，则应考虑更换股骨远端或胫骨近端假体，骨质缺损通常比影像学检查表现更为严重，需行全部股骨假体组件更换的可能性较小。
- 如伸膝装置破坏明显则需给予关节融合钉固定，这是某些少见病例的最终治疗选择（需征得患者同意）。
- 每例患者在术中必须使用添加粉末样抗生素的 ALAC，术中应用的骨水泥混合物（80～120g）至少有 2～3 种，还需要使用大型骨水泥搅拌器和专用骨水泥枪。如患者骨干狭窄，则可使用极窄骨水泥喷嘴利用逆行骨水泥植入技术操作。
- 应了解初次假体植入时可能使用的 ALAC 类型，并估计到对之前应用抗生素产生耐药性的可能性。
- 应用厂家预制 ALAC 骨水泥通常是适宜的。如前所述，最终局部骨水泥植入前必须行抗菌谱检测，这是一期手术成功的关键。

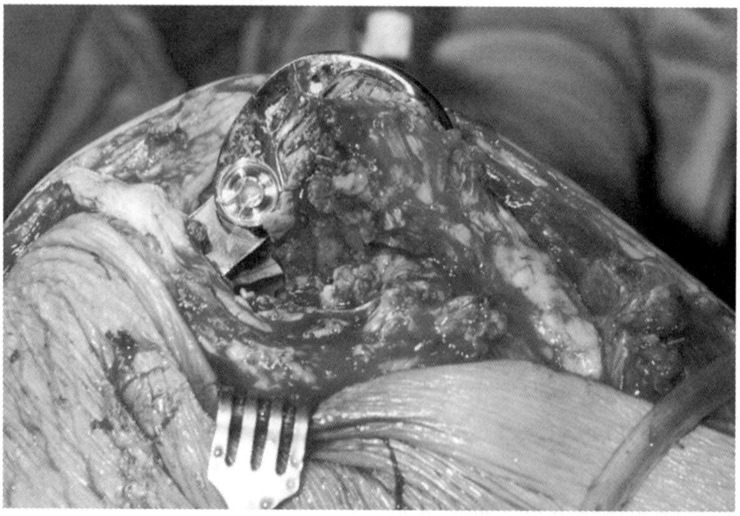

图 12.2 TKA 翻修术后感染一期手术处理见包括侧副韧带在内的广泛软组织受累

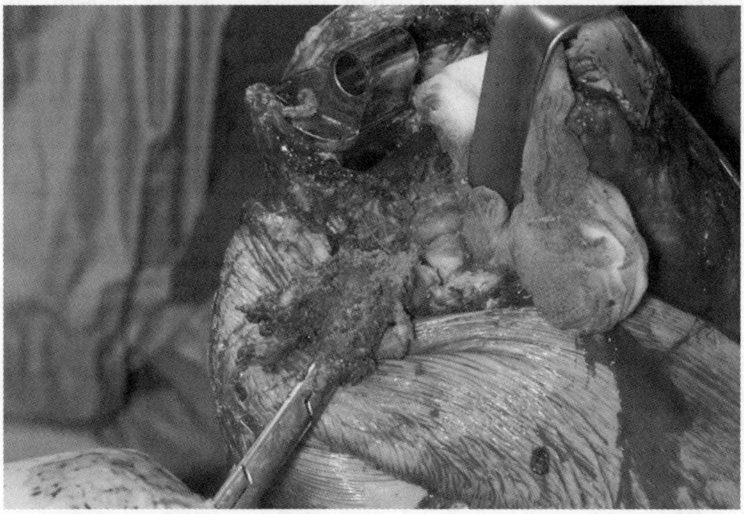

图 12.3　合并金属溶解症患者行包括膝关节后方在内广泛的病灶清理，术中需清理侧副韧带，并使用旋转型铰链假体

手术技术

皮肤切开和病灶清理

- 以往皮肤切口形成的陈旧瘢痕应予以切除，术中应利用原有手术切口。
- 瘘管应与皮肤切口整合，术中应纵行切开关节囊。
- 预期手术时间大于 2 小时则应放置膝上止血带但不充气，不应在止血带充气条件下行膝关节手术操作。这样，在病灶清理过程中感染组织、瘢痕和周围出血健康组织之间的间隙可清晰辨别。所有无出血症状及受累骨质需广泛清除，在完成清理和移除假体后使用止血带，这有利于最后清除髓内骨水泥及在膝关节内再次填充骨水泥操作。
- 最好提取 5～6 个活检组织样本，应自所有术中所见病变累及区域提取样本，并行微生物学和组织学检查[20,24]，之后根据检查结果给予针对性全身抗生素治疗。

假体移除和清理完成

- 移除骨水泥型假体的操作相比移除骨长入非骨水泥型假体组件通常较为简单且损伤小。
- 如为固定良好非骨水泥型组件，需建立皮质骨窗以利于进入假体-骨质界面操作，可在高速磨钻和弧形摆锯协助下完成假体移除操作。
- 利用带锥形对称刀刃的窄直骨刀可移除所有骨水泥，并可避免过多的骨质丢失。
- 应备有不同厚度的窄骨刀和宽骨刀（Lambotte 骨刀）。

- 取出假体必要时必须使用专用或通用的取出器械，如无上述器械，需使用通用骨锤操作。
- 可使用专用弧形骨凿、长咬骨钳、刮勺器械、长钻头和骨水泥旋塞取出骨水泥，在髋关节手术中，很多情况下采用逆行骨凿相对容易操作。
- 对骨质和关节后方软组织的大体病变的清理应尽可能广泛，应清理包括骨溶解病变和无活力骨组织在内的所有病变组织。
- 最终病变广泛清理程度应超过采用二期手术方法时切除的组织量。
- 作者建议在术中常规使用脉冲冲洗，但在移除假体及清理完成后髓内通道应覆盖氢氯化多聚二胍（聚盐酸己双胍）浸润纱布。
- 整个手术团队成员必须再次刷手和更换手术器械后方可进行假体再植入操作。
- 如手术时间超过 1.5 小时或此时失血量超过 1L，则需行二次抗生素给药。

假体再植入

- 如骨量不足则需要使用同种异体骨移植，但理想情况下应避免此处理方式，作者习惯在巨大骨质缺损部位填充 ALAC，而并不习惯采用同种异体骨移植法填充缺损（图 12.4）
- 作者也曾多年常规采用以钛为基础材质的髋臼楔形垫块以及股骨和胫骨锥形垫块作为替代物，利用不同高度和宽度的此类增强内植物可实现对病灶清理后骨质缺损的良好重建，而且此种内植物的生物兼容性良好，具有一定的硬度和网状形态结构，这使得假体与钛质增强构件采用骨水泥联合固定成为可能。此外，有假说认为钛可能具有某种抗菌作用，但此假说在临床上并未得到证实。
- 术中需同时制备 ALAC，其需达到以下标准：
  —添加适宜的抗生素（根据抗菌谱结果添加，且药物具有适宜的洗脱特征）。
  —添加杀菌剂（除外克林霉素）。

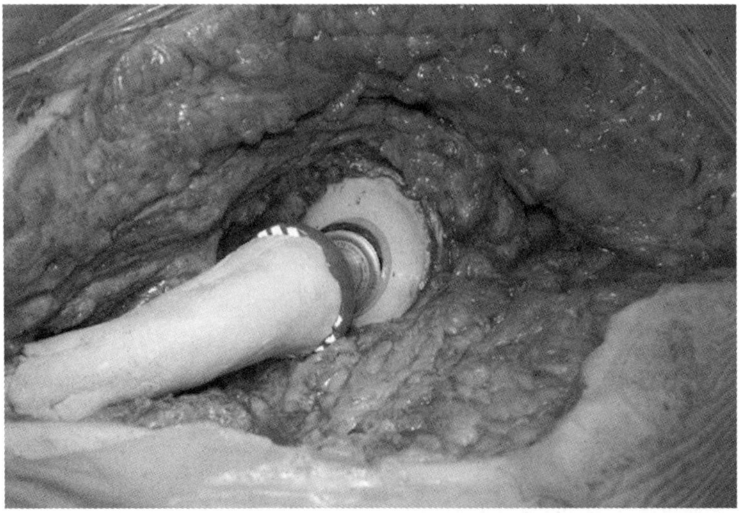

图 12.4 股骨近端骨质部分切除并植入带骨水泥长翻修股骨柄，近侧附加骨水泥覆盖层可实现局部抗生素洗脱达到治疗浓度，本例同时植入高交联聚乙烯髋臼杯假体

—抗生素应为粉末状（不能添加液态抗生素）。
—PMMA 粉末中的最大添加剂比例为 10％。

- 抗生素（如万古霉素）可能会改变骨水泥的多聚化特性，导致骨水泥凝固加速。
- 应遵循现代骨水泥技术的通用原则，为使骨水泥-骨界面接触良好，在全膝关节置换时应在植入骨水泥前行止血带充气。

术后抗生素治疗

术后全身抗生素给药通常应持续 10～14 天（除外链球菌感染），尽管两次分期手术时通常将静脉抗生素给药时间延长至术后 6 周，但目前研究并未阐明此用药方法的合理性。反之，有证据表明延长各种抗生素给药时间后可导致全身及器官特异性并发症[13,14]。

术后护理和康复

在作者的治疗方案中患者术后住院时间为 12～20 天（平均 14 天）。目前各种一期处理术后物理治疗方法均未得到普及，应根据软组织条件、骨质破坏情况以及感染程度制订个体化的针对性康复方案。作者建议在术后前 8 天内应开始早期积极的活动练习，之后根据术中所见病变情况及骨与软组织缺损情况开始负重活动。对于全膝关节置换患者，类似的活动康复策略将以利于减轻病变所致的肌肉活动受限以及受累膝关节纤维粘连，从而使患者得以快速康复。大多数患者残留骨质足够且软组织受累程度相对较轻，术后可立即完全负重活动。

术后并发症

感染持续或复发仍是一期手术处理技术应用过程中最常见的相关并发症。非耐药菌感染二期假体更换手术失败率为 9％～20％，而且作者尚未发表的数据结果表明一期手术处理经术后 8～10 年随访，预后结果相对良好[31,34]，因此作者在向患者交代病情时即告知其感染复发或新的感染发生率为 10％～20％。尽管作者目前还没有二期手术相比一期手术在功能预后结果方面的总体对比数据，但作者相信，采用各种关节占位器或者行髋/膝关节部分或完全制动均不能使患者获得更好的功能预后结果。作者认为，对于经验丰富的手术医师而言术中直接损伤坐骨神经或腓神经的风险相对较小，相比二期假体更换，即使是对需行广泛彻底的病灶清理患者而言，神经损伤的风险也较小。

预后结果

PJI 行二期手术处理已成为目前世界上应用最为广泛的手术技术，据报道其术后再次感染率为 9％～20％[31,34]。尽管其为目前学者所推荐的治疗“金标准”，但 35 年来作者在其所在医院对所有 TJA 术后感染患者中的 85％依据前述提出的一期手术处理方法进行治疗。

而更多已发表的研究文献主要强调的是多次分期翻修手术技术。目前关于一期假体更换技术的研究文献或病例序列评估报道很少[5,8,13,36,38]，而大多数相关报道均出自本研究机构，一些国际研究报道的手术成功率为 75％～90％[13,36,40]。

一期手术方法的其他优点还包括可明显缩短术后全身抗生素给药时限，作者目前的治疗方案中此时限很少超过 14 天。Hoad-Reddick 等的研究也对此抗生素治疗时限缩短的根本原因进行了探讨，并认为延长抗生素治疗时限似乎并不能改变感染复发或持续的发生率，即使是在二期假体翻修术后[41]。

总　结

总的来讲，骨科学术界目前仍很少采用直接一期手术方法处理 TJA 术后感染。但作者的一期翻修术相关前瞻性研究结果表明，此方法具有明显的优势：患者仅需行一次手术，住院时间短，全身抗生素治疗时限得以缩短，总体治疗费用低且患者术后满意率相对较高。治疗成功的关键在于医院基础设施的充分准备和良好分类，术前需行精准的关节抽吸，制订详细的手术计划，手术时应广泛切开，术后应给予患者个体化的康复护理。

（黄宁庆　李　超　译）

参考文献

1. Bozic KJ, Kurtz SM, Lau E, et al. The epidemiology of revision total knee arthroplasty in the United States. Clin Orthop Relat Res. 2010;468(1):45–51.
2. Bozic KJ, Ries MD. The impact of infection after total hip arthroplasty on hospital and surgeon resource utilization. J Bone Joint Surg Am. 2005;87(8):1746–51.
3. Kurtz SM, Lau E, Schmier J, Ong KL, Zhao K, Parvizi J. Infection burden for hip and knee arthroplasty in the United States. J Arthroplasty. 2008;23(7):984–91.
4. Kurtz SM, Ong KL, Lau E, Bozic KJ, Berry D, Parvizi J. Prosthetic joint infection risk after TKA in the Medicare population. Clin Orthop Relat Res. 2010;468(1):52–6.
5. Kordelle J, Frommelt L, Kluber D, Seemann K. Results of one-stage endoprosthesis revision in periprosthetic infection cause by methicillin-resistant Staphylococcus aureus. Z Orthop Ihre Grenzgeb. 2000;138(3):240–4.
6. Siegel A, Frommelt L, Runde W. Therapy of bacterial knee joint infection by radical synovectomy and implantation of a cemented stabilized knee joint endoprosthesis. Chirug. 2000;71(11):1385–91.
7. Steinbrink K, Frommelt L. Treatment of periprosthetic infection of the hip using one-stage exchange surgery. Orthopäde. 1995;24(4):335–43.
8. Schmitz HC, Schwantes B, Kendoff D. One-stage revision of knee endoprosthesis due to periprosthetic infection and Klippel-Trenaunay syndrome. Orthopäde. 2011;40(7):624–6, 628–9.
9. Fehring TK, Odum S, Calton TF, Mason JB. Articulating versus static spacers in revision total knee arthroplasty for sepsis. The Ranawat Award. Clin Orthop Relat Res. 2000;380:9–16.
10. Haddad FS, Masri BA, Campbell D, McGraw RW, Beauchamp CP, Duncan CP. The PROSTALAC functional spacer in two-stage revision for infected knee replacements. Prosthesis of antibiotic-loaded acrylic cement. J Bone Joint Surg Br. 2000;82(6):807–12.
11. Pietsch M, Wenisch C, Traussnig S, Trnoska R, Hofmann S. Temporary articulating spacer with antibiotic-impregnated cement for an infected knee endoprosthesis. Orthopäde. 2003;32(6):490–7.
12. Buechel FF. The infected total knee arthroplasty: just when you thought it was over. J Arthroplasty. 2004;19(4 Suppl 1):51–5.
13. Buechel FF, Femino FP, D'Alessio J. Primary exchange revision arthroplasty for infected total knee replacement: a long-term study. Am J Orthop (Belle Mead NJ). 2004;33(4):190–8. discussion 198.
14. Zimmerli W, Trampuz A, Ochsner PE. Prosthetic-joint infections. N Engl J Med. 2004;351(16):1645–54.
15. Hanssen AD, Osmon DR. Evaluation of a staging system for infected hip arthroplasty. Clin Orthop Relat Res. 2002;403:16–22.
16. McPherson EJ, Woodson C, Holtom P, Roidis N, Shufelt C, Patzakis M. Periprosthetic total hip infection: outcomes using a staging system. Clin Orthop Relat Res. 2002;403:8–15.
17. Della Valle C, Parvizi J, Bauer TW, et al. Diagnosis of periprosthetic joint infections of the hip and knee. J Am Acad Orthop Surg. 2010;18(12):760–70.
18. Parvizi J, Ghanem E, Menashe S, Barrack RL, Bauer TW. Periprosthetic infection: what are the diagnostic challenges? J Bone Joint Surg Am. 2006;88 Suppl 4:138–47.
19. Schinsky MF, Della Valle CJ, Sporer SM, Paprosky WG. Perioperative testing for joint infection in patients undergoing revision total hip arthroplasty. J Bone Joint Surg Am. 2008;90(9):1869–75.
20. Schafer P, Fink B, Sandow D, Margull A, Berger I,

Frommelt L. Prolonged bacterial culture to identify late periprosthetic joint infection: a promising strategy. Clin Infect Dis. 2008;47(11):1403–9.
21. Della Valle CJ, Sporer SM, Jacobs JJ, Berger RA, Rosenberg AG, Paprosky WG. Preoperative testing for sepsis before revision total knee arthroplasty. J Arthroplasty. 2007;22(6 Suppl 2):90–3.
22. Ghanem E, Parvizi J, Burnett RS, et al. Cell count and differential of aspirated fluid in the diagnosis of infection at the site of total knee arthroplasty. J Bone Joint Surg Am. 2008;90(8):1637–43.
23. Trampuz A, Hanssen AD, Osmon DR, Mandrekar J, Steckelberg JM, Patel R. Synovial fluid leukocyte count and differential for the diagnosis of prosthetic knee infection. Am J Med. 2004;117(8):556–62.
24. Fink B, Makowiak C, Fuerst M, Berger I, Schafer P, Frommelt L. The value of synovial biopsy, joint aspiration and C-reactive protein in the diagnosis of late peri-prosthetic infection of total knee replacements. J Bone Joint Surg Br. 2008;90(7):874–8.
25. Fink B, Vogt S, Reinsch M, Buchner H. Sufficient Release of Antibiotic by a Spacer 6 Weeks after Implantation in Two-stage Revision of Infected Hip Prostheses. Clin Orthop Relat Res. 2011;469(11):3141–7.
26. Hanssen AD, Spangehl MJ. Practical applications of antibiotic-loaded bone cement for treatment of infected joint replacements. Clin Orthop Relat Res. 2004;427:79–85.
27. Trampuz A, Osmon DR, Hanssen AD, Steckelberg JM, Patel R. Molecular and antibiofilm approaches to prosthetic joint infection. Clin Orthop Relat Res. 2003;414:69–88.
28. Wahlig H, Dingeldein E, Buchholz HW, Buchholz M, Bachmann F. Pharmacokinetic study of gentamicin-loaded cement in total hip replacements. Comparative effects of varying dosage. J Bone Joint Surg Br. 1984;66(2):175–9.
29. Fink B, Vogt S, Reinsch M, Buchner H. Sufficient release of antibiotic by a spacer 6 weeks after implantation in two-stage revision of infected hip prostheses. Clin Orthop Relat Res. 2011;469(11):3141–7.
30. Kordelle J, Klett R, Stahl U, Hossain H, Schleicher I, Haas H. Infection diagnosis after knee-TEP-implantation. Z Orthop Ihre Grenzgeb. 2004;142(3):337–43.
31. Azzam K, McHale K, Austin M, Purtill JJ, Parvizi J. Outcome of a second two-stage reimplantation for periprosthetic knee infection. Clin Orthop Relat Res. 2009;467(7):1706–14.
32. Goldman RT, Scuderi GR, Insall JN. 2-stage reimplantation for infected total knee replacement. Clin Orthop Relat Res. 1996;331:118–24.
33. Haleem AA, Berry DJ, Hanssen AD. Mid-term to long-term followup of two-stage reimplantation for infected total knee arthroplasty. Clin Orthop Relat Res. 2004;428:35–9.
34. Kilgus DJ, Howe DJ, Strang A. Results of periprosthetic hip and knee infections caused by resistant bacteria. Clin Orthop Relat Res. 2002;404:116–24.
35. von Foerster G, Kluber D, Kabler U. Mid- to long-term results after treatment of 118 cases of periprosthetic infections after knee joint replacement using one-stage exchange surgery. Der Orthopade. 1991;20(3):244–52.
36. Parkinson RW, Kay PR, Rawal A. A case for one-stage revision in infected total knee arthroplasty? Knee. 2011;18(1):1–4.
37. Silva M, Tharani R, Schmalzried TP. Results of direct exchange or debridement of the infected total knee arthroplasty. Clin Orthop Relat Res. 2002;404:125–31.
38. Winkler H. Rationale for one stage exchange of infected hip replacement using uncemented implants and antibiotic impregnated bone graft. Int J Med Sci. 2009;6(5):247–52.
39. Lu H, Kou B, Lin J. One-stage reimplantation for the salvage of total knee arthroplasty complicated by infection. Zhonghua Wai Ke Za Zhi. 1997;35(8):456–8.
40. Selmon GP, Slater RN, Shepperd JA, Wright EP. Successful 1-stage exchange total knee arthroplasty for fungal infection. J Arthroplasty. 1998;13(1):114–5.
41. Hoad-Reddick DA, Evans CR, Norman P, Stockley I. Is there a role for extended antibiotic therapy in a two-stage revision of the infected knee arthroplasty? J Bone Joint Surg Br. 2005;87(2):171–4.

第十三章　二期髋关节假体更换：静态占位器的应用

Mathew E. Levine，Gregory K. Deirmengian，
Carl Deirmengian

引　言

髋关节假体周围感染（periprosthetic hip infection，PHI）目前仍是一种髋关节置换术后具有灾难性后果的并发症，各种治疗方案的首要重点均在于重新植入假体组件时对感染病灶的有效清除。致病菌的检出以及其药物敏感性测定是达到感染临床治愈目的的关键。此外，必须彻底清理病灶以使细菌沾染数量达到最低限度，这样在患者免疫系统与抗生素治疗的协同作用下，方可有效清除感染。

以往以假体取出为基础的PHI处理方式有两种：一种是一期更换假体，术中行彻底病变切除清理后一次性再次植入假体，此项技术成功的关键在于需彻底清理病灶以及在假体再植入前术区重新消毒；二期假体更换是将病灶清理和假体再植入分两次手术完成，二者时间间隔为12周，在此期间需行局部和全身抗生素治疗并确认感染已被清除。这两种方法对PHI均有治疗效果[1,4]。

在美国，二期假体更换是大多数手术医师采用的慢性PHI标准治疗方法[1,2]。在第一阶段需取出感染假体及清除受累组织，预留无感染组织遗留的基底组织，在此基底部位植入抗生素骨水泥，通过自骨水泥的药物洗脱达到持续的抗生素局部给药治疗目的。一些手术医师习惯采用静态占位器，在髋部此种占位器无法形成关节面，且患者无法负重活动；另外一些手术医师习惯采用关节占位器，此种占位器可在髋关节形成相互关节，且可保证患者负重活动时关节的连续性。

添加抗生素的静态髋关节占位器可向局部释放抗生素且其产生局部机械并发症的风险相对较小。由于根据此方法设计的占位器无相互关节面，因此不易出现占位器脱位和骨水泥占位器周围股骨骨折，但静态占位器植入后患者无法负重活动且会导致髋关节周围组织挛缩，其最适合骨丢失严重且无法植入关节占位器的患者。另一方面，关节占位器保留了股骨与髋臼之间的间隙并可保留患者髋关节部分功能。因此，很多手术医师更倾向于使用关节占位器[5,6]。毫无疑问，采用此种方法更易发生占位器脱位[7]和骨折，而且如患者合并严重骨缺损时在术中可能会难以操作。研究表明，这两种PHI治疗方法的治愈率均超过了90%[5,7,8]。

本章讨论的目的是对涉及PHI二期假体更换手术治疗中采用静态髋关节占位器的所有问题进行阐述。静态占位器技术并非是最利于功能恢复的治疗选择，但其操作相对简单且长期在临床上应用获得成功，因此是每个手术医师在PHI治疗过程中所必须掌握的重要技术

之一。

手术指征

假体周围感染的确诊有赖于对滑液的检测和全身检查的结果，有些检查如 C-反应蛋白（CRP）、红细胞沉降率（ESR）和滑液白细胞计数是用来评估宿主的反应及炎症的严重程度，其他如细菌培养检查被用于确定感染致病菌。几乎所有慢性深部 PHI 均存在软组织窦道。此外，如患者症状出现与住院治疗或手术技术相关，则应高度怀疑是否存在感染。最后，对所有因疼痛而行髋关节置换术后翻修，尤其是伴假体松动者，在明确其他病因之前，应考虑感染存在的可能性。

PHI 治疗是否得当取决于很多重要因素，单独给予抗生素治疗并不能达到所期望的感染清除的治疗效果，因此并非是适宜的治疗选择[9,10]。可供选择的治疗方案包括病灶清理和假体组件保留、一期更换假体和二期更换假体。急性术后感染或急性血源性感染患者适宜行病灶清理和假体组件保留手术处理，目前手术医师的观点是将症状出现小于 4 周的感染定义为急性感染。即使是病灶清理、假体保留的手术适应证选择得当，其感染清除效果仍不令人满意[2,11]。

如感染症状超过 2～4 周，则假体更换关节置换术被认为是最适宜的治疗方法。在此感染病变期内，生物膜可能已经形成，骨髓炎病变可能已经存在并开始形成软组织窦道。所有这些细菌引起的病变形成机制将导致各种不移除假体内植物治疗方案的成功率明显降低。移除内植物不仅可减少细菌数量，还可改善术中显露，进入与内植物相邻的骨与软组织内进行操作，从而使病灶清理更为彻底，提高了以减少细菌量为目的的手术操作效果。

细菌检出

细菌检出及其抗生素敏感性测定是 PHI 治疗过程中最关键的一环。没有一种手术清理操作可形成一个真正的无菌组织区，选择合适的抗生素并给予抗菌治疗是清除局部感染致病菌的关键。

如为 PHI 可疑患者，则术前髋关节抽吸检查有助于确定假体更换手术时骨水泥中添加何种抗生素和术后抗生素全身用药的选择药物[12]。应在无菌操作技术下，利用超声或 X 线导引技术行关节抽吸，获取滑液后行白细胞计数、细胞分类计数和细菌培养检查。假体更换术常用于存在慢性疼痛症状病情稳定的患者，有时在一期手术前可检出致病菌。

手术清理和假体取出：一期手术

为成功取出假体并清理病变组织，需完全显露病变组织并对病变进行全面的评估。不论采用何种手术入路，通常有必要在原有切口基础上向近侧和远侧延长切口。术中应尽量避免形成皮瓣，因其可造成死腔，死腔内的积血为术后反复感染提供了环境。应彻底切除窦道直至下方关节囊，这些窦道通常与切口十分接近，可沿着比之前切口瘢痕稍宽的包括窦道在内的椭圆形切口一并切除，也可利用远离切口的其他切口切除窦道。

在切开显露关节囊时，应提取滑膜组织和关节囊组织样本，送冰冻切片组织学检查以明确是否为急性炎症表现，如术前并未诊断明确，则对这些组织样本的检测评估有助于感染的明确诊断。然而，需要操作熟练和经验丰富的手术医师和病理科医师操作方能使此项检测方法达到一定的准确性。在病灶清理和内植物取出术中，尤其应注意对术前并未检出致病菌的患者，在不同解剖部位提取至少5个组织样本送实验室行细菌培养检查。

为在清理过程中充分显露，术中需切开或切除关节周围瘢痕组织及增厚的关节囊组织。显露的目的主要是为了使股骨头假体脱位后将其取出，牵引股骨即可进入髋臼周围组织进行操作，这样即可显露大部分滑膜病变，将其彻底清除后送细菌培养检测。通过滑膜清理还可显露内植物与自体骨之间界面，这是移除内植物操作过程中重要的一步。不应过分强调获取滑膜组织样本操作的重要性，这是因为其可能会掩盖滑液内不典型致病菌的检出结果。

股骨内植物取出操作简单或困难与否取决于假体组件的类型和固定情况。松动的股骨内植物通常易于取出，取出松动内植物时最需注意的一点是清理近端骨质，尤其是大转子内侧，以建立一个内植物移出通道，如未建立一个清晰的股骨内植物通道，则可能会出现股骨近端（通常为大转子）骨折。固定良好内植物的成功取出很大程度上取决于手术医师习惯采用的操作技术，短锥形柄固定面积小，可利用弹性骨刀和小钻孔锥游离内植物近端后取出。如股骨柄较长且骨固定面积较大，则需行广泛的转子区截骨[13]，而且可能必须利用金属切割用钻孔锥处理股骨柄后方能取出（图13.1）。为保证日后能够顺利再次植入假体，术中操作时需特别注意保留股骨完整性。

股骨病灶清理通常分为两个步骤完成。首先是清理邻近关节腔的骨质，使用钻孔锥或骨锯清理任何邻近关节腔的股骨近端暴露骨质；其次必须清理与内植物相邻的股骨通道以减少此界面上定植细菌的数量。取出短锥形柄后即可轻松进入股骨近端操作，这时可使用骨锉或钻孔锥清除与内植物接触的骨质（图13.2）。在清理长股骨柄的股骨髓腔时，应联合使用扩孔锥或逆行骨刀进入股骨清理与内植物接触的骨质。最重要的是在此界面通常有一层厚的软组织层黏附，为有效清理骨质需清除此软组织层。在清理时需提取多个软组织和骨质样本行细菌培养检测。

移除髋臼假体时如操作器械准备充分，则通常不会出现相关的操作并发症。第一步需取出髋臼衬垫，之后取出所有髋臼固定螺钉，之后使用骨刀取出髋臼杯假体，目前已有匹配不同大小髋臼杯假体的各种型号系列骨刀。最好的骨刀系列器械中弧形长短刀刃与球形冲击柄连接，操作时可将刀刃沿髋臼杯旋转中心移动[14,15]，这样，在取出固定良好的髋臼杯假体时引起的骨质丢失通常很少。必须避免强力取出带螺钉的髋臼杯假体，以防止骨质丢失和血管损伤。

术中应首先使用刮勺清理所有髋臼内部表面和螺钉孔内的软组织。骨质显露后，应使用髋臼锉进一步清理髋臼。需注意保留髋臼完整性以利于日后植入髋臼假体。此时应提取多个骨与软组织细菌培养样本并送检。此外，手术医师需记录髋臼骨质缺损部位以便在假体再植入时心中有数。

彻底清理髋臼后，术区底部应使用6～9L无菌液体灌洗，脉冲冲洗器可通过组织搅动作用实现深度清理。此期间是否应行灌洗目前仍存在争议，尽管很多研究结果表明抗生素溶液灌洗并没有任何优势[16]，但仍有很多医师试图通过采用此种灌洗方式达到清除感染的目的。Brown等[17]曾报道初次关节置换术后采用碘为基础作用成分的冲洗液可降低术后感染率，尽管这是一项单独的回顾性研究，其结果尚须进一步的研究证实，但仍有很多手术医师在术中采用不同类型的冲洗液以期达到提高细菌的清除率的目的。就此而言，虽然目前很多

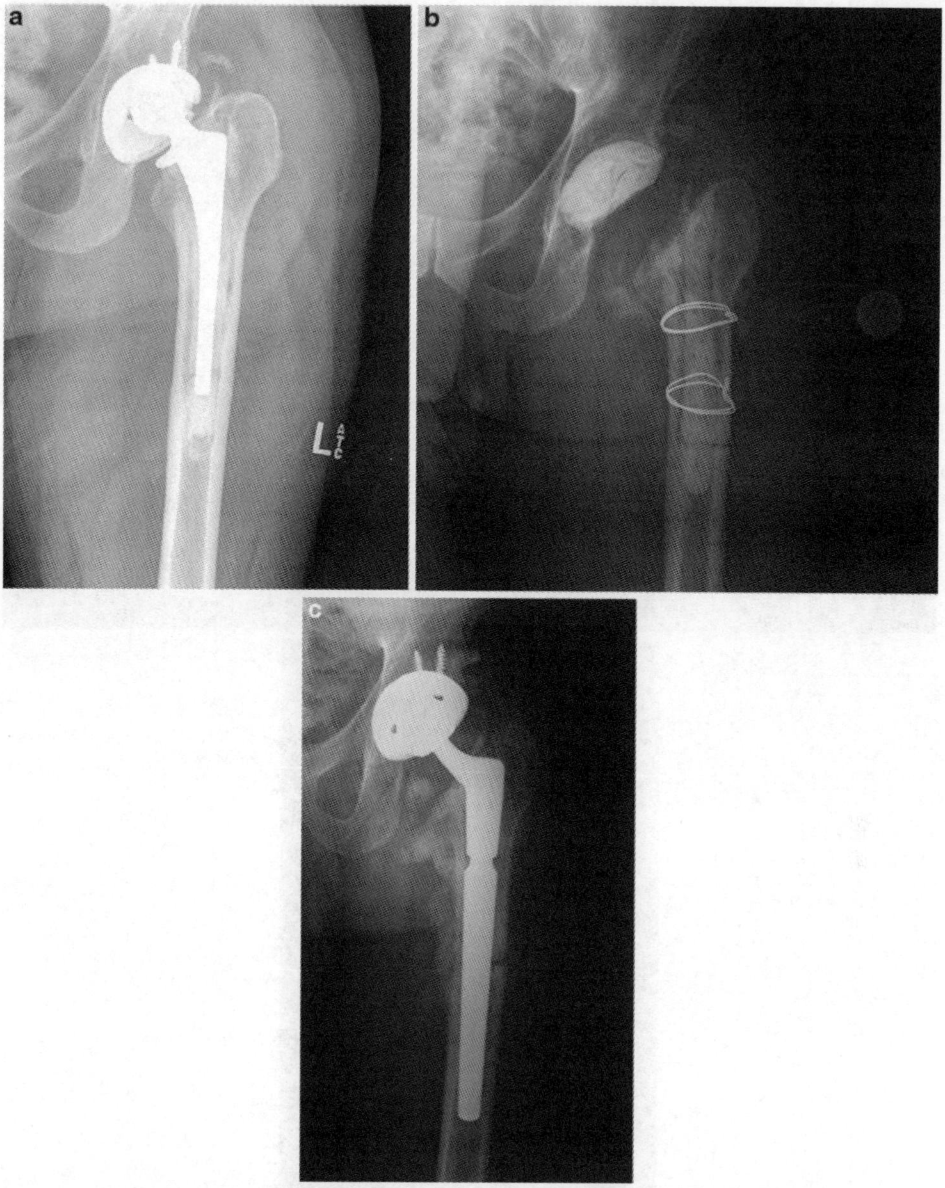

图 13.1　(a) 深部感染病例，术前检查提示骨水泥型股骨内植物假体松动；(b) 一期病灶清理时行转子部广泛截骨以充分显露髓腔和清理髓腔病灶，术中植入静态占位器；(c) 二期假体再植入术中植入长组配式锥形翻修柄，术中探查见转子部截骨部位稳定

学者推荐术中给予大量液体冲洗，但并没有一个充分的支持特异性灌洗方案的研究数据结果。病灶清理完成后建议应给予患者再次铺单，术者和助手需再次更换手术服和手套，以避免再次污染。

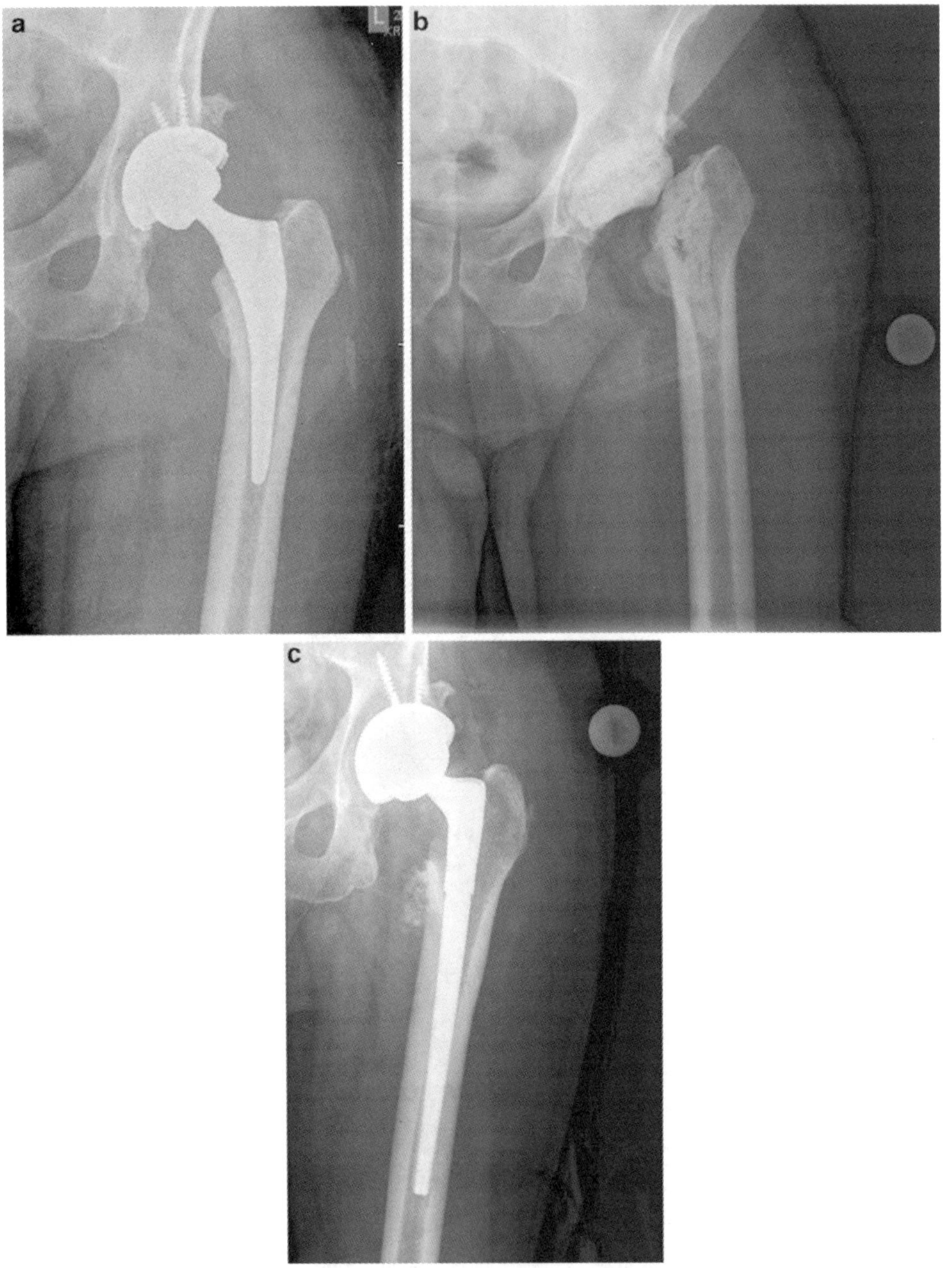

图 13.2 (a) 术前X线摄片检查示短锥形股骨假体柄固定，患者伴深部感染；(b) 取出髋臼杯和股骨假体柄后植入静态髋关节占位器；(c) 二期假体再植入术中采用长组配式锥形翻修柄固定

静态骨水泥占位器的制作与植入

使用静态占位器的目的是为了实现抗生素持续洗脱进入关节间隙和骨质表面。虽然以往也曾有学者使用串珠，但大多数医师仍习惯采用静态占位器组件，因其在假体再植入时易于取出[18]。此外，由于占位器为较大的固体团块，与植入更多数量的小型串珠相比留置到假

体再植入时引起的风险相对较小。

制作占位器团块构件时骨水泥的选择取决于很多通常是相互依赖的变异因素。静态占位器制作时应主要考虑是抗生素洗脱因素，这是因为此时机械强度并非十分重要，尽管很多种骨水泥可与抗生素混合制作占位器团块，但大多数医师习惯采用 Palacos 骨水泥（Zimmer, Inc., Warsaw, IN），这是因为很多研究结果表明其抗生素洗脱特性良好[19,20]。但需要重点指出的是抗生素洗脱动力取决于很多因素，包括骨水泥占位器表面形态和多孔特性，以及特异性抗生素的选择。需根据这些特异性变异因素选择适宜的骨水泥类型。很多研究结果表明，骨水泥中一种添加抗生素的洗脱特性将受到其他添加抗生素的影响。

对骨水泥中添加抗生素的选择主要取决于细菌药敏检测结果，可采用不同的组合添加方案，包括添加抗真菌活性成分。最常见的配方组合，尤其是在尚未明确致病菌时，是万古霉素和妥布霉素。抗生素添加量的确定是另一个重要因素，关键在于使局部药物浓度明显高于细菌最低抑菌浓度。需要重点强调的是目前市售骨水泥中的预混抗生素是以预防为目的，而并非以治疗为目的，如用于治疗 PHI，则其抗生素药量明显不足。事实上，每 40g 袋装聚甲基丙烯酸甲酯（PMMA）中必须手工添加数克抗生素方能使关节腔药物洗脱浓度达到适宜的水平。尽管每个手术医师采用的药物混合比例各不相同，但在确定细菌药物敏感性之前，大多数医师均采用万古霉素和妥布霉素混合配方。很多研究结果表明，妥布霉素自 PMMA 的洗脱特性优于万古霉素[21,23]。每 40g 袋装 PMMA 中添加 3.6g 妥布霉素粉剂和 3g 万古霉素是目前常用的混合配方[23]。PMMA/抗生素联合配方骨水泥的搅拌较普通骨水泥操作困难，可通过手工或搅拌碗技术完成搅拌操作。一些医师在其中额外添加液态单体物质以利于搅拌。真空搅拌对抗生素洗脱产生的影响根据所采用的骨水泥类型不同而存在差异。

前面已经介绍了很多类型的静态占位器组件，其中大多数是将骨水泥填充于股骨髓腔和髋臼。一些医师习惯采用手术室现有材料如骨水泥枪喷嘴或冲洗球球囊制作骨水泥构件，也有一些医师首先手工塑形骨水泥，之后在其凝固前将其插入骨内（图 13.1、图 13.2）。而重点在于不能使骨水泥与骨质之间交错嵌插，这可能导致假体再植入时骨质丢失和骨水泥移除操作困难。

两次手术期间的处理

一期手术后，通常将患者限定为利用助行器足趾触地负重活动。由于术后患肢明显缩短，患者通常在试图恢复日常活动时难以控制髋关节的运动。

术后应立即选择最适宜的抗菌药物开始全身给药治疗。大多数医师习惯在一期手术后 6 周行肠道外抗生素给药，在此时期内需行 CRP 和 ESR 基线值测定和持续监测确定是否存在感染减轻趋势[24]。此外应监测患者是否出现抗生素毒性反应并监测抗生素血药浓度水平，以避免全身抗生素药物浓度过高或过低。二期假体更换关节置换手术成功与否与血药浓度峰后杀菌效价（post-peak serum bactericidal titer，SBT）能否维持在 1∶8 稀释度水平有关[25,27]。

全身抗生素治疗完成后，需观察 4～6 周明确是否存在感染持续表现，在此期间连续行系列实验室检测，如 CRP 和 ESR 的结果通常持续降低。如这些检测结果提示抗生素停药后全身炎症反应加重，医师必须考虑是否感染仍持续进展。在此无抗生素治疗干预阶段的末期，很多医师在假体再植入前往往行髋关节抽吸细胞计数检查和细菌培养检测，但在假体再植入前各项系列检查的结果通常并未达到正常，而且抽吸液细胞计数检测并不能反映骨水泥占位器植入后的实际情况。细菌培养结果阳性、窦道形成或持续渗出均与感染持续存在相关性。尽管目前并没有确定在假体再植入前感染已清除的检测方法，但医师应尽可能在假体植入前明确是否存在持续感染的可能性。

假体再植入：二期手术

如感染可能已被清除，医师应在一期手术后 10～12 周择期行假体再植入手术。如此时患者不宜行手术干预或不愿承担假体再植入手术风险，则可保留静态髋关节占位器，但不是将其无限期保留，医师应预计到随时间进展组织挛缩和深部组织增厚将会加重，这会导致某些情况下假体再植入术中操作困难。

在假体再植入术中显露时仍应仔细观察，遵循组织处理操作原则，避免形成皮瓣。在显露时应提取关节液和组织样本行细菌培养和相关分析检测。与一期手术相似，一些医师习惯行术中冰冻切片组织检查以获得更多的利于感染确诊的数据，但此种方法的可靠性目前尚未被认同。术中如确认感染治愈，需彻底清理和灌洗髋关节病灶。与很多中心手术团队相同，完成此操作后需再次消毒并更换手术服。

之后，按常规髋关节置换翻修程序行二期假体再植入，应根据股骨和髋臼骨质缺损类型选择植入假体。有趣的是二期手术的一个优点在于骨质与骨水泥之间的间隙清楚且骨质呈一定程度的硬化表现。一期静态占位器植入后，假体再植入时通常会出现关节囊组织纤维化，有时会出现关节囊挛缩，这需要行关节囊松解或切除，以建立假体植入通道。

（黄宁庆　译）

参考文献

1. Hofmann AA. Two-stage exchange is better than direct exchange in the infected THA. Orthopedics. 1999;22(10):918.
2. Moyad TF, Thornhill T, Estok D. Evaluation and management of the infected total hip and knee. Orthopedics. 2008;31(6):581–8. quiz 9–90.
3. Winkler H. Rationale for one stage exchange of infected hip replacement using uncemented implants and antibiotic impregnated bone graft. Int J Med Sci. 2009;6(5):247–52.
4. Wolf CF, Gu NY, Doctor JN, Manner PA, Leopold SS. Comparison of one and two-stage revision of total hip arthroplasty complicated by infection: a Markov expected-utility decision analysis. J Bone Joint Surg Am. 2011;93(7):631–9.
5. Hofmann AA, Goldberg TD, Tanner AM, Cook TM. Ten-year experience using an articulating antibiotic cement hip spacer for the treatment of chronically infected total hip. J Arthroplasty. 2005;20(7):874–9.
6. Evans RP. Successful treatment of total hip and knee infection with articulating antibiotic components: a modified treatment method. Clin Orthop Relat Res. 2004;427:37–46.
7. Romano CL, Romano D, Albisetti A, Meani E. Preformed antibiotic-loaded cement spacers for two-stage revision of infected total hip arthroplasty. Long-term results. Hip Int. 2012;22 Suppl 8:S46–53.
8. Biring GS, Kostamo T, Garbuz DS, Masri BA, Duncan CP. Two-stage revision arthroplasty of the hip for infection using an interim articulated Prostalac hip spacer: a 10- to 15-year follow-up study. J Bone Joint Surg Br. 2009;91(11):1431–7.
9. Murray WR. Use of antibiotic-containing bone cement. Clin Orthop Relat Res. 1984;190:89–95.
10. Goulet JA, Pellicci PM, Brause BD, Salvati EM. Prolonged suppression of infection in total hip arthroplasty. J Arthroplasty. 1988;3(2):109–16.
11. Azzam KA, Seeley M, Ghanem E, Austin MS, Purtill JJ, Parvizi J. Irrigation and debridement in the management of prosthetic joint infection: traditional indications revisited. J Arthroplasty. 2010;25(7):1022–7.
12. Spangehl MJ, Masri BA, O'Connell JX, Duncan CP. Prospective analysis of preoperative and intraoperative investigations for the diagnosis of infection at the

sites of two hundred and two revision total hip arthroplasties. J Bone Joint Surg Am. 1999;81(5):672–83.
13. Morshed S, Huffman GR, Ries MD. Extended trochanteric osteotomy for 2-stage revision of infected total hip arthroplasty. J Arthroplasty. 2005;20(3):294–301.
14. Preiss RA, Patil S, Meek RM. The use of modular femoral head trials to centre the Explant blade facilitates retrieval of well-fixed acetabular components with minimal bone loss. Arch Orthop Trauma Surg. 2011;131(7):1003–6.
15. Taylor PR, Stoffel KK, Dunlop DG, Yates PJ. Removal of the well-fixed hip resurfacing acetabular component: a simple, bone preserving technique. J Arthroplasty. 2009;24(3):484–6.
16. Bortnem KD, Wetmore RW, Blackburn GW, Brownell SM, Page 2nd BJ. Analysis of therapeutic efficacy, cost, and safety of gentamicin lavage solution in orthopaedic surgery prophylaxis. Orthop Rev. 1990;19(9):797–801.
17. Brown NM, Cipriano CA, Moric M, Sporer SM, Della Valle CJ. Dilute betadine lavage before closure for the prevention of acute postoperative deep periprosthetic joint infection. J Arthroplasty. 2012;27(1):27–30.
18. Hsieh PH, Shih CH, Chang YH, Lee MS, Shih HN, Yang WE. Two-stage revision hip arthroplasty for infection: comparison between the interim use of antibiotic-loaded cement beads and a spacer prosthesis. J Bone Joint Surg Am. 2004;86-A(9):1989–97.
19. Stevens CM, Tetsworth KD, Calhoun JH, Mader JT. An articulated antibiotic spacer used for infected total knee arthroplasty: a comparative in vitro elution study of Simplex and Palacos bone cements. J Orthop Res. 2005;23(1):27–33.
20. Greene N, Holtom PD, Warren CA, Ressler RL, Shepherd L, McPherson EJ, et al. In vitro elution of tobramycin and vancomycin polymethylmethacrylate beads and spacers from Simplex and Palacos. Am J Orthop (Belle Mead NJ). 1998;27(3):201–5.
21. Klekamp J, Dawson JM, Haas DW, DeBoer D, Christie M. The use of vancomycin and tobramycin in acrylic bone cement: biomechanical effects and elution kinetics for use in joint arthroplasty. J Arthroplasty. 1999;14(3):339–46.
22. Brien WW, Salvati EA, Klein R, Brause B, Stern S. Antibiotic impregnated bone cement in total hip arthroplasty. An in vivo comparison of the elution properties of tobramycin and vancomycin. Clin Orthop Relat Res. 1993;296:242–8.
23. Masri BA, Duncan CP, Beauchamp CP. Long-term elution of antibiotics from bone-cement: an in vivo study using the prosthesis of antibiotic-loaded acrylic cement (PROSTALAC) system. J Arthroplasty. 1998;13(3):331–8.
24. Kusuma SK, Ward J, Jacofsky M, Sporer SM, Della Valle CJ. What is the role of serological testing between stages of two-stage reconstruction of the infected prosthetic knee? Clin Orthop Relat Res. 2011;469(4):1002–8.
25. Volin SJ, Hinrichs SH, Garvin KL. Two-stage reimplantation of total joint infections: a comparison of resistant and non-resistant organisms. Clin Orthop Relat Res. 2004;427:94–100.
26. Salvati EA, Chekofsky KM, Brause BD, Wilson Jr PD. Reimplantation in infection: a 12-year experience. Clin Orthop Relat Res. 1982;170:62–75.
27. Callaghan JJ, Salvati EA, Brause BD, Rimnac CM, Wright TM. Reimplantation for salvage of the infected hip: rationale for the use of gentamicin-impregnated cement and beads. Hip. 1985;65–94.

第十四章　二期髋关节假体更换：关节占位器的应用

Glenn J. Kerr，Matthew S. Austin

引　言

据估计至 2030 年全髋关节置换（THA）的手术量将增加 174%，达 55 200 例，而至 2026 年髋关节手术后翻修的手术需求量将是目前的 2 倍[1]。初次 THA 术后关节假体周围感染（PJI）发病率为 1%，THA 术后翻修感染发病率为 4%[2]。由此可以推断，未来 PJI 的诊治将会更为常见[3,4]。一旦确诊，需选择一种治疗方法处理深部感染，这些 PJI 治疗方法包括前面提及的慢性炎症的控制、病灶灌洗和清理、一期假体更换以及二期假体更换[5,11]。二期假体更换是目前北美学者普遍接受的标准治疗方法[12,19]。

定义和分类

直到目前仍没有一个学者普遍认同的 PJI 定义[20]。肌肉骨骼感染学会（MSIS）试图规范化 PJI 定义，其纳入标准详见表 14.1 所列。此系列标准随即被美国骨科医师学会采纳[21]。需要重点强调的是一些 PJI 可能并未完全达到上述标准，而临床决策的制订对于可疑 PJI 患者的诊断和治疗是至关重要的。

表 14.1　MSIS 关节假体周围感染定义

主要标准
窦道直接与假体相交通
从两处单独的软组织或关节液标本中分离出致病菌
次要标准（必须达到以下 6 项标准中的 4 项）
ESR 或 CRP 增高
滑液白细胞计数增高
滑液中性粒细胞计数增高
受累关节脓液形成
从一个部位软组织或关节液标本中分离出致病菌

感染的分类是依据手术时限相关性或 THA 术后细菌的血源性播散情况[22,24]。PJI 可依次分为以下四类：Ⅰ型——术后 4 周内出现的早期感染；Ⅱ型——术后超过 4 周出现的远期慢性感染；Ⅲ型——急性血源性感染，发生于功能良好的既往假体植入部位；Ⅳ型——术中

细菌培养（两次培养）结果阳性但无感染临床证据。在北美地区Ⅰ型和Ⅲ型感染通常行病灶灌洗和清理或二期假体更换，但目前就灌洗和清理的手术效果而言，学者仍存在争议[25]。Ⅱ型感染通常行二期假体更换，而Ⅳ型感染则需延长抗菌治疗的给药时限。PJI的治疗取决于医师的习惯、感染细菌、患者的合并症以及很多超出本章讨论范围的其他因素。

手术指征

大多数慢性感染确诊为PJI即为二期手术处理的手术指征。感染的发生通常与耐药菌、真菌和宿主免疫抑制有关[15,23,26]。在北美，耐药菌如耐甲氧西林金黄色葡萄球菌（MRSA）所致急性感染和关节腔内大量脓液形成也是二期假体更换的手术指征[15,27,28]。

关节占位器

二期假体更换手术前放置相互接触构件的目的是通过药物洗脱作用有效清除感染细菌、维持肢体长度、利于翻修术中显露以及改善关节活动功能[29]。前述不同类型的骨水泥占位器包括静态占位器（填充缺损空间无相互关节的模制骨水泥）、抗生素涂层棒和大体接近股骨近端解剖的固定钉、预制半关节置换器械、半关节置换模具以及所谓的PROSTALAC（Prosthesis of Antibiotic Loaded acrylic Cement，添加抗生素骨水泥假体）内植物（图14.1）[24]。占位器可由各种类型的骨水泥制成，Palacos®（Zimmer，Warsaw，IN）骨水泥不透X线且孔隙度高，研究表明其抗生素洗脱特性最为良好[30]。其他可选用骨水泥品牌包括Simplex® P（Stryker，Kalamazoo，MI）和Cobalt™ HV（BIOMET，Warsaw，IN）。骨水泥中添加抗生素应具有水溶性和热稳定性，且骨水泥洗脱药物浓度应在很长的时期内保持杀菌浓度[22]。Masri等研究证实，每40g包装骨水泥中添加的3.6g妥布霉素和1g万古霉素具有协同作用[31]。在占位器取出平均118天后妥布霉素浓度仍维持在可被检测出水平，但万古霉素的浓度则较低或不能被检测到。如可能需根据感染致病菌调整抗生素的添加种类，采用如万古霉素、庆大霉素和头孢噻肟联合用药方案可有效清除感染[32]。

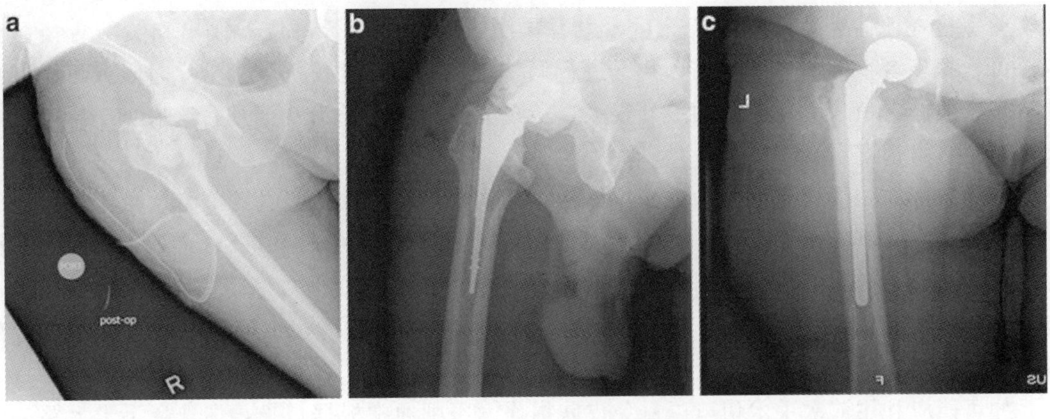

图14.1　(a) 静态占位器构件；(b) PROSTALAC骨水泥和模制股骨头；(c) 骨水泥抗生素涂层股骨柄和金属股骨头加骨水泥多聚物

1998年，Younger等报道对髋关节深部PJI患者行二期关节占位器植入手术成功治愈，治愈率为96%[19]，其最初采用的是有金属内骨架的骨水泥对骨水泥占位器，后来发现此种设计会导致金属与高交联聚乙烯假体之间形成关节。骨水泥为Simplex或Palacos骨水泥加妥布霉素、万古霉素或青霉素，其选用关节占位器的目的是为了防止肢体缩短和利于远期翻修处理。该研究者建议为避免髋臼骨质磨损，应避免行骨水泥半关节成形术。

此后，学者开发出用于制作带抗生素涂层内植物的模具，被称为PROSTOLAC，该产品已上市并被用于感染的治疗[29]。Wentworth等曾发表135例行以Simplex骨水泥加3.6g妥布霉素和1.5g万古霉素制成的PROSTOLAC占位器植入术的病例序列研究报道，结果表明治愈率为82%，但有38例患者退出该项研究，另有23例（17%）未行二期假体再植入或行病灶清除关节成形术。其他学者对此项技术进行了改进，并发表了相关研究文献，研究中采用了不同的内骨架构件和关节面假体组件[33,34]。

手术技术

首先应制订术前计划，这是关节占位器植入手术成功的关键。患者可能存在各种不同的症状表现，如患者表现为全关节疼痛，则在术前评估时应考虑到是否存在感染；患者通常主诉初次手术后症状无改善，可能存在术后切口引流时间延长或切口愈合问题[16]。常规实验室检测应包括C反应蛋白和红细胞沉降率检测，据报道如二者联合应用则敏感性可达97%[35]，如这些指标均增高，则需进一步行髋关节抽吸检查[36]。如临床条件允许，计划行关节抽吸前患者停用抗生素至少2周有助于降低假阳性细菌培养结果的出现率。另外，很多研究指出为制订术前计划应行X线摄片检查，股骨的影像学检查应包含整个假体、骨水泥涂层以及远端塞[19]。影像学检查提示“泪滴”骨质受累以及髋臼组件向Kohler线内侧移位是单极内植物的禁忌证，因其会进一步移位进入骨盆。

全髋关节置换术后感染手术干预应分为三个阶段。首先，在第一阶段移除假体组件，清理病灶并植入占位器。之后给予至少6周抗生素治疗，抗生素停药至少2周后行进一步临床和实验室检查评估。确认感染清除后，患者再次进入手术室行占位器取出和关节置换翻修术。可根据患者个体情况以及临床状况进行调整，根据需要延长抗生素治疗时限或再次行病灶清理。假体再植入手术时限的差异很大，最短为6周，最长为9个月，这取决于感染致病菌及宿主自身情况[12,15,19]。

对植入假体的了解有助于术中操作器械以及内植物专门取出工具的准备。带广泛涂层的圆柱形内植物尤其难以取出，医师应计划行广泛转子部截骨（extended trochanteric osteotomy，ETO）[37]，ETO是针对此种假体固定方式安全有效的处理方法[38]。Morshed等对13例脓毒血症行ETO的患者进行了回顾研究，经至少2年的随访，结果表明所有患者截骨部位均愈合且77%的患者感染治愈。

如可能应利用前次手术切口以避免皮肤损伤。医师通常根据自身习惯选择手术入路，但通常需广泛切开，切开后需显露并移除髋臼组件，但首先需取出股骨柄以利于髋臼显露和髋臼杯的取出。

彻底清理病灶并移除所有感染、无活力的组织、引流窦道、骨水泥和金属碎屑后取出假体组件[19,28]。建议术中行锐性分离和利用刮匙清理髋臼基底部和股骨髓腔。最后用大量盐水溶液冲洗髋关节。目前学者还没有制订一个冲洗溶液方面的金标准，而此手术操作的目的是通过液体容量稀释降低细菌数量。

关节占位器植入决策的制订是基于宿主残留骨质，尤其是髋臼骨质的残留量。髋臼巨大骨质缺损腔、支撑柱结构丧失以及内侧壁变薄或消失是植入静态占位器或金属对多聚物骨水泥固定的手术指征。骨水泥应在面团期使用，将其按照髋臼轮廓模制成占位器组件而并非是压制而成。如宿主骨质足够，则植入假体模具或定制 PROSTALAC 是安全的（图 14.2）。可利用扩孔锥或股骨头试模确定股骨头大小，利用临时试模估计患肢长度及确定髋关节稳定性。目前股骨头和股骨颈模制工具已有市售，这些模制工具有助于维持软组织张力和髋关节稳定性。建议采用添加适宜抗生素的高洗脱量骨水泥，作者习惯在每 40g 包装骨水泥中添加 3.2g 妥布霉素和 3g 万古霉素。额外添加单体物质有助于防止大量抗生素粉末聚集为团块，也可将此单体冷却以利于骨水泥流动。为了使占位器插入后日后取出方便，骨水泥应在体外内植物模具内聚合变硬。操作完成后检查关节活动度和稳定性并逐层缝合切口。为防止抗生素自切口基底部流失，不应行切口深部引流[19]。

治疗第二阶段通常需根据细菌培养结果在感染病专科医师指导下给予抗生素非口服给药治疗。抗生素给药应持续至少 6 周，或直到明确临床症状明显改善。抗生素停药后 2 周如实验室检查（CRP 和 ESR）结果趋向正常，则应考虑择期行假体再植入[15]。以往研究曾对关节抽吸检查结果、实验室检查指标如 ESR 和 CRP 以及术中冰冻切片检查和髋关节术中表现进行了分析[14,15,19,37]，目前还没有一个被普遍接受的假体再植入手术的界定标准，临床决策的制订必须以每个个体的病变为基础。如患者为耐药菌感染或真菌感染，则需延长治疗时限或行反复病灶清理[14,19,26,39]。

下一阶段治疗应为行假体再植入手术，切开显露是此阶段较为困难的手术操作。此时通常在多个组织平面形成瘢痕伴组织反应性增生和纤维组织形成，植入关节占位器者此类反应较少见[40]。术中应注意防止术中脱位髋关节和取出股骨假体柄时发生骨折。如就诊机构有条件，术中可行细菌培养和冰冻切片检查。大量液体灌洗后，应行骨质表面广泛刮除以清除生物膜。术中应准备好能够填充髋臼骨质缺损和啮合股骨干的内植物和假体柄。

术后处理

关节占位器植入后应根据医师习惯和患者相关因素行负重活动，植入手工制作 PROSTALAC 假体的患者可逐渐开始负重活动，此类植入装置与采用固定针和钢丝制成的内植物相比持久性和抗疲劳性良好[41]。患者应行静脉血栓预防治疗，切口愈合后应逐渐开始物理治疗和活动练习，但为降低内植物断裂或骨折、骨质缺损或关节脱位发生率，应对活动练习进行适当调整。

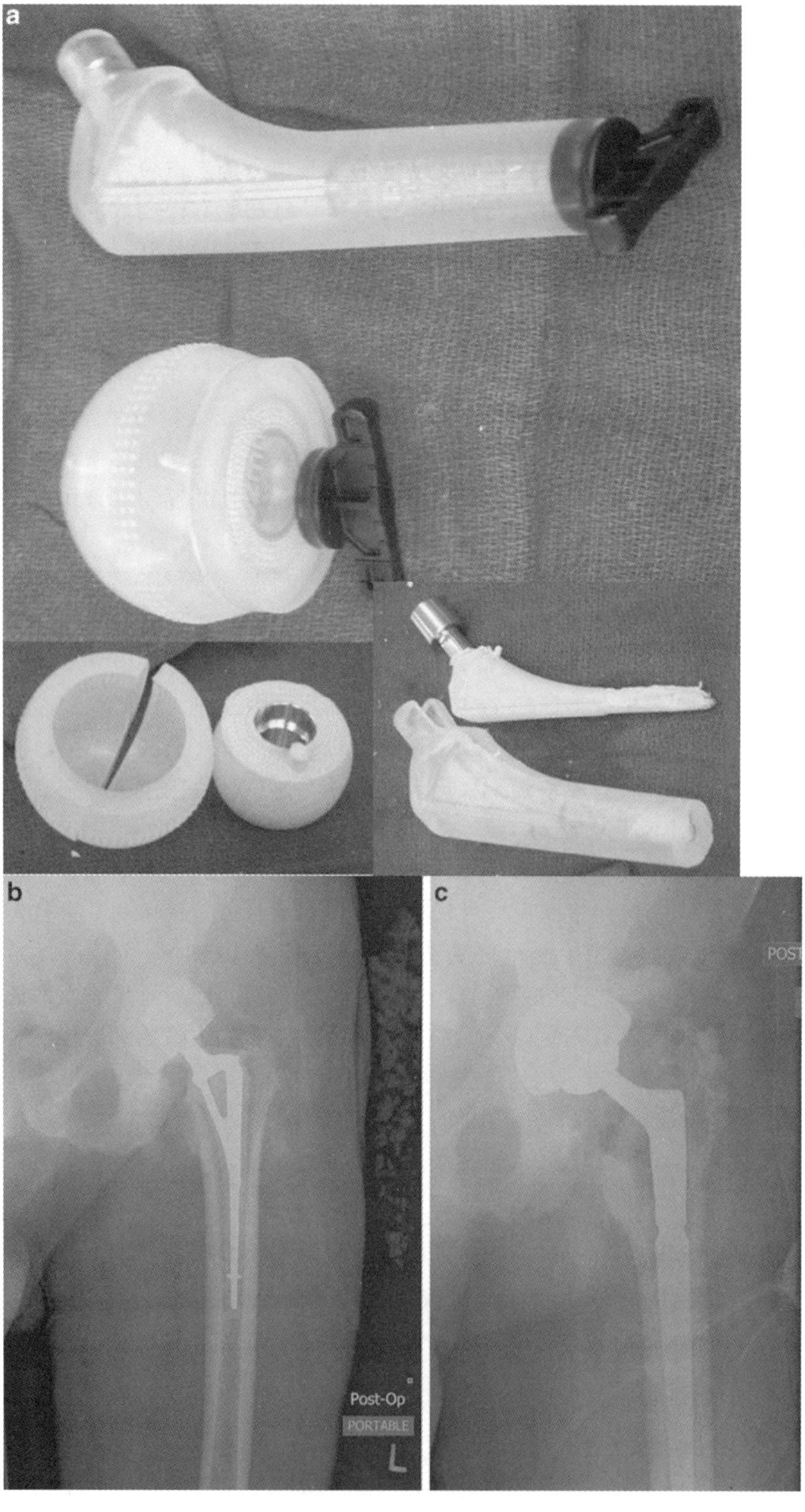

图 14.2 （a）单体、骨水泥和模制 PROSTALAC 占位器模具；（b）PROSTALAC 占位器植入后；（c）模制股骨假体翻修及初次髋臼杯假体植入，手术成功

手术要点和注意事项

- 为方便占位器组件取出和假体再植入术中显露和切口缝合，应重建各个筋膜平面。
- 应尽量避免大面积骨水泥交错对合：
  —手动搅拌骨水泥和抗生素。
  —骨水泥植入前应在面团期制作非模具关节占位器。
  —骨水泥应在骨表面周围完成模制而非是挤压成型。
- 抗生素骨水泥涂层股骨柄取出操作困难（图 14.3）：
  —应移除所有内植物肩部软组织和骨水泥以避免大转子骨质破坏。
  —如仍难以去除股骨柄，可使用薄骨刀敲断内植物周围骨水泥。
  ——些复杂病例需行广泛转子间截骨方能取出骨水泥占位器，这有利于改善术中显露和准备植入股骨假体组件的操作。
- 反向刮匙对于清除生物膜和髓腔内组织碎片是十分有用的。

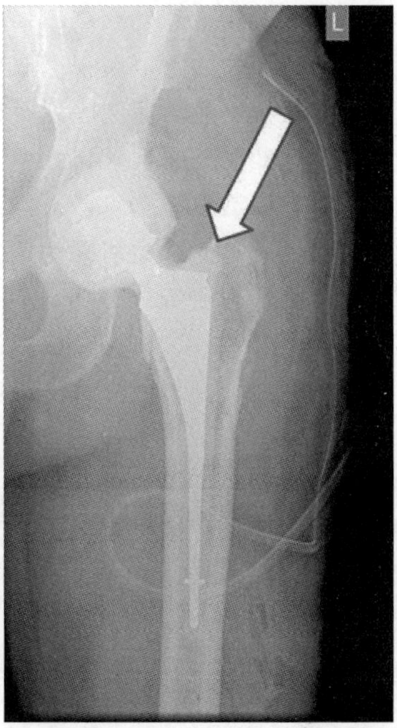

图 14.3　PROSTALAC 骨水泥假体植入术后，此种假体翻修操作困难，图中见内植物假体肩部明显骨水泥影像，骨水泥与大转子交错对合

结　果

目前还没有关于静态和动态髋关节占位器术后功能预后结果方面的直接对比研究。Jaekel 等最近发表的一篇文献指出，动态膝关节占位器相比静态占位器 UCLA 评分的分值更高，这促使对髋关节关节占位器进行更进一步的相关研究[42]。Scharfenberger 在一项关节占位器功能预后结果研究中，对关节占位器植入患者的生活质量与等待行初次髋关节置换的患者进行了对比分析[43]，结果表明，植入 PROSTALAC 的患者 Western Ontario McMaster 评分分值高于等待行初次髋关节置换的患者，但低于初次全髋关节置换术后 6 个月的患者。Fleck 等的一项原发性化脓性关节炎 PROSTALAC 假体功能评估研究报道，植入占位器患者的 Harris 髋关节评分从 11 分提高到 67 分，最终行 THA 后提高至 93 分[40]。另有学者报道植入 PROSTALAC 患者的 Harris 髋关节功能评分在 56～70 分之间[16,19]。主张行关节占位器植入的学者强调，术后患者生活质量和功能结果相比静态占位器得以改善，但目前还没有足够的支持此项观点的研究证据。

目前学术界一直存在对慢性髋关节感染行一期假体更换或直接假体更换关节成形术的争议[10,11,44]。Buchholz 等的研究是目前已发表的最大型的病例序列研究之一，据其报道约 583

例患者中有77%感染清除，且至术后远期8年感染治愈率为50%[10]。Markov最近的一项决策-效用分析研究指出，从医师和患者效用角度出发，支持直接行假体更换优于二期假体更换的观点[18]。目前还没有关于此两种治疗方法的随机对照研究，而且似乎也没有学者开展此项研究。主张直接行假体更换的学者指出，如处理成功则此方法具有降低患者经济负担的优势，而且虽然感染复发率高但术后患者患病率/死亡率却更低。此项治疗方法的选择仍然取决于医师的习惯并且很大程度取决于病变部位。

很多二期假体更换的病例序列研究指出采用抗生素骨水泥可使感染治愈率提高，且感染的复发率较低（82%～96%）[13,17,23,45]。Hofmann等报道一组42例患者经6年随访，能够随访到的患者中感染治愈率为94%。Garvin和Hanssen指出，经对多篇研究文献回顾分析，二期假体更换术后总的感染清除率为91%，直接更换假体术后为82%[24]。Sanchez等在一项更大型的病例序列研究中发现，169个髋经术后2～16年随访感染清除率为87.5%[17]。表14.2对多种二期手术处理方法进行了总结。耐药菌如MRSA可能会使治疗失败率增高，最近一项50例患者的回顾性研究报道，此类患者的治愈率仅为79%[28]。

表14.2 二期假体更换手术效果研究总结

研究	假体	随访时间	#髋关节	治愈率	主要致病菌	注释
Durbhakula[13]	模制占位器	38个月	20	90%	金黄色葡萄球菌	2例患者并发占位器断裂，另2例患者最终保留占位器
Hoffman[14]	高压消毒占位器	76个月	42	94%	MSSA	大量队列失随访（36%）结果不确定
Kray[15]	静态占位器	2年	32	96%	表皮葡萄球菌	随访时间有限，仅1例复发；采用模制静态占位器
Leung[40]	PROSTALAC	58个月	50[38]	79%	MRSA	12例患者随访评估前死亡；由于为MRSA感染因此手术失败率高
Lim[16]	高压消毒占位器（48%），手工制作占位器（37%）	4.4年	37	89%	MRSA	仅耐药菌组出现手术失败患者，4例患者感染未清除而行二期手术处理
Masri[17]	PROSTALAC	24～88个月	31	90.3%	MSSA	分期翻修术前行髋关节抽吸检查
SanchezSotello[18]	手工制作占位器（18%）病灶清除关节成形（82%）	2～16年	169	92.9%	凝固酶阴性葡萄球菌	大量患者行病灶清除，关节成形。无功能预后结果和中期功能结果
Wentworth[30]	PROSTALAC	1～9年	116	82.8%	金黄色葡萄球菌	均为PROSTALAC内植物患者，回顾性研究
Younger[20]	PROSTALAC	47个月	30	96%	表皮葡萄球菌	早期研究中很多患者均给予3周抗生素静注。有治疗各阶段和翻修术后功能预后结果数据

术后并发症及术中注意事项通常与所使用的占位器类型相关。手工制作占位器是利用固定针或小的固定杆制成，使用此种占位器易于出现占位器断裂或植入失败[33,34]。据报道占位器不稳定的发生率高达 15%，25%的患者在行翻修术后会再次出现不稳定表现[46]。术中应选择大小合适的半关节成形巨大股骨头占位器，而且如可能应恢复股骨头偏心距以使软组织保持张力。如采用骨水泥衬垫，应特别注意倾斜角度和选择适宜的内植物类型，大的股骨头假体可能降低脱位的风险。其他手术注意事项包括对耐药菌的治疗以及需认识到各种感染患者的高患病率，Lim 等报道耐药菌（MRSA）与手术失败率存在相关性，此类患者的手术失败率为 33%而药物敏感菌感染组手术失败率为 0[15,27]。Fehring 等在其病例序列研究中报道，翻修手术后 1～5 年内随访，死亡率为 42%，而 Leung 等指出术后短期随访死亡率为 24%，强调假体感染是一种严重的术后并发症。

结　论

如采用关节占位器，则行二期假体更换手术的成功率高。但占位器植入后也存在一些严重的并发症，包括内植物失效以及占位器界面不稳定。占位器的设计优点在于，可使感染假体取出术和翻修术两次手术期间患肢长度得以维持，并可改善此期间关节的活动。占位器内的组合配方抗生素可在感染病变局部以高浓度释放，与未添加抗生素成分的占位器相比，其对感染的治疗效果得以提高。目前并没有一个假体再植入手术时限的界定标准，但学者通常在假体取出后 6～12 周，实验室检测和临床评估提示症状改善时行假体再植入手术。

（黄宁庆　黄应当　译）

参考文献

1. Kurtz S, Ong K, Lau E, Mowat F, Halpern M. Projections of primary and revision hip and knee arthroplasty in the United States from 2005 to 2030. J Bone Joint Surg Am. 2007;89(4):780–5. Epub 2007/04/04.
2. Kurtz S, Mowat F, Ong K, Chan N, Lau E, Halpern M. Prevalence of primary and revision total hip and knee arthroplasty in the United States from 1990 through 2002. J Bone Joint Surg Am. 2005;87(7):1487–97. Epub 2005/07/05.
3. Urquhart DM, Hanna FS, Brennan SL, Wluka AE, Leder K, Cameron PA, et al. Incidence and risk factors for deep surgical site infection after primary total hip arthroplasty: a systematic review. J Arthroplasty. 2010;25(8):1216–22e1-3. Epub 2009/11/03.
4. Kurtz SM, Ong KL, Lau E, Bozic KJ, Berry D, Parvizi J. Prosthetic joint infection risk after TKA in the Medicare population. Clin Orthop Relat Res. 2010;468(1):52–6. Epub 2009/08/12.
5. Callaghan JJ, Katz RP, Johnston RC. One-stage revision surgery of the infected hip A minimum 10-year followup study. Clin Orthop Relat Res. 1999;369:139–43. Epub 1999/12/28.
6. Gristina AG, Kolkin J. Current concepts review. Total joint replacement and sepsis. J Bone Joint Surg Am. 1983;65(1):128–34. Epub 1983/01/01.
7. Elson RA. Exchange arthroplasty for infection. Perspectives from the United Kingdom. Orthop Clin North Am. 1993;24(4):761–7. Epub 1993/10/01.
8. Goulet JA, Pellicci PM, Brause BD, Salvati EM. Prolonged suppression of infection in total hip arthroplasty. J Arthroplasty. 1988;3(2):109–16. Epub 1988/01/01.
9. Rao N, Crossett LS, Sinha RK, Le Frock JL. Long-term suppression of infection in total joint arthroplasty. Clin Orthop Relat Res. 2003;414:55–60. Epub 2003/09/11.
10. Buchholz HW, Elson RA, Engelbrecht E, Lodenkamper H, Rottger J, Siegel A. Management of deep infection of total hip replacement. J Bone Joint Surg Br. 1981;63-B(3):342–53. Epub 1981/01/01.
11. Wroblewski BM. One-stage revision of infected cemented total hip arthroplasty. Clin Orthop Relat Res. 1986;211:103–7. Epub 1986/10/01.
12. Durbhakula SM, Czajka J, Fuchs MD, Uhl RL. Antibiotic-loaded articulating cement spacer in the 2-stage exchange of infected total knee arthroplasty. J Arthroplasty. 2004;19(6):768–74. Epub 2004/09/03.

13. Hofmann AA, Goldberg TD, Tanner AM, Cook TM. Ten-year experience using an articulating antibiotic cement hip spacer for the treatment of chronically infected total hip. J Arthroplasty. 2005;20(7):874–9. Epub 2005/10/19.
14. Kraay MJ, Goldberg VM, Fitzgerald SJ, Salata MJ. Cementless two-staged total hip arthroplasty for deep periprosthetic infection. Clin Orthop Relat Res. 2005;441:243–9. Epub 2005/12/07.
15. Lim SJ, Park JC, Moon YW, Park YS. Treatment of periprosthetic hip infection caused by resistant microorganisms using 2-stage reimplantation protocol. J Arthroplasty. 2009;24(8):1264–9. Epub 2009/06/16.
16. Masri BA, Panagiotopoulos KP, Greidanus NV, Garbuz DS, Duncan CP. Cementless two-stage exchange arthroplasty for infection after total hip arthroplasty. J Arthroplasty. 2007;22(1):72–8. Epub 2007/01/02.
17. Sanchez-Sotelo J, Berry DJ, Hanssen AD, Cabanela ME. Midterm to long-term followup of staged reimplantation for infected hip arthroplasty. Clin Orthop Relat Res. 2009;467(1):219–24. Epub 2008/09/25.
18. Wolf CF, Gu NY, Doctor JN, Manner PA, Leopold SS. Comparison of one and two-stage revision of total hip arthroplasty complicated by infection: a Markov expected-utility decision analysis. J Bone Joint Surg Am. 2011;93(7):631–9. Epub 2011/04/08.
19. Younger AS, Duncan CP, Masri BA. Treatment of infection associated with segmental bone loss in the proximal part of the femur in two stages with use of an antibiotic-loaded interval prosthesis. J Bone Joint Surg Am. 1998;80(1):60–9. Epub 1998/02/20.
20. Parvizi J, Zmistowski B, Berbari EF, Bauer TW, Springer BD, Della Valle CJ, et al. New definition for periprosthetic joint infection: from the Workgroup of the Musculoskeletal Infection Society. Clin Orthop Relat Res. 2011;469(11):2992–4. Epub 2011/09/23.
21. Della Valle C, Parvizi J, Bauer TW, DiCesare PE, Evans RP, Segreti J, et al. American Academy of Orthopaedic Surgeons clinical practice guideline on: the diagnosis of periprosthetic joint infections of the hip and knee. J Bone Joint Surg Am. 2011;93(14):1355–7. Epub 2011/07/28.
22. Cui Q, Mihalko WM, Shields JS, Ries M, Saleh KJ. Antibiotic-impregnated cement spacers for the treatment of infection associated with total hip or knee arthroplasty. J Bone Joint Surg Am. 2007;89(4):871–82. Epub 2007/04/04.
23. Tsukayama DT, Estrada R, Gustilo RB. Infection after total hip arthroplasty. A study of the treatment of one hundred and six infections. J Bone Joint Surg Am. 1996;78(4):512–23. Epub 1996/04/01.
24. Garvin KL, Hanssen AD. Infection after total hip arthroplasty. Past, present, and future. J Bone Joint Surg Am. 1995;77(10):1576–88. Epub 1995/10/01.
25. Bradbury T, Fehring TK, Taunton M, Hanssen A, Azzam K, Parvizi J, et al. The fate of acute methicillin-resistant Staphylococcus aureus periprosthetic knee infections treated by open debridement and retention of components. J Arthroplasty. 2009;24(6 Suppl):101–4. Epub 2009/06/26.
26. Anagnostakos K, Kelm J, Schmitt E, Jung J. Fungal periprosthetic hip and knee joint infections clinical experience with a 2-stage treatment protocol. J Arthroplasty. 2012;27(2):293–8. Epub 2011/07/15.
27. Salgado CD, Dash S, Cantey JR, Marculescu CE. Higher risk of failure of methicillin-resistant Staphylococcus aureus prosthetic joint infections. Clin Orthop Relat Res. 2007;461:48–53. Epub 2007/05/31.
28. Leung F, Richards CJ, Garbuz DS, Masri BA, Duncan CP. Two-stage total hip arthroplasty: how often does it control methicillin-resistant infection? Clin Orthop Relat Res. 2011;469(4):1009–15. Epub 2010/12/17.
29. Wentworth SJ, Masri BA, Duncan CP, Southworth CB. Hip prosthesis of antibiotic-loaded acrylic cement for the treatment of infections following total hip arthroplasty. J Bone Joint Surg Am. 2002;84-A Suppl 2:123–8. Epub 2002/12/14.
30. Elson RA, Jephcott AE, McGechie DB, Verettas D. Antibiotic-loaded acrylic cement. J Bone Joint Surg Br. 1977;59(2):200–5. Epub 1977/05/01.
31. Masri BA, Duncan CP, Beauchamp CP. Long-term elution of antibiotics from bone-cement: an in vivo study using the prosthesis of antibiotic-loaded acrylic cement (PROSTALAC) system. J Arthroplasty. 1998;13(3):331–8. Epub 1998/05/20.
32. Koo KH, Yang JW, Cho SH, Song HR, Park HB, Ha YC, et al. Impregnation of vancomycin, gentamicin, and cefotaxime in a cement spacer for two-stage cementless reconstruction in infected total hip arthroplasty. J Arthroplasty. 2001;16(7):882–92. Epub 2001/10/19.
33. Shin SS, Della Valle CJ, Ong BC, Meere PA. A simple method for construction of an articulating antibiotic-loaded cement spacer. J Arthroplasty. 2002;17(6):785–7. Epub 2002/09/07.
34. Ben-Lulu O, Farno A, Gross AE, Backstein DJ, Kosashvili Y, Safir OA. A modified cement spacer technique for infected total hip arthroplasties with significant bone loss. J Arthroplasty. 2012;27(4):613–9. Epub 2011/09/03.
35. Ghanem E, Antoci Jr V, Pulido L, Joshi A, Hozack W, Parvizi J. The use of receiver operating characteristics analysis in determining erythrocyte sedimentation rate and C-reactive protein levels in diagnosing periprosthetic infection prior to revision total hip arthroplasty. Int J Infect Dis. 2009;13(6):e444–9. Epub 2009/05/29.
36. Della Valle C, Parvizi J, Bauer TW, Dicesare PE, Evans RP, Segreti J, et al. Diagnosis of periprosthetic joint infections of the hip and knee. J Am Acad Orthop Surg. 2010;18(12):760–70. Epub 2010/12/02.
37. Morshed S, Huffman GR, Ries MD. Extended trochanteric osteotomy for 2-stage revision of infected total hip arthroplasty. J Arthroplasty. 2005;20(3):294–301. Epub 2005/04/06.
38. Lim SJ, Moon YW, Park YS. Is extended trochanteric osteotomy safe for use in 2-stage revision of periprosthetic hip infection? J Arthroplasty. 2011;26(7):1067–71. Epub 2011/04/19.
39. Phelan DM, Osmon DR, Keating MR, Hanssen AD. Delayed reimplantation arthroplasty for candidal prosthetic joint infection: a report of 4 cases and review of the literature. Clin Infect Dis.

2002;34(7):930–8. Epub 2002/03/07.
40. Fleck EE, Spangehl MJ, Rapuri VR, Beauchamp CP. An articulating antibiotic spacer controls infection and improves pain and function in a degenerative septic hip. Clin Orthop Relat Res. 2011;469(11):3055–64. Epub 2011/04/27.
41. Schoellner C, Fuerderer S, Rompe JD, Eckardt A. Individual bone cement spacers (IBCS) for septic hip revision-preliminary report. Arch Orthop Trauma Surg. 2003;123(5):254–9. Epub 2003/05/06.
42. Jaekel DJ, Day JS, Klein GR, Levine H, Parvizi J, Kurtz SM. Do dynamic cement-on-cement knee spacers provide better function and activity during two-stage exchange? Clin Orthop Relat Res. 2012;470(9):2599–604. Epub 2012/04/06.
43. Scharfenberger A, Clark M, Lavoie G, O'Connor G, Masson E, Beaupre LA. Treatment of an infected total hip replacement with the PROSTALAC system. Part 2: Health-related quality of life and function with the PROSTALAC implant in situ. Can J Surg. 2007;50(1):29–33. Epub 2007/03/3.
44. Loty B, Postel M, Evrard J, Matron P, Courpied JP, Kerboull M, et al. [One stage revision of infected total hip replacements with replacement of bone loss by allografts. Study of 90 cases of which 46 used bone allografts]. Int Orthop. 1992;16(4):330–8. Epub 1992/01/01. Remplacements en un temps des prothe-ses totales de hanches infectees et reconstructions osseuses par allogreffes. Etude de 90 reprises dont 46 avec allogreffes osseuses. [Article in French].
45. Hsieh PH, Chen LH, Chen CH, Lee MS, Yang WE, Shih CH. Two-stage revision hip arthroplasty for infection with a custom-made, antibiotic-loaded, cement prosthesis as an interim spacer. J Trauma. 2004;56(6):1247–52. Epub 2004/06/24.
46. Fehring TK, Odum S, Struble S, Fehring K, Griffin WL, Mason JB. Hip instability in 2-stage reimplantation without an articulating spacer. J Arthroplasty. 2007;22(6 Suppl 2):156–61. Epub 2007/10/11.

第十五章　二期膝关节假体更换：静态占位器的应用

Khalid Azzam，Curtis Hartman，Kevin Garvin

二期关节假体置换是目前北美全膝关节置换术后感染最常用的手术处理方法。目前已发表的研究文献报道此种手术方法的治愈率为67%～91%[1,5]。术中可植入抗生素骨水泥占位器，以达到膝关节内局部抗生素药物释放的目的，同时可行抗生素全身给药治疗，达到在手术清理细菌生物膜后有效清除残留在膝关节内浮游细菌的治疗效果。占位器还可减少死腔，维持软组织张力以避免组织挛缩，并具有促进创面愈合的作用。

骨水泥和抗生素洗脱

抗生素自骨水泥洗脱是一种抗生素从骨水泥中的孔洞、裂缝和孔隙中被动扩散现象[6]。药物洗脱率和持续时间根据应用抗生素类型和给药剂量的不同而存在差异（一级动力学）[7]，还取决于骨水泥的类型和制备方法。研究表明多孔度骨水泥与低孔度骨水泥相比抗生素洗脱量更大，洗脱持续时间更长[8,9]。最近一项研究表明[10]如在大气压力条件下搅拌混入抗生素的聚甲基丙烯酸甲酯（PMMA），Palacos R+G（Zimmer，Warsaw，IN）骨水泥制品抗生素活性的持续时间比Simplex P加妥布霉素（Stryker，Kalamazoo，MI）多5天，这是由于Palacos的孔隙度更高[11,12]；此外，真空搅拌可增加其抗菌活性，Palacos的抗菌活性增高最为明显[10]。上述研究发现与早期研究所显示真空搅拌Palacos骨水泥抗生素洗脱量较高[11]的结果得以相互印证。假体植入术后1天骨水泥抗生素洗脱量呈指数级下降[10,11,13]。增加抗生素用药剂量可使洗脱量增大和洗脱时间延长，这不仅是由于药物扩散浓度成分的单纯增加，还取决于骨水泥孔泡的增加[13]。据一项相关研究报道，低剂量抗生素（每40g PMMA添加1.0g）的体外有效洗脱时限平均为2天，中剂量抗生素（每40g PMMA添加4.0g）为21天，大剂量抗生素的体外有效洗脱时限可持续达60天[14]。因此关节假体感染过程中骨水泥需手工搅拌混合较大剂量的抗生素，而市售低剂量骨水泥的适应证为感染预防。目前已有经FDA认证的二期假体再植入骨水泥，此阶段骨水泥应用时需考虑的一个重要因素是骨水泥-内植物界面的机械强度问题[10]。

抗生素类型和用药剂量

需根据感染致病菌的类型选择骨水泥占位器中添加抗生素的种类。如感染致病菌不明确，则所选抗生素应对导致关节假体感染的大多数细菌即甲氧西林敏感性金黄色葡萄球菌、凝固酶阴性葡萄球菌、表皮葡萄球菌、链球菌、肠球菌、耐甲氧西林金黄色葡萄球菌和革兰氏阴性菌敏感[15,17]。所选抗生素还应具有热稳定性、水溶性，且致敏性应较低[18]。最常用的抗生素为万古霉素、妥布霉素、庆大霉素和头孢菌素[18]。市售万古霉素和妥布霉素为粉末样，是最常用的抗生素，预混庆大霉素和妥布霉素制剂也有市售。虽然真菌感染少见，但在占位器中需加入抗真菌成分，添加药物的类型和添加剂量目前还不确定。最近研究发现体外骨水泥中伏立康唑的洗脱量足够[19,20]，而对骨水泥中两性霉素 B 的作用效果，目前仍有质疑[21,23]。

理想状态下应根据最终洗脱量确定抗生素添加剂量，从而使占位器植入期间其浓度始终大于最低抑菌浓度（MIC），其目的是为了避免在亚抑菌浓度下出现耐药性和减小细菌附着于占位器表面的机会。如在每 60g 骨水泥中添加低至 0.5g 的庆大霉素，则术后前 48 小时局部药物浓度即可大于多数细菌的最低抑菌浓度，此时血药浓度维持在一个较低的水平，并可避免出现毒性反应[24]。有研究报道如每 40g 骨水泥中添加 4g 妥布霉素或 4g 万古霉素，则体外洗脱药物浓度即可大于金黄色葡萄球菌的 MIC，Palacos 骨水泥可分别维持 100 天和 30 天，Simplex 可分别维持 20 天和 15 天[13]。有研究对骨水泥型全髋关节置换使用抗生素骨水泥患者的引流袋液体抗生素药物浓度进行了检测，结果表明 48 小时内妥布霉素洗脱量较大，而万古霉素的洗脱量则难以预测，该研究中采用每 40g 骨水泥中手工搅拌方法添加妥布霉素（1.2g）或万古霉素（0.5g）[25]。Masri 等[26]在一项体内研究中推荐，采用添加抗生素骨水泥占位器治疗全髋或全膝关节置换术后感染时，每 40g 骨水泥中至少应添加 3.6g 妥布霉素和 1g 万古霉素。作者强调认为，尽管添加较大剂量抗生素会使体外条件下药物释放量增大和释放持续时间延长[2,14]，但其研究发现每袋骨水泥中多添加 1～2g 万古霉素不会引起药物洗脱量明显增加[26]。但如每袋骨水泥中妥布霉素添加量增至 3.6g，且将万古霉素与妥布霉素联合应用，则对万古霉素的药物洗脱具有促进作用[26]。另一项体内研究结果表明，如在每 40g 骨水泥中添加 4g 万古霉素则二期手术（平均 107 天）时抗生素仍保持在生物活性浓度水平[27]。Springer 等研究发现，一组 34 例全膝关节置换术后感染患者，Simplex 骨水泥制成的占位器中万古霉素添加总量为 10.5g、庆大霉素添加总量为 12.5g，均未出现全身毒性反应，其中 1 例出现暂时性血肌酐水平增高[17]。除了上述研究结果以外，还有文献曾报道含抗生素占位器可引起全身不良反应[28,29]；在 2 个单独个案报道中，共有 2 例之前伴轻度肾功能不全的老年患者，由于植入含 2.9g 庆大霉素[28]和 3.6g 妥布霉素[29]的占位器而引起急性肾衰竭，此 2 例患者血浆抗生素浓度水平为 2μg/ml[28,29]。此外还有 2 例妥布霉素诱发急性肾衰竭的个案报道[30]。

手术技术

术中彻底清理病灶并取出假体组件时应特别注意尽量减少骨质缺损，之后制作伸膝间隙骨水泥模具。将 3～4 包丙烯酸骨水泥多聚物与抗生素粉末在搅拌碗内混合，之后加入液态单体，使用刮刀搅拌混合物，骨水泥凝固之前可塑形，之后牵开膝关节将其置入伸膝间隙。骨水泥块需达到一定长度以保持足够的软组织张力，而且需要足够的宽度以能够达到胫骨骨皮质缘[31]。在膝关节伸直位下等待骨水泥硬化。学者曾提出很多不同的防止股骨和胫骨骨水泥块占位器移位的增强固定技术，可制作上方或下方塑形固定桩分别插入股骨和胫骨[32]。也有学者曾提出再额外延长占位器髓内部分[31]，其优点在于抗生素可扩散进入髓腔。另一项在治疗伴骨质缺损和侧副韧带功能丧失膝关节感染方面具有潜在优势的技术是将髓内钉插入股骨远端和胫骨近端，之后将骨水泥植入髓内钉周围骨干内部和髌骨下方，从而形成了"暂时性的膝关节融合"状态，这种方法利于软组织愈合，尤其是对于慢性膝关节感染行肌瓣填充手术的患者[33]。虽然髓内钉具有增加稳定性的效果，但医师在处理慢性感染时必须意识到采用金属内植物存在风险。

静态占位器的手术指征

占位器的设计是为了减少软组织瘢痕形成和骨质缺损，以达到利于假体再植入的目的。在 20 世纪 80 年代，二次分期假体再植入手术前通常不行间期抗生素占位器植入。至 20 世纪 90 年代，间期静态骨水泥占位器方得以普及[34]。关节占位器从 20 世纪 90 年代晚期开始用量逐渐增加，其目的是为了改善两次手术期间患者的生活质量，允许膝关节有更大的屈曲活动度。目前已有市售模具、金属模具、内植物用于制作关节占位器，也有手工制作的关节占位器。这些材料可减少骨质缺损、减轻软组织挛缩并有利于手术显露，具有利于假体再植入手术操作的设计特点；另一项潜在优点在于由于两次手术期间减少膝关节制动，因此二期手术后膝关节总的屈曲活动度更为良好。然而，关节占位器并非是慢性膝关节感染伴骨质缺损、伸膝装置断裂和侧副韧带功能不全患者的理想治疗选择，依从性差和有老年痴呆病史的患者也应避免采用关节占位器[16]。对此类患者，尤其是行（肌）皮瓣成形的患者而言，稳定性通常是患者康复的关键。关节制动可降低并发症如切口不愈合、膝关节脱位、骨折、占位器断裂和动态占位器骨水泥关节面间摩擦产生碎片的发生率[33,35,37]。静态占位器相关并发症的出现通常是由于小号静态占位器骨水泥块移位，导致严重骨质缺损、关节囊挛缩和股四头肌瘢痕形成[31]。外固定支具的应用对于行静态占位器手术患者的康复也是重要的。

结　果

目前还没有关于两种占位器的前瞻性随机对照研究。为数众多的研究指出，伴或不伴病史对照组的个案序列报道均表明，关节占位器具有改善关节活动度[38]、患者满意度高[37]和假体再植入手术时易于显露[39]的优点。Haddad 等报道一组 45 例膝关节置换术后感染患者采用 PROSTALAC 膝关节占位器的治愈率为 91%，该研究指出采用限制程度更大的 PROSTALAC 占位器组患者胫股关节脱位的发生率降低[35]。另一项研究结果表明，全骨水泥型关节占位器感染复发率为 12%，该研究中 1 例患者出现股骨组件断裂[40]。另一方面，Haleem 等报道两侧分期行膝关节置换翻修采用静态骨水泥占位器的再次手术率为 16%，该研究中 9 个膝关节（9%）因再次感染行假体组件移除，6 个膝关节（6%）因假体非炎性松动而行翻修处理[1]。一项研究表明，全膝关节置换术后感染采用静态抗生素占位器行两次分期手术总的治愈率为 74.5%，该研究将同一类细菌再次感染或不同细菌再次感染作为研究的终点[2]。关于此两种类型占位器的前瞻性研究结果表明关节占位器植入术后关节功能似乎更为良好，但研究强调二者之间并无明显差异。Freeman 等[34]研究发现行膝关节静态或关节占位器固定的患者在再感染率或术后全膝关节置换学会评分方面并无明显的统计学差异。膝关节功能评分统计分析结果表明关节占位器组患者的功能似乎更为良好，但此类患者相比静态占位器组患者而言年龄明显更小[34]。另一项前瞻性研究对动态和静态占位器进行了对比，结果表明两个占位器植入组患者在术后感染复发率、术后膝关节学会评分和关节活动范围方面无明显差异[16]，研究中4例动态占位器组患者出现与胫股关节不稳定和股骨组件断裂相关的并发症。Emerson等[38]研究发现，与植入静态占位器的患者相比，植入动态占位器者术后随访关节平均活动角度更大（107.8° *vs.* 93.7°）。研究中并未采用临床预后结果评分。两组患者的感染复发率相同[38]。

总 结

抗生素占位器是关节假体周围感染治疗过程中具有重要作用的治疗手段。占位器的概念来自于学者为改善假体再植入术前及术后患者的生活质量，而在膝关节完全伸直位下植入的更契合关节表面并允许膝关节有更多活动度的静态阻块。伴严重的骨与软组织缺损目前仍是膝关节静态占位器的适应证，其可避免因缺乏足够的限制结构而使膝关节活动度增加引起的并发症。增加骨水泥中抗生素的添加量可使药物洗脱量增高和洗脱持续时间延长，但也存在导致全身毒性反应的可能性。此外，骨水泥的机械强度也会降低，如允许患者术后活动和负重，则这是一个应当关注的问题。骨水泥中添加抗生素的理想给药剂量目前仍不清楚。研究表明，大剂量的抗生素添加在临床上是安全的，但其在更有效的感染控制的经济效益方面并非划算。

（黄宁庆 黄应当 译）

参考文献

1. Haleem AA, Berry DJ, Hanssen AD. Mid-term to long-term followup of two-stage reimplantation for infected total knee arthroplasty. Clin Orthop Relat Res. 2004;428:35–9.
2. Hirakawa K, Stulberg BN, Wilde AH, et al. Results of 2-stage reimplantation for infected total knee arthroplasty. J Arthroplasty. 1998;13:22–8.
3. Mittal Y, Fehring TK, Hanssen A, et al. Two-stage reimplantation for periprosthetic knee infection involving resistant organisms. J Bone Joint Surg Am. 2007;89:1227–31.
4. Mont MA, Waldman BJ, Hungerford DS. Evaluation of preoperative cultures before second-stage reimplantation of a total knee prosthesis complicated by infection. A comparison-group study. J Bone Joint Surg Am. 2000;82-A:1552–7.
5. Salgado CD, Dash S, Cantey JR, et al. Higher risk of failure of methicillin-resistant Staphylococcus aureus prosthetic joint infections. Clin Orthop Relat Res. 2007;461:48–53.
6. Baker AS, Greenham LW. Release of gentamicin from acrylic bone cement. Elution and diffusion studies. J Bone Joint Surg Am. 1988;70:1551–7.
7. Wahlig H, Dingeldein E, Buchholz HW, et al. Pharmacokinetic study of gentamicin-loaded cement in total hip replacements. Comparative effects of varying dosage. J Bone Joint Surg Br. 1984;66:175–9.
8. Marks KE, Nelson CL, Lautenschlager EP. Antibiotic-impregnated acrylic bone cement. J Bone Joint Surg Am. 1976;58:358–64.
9. Wahlig H, Dingeldein E. Antibiotics and bone cements. Experimental and clinical long-term observations. Acta Orthop Scand. 1980;51:49–56.
10. Meyer J, Piller G, Spiegel CA, et al. Vacuum-mixing significantly changes antibiotic elution characteristics of commercially available antibiotic-impregnated bone cements. J Bone Joint Surg Am. 2011;93:2049–56.
11. Neut D, van de Belt H, van Horn JR, et al. The effect of mixing on gentamicin release from polymethylmethacrylate bone cements. Acta Orthop Scand. 2003;74:670–6.
12. van de Belt H, Neut D, Uges DR, et al. Surface roughness, porosity and wettability of gentamicin-loaded bone cements and their antibiotic release. Biomaterials. 2000;21:1981–7.
13. Greene N, Holtom PD, Warren CA, et al. In vitro elution of tobramycin and vancomycin polymethylmethacrylate beads and spacers from Simplex and Palacos. Am J Orthop (Belle Mead NJ). 1998;27:201–5.
14. Chang Y, Chen WC, Hsieh PH, et al. In vitro activities of daptomycin-, vancomycin-, and teicoplanin-loaded polymethylmethacrylate against methicillin-susceptible, methicillin-resistant, and vancomycin-intermediate strains of Staphylococcus aureus. Antimicrob Agents Chemother. 2011;55:5480–4.
15. Fulkerson E, Valle CJ, Wise B, et al. Antibiotic susceptibility of bacteria infecting total joint arthroplasty sites. J Bone Joint Surg Am. 2006;88:1231–7.

16. Johnson AJ, Sayeed SA, Naziri Q, et al. Minimizing dynamic knee spacer complications in infected revision arthroplasty. Clin Orthop Relat Res. 2012;470:220–7.
17. Springer BD, Lee GC, Osmon D, et al. Systemic safety of high-dose antibiotic-loaded cement spacers after resection of an infected total knee arthroplasty. Clin Orthop Relat Res. 2004;427:47–51.
18. Cui Q, Mihalko WM, Shields JS, et al. Antibiotic-impregnated cement spacers for the treatment of infection associated with total hip or knee arthroplasty. J Bone Joint Surg Am. 2007;89:871–82.
19. Grimsrud C, Raven R, Fothergill AW, et al. The in vitro elution characteristics of antifungal-loaded PMMA bone cement and calcium sulfate bone substitute. Orthopedics. 2011;34:e378–81.
20. Rouse MS, Heijink A, Steckelberg JM, et al. Are anidulafungin or voriconazole released from polymethylmethacrylate in vitro? Clin Orthop Relat Res. 2011;469:1466–9.
21. Goss B, Lutton C, Weinrauch P, et al. Elution and mechanical properties of antifungal bone cement. J Arthroplasty. 2007;22:902–8.
22. Marra F, Robbins GM, Masri BA, et al. Amphotericin B-loaded bone cement to treat osteomyelitis caused by Candida albicans. Can J Surg. 2001;44:383–6.
23. Kweon C, McLaren AC, Leon C, et al. Amphotericin B delivery from bone cement increases with porosity but strength decreases. Clin Orthop Relat Res. 2011;469:3002–7.
24. Bunetel L, Segui A, Cormier M, et al. Release of gentamicin from acrylic bone cement. Clin Pharmacokinet. 1989;17:291–7.
25. Brien WW, Salvati EA, Klein R, et al. Antibiotic impregnated bone cement in total hip arthroplasty. An in vivo comparison of the elution properties of tobramycin and vancomycin. Clin Orthop Relat Res. 1993;296:242–8.
26. Masri BA, Duncan CP, Beauchamp CP. Long-term elution of antibiotics from bone-cement: an in vivo study using the prosthesis of antibiotic-loaded acrylic cement (PROSTALAC) system. J Arthroplasty. 1998;13:331–8.
27. Hsieh PH, Chang YH, Chen SH, et al. High concentration and bioactivity of vancomycin and aztreonam eluted from Simplex cement spacers in two-stage revision of infected hip implants: a study of 46 patients at an average follow-up of 107 days. J Orthop Res. 2006;24:1615–21.
28. van Raaij TM, Visser LE, Vulto AG, et al. Acute renal failure after local gentamicin treatment in an infected total knee arthroplasty. J Arthroplasty. 2002;17: 948–50.
29. Curtis JM, Sternhagen V, Batts D. Acute renal failure after placement of tobramycin-impregnated bone cement in an infected total knee arthroplasty. Pharmacotherapy. 2005;25:876–80.
30. Patrick BN, Rivey MP, Allington DR. Acute renal failure associated with vancomycin- and tobramycin-laden cement in total hip arthroplasty. Ann Pharmacother. 2006;40:2037–42.
31. Calton TF, Fehring TK, Griffin WL. Bone loss associated with the use of spacer blocks in infected total knee arthroplasty. Clin Orthop Relat Res. 1997;345: 148–54.
32. Cohen JC, Hozack WJ, Cuckler JM, et al. Two-stage reimplantation of septic total knee arthroplasty. Report of three cases using an antibiotic-PMMA spacer block. J Arthroplasty. 1988;3:369–77.
33. Kotwal SY, Farid YR, Patil SS, et al. Intramedullary rod and cement static spacer construct in chronically infected total knee arthroplasty. J Arthroplasty. 2012;27:253–9..e4.
34. Freeman MG, Fehring TK, Odum SM, et al. Functional advantage of articulating versus static spacers in 2-stage revision for total knee arthroplasty infection. J Arthroplasty. 2007;22:1116–21.
35. Haddad FS, Masri BA, Campbell D, et al. The PROSTALAC functional spacer in two-stage revision for infected knee replacements. Prosthesis of antibiotic-loaded acrylic cement. J Bone Joint Surg Br. 2000;82:807–12.
36. Durbhakula SM, Czajka J, Fuchs MD, et al. Antibiotic-loaded articulating cement spacer in the 2-stage exchange of infected total knee arthroplasty. J Arthroplasty. 2004;19:768–74.
37. Meek RM, Masri BA, Dunlop D, et al. Patient satisfaction and functional status after treatment of infection at the site of a total knee arthroplasty with use of the PROSTALAC articulating spacer. J Bone Joint Surg Am. 2003;85-A:1888–92.
38. Emerson Jr RH, Muncie M, Tarbox TR, et al. Comparison of a static with a mobile spacer in total knee infection. Clin Orthop Relat Res. 2002;404:132–8.
39. Hofmann AA, Goldberg T, Tanner AM, et al. Treatment of infected total knee arthroplasty using an articulating spacer: 2- to 12-year experience. Clin Orthop Relat Res. 2005;430:125–31.
40. Van Thiel GS, Berend KR, Klein GR, et al. Intraoperative molds to create an articulating spacer for the infected knee arthroplasty. Clin Orthop Relat Res. 2011;469:994–1001.

第十六章　二期膝关节假体更换：关节占位器的应用

Jeremy Gililland，Walter Beaver，J. Bohannon Mason

引　言

感染目前仍是全膝关节置换术（TKA）术后医师所面临的主要生物学难题，全膝关节假体植入手术失败和出现术后并发症的患者中有1%～2%是由于感染所致[1,5]。其对患者和医保财政支付具有毋庸置疑的严重影响，患者需要多次手术且感染反复发作使其病态加重、花费增多。尽管偶有相反观点，目前学者认为假体组件保留加关节灌洗和清理对感染的控制效果不佳[6]。一期翻修并取出全膝关节假体组件和更换新的无菌假体目前仍是一项具有吸引力的治疗选择，此时患者无需二次手术或因在两次分期手术期间等待而延迟治疗。尽管一期手术方法是相比关节清理和假体保留手术方法的改进，但其清除感染的疗效并不确切，感染治愈率为73%～100%[7]。手术技术和致病菌菌种可能都是此差异产生的原因，这需要更进一步的研究证实。

多年来二期翻修始终是TKA术后感染治疗的“金标准”，据报道其感染治愈率为91%～100%[8,9]。两次手术期间采用静态添加抗生素骨水泥占位器有助于在维持关节间隙的同时实现局部高剂量抗生素药物释放，但患肢负重及静态占位器向松软的宿主松质骨移位可导致间期骨质缺损，间期软组织瘢痕增多会对翻修术后功能预后结果产生影响，而且翻修术后会出现关节挛缩，使膝关节活动范围（ROM）减小[1,9,12]。1995年Hofmann等首先将关节占位器用于全膝关节置换术后感染的过渡性治疗，其目的是为了改善患者在翻修手术间隔期间的关节功能，并解决上述静态占位器应用过程中存在的问题[13]。

关节占位器的优点

据文献记载，与静态占位器相比，关节占位器的优点有很多。关节占位器最明显的优点在于二期假体再植入术后关节活动度可明显改善。很多对比研究结果表明关节占位器植入术后关节活动度可明显改善[14,16]。除此之外，Choi等研究发现如采用关节占位器，则在二期假体再植入时无需广泛显露[15]。Chiang等还发现采用关节占位器可明显降低低位髌骨的发生率，而且与静态占位器相比植入关节占位器后患者关节活动度可明显增大[14]。除了增加关节活动度以外，很多研究表明与静态占位器相比，关节占位器术后患者满意率较高[14,17,19]。Rogers等研究发现，作用于添加抗生素骨水泥占位器的往复应力可增加骨水泥中的抗生素药物洗脱量[20]，这表明关节占位器相比静态占位器能够增加抗生素局部组织释放量，但此观点尚未被体内研究所证实，体内研究结果表明静态占位器和关节占位器在感染清除方面的疗效接近。Fehring 等研究发现与静态占位器相比，关节占位器所引起的占位器植入至最终行假体再植入期间的骨质缺损更少[12]。综上所述，上述研究结果表明与静态占位器相比，抗生素型关节占位器可简化二期关节成形的手术操作，因此可能会改善患者的预后结果。

关节占位器的适应证和禁忌证

如初次 TKA 术后感染两次分期手术处理期间需植入占位器，则在大多数情况下可采用关节占位器。此外，很多翻修术后感染也可给予一定时期的关节占位器植入处理。但必须注意应用关节占位器时应遵循几项原则。

首先，宿主需保留足够的残留骨质以能够支撑占位器。如骨质缺损十分严重则要注意需降低膝关节屈曲时产生的旋转应力，这需要额外添加由抗生素涂层固定棒或固定柄制成的骨干延伸构件（图 16.1）。其次，维持矢状面功能需要保证伸膝装置功能及位置中置。如伸膝装置无法中置将会导致股骨相对胫骨在矢状面上发生移位，并会导致二期假体再植入手术时无法将髌骨固定于合适位置。最后，在假体取出和假体再植入两次手术期间需维持膝关节

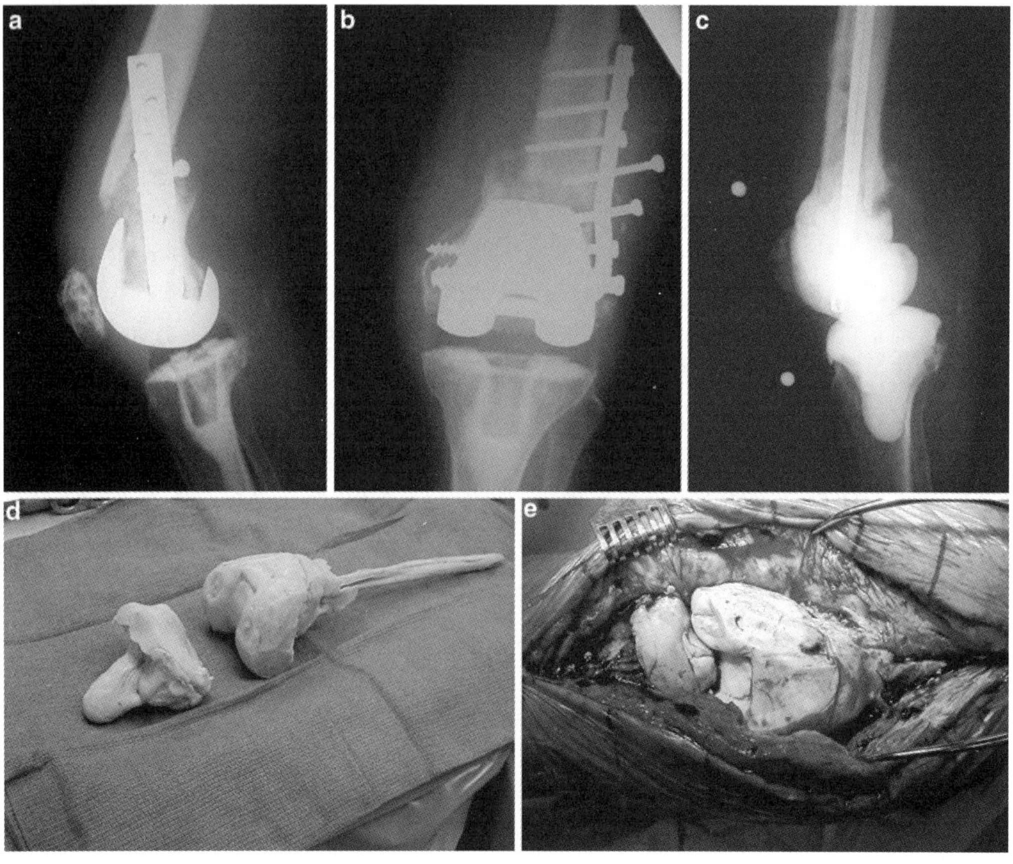

图 16.1 严重骨质缺损时采用关节型抗生素占位器。(a、b) 术前侧位和前后位 X 线摄片检查见因感染致股骨髁上假体周围骨折不愈合；(c) 植入关节型抗生素占位器加股骨侧骨干延伸组件术后侧位 X 线影像；(d) 普通关节型抗生素占位器；(e) 植入普通关节型抗生素占位器术中所见

屈曲活动时内、外侧支持结构的相对稳定性。如瘢痕组织套袖可持续对抗内翻或外翻应力，则无完整侧副韧带结构的患者仍可行关节占位器植入。如患者无侧副韧带支持结构，则在缺乏外固定支具的情况下不允许患者负重活动。

关节占位器的禁忌证很少，但在处理更为严重的病变时仍有学者偏向于采用非关节型占位器。关节占位器的禁忌证包括：宿主骨质严重缺损以至于难以将活动性占位器锚定在宿主骨质上；严重韧带松弛；无伸膝装置、缺少软组织覆盖或软组织活力差导致关节占位器无法活动；最后，对于不适宜行二期假体再植入或下一步拟行关节融合的终末期感染患者，行非关节型占位器植入是适宜的。

关节占位器术后预后结果

关节型抗生素占位器目前已被成功应用于关节假体周围感染（PJI）的治疗。很多病例组研究结果表明关节占位器用于TKA术后感染的治疗是成功的，其治愈率为71%～100%，这些研究结果中对治愈的定义是无感染复发[5,9,10,13,17,21,27]。研究表明，关节占位器用于治疗全髋关节置换术后感染的效果与前者相似，治愈率为92%～96%[11,22,25]。此外，有很多研究对静态占位器和关节占位器治疗TKA术后PJI的疗效进行了直接对比[12,14,16,19,28]。

Choi等在一项静态占位器与金属对高交联聚乙烯抗生素关节占位器的回顾性研究中发现，经平均58个月随访此两种治疗方法在治愈率方面无明显差异，关节占位器组的感染清除率为71%，静态占位器组为67%，研究者指出静态占位器组患者在假体再植入手术时需更为广泛的显露[15]。Fehring等的静态和关节型抗生素占位器回顾性对比研究发现，二者在感染清除、HSS膝关节评分、手术操作时间、二次假体植入是否需采用限制型假体或术中是否需要广泛显露方面无明显差异。此外，关节占位器组的关节活动度有改善的趋向而静态占位器组的骨质缺损更为严重[12]。其后的一项随访时间更长的回顾性对比研究结果表明，同样上述病例组的治愈率和术后膝关节学会评分结果接近，但并未发现关节占位器组的评分分值明显增高[19]。Hsu等在2007年对关节占位器和静态占位器进行了回顾性对比研究，结果表明二者在感染清除率方面并无明显差异，而关节占位器组患者的关节活动度更大、膝关节评分分值更高且骨质缺损更少[28]。Park等在另一项类似的回顾性对比研究中得出的结论与前者相似：此两种治疗方法的治愈率相近，而关节占位器术后关节活动度更大且膝关节评分分值更高[16]。然而，关于关节占位器与静态占位器用于分期治疗PJI的前瞻性对比研究较少。

Chiang等对23例关节型抗生素占位器和22例静态抗生素占位器植入治疗TKA术后感染患者的前瞻性对比研究是目前仅有的相关前瞻性对比研究，与回顾性研究文献的结果相似，学者发现两组在感染清除方面并无差异，静态占位器组的治愈率为86%而关节占位器组的治愈率为91%，关节占位器组患者行假体再植入后的关节评分、患者满意率和关节活动度明显改善；此外，静态占位器组患者中有1/3的患者因合并低位髌骨而结束植入，而关节占位器组中无并发低位髌骨患者[14]。

关于感染性和非感染性TKA术后翻修的回顾性对比研究有很多。Barrack等对28例采用静态占位器行两次分期感染性TKA术后翻修的患者与99例非感染性翻修的患者进行了对比研究，经平均36个月的随访，感染组的感染清除治愈率为93%，但发现感染组术后关节活动度和关节功能评分较差。此外，感染性翻修患者中有23%无法恢复日常生活活动(ADLs)，而与之相比非感染性组中无法恢复ADLs者仅为7%。然而，虽然感染组效果较差，但学者发现两组患者的术后满意度相同[29]。相比而言，Meek等对54例采用关节占位器行感染性TKA术后翻修患者与57例非感染性翻修患者进行对比研究，经平均41个月随访，感染组患者的感染清除治愈率为96%；两组患者胫骨和股骨侧骨质缺损程度无差异；二者在术后关节活动度、HSS膝关节评分方面无差异；但就关节功能恢复程度、疼痛缓解程度和关节僵硬恢复程度而言，感染性翻修患者术后牛津12项膝关节评分和WOMAC评分分值更高。此外，感染性翻修组患者术后满意率更高[18]。

关节占位器组件的制作

Install等首次介绍了TKA术后感染分期治疗手术方法：一期行病灶清除关节成形术及支具固定，在抗生素治疗后行假体再植入。其认为如采用此项技术则清除感染的成功率较高，但指出假体再植入术中需广泛切开显露，有20%的患者会出现伸膝活动滞后，另有20%的患者在假体再植入时为闭合切口需行髌骨切除[30]。静态添加抗生素骨水泥块占位器的概念正是由于上述经验方得以提出，但学者发现采用静态占位器行分期翻修的手术方法仍存在一些并发症，如假体再植入术中需广泛显露、并发低位髌骨、假体再植入术后关节活动度差以及静态占位器植入术后并发骨质缺损[12,14,15,28,29]。这又促使学者采用关节占位器分期处理TKAs术后感染。文献中提出的髋、膝关节二次翻修手术中关节型抗生素占位器组件的制作方法有很多种[9,11,13,15,19,25,28,31,32]，这些技术包括手工制作骨水泥占位器和采用新的关节置换假体组件，都有利于两次手术期间关节的活动。

Goldstein等曾提出在股骨远端和胫骨近端包膜，之后再抛光包膜，在包膜周围涂抹骨水泥将其制成股骨和胫骨假体组件的形态，取出包膜后即手工制成关节占位器股骨和胫骨假体组件[31]。Villaneuva等也曾报道采用Homan拉钩、弧形骨刀和钻头完成手工模制关节占位器的方法[27,32]。

市售和习惯定制占位器模具均可用来制作关节型抗生素占位器组件[9,12,19,26,28]。习惯定制模具可利用牙科涂匙、聚丙烯材料或不锈钢铸件制成[12,26,28]。作者所在机构采用定制金属模具和市售模具制作关节型抗生素占位器（图16.2）。

Hofmann等曾报道TKA术后感染将取出的股骨组件经高压蒸汽灭菌后用骨水泥松散固定，并采用抗生素骨水泥固定插入的胫骨聚乙烯衬垫治疗方法取得成功[13,24]。Choi等也曾报道采用此技术并利用新的股骨组件替代高压蒸汽灭菌后重复使用的股骨组件治疗TKA术后感染获得成功[15]。

不同学者提出的含抗生素占位器中骨水泥添加抗生素的剂量和类型差别很大。Joseph等列出了可添加入骨水泥的抗生素类型和研究推荐的骨水泥占位器中抗生素的添加剂量（表16.1和表16.2）[33]。这些所列内容对制作抗生素占位器的术前准备是十分有帮助的，尤其是在已得到细菌培养结果而治疗的目的就是选择对所培养出细菌敏感的抗生素。

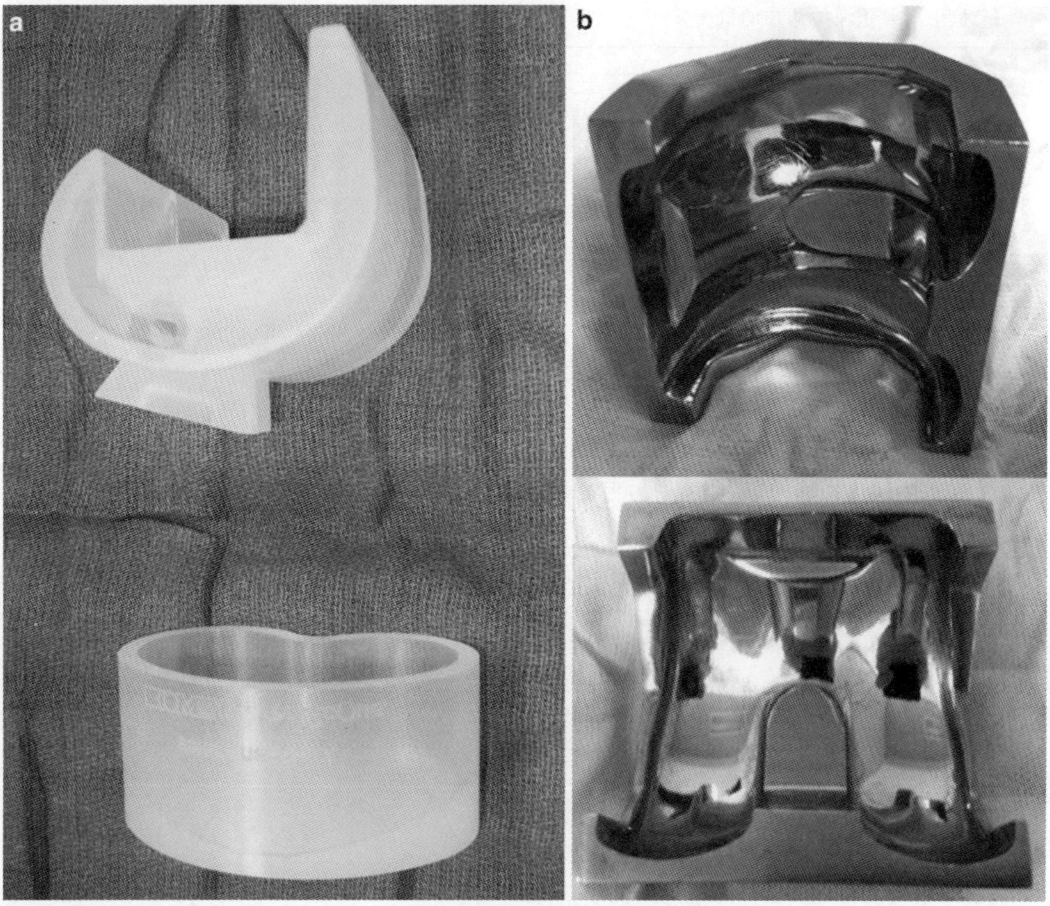

图 16.2　(a) 市售占位器制作模具；(b) 习惯定制不锈钢占位器制作模具

表 16.1　文献研究中抗生素骨水泥所采用抗生素的添加剂量[a]

抗生素	固定假体时的给药剂量	制作占位器或串珠时的给药剂量
阿米卡星	1g	2g
头孢唑啉	NR	4～8g
头孢噻肟	3g	NR
头孢呋辛	1.5～3g	NR
克林霉素	NR	4～8g
红霉素	0.5～1g	NR
庆大霉素	1g	2～5g
替卡西林	不适宜	5～13g
妥布霉素	1.2g	2.4～9.6g
万古霉素	1g (万古霉素 P)	3～9g (万古霉素 P/L)

P，超微粉末制剂；L，冻干制剂；NR，文献中无报道

© 2003 美国骨科医师学会。Reprinted from the Journal of the American Academy of Orthopaedic Surgeons，Volume 11 (1)，pp. 38-47 with permission[33]

[a] 每 40g 袋装骨水泥中的添加剂量

表 16.2　抗生素骨水泥中添加的抗生素

可与骨水泥混合的抗生素				由于骨水泥热效应导致活性降低	由于骨水泥凝固而产生不良效应
阿米卡星	头孢唑南	红霉素	青霉素	氯霉素	液态制剂庆大霉素、克林霉素等（由于此类药物含水分）
阿莫西林	先锋霉素 I	庆大霉素（粉剂）	两性霉素 B	黏菌素	利福平
氨苄西林	环丙沙星	林可霉素	链霉素	四环素	
杆菌肽	克林霉素（粉剂）	甲氧西林	替卡西林		
头孢孟多	黏菌素	新生霉素	妥布霉素		
头孢唑啉	达托霉素	苯唑西林	万古霉素		
头孢呋辛					

© 2003 美国骨科医师学会。Reprinted from the Journal of the American Academy of Orthopaedic Surgeons, Volume 11 (1), pp. 38-47 with permission[33]

关节型抗生素占位器治疗 TKA 术后感染：手术技术

术前准备

TKA 术后感染治疗成功与否取决于致病菌的检出。之后需根据致病菌行针对性抗生素治疗，手术医师与感染疾病专家协同处理患者。植入 PICC 通道有助于简化抗生素给药的操作。

手术

进入手术室后，将患者在手术床上置于仰卧位，给予适宜麻醉后将患者摆放至合适体位。大多数手术是将患者膝关节置于完全伸直位或屈曲 90°位，利用膝关节支撑装置利于维持上述体位，术中需使用止血带。

之后按常规消毒原则行膝关节术区及周围消毒和铺单。如可能术中可利用原有切口，足够的切口长度对于术中良好的显露和防止软组织损伤是至关重要的。为显露伸膝装置术中可适当分离皮下皮瓣，将固定针或短螺钉置于胫骨结节顶部或内侧 1/3 可防止髌腱下止点撕脱。按常规松解原则进行膝关节松解以显露膝关节，此时仍需注意避免软组织损伤。术中需送（关节液和软组织）细菌培养检查。

膝关节完全显露后，行滑膜切除和聚乙烯假体组件取出，这有助于降低软组织承受的张力并有利于术中显露；之后将膝关节屈曲至 90°。使用微型矢状面摆锯沿股骨假体组件显露部分进行分离，也可使用薄骨刀将假体松动。需注意自股骨髁后方松动假体组件，此部位显露最为困难。按此方法操作取出股骨组件造成骨质缺损的程度最小。

在取出股骨组件后即可良好显露胫骨，再次使用微型矢状面摆锯和薄骨刀将胫骨侧假体取出，这样可尽量减少骨质缺损。单面摆锯可用于自后外侧将假体组件与骨和骨水泥游离。残旧假体桩可用大的钻头或笔形钻轻易取出。

之后行广泛清理，需清除所有坏死组织及残留骨水泥。用手动开口器打开胫骨和股骨髓腔。用锯片薄层切割股骨远端和胫骨近端骨质，下一步测量胫骨和股骨并选择合适的占位器模具。可采用股骨轮廓大小测量器（图 16.3）和胫骨模板测量股骨和胫骨大小，然后打开合适的模具（图 16.4）。

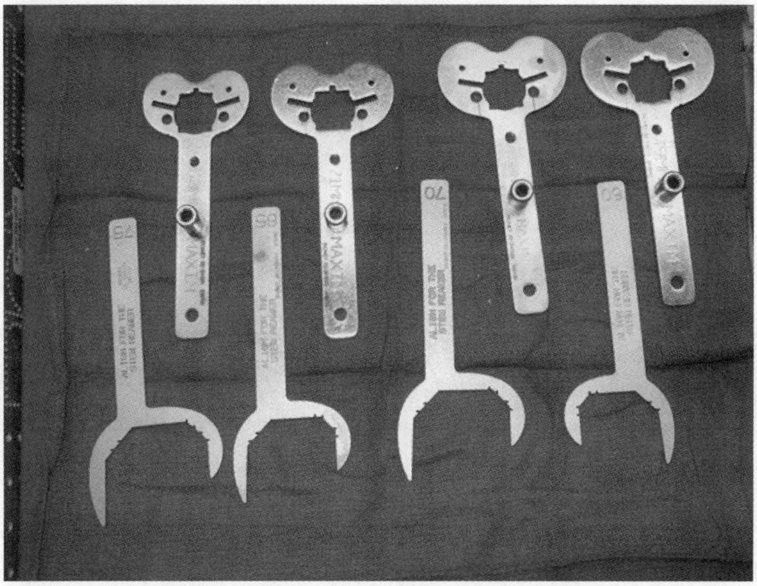

图 16.3　股骨轮廓大小测量器用于选择合适的模具

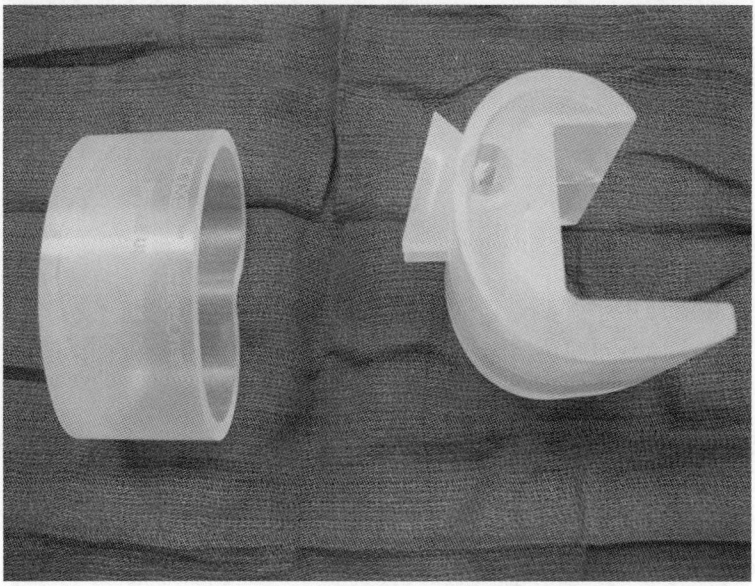

图16.4　市售关节占位器胫骨和股骨组件制作模具

接下来是制作用于插入股骨和胫骨的抗生素骨水泥棒。医师根据自身习惯选择骨水泥和抗生素类型（图 16.5）。在骨水泥棒中插入剪断的克氏针会有助于日后占位器的取出操作。

骨水泥棒需手工制作以达到适宜的长度和直径。

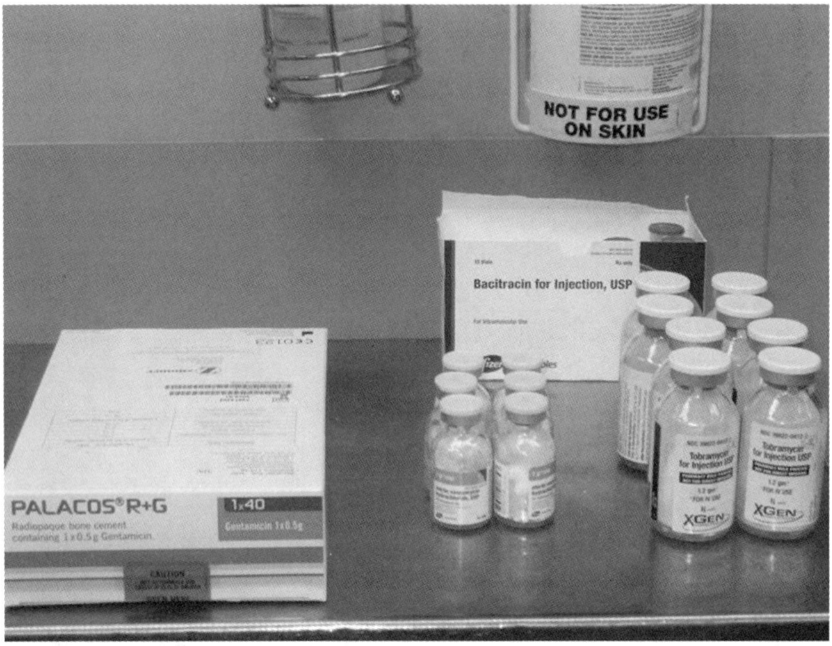

图 16.5　骨水泥和抗生素粉末制剂

之后搅拌用于制作股骨占位器组件的骨水泥和抗生素。骨水泥和抗生素类型的选择也是依据医师个人习惯而定。为使添加抗生素的骨水泥达到能够注入模具的适宜黏稠度，需要额外添加一瓶单体（液体）进行搅拌。股骨假体组件可在骨水泥枪内完成搅拌（图 16.6）。需采用正确的接头（图 16.7）与模具开口准确对位连接。将抗生素骨水泥注入模具（图 16.8）直至其被完全填充。不能对模具过度加压。骨水泥凝固后，用手术刀划出模具中线（图 16.9），这样即可轻松移除塑料材质模具（图 16.10）。留下的股骨骨水泥占位器构件用于插入操作（图 16.11）。

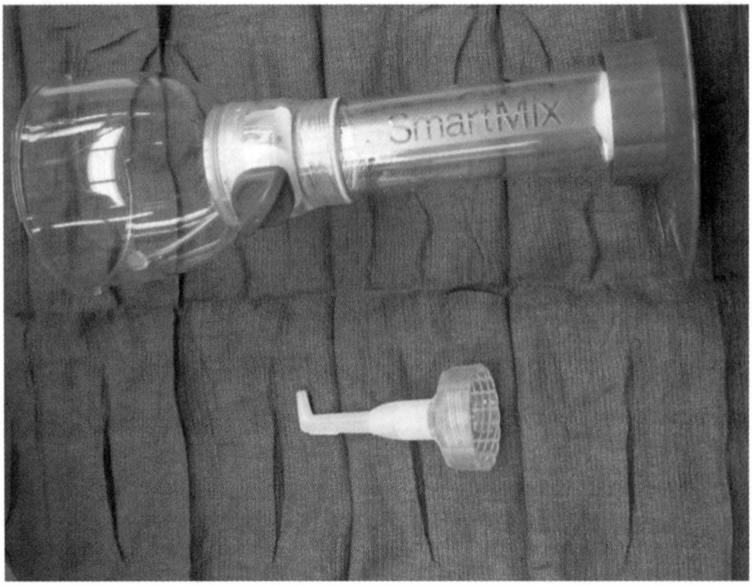

图 16.6　可用骨水泥枪将抗生素骨水泥注入模具

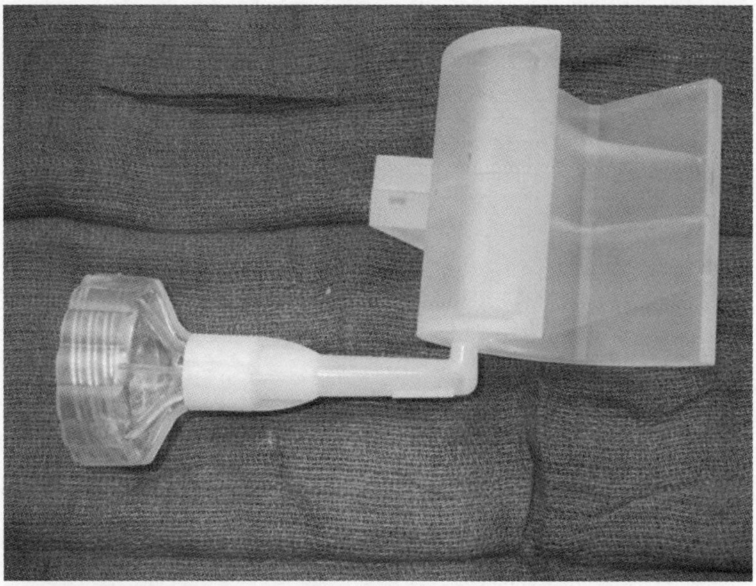

图16.7　骨水泥枪与占位器模具之间的连接杆

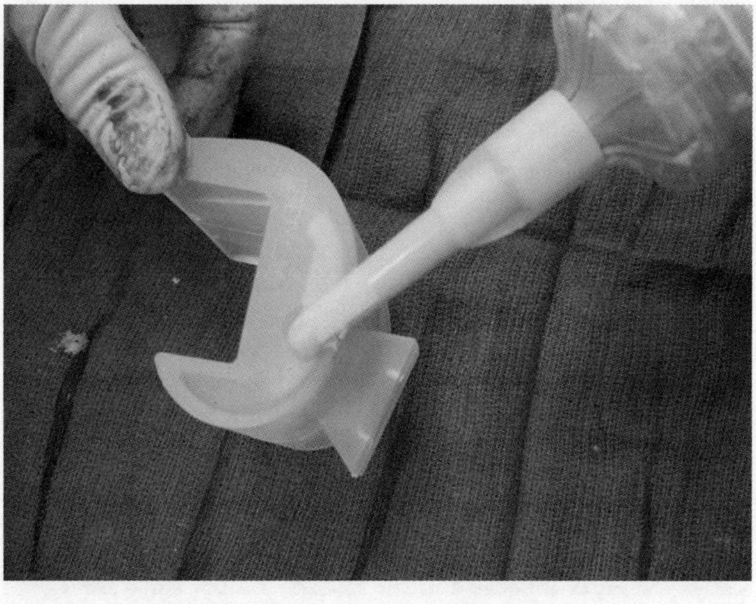

图16.8　将抗生素骨水泥注入股骨侧占位器制作模具

插入抗生素骨水泥组件的股骨内不能残留骨水泥。之后用占位器垫块判断胫骨骨水泥占位器的厚度（图 16.12）。厚度确定后将抗生素骨水泥按照厚度注入胫骨模具至骨水泥凝固（图 16.12）。凝固后可使用剥离子轻易取出模具（图 16.13），准备将制备好的胫骨组件植入（图 16.14）。

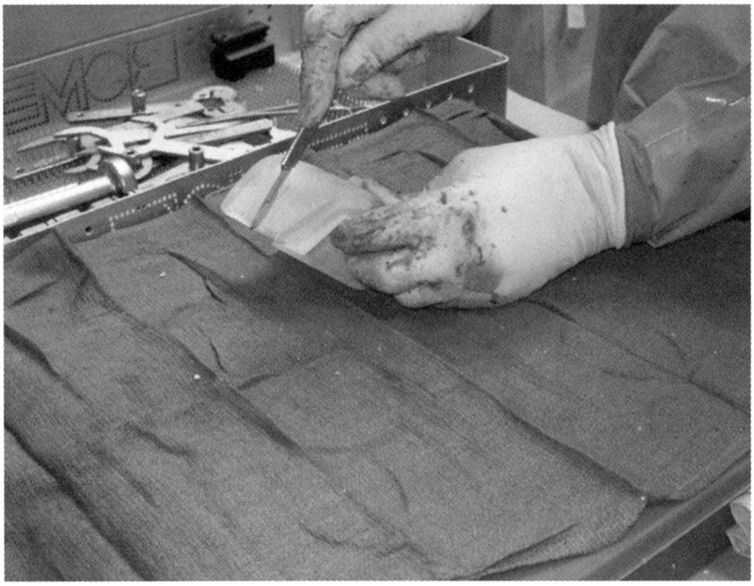

图 16.9 用手术刀沿股骨侧占位器制作模具中线划痕，准备取出占位器

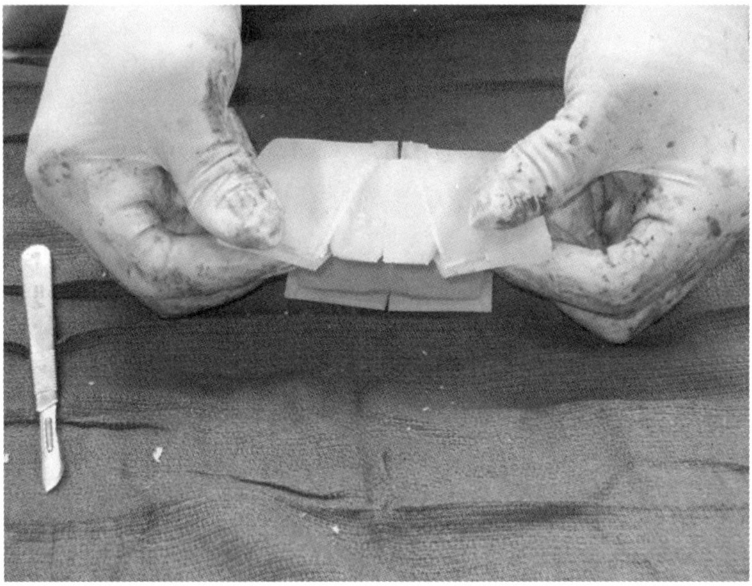

图 16.10 将制作模具与其下方的股骨占位器组件分开

膝关节清理完成及骨水泥占位器制作完成后，松止血带并使用电凝止血。最后一次灌洗完成后，混合用于固定占位器组件的添加抗生素骨水泥。将固定杆插入股骨髓腔，骨水泥涂抹于股骨组件的背侧后手工加压插入股骨表面。清除多余的骨水泥。骨水泥固定杆插入胫骨髓腔后将少量骨水泥涂抹于胫骨占位器组件背侧，之后在膝关节屈曲位插入胫骨，伸直膝关节并将多余骨水泥清除（图 16.15）。冲洗创面后放置引流，采用非编织、可吸收缝线常规缝合膝关节切口。敷料包扎后膝关节制动支具固定。

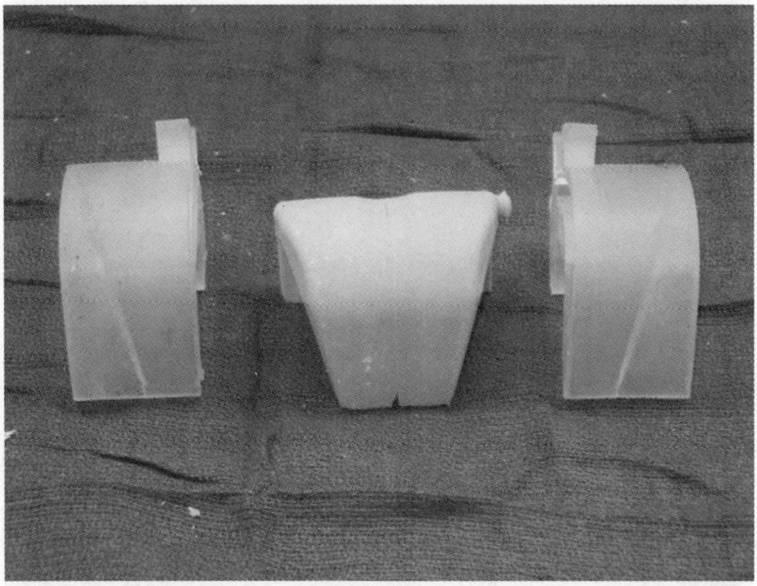

图16.11　股骨占位器组件制作完成

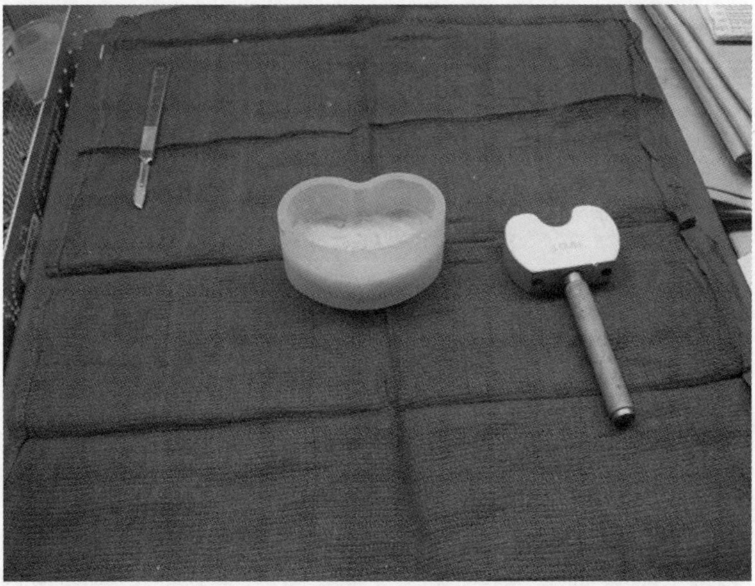

图 16.12　采用占位器垫块确定胫骨占位器组件厚度，之后根据厚度将抗生素骨水泥放入胫骨组件制作模具至骨水泥凝固

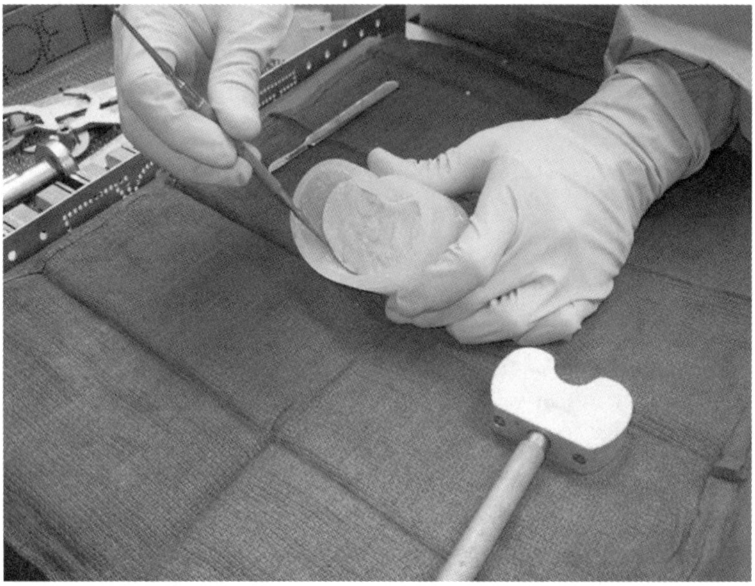

图 16.13 用剥离子将胫骨占位器组件从胫骨侧制作模具中取出

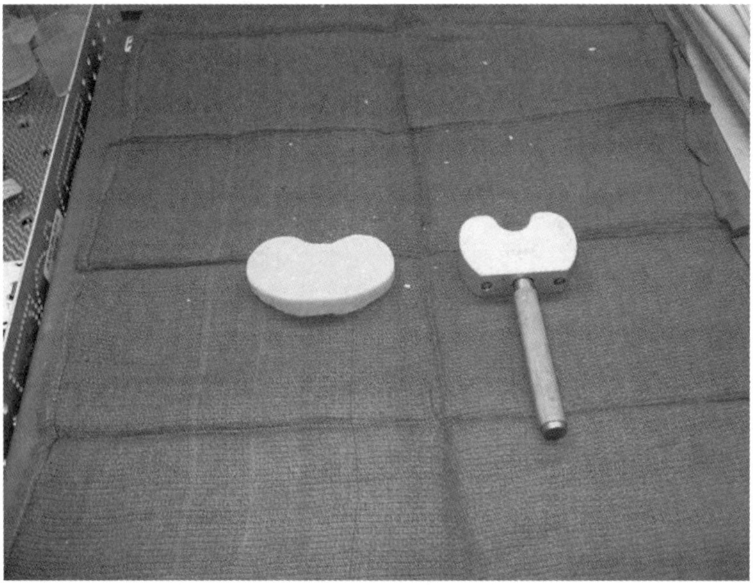

图16.14 准备植入的胫骨侧占位器组件

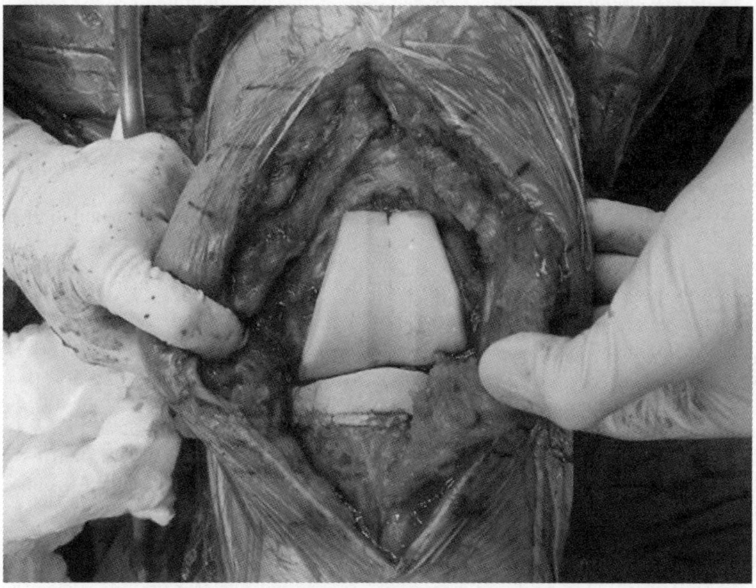

图16.15 植入关节型抗生素占位器术中所见

术后处理

术后前3周膝关节固定支具固定有利于软组织愈合，此期间根据患者体重允许其负重量可达正常的1/3～1/2。3周后如软组织愈合，则可去除固定支具，患者可开始关节屈伸活动练习。

（黄宁庆 译）

参考文献

1. Calton TF, Fehring TK, Griffin WL. Bone loss associated with the use of spacer blocks in infected total knee arthroplasty. Clin Orthop Relat Res. 1997;345:148–54.
2. Hellmann M, Mehta SD, Bishai DM, Mears SC, Zenilman JM. The estimated magnitude and direct hospital costs of prosthetic joint infections in the United States, 1997 to 2004. J Arthroplasty. 2010;25(5):766–71.e1.
3. Kurtz SM, Lau E, Schmier J, Ong KL, Zhao K, Parvizi J. Infection burden for hip and knee arthroplasty in the United States. J Arthroplasty. 2008;23(7):984–91.
4. Kurtz SM, Ong KL, Lau E, Bozic KJ, Berry D, Parvizi J. Prosthetic joint infection risk after TKA in the Medicare population. Clin Orthop Relat Res. 2010;468(1):52–6.
5. Gooding CR, Masri BA, Duncan CP, Greidanus NV, Garbuz DS. Durable infection control and function with the PROSTALAC spacer in two-stage revision for infected knee arthroplasty. Clin Orthop Relat Res. 2011;469(4):985–93.
6. Fehring TK, Odum SM, Berend KR, Jiranek WA, Parvizi J, Bozic KJ, et al. Failure of irrigation and débridement for early postoperative periprosthetic infection. Clin Orthop Relat Res. 2013;471(1):250–7.
7. Parvizi J, Zmistowski B, Adeli B. Periprosthetic joint infection: treatment options. Orthopedics. 2010;33(9):659.
8. Fink B, Rechtenbach A, Büchner H, Vogt S, Hahn M. Articulating spacers used in two-stage revision of infected hip and knee prostheses abrade with time. Clin Orthop Relat Res. 2011;469(4):1095–102.
9. Van Thiel GS, Berend KR, Klein GR, Gordon AC, Lombardi AV, Della Valle CJ. Intraoperative molds to

create an articulating spacer for the infected knee arthroplasty. Clin Orthop Relat Res. 2011;469(4):994–1001.
10. Pitto RP, Castelli CC, Ferrari R, Munro J. Pre-formed articulating knee spacer in two-stage revision for the infected total knee arthroplasty. Int Orthop. 2005;29(5):305–8.
11. Hofmann AA, Goldberg TD, Tanner AM, Cook TM. Ten-year experience using an articulating antibiotic cement hip spacer for the treatment of chronically infected total hip. J Arthroplasty. 2005;20(7):874–9.
12. Fehring TK, Odum S, Calton TF, Mason JB. Articulating versus static spacers in revision total knee arthroplasty for sepsis. The Ranawat Award. Clin Orthop Relat Res. 2000;380:9–16.
13. Hofmann AA, Kane KR, Tkach TK, Plaster RL, Camargo MP. Treatment of infected total knee arthroplasty using an articulating spacer. Clin Orthop Relat Res. 1995;321:45–54.
14. Chiang ER, Su YP, Chen TH, Chiu FY, Chen WM. Comparison of articulating and static spacers regarding infection with resistant organisms in total knee arthroplasty. Acta Orthop. 2011;82(4):460–4.
15. Choi HR, Malchau H, Bedair H. Are prosthetic spacers safe to use in 2-stage treatment for infected total knee arthroplasty? J Arthroplasty. 2012;27(8):1474–9.e1.
16. Park SJ, Song EK, Seon JK, Yoon TR, Park GH. Comparison of static and mobile antibiotic-impregnated cement spacers for the treatment of infected total knee arthroplasty. Int Orthop. 2010; 34(8):1181–6.
17. Meek RM, Masri BA, Dunlop D, Garbuz DS, Greidanus NV, McGraw R, et al. Patient satisfaction and functional status after treatment of infection at the site of a total knee arthroplasty with use of the PROSTALAC articulating spacer. J Bone Joint Surg Am. 2003;85(10):1888–92.
18. Meek RM, Dunlop D, Garbuz DS, McGraw R, Greidanus NV, Masri BA. Patient satisfaction and functional status after aseptic versus septic revision total knee arthroplasty using the PROSTALAC articulating spacer. J Arthroplasty. 2004;19(7):874–9.
19. Freeman MG, Fehring TK, Odum SM, Fehring K, Griffin WL, Mason JB. Functional advantage of articulating versus static spacers in 2-stage revision for total knee arthroplasty infection. J Arthroplasty. 2007;22(8):1116–21.
20. Rogers BA, Middleton FR, Shearwood-Porter N, Kinch S, Roques A, Bradley NW, et al. Does cyclical loading affect the elution of antibiotics from articulating cement knee spacers? J Bone Joint Surg Br. 2011;93(7):914–20.
21. Anderson JA, Sculco PK, Heitkemper S, Mayman DJ, Bostrom MP, Sculco TP. An articulating spacer to treat and mobilize patients with infected total knee arthroplasty. J Arthroplasty. 2009;24(4):631–5.
22. Evans RP. Successful treatment of total hip and knee infection with articulating antibiotic components: a modified treatment method. Clin Orthop Relat Res. 2004;427:37–46.
23. Hart WJ, Jones RS. Two-stage revision of infected total knee replacements using articulating cement spacers and short-term antibiotic therapy. J Bone Joint Surg Br. 2006;88(8):1011–5.
24. Hofmann AA, Goldberg T, Tanner AM, Kurtin SM. Treatment of infected total knee arthroplasty using an articulating spacer: 2- to 12-year experience. Clin Orthop Relat Res. 2005;430:125–31.
25. Incavo SJ, Russell RD, Mathis KB, Adams H. Initial results of managing severe bone loss in infected total joint arthroplasty using customized articulating spacers. J Arthroplasty. 2009;24(4):607–13.
26. Su YP, Lee OK, Chen WM, Chen TH. A facile technique to make articulating spacers for infected total knee arthroplasty. J Chin Med Assoc. 2009;72(3): 138–45.
27. Villanueva-Martínez M, Ríos-Luna A, Pereiro J, Fahandez-Saddi H, Villamor A. Hand-made articulating spacers in two-stage revision for infected total knee arthroplasty: good outcome in 30 patients. Acta Orthop. 2008;79(5):674–82.
28. Hsu YC, Cheng HC, Ng TP, Chiu KY. Antibiotic-loaded cement articulating spacer for 2-stage reimplantation in infected total knee arthroplasty: a simple and economic method. J Arthroplasty. 2007;22(7): 1060–6.
29. Barrack RL, Engh G, Rorabeck C, Sawhney J, Woolfrey M. Patient satisfaction and outcome after septic versus aseptic revision total knee arthroplasty. J Arthroplasty. 2000;15(8):990–3.
30. Insall JN, Thompson FM, Brause BD. Two-stage reimplantation for the salvage of infected total knee arthroplasty. J Bone Joint Surg Am. 1983;65(8): 1087–98.
31. Goldstein WM, Kopplin M, Wall R, Berland K. Temporary articulating methylmethacrylate antibiotic spacer (TAMMAS). A new method of intraoperative manufacturing of a custom articulating spacer. J Bone Joint Surg Am. 2001;83-A(Suppl 2 Pt 2):92–7.
32. Villanueva M, Ríos A, Pereiro J, Chana F, Fahandez-Saddi H. Hand-made articulating spacers for infected total knee arthroplasty: a technical note. Acta Orthop. 2006;77(2):329–32.
33. Joseph TN, Chen AL, Di Cesare PE. Use of antibiotic-impregnated cement in total joint arthroplasty. J Am Acad Orthop Surg. 2003;11(1):38–47.

第十七章　膝关节融合

Glenn J. Kerr，Javad Parvizi

引　言

自从20世纪30年代Hibbs对结核病患者行膝关节融合治疗的早期相关文献发表以来，膝关节融合手术技术经历了不断的改进，其手术适应证也在不断减少[1]。成功的膝关节原发性化脓性关节炎行关节融合术的融合率接近100%[2,4]。目前，大多数膝关节融合术是关节假体周围感染（PJI）或手术失败率较高的肿瘤手术失败后的补救措施[5,19]。文献报道的关节融合手术方法有很多，其中包括髓内固定装置固定、外固定架固定和加压钢板固定[3,4,20,26]。Charnley和Baker最早提出采用较现代的外固定架和环形外固定架行膝关节加压融合。文献提出的髓内固定最初是采用长髓内钉如Kuntscher钉跨大转子至胫骨平台附近完成固定[6,17,18,24,27,38]。目前采用的髓内固定内植物为组配式产品，可经一个切口完成膝关节融合手术操作[20,22,39,44]。

膝关节融合手术技术

不同融合手术技术的术后关节融合率各不相同，手术技术的选择很大程度上取决于手术医师的习惯、机构的经验以及患者相关因素。据报道采用髓内固定装置行膝关节融合的关节融合率为80%～100%；PJI术后关节成功融合率为76%～95%[17,20,27,32,37,43]；外固定架的关节融合率较低，为43%～71%[9,10,14,24,45,46]，但如采用组合式或Ilizarov外固定架则手术效果会得以改善，融合率为88%～95%[21,47]。很多病例数有限的序列研究指出，钢板固定关节融合术的治愈率高[23,48]。如忽略治疗方法选择问题，可通过增加骨质接触和降低感染程度而达到改善关节融合效果的目的[43,45]。

早期经髓内的膝关节融合手术操作十分困难，通常需要术中多次调整，手术操作时间长，患者失血量大[6,29,30,49]。目前所采用的髓内融合技术术后融合率高，内植物可经单一切口插入[20,22,39,44]。表17.1中列出了髓内钉的类型、融合率、手术相关数据、并发症以及PJI的例数，表中根据髓内钉类型对融合技术进行分类，将组配式内植物单独列出。

表 17.1 膝关节融合方法选择

作者	融合类型	患者数	融合率（%）	失血量	手术时间（h）	并发症（%）	PJI（%）
一代固定钉							
Donley[30]	Kuntscher，Sampson	20	85	1574nl	4.1	88	40
Incavo[34]	长固定钉，定制固定钉，组配式钉	21	80	748ml	n/a	23	80
Lai[35]	Huckstep 固定钉	33	91	468ml	1.73	21	91
Puranen[36]	长固定钉	33	87	n/a	n/a	30	33
Talmo[37]	长固定钉，Neff 固定钉	29	82	n/a	n/a	20	100
组配式钉							
Arroyo[39]	Neff 固定钉（Zimmer，Warsaw，IN）	21	90	865ml	3.4	42	14
Barton[40]	Mayday 钉	12	100	n/a	n/a	30	83
Christie[41]	Witchita 融合钉（Stryker，Kalamazoo，MI）	53	96	n/a	n/a	n/a	56
McQueen[22,42]	Witchita 融合钉	13	92	n/a	n/a	38	54
Waldman[43]	Neff 固定钉	21	95	n/a	n/a	0.04	100
White[44]	Mayday 固定钉	9	100	n/a	n/a	0	55
Yeoh[20]	Mayday 固定钉	11	91	n/a	n/a	45	100
外固定架							
Knutson[9]	外固定架	82	50	n/a	n/a	43	68
Kutscha[47]	组合式外固定架	17	88	n/a	n/a	18	100
Yeoh[20]	外固定架（单边）	7	28	n/a	n/a	n/a	86
组合式外固定架							
Manzotti[71]	Ilizarov 环形外固定架	6	83	n/a	n/a	n/a	100
Salem[21]	Ilizarov 环形外固定架	21	90	n/a	n/a	42	75
双钢板							
Pritchett[23]	张力带钢板	26	100	n/a	n/a	0	0
Nichols[48]	加压钢板	11	100	n/a	n/a	18	64

髓内固定融合的替代治疗方法包括病灶清除关节成形术、单边外固定架、双边外固定架或组合式外固定架和钢板固定技术[7,11,14,19,21,23,47,48,50,58]，研究表明没有一种单一的技术在融合率、并发症和术后功能恢复方面优于其他固定技术。据作者所知，目前还没有关于这些技术的前瞻性对比研究。髓内融合与外固定架融合的回顾性对比研究结果表明，采用髓内固定器械的融合率更高，并发症的发生率更低且住院时间更短[9,27,44,59]。

在某些临床条件下采用某些特定的方法行关节融合可能更为适宜，如严重骨质缺损者行髓内融合，而膝关节感染者则采用组合式外固定架行一期融合（表 17.2）[47,57]。Rand 等指出，治疗中心关节融合手术量越大则治愈率越高，而手术医师应熟练掌握各种不同的操作技术，尤其是在处理融合翻修病例时[13]。此外，还有关于各种融合技术联合应用的报道，如髓内钉与钢板固定联合应用，但研究表明相比单一融合技术其并无明显优势[60,61]。

表 17.2 关节融合手术方法对比

融合方法	优点	缺点
髓内钉融合	融合率最高	扩髓可能导致感染向髓腔扩散，术后内植物仍残留体内
	术后无需石膏固定可立即负重活动	一些髓内钉融合手术操作困难，手术时间长/预计失血量大
	内固定器械不会影响患者行走	难以调节屈曲和外翻角度
	与长骨骨折手术固定技术相似	关节融合部位确实加压取决于患肢负重情况
	如伴随骨质缺损可使用占位器	融合术后取出组配式髓内钉操作可能十分困难
	可作为采用其他技术行关节融合术后失败的补救措施[27]	残留体内硬件可突出体表，导致出现局部机械性症状
外固定架	如手术部位融合则可立即取出内植物，尤其是对感染患者而言	如患者骨质缺损则融合率低
	可用作急性感染的一期手术处理严重骨质缺损采用组合式或环形	大多数患者术后需限制负重，笨重的固定架可能会影响患肢活动
	切开显露小	需频繁对针道感染情况和调整进行临床评估
	外固定架可同时达到融合和骨转运的目的	操作困难，尤其是 Ilizarov 外固定架
双钢板或单钢板固定	可实现对融合部位确实加压[48]	留置于体内钢板可能成为感染持续的原因
	非感染患者的融合率高	由于双钢板宽度增加导致软组织闭合困难或无法闭合
	可在准确的屈曲和外翻角度下实现融合角度固定	术后可能需要石膏固定 术中需广泛切开，尤其是采用双钢板固定者[23] 不建议用于大面积骨质缺损和急性感染患者[48] 存在骨与钢板接触部位断裂的风险[38]
病变清除关节成形	手术切口显露小、手术时间短，尤其对于病情严重或病情不稳定患者具有优势	很多患者术后仍无法负重活动
	感染患者无需保留内植物	术后仍存在膝关节疼痛和不稳定症状
	一些患者膝关节手术后仍有活动疼痛弧，但患者在坐位下可能更为舒适[51]	在所有技术中此项技术的术后功能预后结果最差 伴类风湿关节炎的患者预后差[56]

适应证/禁忌证

随着初次膝关节置换和膝关节置换术后翻修手术量的不断增多，感染已成为膝关节置换术后翻修最多见的适应证[62]。目前膝关节融合术最常见的适应证为经各种方法治疗无效的PJI[17,43,53,63]。其他常见适应证包括伸膝装置重建失败和肿瘤病灶切除后无法行股骨远端假体重建[64]。研究表明，就感染治疗而言，髓内钉固定的融合成功率高，分期手术的效果最为显著[5,17,18,27,32,35,37,43,45]。外固定架也被成功用于膝关节感染患者的关节融合术中[21,57]。

膝关节融合是一种补救性手术，当患者无其他替代手术治疗方法时方可采用。尽管膝关节融合术并无绝对禁忌证，但术前应确定患者无手术禁忌证，建议对活动性感染行分期处理。

术前计划

应记录患者既往病史，包括症状起始时间、存留内植物类型、感染致病菌及就诊时所采用的治疗方法。物理检查应包括对前次手术切口及膝关节周围软组织情况的评估（图17.1）。如有必要或考虑行皮瓣覆盖者应请整形科会诊，双侧下肢长度差异应在术前予以记录，应考虑到术后是否会出现患肢缩短。如无法触及周围血管搏动，应请血管外科会诊。

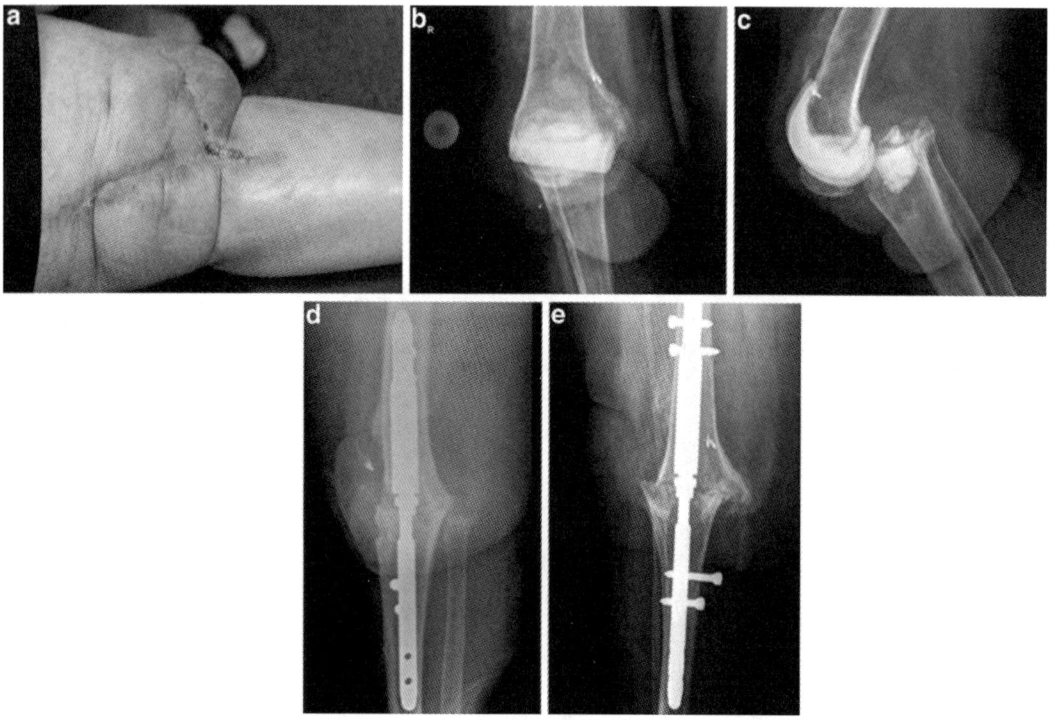

图 17.1 （a）68岁老年女性PJI患者行抗生素占位器植入术后，见切口愈合不良；（b、c）术前X线检查见占位器半脱位；（d、e）关节融合术后X线摄片所见

影像学检测应包括自髋关节至踝关节下肢全长 X 线摄片和患侧膝关节 X 线摄片检查。单侧假体如全髋关节假体类型可能会影响融合内植物的选择，尤其是植入较长的翻修假体柄的患者。感染患者应避免破坏髓腔，这可能导致髋关节假体周围细菌种植播散，此时应考虑行外固定架或钢板融合。严重骨质缺损应尝试更换为带柄翻修假体并行肿瘤病灶清除[8,16,64,65]。术前应根据模板测量内植物大小和长度。

所有拟行膝关节融合手术的患者术前应完善膝关节抽吸检查和常规实验室检查结果（C 反应蛋白和红细胞沉降率）。理想情况下，患者应在关节抽吸检查前停用抗生素 2 周以提高细菌培养的检出率。所有患者术前应无手术禁忌且身体状况良好。

术前谈话时应详细介绍术后关节功能受限情况并了解患者对其关节功能恢复的期望度。为利于患者做出选择，术前试带固定于伸直位的角度可调支具可使其对术后功能障碍有一个深入的了解。

手术技术：髓内钉融合

手术技术是融合效果良好的关键，Stewart、Bland 和 Woods 以及 Lionberger[16,25] 都曾强调上述观点。Woods 等，以及 Rand 和 Bryan 曾指出，膝关节融合手术操作的关键在于彻底清理病灶、加压条件下充分的骨质接触以及感染控制后及早行植骨处理[13,14]。

术中采用以往的前正中切口，如可能向内侧和外侧分离全厚层皮瓣。一些手术医师习惯取横切口，这是因为如术后患肢缩短则横切口更易于闭合。作者在术中不取横切口的原因是由于担心新切口与原有（多个）纵向切口的交界出现坏死。分离内侧和外侧全厚层皮瓣后切开髌骨支持带，如膝关节僵硬则需更为广泛的显露，如内植物暴露则可将其取出，并需彻底清理膝关节包括清除所有骨水泥、炎性肉芽组织、窦道和生物膜。

可手动或采用传统全膝关节置换导引器械完成股骨远端和胫骨近端截骨。为防止患肢过度缩短应尽可能保留自体骨质。应将关节融合固定于中立轻度外翻位，理想情况下应伴小角度的屈曲。一些髓内钉产品如 Mayday（Orthodynamics，Dorset，UK）即设计为允许关节轻度外翻和屈曲。

接下来行股骨和胫骨扩髓，最终选用长髓内钉的直径取决于胫骨最后扩髓的直径。组配式内固定系统的股骨和胫骨扩髓是分别单独操作。一些髓内钉植入时需切除股骨远端和胫骨近端前方皮质骨块以利于联轴装置的植入操作。扩髓取出非炎性病变骨块应置于后方并包裹于髓内钉周围。组配式内植物应完全与髓腔峡部接触 4～6cm 或更长。髓内钉穿入或对接操作时应注意确保融合部位保持加压并控制小腿的旋转，旋转程度可通过触摸股骨髁、胫骨结节和踝关节判定。术中在保持加压的状态下植入组配式髓内钉锁定螺钉。操作完成后，非感染患者可行融合部位周围扩髓获得骨质和（或）同种异体松质骨植骨，也可替代使用去矿化骨基质（demineralized bone matrix，DBM）。作者通常对骨质大量缺损、融合骨面接触小于胫骨与股骨截面 1/3 的患者行植骨和（或）DBM 填充。

尽管以往大多数研究指出将膝关节融合固定于轻度屈曲位（5°～10°）具有一定的优点，但目前市售的大多数髓内固定器械无法达到此力线排列效果（图 17.2）。作者将膝关节融合固定于 5°～7°外翻位的目的是为了防止患肢在行走时被对侧足阻挡。

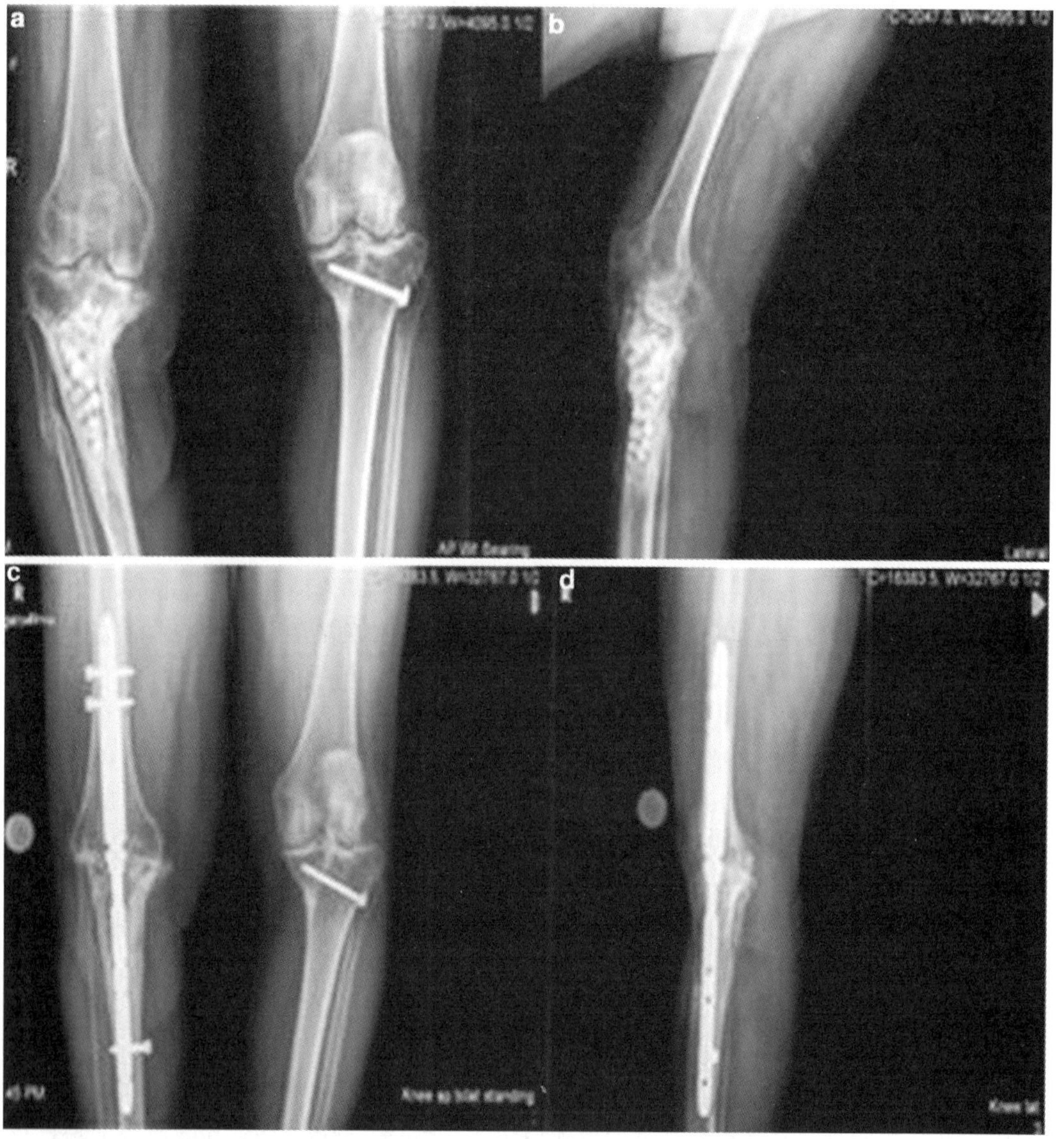

图 17.2 （a、b）67 岁老年女性伴慢性骨髓炎和创伤性关节炎，行二期关节融合；（c、d）融合术后 X 线片检查所见

术后第 1 天患者即可开始负重活动和主动活动练习[20,39,43,44]。术后应开始静脉血栓形成的药物预防和机械预防治疗。如细菌培养为阳性则需口服抗生素，应根据细菌培养结果和感染疾病治疗指南确定给药时间。建议患者定期随访和行影像学检查评估。如至术后 3～4 个月无关节融合表现，则应考虑行翻修加植骨手术。

关节假体周围感染术中注意事项

PJI 治疗失败行单纯或分期关节融合的关节融合率较高且多数患者感染可被清除。学者建议伴大量脓液、耐药菌感染或尤其是毒力较强的细菌感染应行分期翻修处理[16,32,35,36]。一期融合通常很少采用，仅可尝试用于术前确定为非耐药菌感染、低毒力致病菌感染且无大量脓液形成的患者[35,36]。其他需要考虑的因素包括患者伴发合并症情况以及是否能够承受二次手术[27]。即使是急性感染，少数患者行髓内融合后也可成功治愈[66]，此类患者也可考虑采用组合式外固定架，其治疗效果通常良好。

如拟行一期关节融合，则应对手术室进行污染（手术开始时）和清洁（清理完成后）设置处理。手术开始时在手术室污染设置条件下行病灶清理和关节清洗，保留截骨和扩髓产生的骨质以备下一步使用。大量灌洗液冲洗切口后覆盖切口并再次铺单，移开所有污染器械，重新更换清洁电刀头、吸引器头和敷料，所有术者更换手套，必要时应重新刷手。当清洁设置完成后方可打开操作器械并将植骨块植入膝关节内。

并发症

膝关节融合术后常见并发症包括切口开裂、切口不愈合以及感染持续，少见并发症如术后内植物移位、产生局部刺激症状和断裂也曾有报道。不同的融合技术会伴随不同的并发症，如采用外固定技术往往会伴发穿针部位感染，采用长髓内钉行关节融合的特异性并发症包括髓内针向髋关节近侧移位以及出现机械刺激症状，采用组配式髓内钉行关节融合后取出或翻修时操作往往十分困难[34,35,43]，需采用特殊截骨工具行股骨前方开窗取出髓内钉。曾有髓内钉远端和近端部位骨折的单独个案报道[67]。

几乎所有病例序列研究中均有融合失败或融合部位不愈合的报道，明确其出现的原因对于治疗成功是至关重要的，在确认纠正这些导致融合失败的因素后应反复尝试操作以达到融合效果。Rand 等曾指出，如初次关节融合不成功则行反复尝试融合操作加植骨具有一定的效果[13]，在其病例序列研究中第二次、第三次和第四次尝试融合的成功率为 50%。

功能预后结果

初次关节置换可改善患者疼痛症状并保留关节活动功能，而关节融合则是以牺牲关节活动度为代价以达到解决疼痛症状的目的[63]。与年龄匹配对照组相比关节融合术后患者的活动功能会明显降低[29]。除关节失去活动度外，预计患者会出现对侧关节如髋关节和踝关节进行性的关节炎改变[52]。膝关节融合术将对患者舒适乘坐汽车或公共交通工具、如厕以及上下楼梯这些活动具有严重的影响。据报道，关节融合手术后使用助行器的患者比例高达 92%[27]。Talmo 等报道 29 例行髓内钉关节融合的患者中有 14%需使用轮椅，24%的患者仍存在膝关节融合部位疼痛症状，24%的患者出现对侧髋关节疼痛症状[37]。

Harris 等指出与年龄匹配对照组相比，行膝关节融合术的患者行走效能差且步态减慢；研究者还指出，此类患者还存在一些“特殊的”功能受限情况，包括坐车困难、需更大程度的下肢用力，而且难以完成需要足部离地情况下（如大雪天）的行走[68]。Harris 等在其关节融合与截肢患者的对比序列研究中指出，二者在功能和行走能力方面的治疗效果接近。Waters 等报道因创伤和膝关节以上血管损伤行截肢的患者行走能量消耗将会明显增加，达 37%～63%[69]，而与之相比行关节融合术后能量消耗将增加 35%。

Wang 在对 26 例患者的病例序列研究中强调，膝关节融合术在缓解患者疼痛方面具有一定效果，但与全膝关节置换术相比患者功能预后结果差[58]。很多研究一致表明，相比初次全膝关节置换甚至是全膝关节置换术后翻修，行关节融合术的患者功能预后结果较差[27,63,68]。Figgie 等在一项 8 例类风湿性关节炎患者的序列研究中强调，应在中立位、膝关节外翻 7°±5°和屈曲 15°±15°角度下完成膝关节融合，如不在此标准范围内则会导致术后功能预后差和丧失步行能力，该研究中 11 例在此角度下行关节融合的患者无关节炎进行性改变临床表现。

几乎所有行关节融合术的患者均会出现一定程度的下肢不等长，据报道，如在膝关节置换手术失败后行关节融合，术后下肢长度差异在 1～8cm 之间，采用铰链型假体的患者长度差异明显[27,29,32,65]。下肢长度在 2cm 以内的细微差异引起的能量消耗增大可忽略不计[70]。但如长度差异超过 3～4cm 则氧消耗量和自觉用力度均会明显增加[70]。如预计骨质缺损严重，则应考虑将膝关节融合于完全伸直位而非屈曲位[19,22]。

总　结

关节置换手术失败后补救处理是膝关节融合术最常见的适应证。关节融合可通过多种不同的手术方法完成，医师在尝试其他各种替代治疗方法无效后方可考虑行关节融合术。术前手术医师对术后功能受限、患者功能需求以及患者对其关节功能恢复的期望方面问题进行讨论，和与患者沟通可提高手术效果和患者满意度。

（黄宁庆　张广源　译）

参考文献

1. Hibbs R. The treatment of tuberculosis of the joints of the lower extremities by operative fusion. J Bone Joint Surg. 1930;12:749–60.
2. Charnley JC. Positive pressure in arthrodesis of the knee joint. J Bone Joint Surg Br. 1948;30B(3):478–86. Epub 1948/08/01.
3. Charnley J, Baker SL. Compression arthrodesis of the knee; a clinical and histological study. J Bone Joint Surg Br. 1952;34-B(2):187–99. Epub 1952/05/01.
4. Charnley J, Lowe HG. A study of the end-results of compression arthrodesis of the knee. J Bone Joint Surg Br. 1958;40-B(4):633–5. Epub 1958/11/01.
5. Brodersen MP, Fitzgerald Jr RH, Peterson LF, Coventry MB, Bryan RS. Arthrodesis of the knee following failed total knee arthroplasty. J Bone Joint Surg Am. 1979;61(2):181–5. Epub 1979/03/01.
6. Ellingsen DE, Rand JA. Intramedullary arthrodesis of the knee after failed total knee arthroplasty. J Bone Joint Surg Am. 1994;76(6):870–7. Epub 1994/06/01.
7. Hak DJ, Lieberman JR, Finerman GA. Single plane and biplane external fixators for knee arthrodesis. Clin Orthop Relat Res. 1995;316:134–44. Epub 1995/07/01.
8. Hanssen AD, Trousdale RT, Osmon DR. Patient outcome with reinfection following reimplantation for the infected total knee arthroplasty. Clin Orthop Relat Res. 1995;321:55–67. Epub 1995/12/01.
9. Knutson K, Hovelius L, Lindstrand A, Lidgren L. Arthrodesis after failed knee arthroplasty. A nationwide multicenter investigation of 91 cases. Clin Orthop Relat Res. 1984;191:202–11. Epub 1984/12/01.
10. Knutson K, Lindstrand A, Lidgren L. Arthrodesis for failed knee arthroplasty. A report of 20 cases. J Bone Joint Surg Br. 1985;67(1):47–52. Epub 1985/01/01.
11. MacDonald JH, Agarwal S, Lorei MP, Johanson NA, Freiberg AA. Knee arthrodesis. J Am Acad Orthop Surg. 2006;14(3):154–63. Epub 2006/03/08.
12. Pickering R. Arthodesis of the ankle, knee and hip. In: Canale ST, Beaty JH editors. Campbell's Operative Orthopaedics. St Louis: Mosby; 2007. p. 163–193.
13. Rand JA, Bryan RS. The outcome of failed knee arthrodesis following total knee arthroplasty. Clin Orthop Relat Res. 1986;205:86–92. Epub 1986/04/01.
14. Rand JA, Bryan RS, Chao EY. Failed total knee arthroplasty treated by arthrodesis of the knee using the Ace-Fischer apparatus. J Bone Joint Surg Am. 1987;69(1):39–45. Epub 1987/01/01.
15. Segawa H, Tsukayama DT, Kyle RF, Becker DA, Gustilo RB. Infection after total knee arthroplasty. A retrospective study of the treatment of eighty-one infections. J Bone Joint Surg Am. 1999;81(10):1434–45. Epub 1999/10/27.
16. Woods GW, Lionberger DR, Tullos HS. Failed total

knee arthroplasty. Revision and arthrodesis for infection and noninfectious complications. Clin Orthop Relat Res. 1983;173:184–90. Epub 1983/03/01.
17. Bargiotas K, Wohlrab D, Sewecke JJ, Lavinge G, Demeo PJ, Sotereanos NG. Arthrodesis of the knee with a long intramedullary nail following the failure of a total knee arthroplasty as the result of infection. J Bone Joint Surg Am. 2006;88(3):553–8. Epub 2006/03/03.
18. Bargiotas K, Wohlrab D, Sewecke JJ, Lavinge G, DeMeo PJ, Sotereanos NG. Arthrodesis of the knee with a long intramedullary nail following the failure of a total knee arthroplasty as the result of infection. Surgical technique. J Bone Joint Surg Am. 2007;89(Suppl 2 Pt.1):103–10. Epub 2007/03/03.
19. Conway JD, Mont MA, Bezwada HP. Arthrodesis of the knee. J Bone Joint Surg Am. 2004;86-A(4):835–48. Epub 2004/04/08.
20. Yeoh D, Goddard R, Macnamara P, Bowman N, Miles K, East D, et al. A comparison of two techniques for knee arthrodesis: the custom made intramedullary Mayday nail versus a monoaxial external fixator. Knee. 2008;15(4):263–7. Epub 2008/04/26.
21. Salem KH, Keppler P, Kinzl L, Schmelz A. Hybrid external fixation for arthrodesis in knee sepsis. Clin Orthop Relat Res. 2006;451:113–20. Epub 2006/05/25.
22. McQueen DA, Cooke FW, Hahn DL. Knee arthrodesis with the Wichita Fusion Nail: an outcome comparison. Clin Orthop Relat Res. 2006;446:132–9. Epub 2006/05/05.
23. Pritchett JW, Mallin BA, Matthews AC. Knee arthrodesis with a tension-band plate. J Bone Joint Surg Am. 1988;70(2):285–8. Epub 1988/02/01.
24. Knutson K, Bodelind B, Lidgren L. Stability of external fixators used for knee arthrodesis after failed knee arthroplasty. Clin Orthop Relat Res. 1984;186:90–5. Epub 1984/06/01.
25. Stewart MJ, Bland WG. Compression in arthrodesis; a comparative study of methods of fusion of the knee in ninety-three cases. J Bone Joint Surg Am. 1958;40-A(3):585–606. Epub 1958/06/01.
26. Bosworth DM. Knee fusion by the use of a three-flanged nail. J Bone Joint Surg Am. 1946;28:550–4. Epub 1946/07/01.
27. Bose WJ, Gearen PF, Randall JC, Petty W. Long-term outcome of 42 knees with chronic infection after total knee arthroplasty. Clin Orthop Relat Res. 1995;319:285–96. Epub 1995/10/01.
28. Brashear HR. The value of the intramedullary nail for knee fusion particularly for the Charcot joint. Am J Surg. 1954;87(1):63–5. Epub 1954/01/01.
29. Crockarell Jr JR, Mihalko MJ. Knee arthrodesis using an intramedullary nail. J Arthroplasty. 2005;20(6):703–8. Epub 2005/09/06.
30. Donley BG, Matthews LS, Kaufer H. Arthrodesis of the knee with an intramedullary nail. J Bone Joint Surg Am. 1991;73(6):907–13. Epub 1991/07/01.
31. Fern ED, Stewart HD, Newton G. Curved Kuntscher nail arthrodesis after failure of knee replacement. J Bone Joint Surg Br. 1989;71(4):588–90.
32. Goldberg JA, Drummond RP, Bruce WJ, Viglione W, Lennon WP. Huckstep nail arthrodesis of the knee: a salvage for infected total knee replacement. Aust N Z J Surg. 1989;59(2):147–50. Epub 1989/02/01.
33. Harris CM, Froehlich J. Knee fusion with intramedullary rods for failed total knee arthroplasty. Clin Orthop Relat Res. 1985;197:209–16. Epub 1985/07/01.
34. Incavo SJ, Lilly JW, Bartlett CS, Churchill DL. Arthrodesis of the knee: experience with intramedullary nailing. J Arthroplasty. 2000;15(7):871–6. Epub 2000/11/04.
35. Lai KA, Shen WJ, Yang CY. Arthrodesis with a short Huckstep nail as a salvage procedure for failed total knee arthroplasty. J Bone Joint Surg Am. 1998;80(3):380–8. Epub 1998/04/08.
36. Puranen J, Kortelainen P, Jalovaara P. Arthrodesis of the knee with intramedullary nail fixation. J Bone Joint Surg Am. 1990;72(3):433–42. Epub 1990/03/01.
37. Talmo CT, Bono JV, Figgie MP, Sculco TP, Laskin RS, Windsor RE. Intramedullary arthrodesis of the knee in the treatment of sepsis after TKR. HSS J. 2007;3(1):83–8. Epub 2008/08/30.
38. Wilde AH, Stearns KL. Intramedullary fixation for arthrodesis of the knee after infected total knee arthroplasty. Clin Orthop Relat Res. 1989;248:87–92. Epub 1989/11/01.
39. Arroyo JS, Garvin KL, Neff JR. Arthrodesis of the knee with a modular titanium intramedullary nail. J Bone Joint Surg Am. 1997;79(1):26–35. Epub 1997/01/01.
40. Barton TM, White SP, Mintowt-Czyz W, Porteous AJ, Newman JH. A comparison of patient based outcome following knee arthrodesis for failed total knee arthroplasty and revision knee arthroplasty. Knee. 2008;15(2):98–100. Epub 2008/01/08.
41. Christie MJ, DeBoer DK, McQueen DA, Cooke FW, Hahn DL. Salvage procedures for failed total knee arthroplasty. J Bone Joint Surg Am. 2003;85-A Suppl 1:S58–62. Epub 2003/01/24.
42. McQueen DA, Cooke FW, Hahn DL. Intramedullary compression arthrodesis of the knee: early experience with a new device and technique. J Arthroplasty. 2005;20(1):72–8. Epub 2005/01/22.
43. Waldman BJ, Mont MA, Payman KR, Freiberg AA, Windsor RE, Sculco TP, et al. Infected total knee arthroplasty treated with arthrodesis using a modular nail. Clin Orthop Relat Res. 1999;367:230–7. Epub 1999/11/05.
44. White SP, Porteous AJ, Newman JH, Mintowt-Czyz W, Barr V. Arthrodesis of the knee using a custom-made intramedullary coupled device. J Bone Joint Surg Br. 2003;85(1):57–61. Epub 2003/02/15.
45. Hagemann WF, Woods GW, Tullos HS. Arthrodesis in failed total knee replacement. J Bone Joint Surg Am. 1978;60(6):790–4. Epub 1978/09/01.
46. Green DP, Parkes II JC, Stinchfield FE. Arthrodesis of the knee. A follow-up study. J Bone Joint Surg Am. 1967;49(6):1065–78. Epub 1967/09/01.
47. Kutscha-Lissberg F, Hebler U, Esenwein SA, Muhr G, Wick M. Fusion of the septic knee with external hybrid fixator. Knee Surg Sports Traumatol Arthrosc. 2006;14(10):968–74. Epub 2006/03/23.
48. Nichols SJ, Landon GC, Tullos HS. Arthrodesis with dual plates after failed total knee arthroplasty. J Bone

Joint Surg Am. 1991;73(7):1020–4. Epub 1991/08/01.
49. Wiedel JD. Salvage of infected total knee fusion: the last option. Clin Orthop Relat Res. 2002;404:139–42. Epub 2002/11/20.
50. Bengston S, Knutson K, Lidgren L. Treatment of infected knee arthroplasty. Clin Orthop Relat Res. 1989;245:173–8. Epub 1989/08/01.
51. Falahee MH, Matthews LS, Kaufer H. Resection arthroplasty as a salvage procedure for a knee with infection after a total arthroplasty. J Bone Joint Surg Am. 1987;69(7):1013–21. Epub 1987/09/01.
52. Figgie III HE, Brody GA, Inglis AE, Sculco TP, Goldberg VM, Figgie MP. Knee arthrodesis following total knee arthroplasty in rheumatoid arthritis. Clin Orthop Relat Res. 1987;224:237–43. Epub 1987/11/01.
53. Klinger HM, Spahn G, Schultz W, Baums MH. Arthrodesis of the knee after failed infected total knee arthroplasty. Knee Surg Sports Traumatol Arthrosc. 2006;14(5):447–53. Epub 2005/09/01.
54. Rand JA. Alternatives to reimplantation for salvage of the total knee arthroplasty complicated by infection. Instr Course Lect. 1993;42:341–7. Epub 1993/01/01.
55. Somayaji HS, Tsaggerides P, Ware HE, Dowd GS. Knee arthrodesis—a review. Knee. 2008;15(4):247–54. Epub 2008/05/23.
56. Thornhill TS, Dalziel RW, Sledge CB. Alternatives to arthrodesis for the failed total knee arthroplasty. Clin Orthop Relat Res. 1982;170:131–40. Epub 1982/10/01.
57. VanRyn JS, Verebelyi DM. One-stage debridement and knee fusion for infected total knee arthroplasty using the hybrid frame. J Arthroplasty. 2002;17(1):129–34. Epub 2002/01/24.
58. Wang CJ, Huang TW, Wang JW, Chen HS. The often poor clinical outcome of infected total knee arthroplasty. J Arthroplasty. 2002;17(5):608–14. Epub 2002/08/09.
59. Vlasak R, Gearen PF, Petty W. Knee arthrodesis in the treatment of failed total knee replacement. Clin Orthop Relat Res. 1995;321:138–44. Epub 1995/12/01.
60. Fahmy NR, Barnes KL, Noble J. A technique for difficult arthrodesis of the knee. J Bone Joint Surg Br. 1984;66(3):367–70. Epub 1984/05/01.
61. Stiehl JB, Hanel DP. Knee arthrodesis using combined intramedullary rod and plate fixation. Clin Orthop Relat Res. 1993;294:238–41. Epub 1993/09/01.
62. Bozic KJ, Kurtz SM, Lau E, Ong K, Chiu V, Vail TP, et al. The epidemiology of revision total knee arthroplasty in the United States. Clin Orthop Relat Res. 2010;468(1):45–51. Epub 2009/06/26.
63. Wasielewski RC, Barden RM, Rosenberg AG. Results of different surgical procedures on total knee arthroplasty infections. J Arthroplasty. 1996;11(8):931–8. Epub 1996/12/01.
64. Enneking WF, Shirley PD. Resection-arthrodesis for malignant and potentially malignant lesions about the knee using an intramedullary rod and local bone grafts. J Bone Joint Surg Am. 1977;59(2):223–36. Epub 1977/03/01.
65. Hankin F, Louie KW, Matthews LS. The effect of total knee arthroplasty prostheses design on the potential for salvage arthrodesis: measurements of volumes, lengths and trabecular bone contact areas. Clin Orthop Relat Res. 1981;155:52–8. Epub 1981/03/01.
66. Schoifet SD, Morrey BF. Persistent infection after successful arthrodesis for infected total knee arthroplasty. A report of two cases. J Arthroplasty. 1990;5(3):277–9. Epub 1990/09/01.
67. Hinarejos P, Gines A, Monllau JC, Puig L, Caceres E. Fractures above and below a modular nail for knee arthrodesis. A case report. Knee. 2005;12(3):231–3. Epub 2005/05/25.
68. Harris IE, Leff AR, Gitelis S, Simon MA. Function after amputation, arthrodesis, or arthroplasty for tumors about the knee. J Bone Joint Surg Am. 1990;72(10):1477–85. Epub 1990/12/01.
69. Waters RL, Perry J, Conaty P, Lunsford B, O'Meara P. The energy cost of walking with arthritis of the hip and knee. Clin Orthop Relat Res. 1987;214:278–84. Epub 1987/01/01.
70. Gurney B, Mermier C, Robergs R, Gibson A, Rivero D. Effects of limb-length discrepancy on gait economy and lower-extremity muscle activity in older adults. J Bone Joint Surg Am. 2001;83-A(6):907–15. Epub 2001/06/16.
71. Manzotti A, Pullen C, Deromedis B, Catagni MA. Knee arthrodesis after infected total knee arthroplasty using the Ilizarov method. Clin Orthop Relat Res. 2001;389:143–9.

第十八章　髋关节病灶清除关节成形术及关节融合术

Thomas L. Bradbury

髋关节病灶清除关节成形术的历史

关节成形术最早、最基本的术式是手术切除关节面，Edinburgh 大学 James Syme 教授于 1831 年在其著作《关节病变病灶切除》（*The Excision of Diseased Joints*）中对早期的一些术式进行了报道。最早的股骨近端切除手术报道 1849 年发表于《柳叶刀》杂志[3]。Anthony White 是一位因技术娴熟和成功的手术效果而在当地知名的英国外科医师，在其讣告中有关于此手术的描述。患者为一 13 岁男孩，3 年前摔倒致伤髋关节，伤口未愈合并出现感染，当时感染经各种治疗方法无效，患者存在生命危险。据 White 描述，手术后患者创面和多个窦道很快愈合，患者很快即出院且健康状况明显改善。由于当时没有有效的抗生素和安全的麻醉措施，这种十分冒险的手术方法被认为是危险的，仅被当做是一种“终极”处理手段。

数十年后，G. R. Girdlestone 发表了两篇关于此项技术的具有里程碑意义的报道。其最初报道发表于 1928 年，建议将此项技术用于儿童髋关节结核性关节炎的治疗；第二篇报道 1943 年发表于《柳叶刀》杂志，提出采用同样的手术方法治疗慢性髋关节化脓性感染[5]。两篇报道均强调了同样的治疗原则：即通过清理外展肌、股骨头和（或）股骨颈以广泛显露；清除所有髋臼坏死和感染骨质；清理盆腔内窦道以及下肢继发性窦道以防止形成残留感染组织包裹；已开裂创面通常予以敞开，以利于各种填充技术的操作。此项手术技术不仅可以达到挽救患者生命的目的，还可以清除局部感染病灶。据报道“术后数月内巨大的开裂创面即可愈合最终成为一条细小的瘢痕”。

之后数年，Robert Taylor 将病灶切除关节成形术的手术适应证扩大。1950 年，其发表了 93 例股骨头和股骨颈切除术后牵引以形成“髋关节假性关节”患者的预后结果研究报道[6]。手术的主要适应证为骨性关节炎高龄患者。Taylor 强调了术中髋臼壁和股骨颈斜形截骨的重要性，这样可使骨盆与股骨之间存在一个巨大光滑的接触面。据其报道，术后预后结果令人满意，83 例患者疼痛完全缓解且能够扶拐行走，按照标准被归为预后良好，7 例患者预后差，3 例术后死亡。

Milch 于 1955 年发表了“病灶清除-成角截骨”手术治疗髋关节病变效果的研究报道[7]。Milch 指出其通过联合操作可同样达到 Taylor 所报道的术后疼痛改善的效果。通过转子下外翻截骨，术后关节稳定性和功能也得以改善。其观点认为，病灶清除-成角截骨手术治疗髋关节病变的疗效更为确切。

在 Milch 发表文献的时代，早期的关节假体置换术式（如臼杯关节成形术和关节表面置换术）被认为尚处于实验阶段，其早期疗效并不令人满意。但到了 20 世纪 60 年代，John Charnley 在低摩擦力关节置换术方面取得了令人瞩目的进展。随着时间进展，人们认识到 Charnley 技术具有短期内明显缓解髋关节疼痛和改善髋关节功能的效果。此项技术获得早期成功的关键在于采用了耦合轴承，从而使关节面摩擦力降低。轴承的低摩擦力特性可降低假体-骨质界面应力的传导。此外，内植物采用丙烯酸骨水泥固定是一种坚强固定方法。Charnley 技术在欧洲获得普及后，美国 FDA 批准将聚甲基丙烯酸甲酯作为假体固定的一种方法，此项技术在美国也得以应用。虽然 Charnley 技术获得了早期的成功，但其远期效果目前尚不清楚。此手术仅适宜于年老、运动水平低、病情相对简单的原发性关节病患者。如不能确定是否为适宜人群患者，则医师通常采用 Girdlestone 假性关节病检测法（Girdlestone pseudarthrosis test）协助判定其是否适宜行低摩擦力关节置换术。此项检测的前提是如患者髋关节炎病变严重，行病灶清除关节成形术能够缓解疼痛，则此类患者适宜行全髋关节置换术。Charnley 技术的成功为存在髋关节病变患者疼痛症状的缓解、髋关节功能的改善以及患者总体生活质量的提高提供了新的希望。而髋关节病变行股骨头切除伴或不伴股骨成角截骨的早期治疗方法则被基本放弃。股骨头切除术作为一项基本手术操作技术其适应证被再度缩小，被用于髋关节化脓性关节炎后遗症的处理以及髋关节强直伴疼痛和脱位的治疗。

尽管通常被用于专指股骨头和股骨颈的手术切除，但也可将此术式理解称为“Girdlestone 切除术”或“Girdlestone 手术”，Girdlestone 对此项术后创面敞开留待二期愈合的手术技术进行了专门介绍。将“关节切开成形术”和（或）“关节切除成形术”用于定义股骨头或关节置换假体组件取出及一期修复皮肤和软组织更为适宜。

髋关节置换术后关节切开成形术的手术适应证和预后结果

髋关节切开成形术的手术适应证包括：髋关节结构破坏伴疼痛和畸形经治疗无效，需手术方能改善关节功能预后结果。此种情况可能是由于髋关节自身病变所致，或更常见于既往髋关节手术失败患者。

目前髋关节切开成形术的主要适应证仍是反复发作或耐药菌所致假体周围感染需清除感染和保留肢体。在整个 20 世纪 60 年代和 70 年代，髋关节切开成形术都被用于各种早期的关节置换术包括髋臼杯成形术、Judet 股骨头置换术和 McKee-Farrar 关节置换术[8,9]手术失败后的补救处理。随着丙烯酸骨水泥固定关节置换假体组件技术的日益推广，关于取出骨水泥固定的低摩擦力感染关节置换假体组件的报道不断增多。Charnley 是最早报道采用假体组件和骨水泥方法治疗关节感染的学者之一[10]。

自从 Charnley 首次发表相关报道以来，有很多回顾性序列随访研究对全髋关节置换手术失败行假体组件取出的手术效果进行了报道。显然，这些研究的结果差异十分明显。1964 年，Murray 等发表了多种病变情况下行关节切开成形术手术效果的研究报道[11]，其研究序列中有一个包括 12 例患者的亚组，采用该术式处理髋关节假体周围感染，此亚组中患者术后疼痛得以缓解；总体而言，患者术后活动能力得以改善，最终治预后无局部感染征象。

Clegg[12] 1977 年发表的研究文献是最早关于关节置换假体组件和骨水泥取出治疗关节假体周围感染疗效的研究报道之一。此研究报道中包括一组 29 例患者共 30 个髋关节，行关节置换假体组件取出，结果表明感染患者行关节切开成形术后疼痛和功能恢复可达到行关节置换术前的状态；26 例（90%）患者与关节置换术前相比疼痛症状得以改善，而另有 3 例患者与关节置换术前相比术后功能恢复效果更差；80%的患者有术后感染治愈的表现。研究者认为残留骨水泥是假体组件取出后局部仍存在感染的原因。

Kantor 等对一组 41 例采用关节切开成形术治疗髋关节假体周围感染的患者进行了评估研究[13]，其中 39%的患者给予长期引流，被保留的聚甲基丙烯酸甲酯被认为是持续感染和长期引流的主要风险因素；97%的患者存在持续的疼痛症状，对其疼痛严重程度并未进行进一步的量化分析；患肢平均缩短长度为 6cm，术后牵引不能改善肢体不等长严重程度；研究采用脚踏转换步态行走分析法评估行走速度以及采用耗氧量评估行走时的能量需求变化，将这些记录数据与正常对照组以及行膝关节以上截肢的患者进行对比分析。结果表明，行膝关节以上截肢患者行走速度为正常的 68%，而行髋关节切开的患者每步速度为正常的 46%；膝关节以上截肢患者行走时的氧耗量平均为正常的 166%，而行髋关节切开患者的氧耗量为正常的 273%。

Marchetti 等在 1987 年发表了迄今为止最大型的相关序列研究文献[14]。该序列研究中包括 104 例全髋关节置换手术失败患者，行假体组件取出处理。由于术后患肢缩短、髋关节周围肌力弱以及出现髋关节切开成形术后改变，作者认为，传统的髋关节置换术后髋关节功能预后评估方法并不适宜。研究者基于一个修正后的手术效果评分系统，评估后认为术后患者满意率为 72%。年轻患者、关节置换手术失败并发假体周围感染，以及术后限制活动将导致手术效果差。

Petty 等曾对 21 例髋关节假体周围感染行全髋关节置换假体组件取出患者的手术效果进行了报道，结果表明手术效果差：5 例（23%）患者虽取出了假体组件但仍需长期引流；所有患者术后活动或休息时均存在轻度至重度疼痛症状；所有患者均需要助行器械辅助行走；21 例患者中有 18 例对关节切开成形术的手术效果不满意。因此研究者认为，采用关节切开成形术治疗全髋关节置换术后感染相比因其他疾病而行关节切开成形术的效果差。

总之，文献回顾表明，关节切开成形术治疗髋关节置换术后感染和（或）手术失败的手术效果差异巨大[15]。在关节切开成形术后疼痛改善方面，效果差异也十分巨大，患者术后可无痛或伴轻度疼痛症状，也可表现为严重的疼痛症状以至于足够对其生活质量产生影响；术后功能恢复效果也难以确定，但总体而言，约 80%的患者可在助行器械辅助下实现“适度行走”。关节切开成形术后患者步速及行走效率均明显降低，即使是与膝关节上方截肢患者相比。此术式的有效性表现在约 80%的患者感染可治愈，且病灶清理的手术效果良好。

髋关节切开成形术后翻修置换的适应证和预后结果

关于髋关节切开成形术后翻修置换手术效果的研究报道很少。Schröder 等对 32 例长期假性关节炎和 16 例关节切开成形术后平均 3 年行髋关节置换假体再植入术患者的预后结果进行了对比研究[16]。结果表明假性关节炎组患者 Harris 髋关节评分分值平均为 58 分，与之相比行假体再植入患者平均分值为 64 分。尽管行髋关节翻修置换患者的满意率更高且更易完成日常生活活动，但这些改善是微不足道的。因此研究者认为，关节切开成形术目前仍是全髋关节置换手术失败后一个可供选择的术式。

Charlton 等曾报道一组 44 个髋关节行切开成形术后行全髋关节翻修置换[17]，关节切开成形的手术指征为初次髋关节置换术后感染、髋关节置换翻修术后感染、半髋关节置换术后感染以及髋关节周围内固定物术后感染。关节切开成形术至假体再植入的平均时限为 11 个月，经至少 2 年随访，Harris 髋关节评分由 40 分提高至 78 分，50%的患者下肢不等长得以矫正，另 50%下肢不等长平均程度也改善至 6mm；髋关节假体再植入术后并发症包括：脱位占 11%，39%的患者长期跛行，仅有 1 例（2.3%）感染复发。因此，研究者认为尽管术后并发症相对多见，但此手术方法的术后感染复发率低，且患者可能会获得关节功能的明显改善。

Rittmeister 等曾报道一组 39 个髋关节行关节切开术后，经一段时期行髋关节翻修置换[18]，行关节切开的手术指征为感染，仅一例患者除外，但所有患者行翻修置换手术前 ESR 和 CRP 均正常。经平均 12 个月随访，患者平均 Harris 髋关节评分为 62 分；66%的患者出现术后并发症，39 个髋关节中有 17 个髋关节需行翻修手术处理；术后最常见并发症是感染反复发作导致“软组织反转”。研究者发现关节切开手术时间、患者年龄以及既往手术次数对患者的术后总体预后结果无影响，此研究结论与 Charlton 的研究结果形成了鲜明的对比。研究者指出，行关节切开成形术时无法检出感染致病菌是假体再植入术后感染复发率高的原因之一。

总之，既往髋关节切开成形术后行关节翻修置换手术应慎重，尽管患者可能获得良好的预后，但应考虑到存在术后并发感染复发、髋关节不稳定、持续下肢不等长以及髋关节外展肌功能受限的风险。

图 18.1、18.2 和图 18.3 所示即为一例关节切开成形术后远期行髋关节翻修置换的 X 线影像。

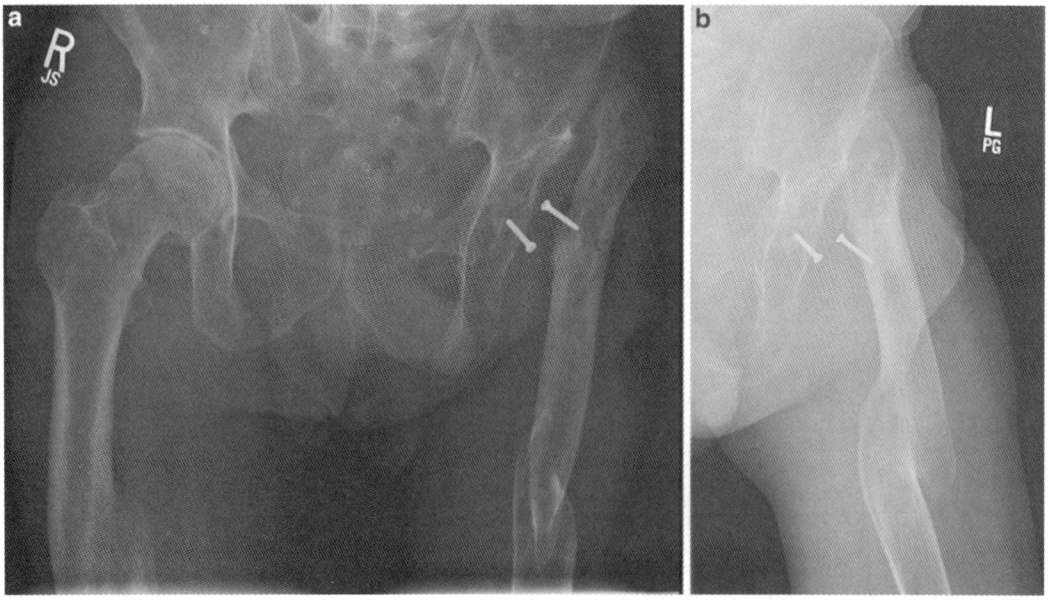

图 18.1 （a、b）58 岁男性患者骨盆前后位及髋关节侧位 X 线检查所见。患者 18 岁时因卡车对摩托车车祸致双下肢多发骨折，左侧股骨颈骨折尝试内固定治疗，术后并发慢性髋关节化脓性关节炎，最终行髋关节切开成形术，在切开术中并未发现体内固定螺钉。关节切开成形术后 40 年，患者自诉 10 分 VAS 评分为 1～2 分，但主诉下腰部疼痛伴下肢不等长和髋关节不稳定所致的日常生活活动受限，此患者可拄单拐短距离行走

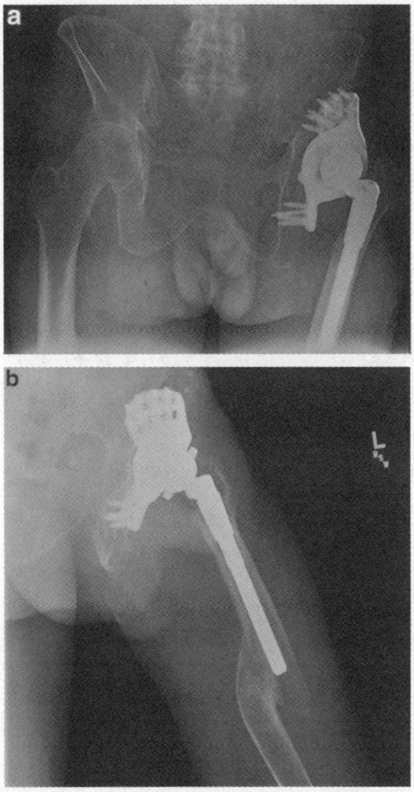

图 18.2 (a、b) 患者改行全髋关节置换术后骨盆前后位和髋关节侧位 X 线检查所见。术前红细胞沉降率和 C 反应蛋白检查正常，关节抽吸检查失败。鉴于患者髋臼骨质整体、节段性缺损，术中采用定制多孔涂层髋臼组件，股骨采用模组柄以利于角度调整。股骨干畸形愈合并未处理。采用限制型髋臼内衬以防止出现术后髋关节不稳定

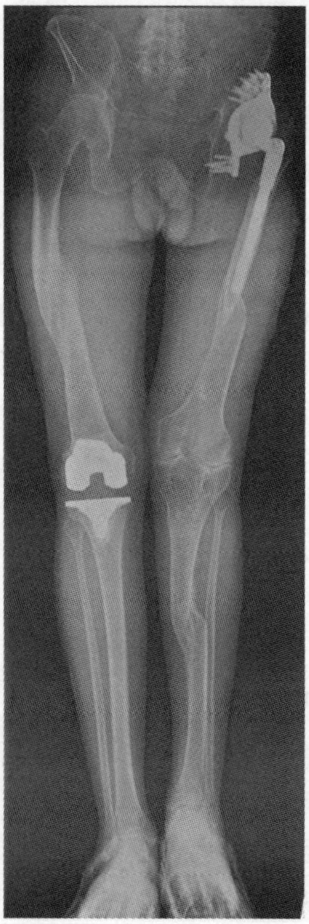

图 18.3 下肢前后位摄片示畸形得以改善，但仍存在下肢不等长。经术后康复，患者髋关节疼痛无缓解，但下腰部疼痛和行走能力得到改善，手术切口正常愈合

手术技术：全髋关节置换手术失败行关节切开成形术

关节切开成形术最常见的并发症仍是全髋关节置换翻修术后感染持续，手术的主要目的通常是清除感染。因此，取出所有假体材料并清理所有坏死、感染组织是手术的关键。术前应至少停用抗生素 3 周，以提高细菌培养的致病菌检出率，这有助于在病灶清理术后选择适宜的抗生素治疗。尽管存在争议，考虑术前停止预防性使用抗生素，因其在预防假体周围感染加重方面并无必要性。术中必须利用原有手术入路切开并在其基础上广泛显露，采用髋关节后方入路可最大程度显露股骨和骨盆。术中所采用器械应能够顺利取出固定良好的假体组件，并保存残留的有活力的骨块，这是手术操作的关键。采用带导向尖端的高速气动磨钻可在宿主骨质与骨长入假体组件的多孔表面之间进行十分有效的分离。为取出已有骨长入的髋臼组件，采用大小合适的与股骨头试模相连的组配式弧形骨刀可在轻易取出大多数半球形设计假体的同时保留残留的髋臼骨块。采用何种技术取出非骨水泥型骨整合股骨假体组件取决于假体柄的设计。锥形、近端涂层内植物通常采用带导向尖端的高速磨钻建立近端内植物与

骨质间的分离面可安全取出，骨长入表面远端可采用弹性骨刀仔细分离。然而，手术医师在尝试自近侧取出假体时，如可能会破坏残留股骨骨质连续性，应尝试尽可能减少股骨内植物的显露程度并行转子间广泛截骨。所采用截骨技术应能够保留髋外展肌和股四头肌在转子间的附着部，远端行一定长度的截骨应能够充分显露假体，并最大程度保留骨干的连续性，以利于日后可能的重建处理。如假体组件为骨水泥型，则采用骨水泥取出骨刀、刮匙、骨水泥钻、骨水泥锥以及超声骨水泥取出器械可顺利完成取出操作。在取出所有假体和异体材料后，应评估残留髋臼和股骨骨质情况，理想情况下所有无活力的、非灌注型骨质都应被手术清除，清理时最好采用盐水冷却球形高速磨钻。当清理后骨质表面表现为均匀的斑点状Haversian出血（亦称“红辣椒粉征”）时即表明清理完成。尽管有学者建议对术后股骨近侧与骨盆之间关节部位行局部斜形截骨，但研究表明关节切开成形术后以改善功能预后为目的的截骨或骨整形技术似乎并无明显效果。

术中病变清理形成的死腔应予以积极处理，如可能应采用有活力的局部肌肉组织进行转移填塞。可采用非关节型添加抗生素聚甲基丙烯酸甲酯占位器填充髋臼和股骨近端以减少死腔，并为实现局部抗生素高剂量给药提供载体。然而，在抗生素完全洗脱后，从理论上讲残留的聚甲基丙烯酸甲酯即成为引起感染持续或复发的病灶。负压治疗可用于死腔处理，至创面收缩和成熟，后行常规引流，之后延迟一期闭合创面，或等待创面二期愈合。

关节切开成形术后首先应开始针对致病菌行抗生素静脉注射治疗。建议在髋关节周围手术创面和软组织包膜愈合后开始使用步行器并在保护下负重活动，之后在能够耐受的情况下逐渐开始负重活动。各种类型的牵引并不利于患者术后康复。应鼓励患者在可耐受的条件下行主动和被动屈伸活动。术后患者通常表现为明显的下肢不等长，可通过增加鞋外侧高度进行矫正。

髋关节融合术

全髋关节置换术后患者远期效果通常良好，这使得初次髋关节融合术的手术适应证目前已十分少见，因此过去十年来，很少有骨科住院医师在临床上见到过此种术式。但年轻、活动潜力大的终末期关节病患者如不适宜行髋关节置换术，则仍具有行初次关节融合术的手术指征。远期手术效果评估结果表明，患者疼痛症状可持续改善，仅表现为轻度至中度的关节功能降低。同侧膝关节、下腰部以及对侧髋关节退行性变加速是目前已被确认的此术式的缺点。尽管术后并发症常见，但髋关节融合术后行髋关节置换术的患者与初次髋关节置换术的患者相比，术后满意率水平相当。

全髋关节置换手术失败或术后感染很少采用髋关节融合术式进行补救处理。1984年，Kostuik和Alexander报道一组14个髋关节，患者行全髋关节置换手术失败后行关节融合处理[19]，所有髋关节均是由于假体松动致手术失败，其中50%的患者尚合并感染。术中采用外侧入路加大转子截骨技术行关节融合，取出假体和骨水泥后，利用A-O融合技术采用cobra钢板完成融合固定，大多数情况下尚需沿融合部位前面用另一块钢板行辅助固定。合并感染的7例患者中有4例行一期处理，另3例首先行病灶手术清理后行二期处理。14例患者中13例初次关节融合手术成功，仅有的1例假关节形成患者经一次植骨处理后成功愈合。据研究者报道，患者的术后预后结果良好，所有患者髋关节疼痛症状均得以改善；患者截骨部位愈合后均能够行走，仅3例需拄拐辅助行走；除1例外所有患者均恢复工作活动水平；

平均下肢长度差异为 4.6cm；术后患者下腰部疼痛症状并不明显，但术后平均随访时间较短。研究者建议年轻、伴单侧髋关节病变行全髋关节置换手术失败的患者可采用髋关节融合术治疗。虽然研究中随访时间短，且术后预后结果评估方法并不全面，但应对此项建议持保留态度。相比全髋关节置换手术失败后行关节融合的处理方法，采用目前的感染治疗方案以及可供选择的翻修内植物可实现对关节的重建，并可能使患者获得更为良好的预后结果。

（黄宁庆　李顺华　译）

参考文献

1. Cram P, Vaughan-Sarrazin MS, Wolf B, Katz JN, Rosenthal GE. A comparison of total hip and knee replacement in specialty and general hospitals. J Bone Joint Surg Am. 2007;89(8):1675–84.
2. Kurtz S, Ong K, Lau E, Mowat F, Halpern M. Projections of primary and revision hip and knee arthroplasty in the United States from 2005 to 2030. J Bone Joint Surg Am. 2007;89(4):780–5.
3. White A. Obituary. Lancet. 1849;1:324.
4. Girdlestone GR. Arthrodesis and other operations for tuberculosis of the hip. In: Milford H, editor. The Robert Jones birthday volume. London: Oxford University Press; 1928. p. 347.
5. Girdlestone GR. Acute pyogenic arthritis of the hip operation giving free access and effective drainage. Lancet. 1943;1:419.
6. Taylor RG. Pseudarthrosis of the hip joint. J Bone Joint Surg Br. 1950;32-B(2):161–5.
7. Milch H. The resection-angulation operation for hip-joint disabilities. J Bone Joint Surg Am. 1955;37(4):699–717.
8. Patterson FP, Brown CS. The McKee-Farrar total hip replacement. Preliminary results and complications of 368 operations performed in five general hospitals. J Bone Joint Surg Am. 1972;54(2):257–75.
9. Haw CS, Gray DH. Excision arthroplasty of the hip. J Bone Joint Surg Br. 1976;58(1):44–7.
10. Charnley J. The classic: the bonding of prostheses to bone by cement. Clin Orthop Relat Res. 2010; 468(12):3149–59.
11. Murray WR, Lucas DB, Inman VT. Femoral, head and, neck resection. J Bone Joint Surg Am. 1964; 46:1184–97.
12. Clegg J. The results of the pseudarthrosis after removal of an infected total hip prosthesis. J Bone Joint Surg Br. 1977;59(3):298–301.
13. Kantor GS, Osterkamp JA, Dorr LD, Fischer D, Perry J, Conaty JP. Resection arthroplasty following infected total hip replacement arthroplasty. J Arthroplasty. 1986;1(2):83–9.
14. Marchetti PG, Toni A, Baldini N, Binazzi R, D'Elia L, Sudanese A, et al. Clinical evaluation of 104 hip resection arthroplasties after removal of a total hip prosthesis. J Arthroplasty. 1987;2(1):37–41.
15. Ballard WT, Lowry DA, Brand RA. Resection arthroplasty of the hip. J Arthroplasty. 1995;10(6):772–9.
16. Schröder J, Saris D, Besselaar PP, Marti RK. Comparison of the results of the Girdlestone pseudarthrosis with reimplantation of a total hip replacement. Int Orthop. 1998;22(4):215–8.
17. Charlton WPH, Hozack WJ, Teloken MA, Rao R, Bissett GA. Complications associated with reimplantation after Girdlestone arthroplasty. Clin Orthop Relat Res. 2003;407:119–26.
18. Rittmeister ME, Manthei L, Hailer NP. Prosthetic replacement in secondary Girdlestone arthroplasty has an unpredictable outcome. Int Orthop. 2005;29(3):145–8.
19. Kostuik J, Alexander D. Arthrodesis for failed arthroplasty of the hip. Clin Orthop Relat Res. 1984;188:173–82.

第十九章　膝上截肢

Antonia F. Chen，Catherine J. Fedorka，Brian A. Klatt

引　言

膝上截肢（above-the-knee amputation，AKA），或称为经股骨横断截肢，是指在股骨水平离断下肢。这是一种最古老的外科术式之一，最早关于此手术的记载见于公元前 385 年希波克拉底的 *De Articularis* 和柏拉图的 *Symposium* 中，1588 年 William Cloves 博士首次成功完成了 AKA 手术[1]。截肢（amputation）一词来源于拉丁语 amputare，是词根 ambi-（周围）和 putare（剪除）的结合。AKA 最初见于一些原始部落的宗教仪式或被当做一种惩罚手段使用，自从火药发明后其又被用于处理肢体火器伤，导致截肢的数量增高。截肢术可用于肢体严重病变如感染、肿瘤、糖尿病和血管疾病以及创伤的处理。对于全膝关节置换术（TKA）而言，AKA 可用于对关节假体周围感染（PJI）的处理，尤其是当其他处理方法如二期置换翻修和关节融合手术失败后。本章将详细阐述 TKA 术后行 AKA 的作用，包括 AKA 的发展历史、手术适应证、手术技术、术后残端护理、各种假肢、术后功能恢复情况以及术后长期随访结果。

手术适应证

AKA 是 TKA 术后感染行各种其他治疗方法无效而不适宜行二期关节假体更换或关节融合患者的最终治疗手段。有研究报道感染患者初次行二期手术处理的失败率为 9％～31％[2,5]。由于这些手术失败率可能会更高，因此应特别注意防止导致手术失败的风险因素出现。研究表明，革兰氏阳性和革兰氏阴性耐药菌所致感染患者行二期关节假体更换术的手术失败率更高[4,9]，此类难治性细菌感染患者需采用多种方法清除感染。

每种针对性处理措施都会使患者出现并发症的风险增高。例如，每次翻修术中需采用限制型组件加扩展组件和假体柄以填充骨缺损和调整韧带结构不稳定。多次翻修手术尝试后严重骨质缺损、膝关节周围软组织稳定结构破坏以及切口并发症均可发生[10,11]。每次手术后可供医师选择的假体种类将会更少，直至最终，如保留假体则可能会导致感染复发，而取出整个假体后截肢可能成为唯一有效的选择。以往 TKA 术后 AKA 的相关研究指出，患者在首次 TKA 术后平均手术次数为 2.8～6 次[11,13]。此种经多次手术无法清除感染则为截肢的适应证。

临床表现

存在慢性感染的患者通常已经过多次手术，翻修术后行 AKA 的患者可能存在明显的瘢痕组织和异常的软组织覆盖（图 19.1）。很多此类患者并不适宜行皮瓣手术以覆盖继发于慢性感染和(或）血管疾病的创面，应行 AKA 以实现适宜的软组织覆盖。

TKA 术后 PJI 经多次手术反复发作的患者仍应按照标准的感染处理方式处理，应行包括红细胞沉降率、C 反应蛋白、白细胞计数以及关节抽吸液细胞计数检查在内的各项检查。如患者为感染性病变，则行 AKA 可能是一种挽救生命的手段。还应行影像学检查明确截肢术后可保留多少骨质，并确定在哪个平面行 AKA 操作。

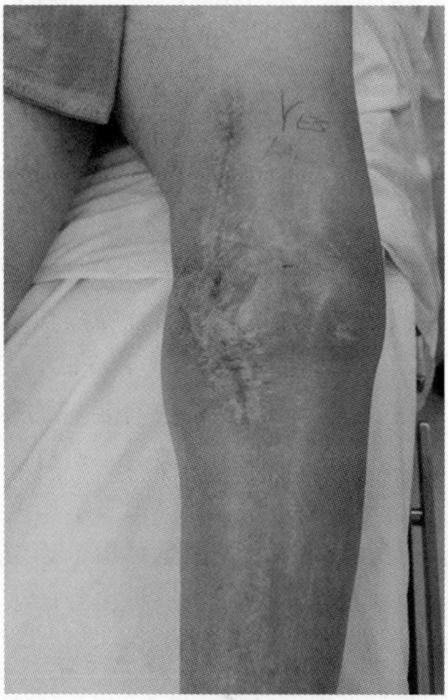

图 19.1　全膝关节置换术后关节假体周围感染

合并症

以往研究表明，TKA 术后感染行 AKA 的患者 Charlson 合并症指数评分[14]和 ASA 评分分值较高[13,15,16]，这说明此类患者若行多次手术处理则风险会更高。大多数此类患者还存在免疫抑制，如这些患者在 TKA 术后并发感染则问题更为严重，可能导致其出现危及生命的败血症。因此，出现抗生素无法抑制的进行性感染也是截肢的手术适应证，因为此类患者存在假体再植入的手术禁忌。截肢可能是此类病情严重患者唯一合理的治疗选择。

最后，医师必须认识到对全身状况良好的患者而言，截肢可能在缓解疼痛和帮助其在不经过多次手术的情况下迅速恢复方面是一个最好的选择。在选择补救性手术时，为了规避术后继发疼痛以及再次行翻修或关节融合的风险，患者可能不会再选择其他术式。随着目前可供选择假肢的不断改进，患者可能在 AKA 术后患肢功能良好，而避免了长期的膝关节僵硬、疼痛和功能障碍症状的持续存在。

手术技术

由于假体以及膝关节感染病变的存在，TKA 术后 PJI 行 AKA 需考虑很多特殊因素。为取出假体并清除所有感染骨质和（或）为日后患肢装假肢行走提供充分的骨块支撑，术前应行 X 线摄片检查确认截肢平面。如 AKA 为择期手术，则患者应在术前行常规体格检查。

手术入路

患者仰卧置于手术床，将一块抬高垫置入患肢臀部以抬高下肢，这样可在术中显露下肢后侧。应像髋部手术一样，行下肢高位消毒和铺单，之后行无菌驱血带驱血。如行高位AKA则可能无法使用止血带，因为此时止血带可能就在术野顶部。由于患肢存在感染，术中不应使用Esmarch绷带驱血。可以将患肢抬高5分钟完成驱血。

大多数AKA手术切口位于关节线近侧4～6英寸，但医师需考虑到根据植入假体类型确定截肢水平。如采用的是股骨远侧替代或长柄假体，则患者可能存在远侧骨质缺损或病变；如假体为长柄，则在行AKA前应首先取出假体；大多数情况下假体可与截肢远端肢体一并去除。此外，应在有不可逆缺血表现的皮肤上方水平截骨，残端应有足够的软组织覆盖。

在截肢水平应取传统的鱼嘴样切口（图19.2），这是一种向前方和后方弧形走形并在大腿内侧沟和外侧沟交汇的U形皮肤切口。最终切口部位的确定与残端软组织覆盖相比并不重要，重要的是截骨远端应有足够的软组织垫覆盖，截骨端下方不应有瘢痕。如组织覆盖差，则会出现残端溃疡或破裂。切口前方皮瓣通常更长，因此切口应朝向后方。如由于医学原因术中需快速截除肢体，则可采用离断切口，或者说是直接切断肢体，待患者病情稳定后二期闭合切口。离断截肢也可用于感染患者，如气性坏疽或坏死性筋膜炎，或软组织缘出现进行性坏死者。随时间进展将出现健康组织周缘，此时可最终闭合创面。

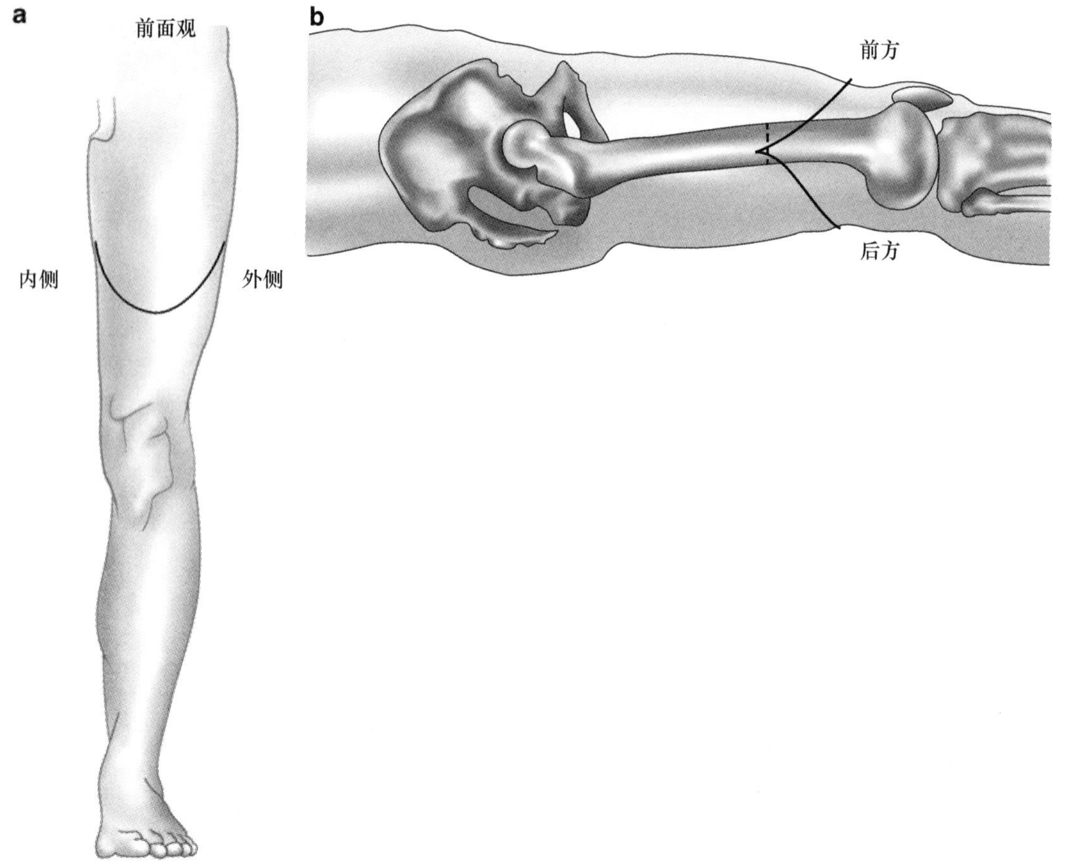

图19.2 膝上截肢鱼嘴样切口。(a) 前面观；(b) 侧面观

前方解剖

首先在大腿前方取第一个切口，锐性分离脂肪层，应注意对脂肪组织内的血管出血行电凝止血，尤其应注意避免大隐静脉出血。使用手术刀或电刀锐性分离大腿前方肌肉（股四头肌），应仔细分离出股浅动静脉，钳夹后用 2-0 号丝线结扎。小的肌肉穿透血管也可同样行结扎或电凝处理。神经（股神经分支）需轻柔牵拉并使用手术刀锐性分离。分离组织直至显露下方股骨以利于行股骨离断操作。

假体取出

股骨显露并确定需取出假体后，需确认备有必需的假体取出器械，这是十分重要的。应在术前确认植入假体类型并备好正确的专用假体取出器械，此外，还需备有其他假体取出所必需的器械，如骨刀、骨水泥取出器械（如反向刮匙）、超声骨水泥取出装置以及弹性环钻铰刀。如患者曾行膝关节翻修手术则需取出股骨假体。术中取出所有骨水泥、内植物并清理股骨假体植入空腔对于感染清除是十分重要的。

股骨离断

在术中及早离断股骨利于显露后方血管神经束。为有效牵开股骨附着软组织，应使用 cobb 剥离器或其他骨膜剥离器剥离股骨骨膜。股骨准备完成后将可伸展牵开器插入股骨后侧皮质表面，这有利于在离断股骨时牵开组织和保护后方软组织。应使用耙钩或其他牵开器械保护前方已离断的肌肉结构远离锯片。应使用电动摆锯自前方向后方横行离断股骨（图 19.3a），或采用 Gigli 锯（弹性线锯）横行自后方向前方截断股骨。在股骨离断末端涂抹骨蜡以减少骨端出血，可用一个大骨钩插入髓内并牵拉股骨以显露后方结构。

后方解剖

股深动静脉通常位于股骨正后方，术中应注意辨认这些血管结构并使用 2-0 号丝线结扎；之后采用电刀、手术刀或截骨刀分离后方肌肉；内收肌群，尤其是大收肌可予以保留，这有利于覆盖后方的内收肌的固定操作。分离坐骨神经时应仔细，其位于大收肌后方，分离坐骨神经后，应轻柔牵拉并使用电刀或手术刀离断，这样会使神经收缩，不会在截肢残端受到刺激。后方肌群中腘绳肌离断后，应注意接下来的皮肤切口操作，采用手术开始时鱼嘴样切口的第二部分标记，用手术刀锐性切开皮肤和皮下组织，最终完成截肢操作（图 19.3b）。

截肢手术操作完成后清理和冲洗组织，在确认所有主要血管结扎后松止血带以最后观察血管电凝和（或）结扎效果，之后关闭组织切口。

由于膝关节存在感染，在截肢术中离断肢体远端自术区取下后，需撤除截肢操作器械，尤其应注意术区冲洗完成后，用新的操作器械关闭切口。

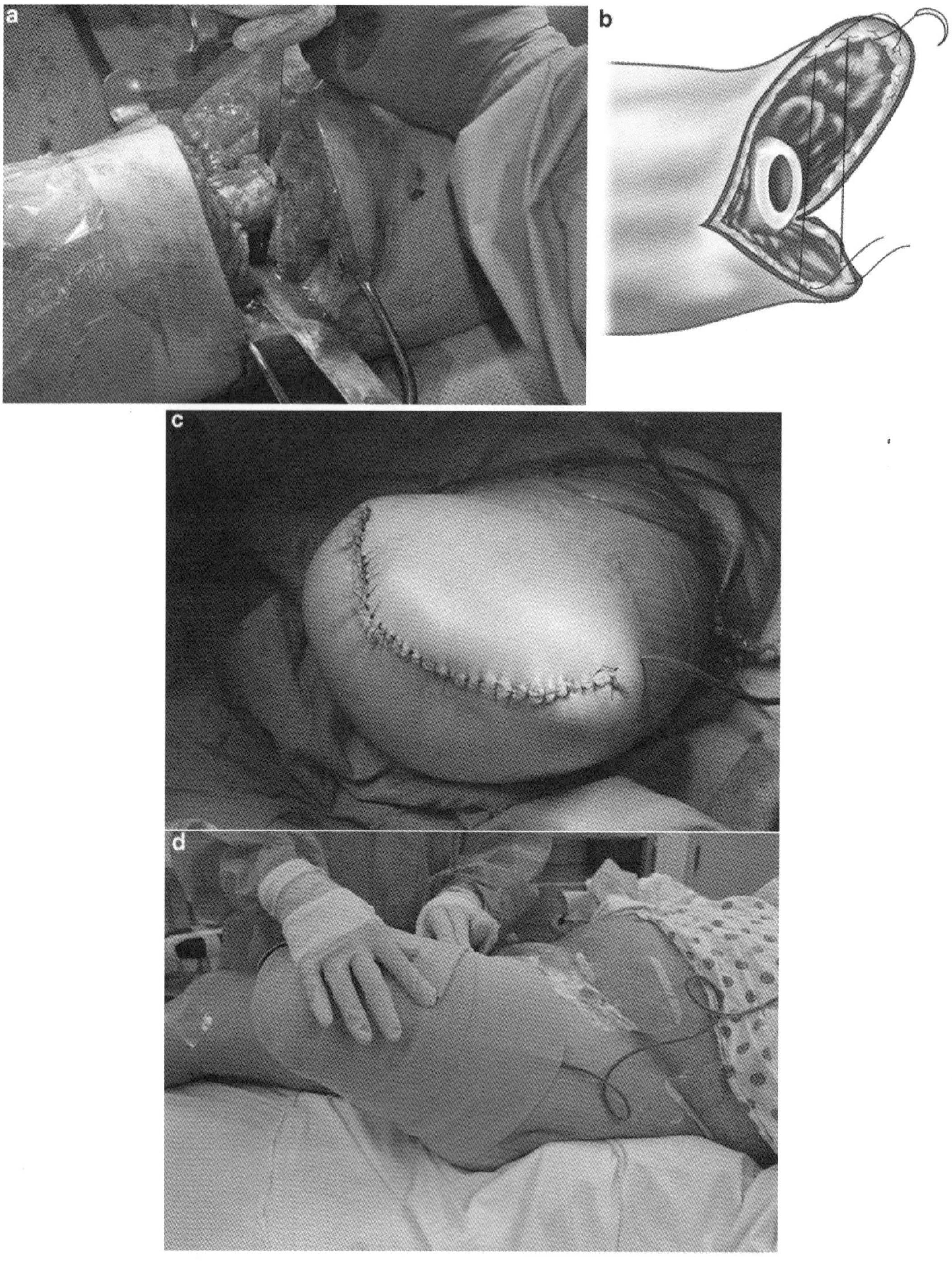

图 19.3 膝上截肢手术入路。(a) 股骨显露，横行切口显露股骨，使用摆锯离断股骨；(b) 切取鱼嘴样切口最终完成截骨；(c) 切口采用尼龙线缝合，术区放置引流；(d) 术后敷料包扎

肌肉固定术和肌肉成形术

可通过肌肉固定术（将肌肉与骨连接）或肌肉成形术（肌肉与肌肉连接）固定远端肌肉而改善 AKA 术后患肢的功能。本文第一作者习惯采用肌肉成形技术处理其截肢患者。目前最常用的肌肉固定术式是收肌固定，将大收肌固定于股骨以使残留肢体能够最大程度上完成内收活动，并防止残端出现屈曲-外展畸形。术中需在股骨远端离断面上方 3/8 英寸处钻孔，将收肌肌瓣缝合后穿过双层皮质钻孔处。此操作还可转移截肢后前方肌皮瓣所产生的张力。

也可替代采用股四头肌固定术或肌肉成形术，以降低术后髋关节屈曲挛缩发生的概率。股四头肌肌肉成形术是将股四头肌与收肌缝合，股四头肌固定术是将股四头肌锚定固定于股骨后方预先钻孔部位。

切口闭合

在大腿外侧置引流管一根，将前方和后方皮瓣末端对位至切口闭合部位确认离断股骨远端有足够软组织覆盖。应逐层缝合残端，首先使用可吸收缝线闭合深层筋膜，皮下组织也可采用可吸收缝线缝合，皮肤应使用尼龙线间断单纯缝合（图 19.3c）。需注意缝合过程中应避免在切口拐角区域形成多余组织和“狗耳”畸形，这会导致日后出现皮肤刺激症状以及残端破裂。切口应采用无菌不黏敷料覆盖，用 4×4 折纱布包裹后，使用弹力绷带在残端远侧轻度加压（图 19.3d）。

残端护理

术后需以不同个体病变为基础给予不同的残端护理措施。TKA 术后感染行 AKA 的患者大多数属于非健康人群[13,16]，此类患者通常瘢痕组织过多且软组织破坏严重，患者通常已与感染“对抗”了很长一段时期，导致其营养状况差，因此此类患者伤口愈合通常缓慢，残端缝线应至少保留 3 周。关键在于每日需仔细观察伤口及更换敷料，术后即时创面开裂需给予及时处理。

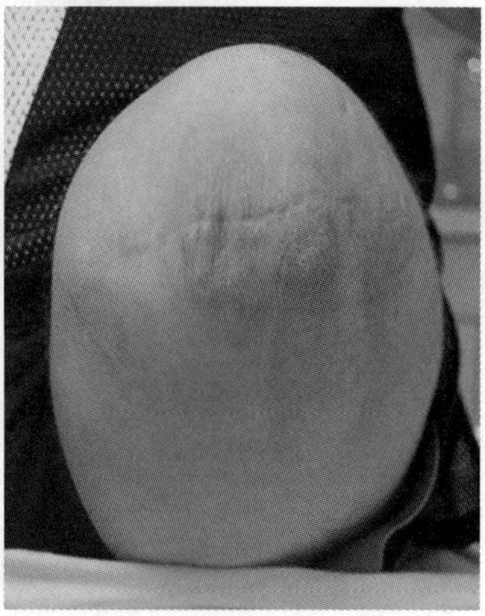

图 19.4　残端愈合

依据作者的处理方法，建议患者每日俯卧数次，以防止髋关节进行性屈曲挛缩。如发现挛缩进展，则应与物理治疗师会诊，行牵拉治疗和康复练习。

切口完全愈合后，残端即开始缩小[17]。残端缩小是弹力袜加压或残端使用弹力绷带的结果，持续穿戴弹力袜或使用弹力绷带有利于使残端逐渐变窄并可降低水肿。弹力绷带的优点在于其可控制特殊部位的加压和压力，但包扎操作技术更困难。弹力加压残端缩小器具操作容易，可对残端均匀加压，但其价格昂贵且难以定制。残端缩小处理将持续使用至残端体积在一周内未发生明显变化，如残端容积稳定，则可尝试首次安装假肢（图 19.4）。

假 肢

专业的物理治疗师和康复医师参与监督假肢的定制具有关键作用。所选假体需根据患者个体及其功能需求测量定制。假肢矫形师参与假肢的装配对于整个假肢定制过程也具有关键作用。

套接口是假肢与残端相适配的组件，其作用是将体重传导至假肢。目前大多数假肢套接口由坚硬的塑料制成并且是通过吸引作用维持其位置，又被称为吸引式套接口。大多数情况下是将套接口穿在残端上，然后用 Silesian 绷带固定维持套接口位置。但有时可能会出现套接口与残端之间无任何穿戴结构的情况，在穿戴假肢的前 18 个月，可能会出现多达两种的套接口改变。正因为此，大多数早期的假肢是采用组配方式制作而成[17]。

以下将讨论 4 种主要的 AKA 术后膝关节假肢类型：变速摩擦型（踏频控制）、多中心型（4 杆连接）、流体控制型（液压膝关节）和固定摩擦型膝关节假肢。

1. 变速摩擦型（踏频控制）膝关节假肢，具有很多交错排列的摩擦垫，可在膝关节伸直时增加屈膝阻力，此种设计可使患者在不同速度下行走，但行走不能够持续。

2. 多中心型（4 杆连接）膝关节假肢具有多个不同的旋转中心，在步态循环过程中膝关节假肢具有不同的稳定特性（图 19.5）。

3. 流体控制型（液压膝关节）假肢具有一个可调节液压反应的活塞，在摆动相液压流体可产生不同的阻力，通过调节液体黏稠度可适应患者的功能需求。这种假肢受到年轻、活动能力强患者的青睐，比其他假体更重。最先进的此种类型膝关节假肢可加装一个微处理器，以适应患者更高的功能需求。微处理器利用步态分析和生物力学研究结果信息通过电动

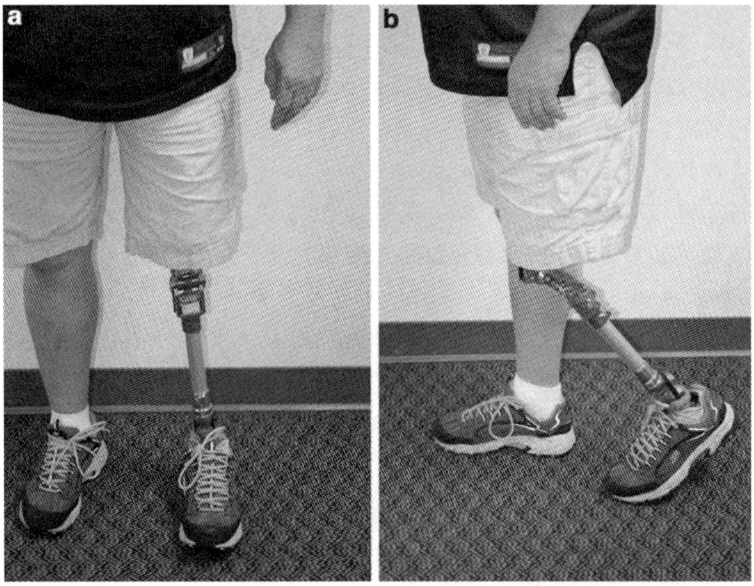

图 19.5 假肢。图示此 AKA 术后患者安装 4 杆多中心连续摩擦膝关节假体。（a）前后位，（b）侧位

控制调节假肢的站立相和摆动相，假肢传感器可感知并回应不同的刺激。例如，膝关节假体可对绊跌做出“僵硬”反应以防止跌倒；在平整或不平整路面，以及在上下楼梯时可提高安全性或提高行走速度。但如果患者没有其需要此高值、高需求假肢的证明文书，很多保险公司不会为患者提供此种假肢。

4. 儿童最常用的膝关节假肢为固定摩擦型假肢，年老、体质差的患者不建议采用这种假肢。此种假肢是一种利用橡胶垫与膝关节假肢螺栓摩擦抑制膝关节摆动的单铰链假肢，其使用广泛，可用于在不平整路面上行走。固定摩擦型假肢的主要缺点在于，穿戴后患者仅能完成单一速度行走，站立相稳定性仅仅是靠力线排列来维持。

并发症

截肢术后出现切口并发症的风险高，尤其是 PJI 截肢术后。AKA 术后局部并发症包括：切口开裂、切口愈合不良、假肢磨损致皮肤坏死、骨质磨损、血肿形成、水肿和疼痛（术后疼痛、神经瘤以及幻肢痛）[18]。此外，AKA 术后患者并发异位骨化的风险也会增高。患者截肢部位周围软组织损伤程度增大使局部易于形成过多骨质，导致局部疼痛症状出现，需行截肢部位翻修以清除多余骨质[19]。

感染反复发作是 PJI 行 AKA 术后的一种常见并发症。Isilkar 等报道 9 例 AKA 术后患者 1 例并发深部感染，另 1 例并发浅表感染[11]。Sierra 等经对 25 例患者研究发现，共 8 例患者出现并发症，其中 5 例并发深部感染（2 例需行截肢部位翻修处理），1 例为浅表感染，1 例发生皮肤坏死，1 例在围术期死亡[16]。作者以往的 TKA 术后感染行 AKA 相关研究中，9 例患者因残端感染需行灌洗和病灶清理，2 例患者需行截肢部位翻修处理，此外，有 2 例患者术后不久即死亡[13]。正如上述研究所指出的，与普通人群相比，AKA 患者的术后期死亡率更高，这是由于此类患者往往存在更多的合并症且活动水平差。

功能恢复

以往关于 TKA 术后行 AKA 的研究结果表明，就术后假肢使用情况和行走功能恢复情况而言，患者的功能预后结果差。这通常是由于 AKA 术后行走所需能量的指数级增长所致，单侧 AKA 术后行走所需能量消耗如以平均氧耗量计算，比四肢健全患者高出 49%[20]。AKA 术后患者行走速度会明显下降而氧消耗率却会明显增加[21]。

Pring 等首次对 AKA 术后患者的肢体功能状态进行了评估研究，23 例患者经平均 48 个月的随访，评估其术后功能恢复情况。结果表明，所有患者均在早期安装假肢，仅 15 例患者能够在术后立即恢复行走，其中有 10 例患者在术后前 2 年即恢复行走，但在随访中发现仅 7 例患者能够实现规律的日常行走，这 7 例患者中仅 3 例能够每日行走超过 30 分钟，仅 1 例能够完成独立购物；23 例患者中有 20 例在其日常生活中的某些情况下需使用轮椅；另外，有 10 例患者因相比术前有更高的护理需求而需要改变其居住环境[12]。

Isiklar 等对 9 例 TKA 术后行 AKA 患者进行了研究，其中 8 例患者在 1983 年至 1992 年期间行 AKA，术后平均随访时间为 2.5 年，末次随访发现 8 例患者中仅 2 例能够在助行器辅助下行走，仅 1 例患者使用假肢[11]。Sierra 等对 25 例 TKA 术后行 AKA 的患者进行研究，其中 19 例是因感染行 AKA 处理，患者平均随访时间为 8.6 年，9 例患者已装配假肢，但末次随访发现仅5例患者佩戴假肢活动，1例患者能够长距离行走，3例患者可在器械辅助下户外行走超过5个街区，2例患者能够在器械辅助下完成屋内行走[16]。能够装配假肢行走的患者相比无法行走的患者更为年轻。

最后，作者曾对2个三级护理中心中35例TKA术后PJI行AKA的患者进行了超过15年的回顾性分析研究，在行AKA之前，仅9例患者可独立生活，5例患者能够实现无距离限制行走，3例可完成户外小于5个街区的行走，27例仅能够完成室内活动；14例患者曾于术后装配假肢，但其中仅7例每日佩戴假肢超过1小时；14例患者中仅8例能够实现户外行走，4例能够实现无距离限制行走，另4例能够实现小于5个街区的户外行走；除3例患者外，上述这些患者行走均需要器械辅助，2例患者能够在屋内行走；12例患者仍在其原家中居住，另有8例患者术后在生活护理机构定居。与未装配假肢的患者相比，装配假肢的患者更为年轻且合并症更少。装配假肢的患者ADLS评分分值[22]和SF-12评分分值[13,23,24]也更高。

总之，TKA术后截肢的患者术后功能恢复程度有限，但很多患者在术前患肢功能即已受限。除非患者更为年轻且健康状况更为良好，AKA应被考虑为最后的“终极”处理措施，这是因为此类患者在术后装配假肢后恢复独立行走功能的概率更高[13,16]。

术后随访

除了术后活动水平降低以外，与保肢手术相比AKA术后患者的经济花费也会增高。MacKenzie等指出，肢体重建与截肢手术的相关紧急护理和术后护理产生的经济花费差别不大，但患者术后需添置假肢，预计行截肢手术患者的一生花费要比行保肢手术的患者高出3倍[25]。

TKA术后行截肢的患者因并发症而死亡的概率高。Sierra等报道25例患者中10例死亡[16]；作者的研究中，35例患者末次随访中有15例死亡，但作者无法确定其研究中患者的死亡原因，因此无法确定患者死亡是否与感染相关。由于大多数患者在术后早期存活，因此作者认为，感染并非是患者死亡的直接原因。

如相关研究文献所述，很多TKA术后感染行AKA的患者存在严重的健康问题，这些问题对AKA术后功能恢复具有影响作用。很多患者在行截肢术前其活动仅限于室内[13]，鉴于术前功能活动水平是判断术后功能恢复的一个重要决定因素，此类患者术后功能活动无明显改善并不在预料之外。因此，截肢术在PJI的治疗中仅应被当做是一种“最后的”处理手段。

（黄宁庆　译）

参考文献

1. Murdoch G, Wilson Jr A. Amputation: surgical practice and patient management. St. Louis, MO: Butterworth-Heinemann Medical; 1996.
2. Azzam K, Mchale K, Austin M, et al. Outcome of a second two-stage reimplantation for periprosthetic knee infection. Clin Orthop Relat Res. 2009;467(7):1706–14.
3. Haleem AA, Berry DJ, Hanssen AD. Mid-term to long-term followup of two-stage reimplantation for infected total knee arthroplasty. Clin Orthop Relat Res. 2004;428:35–9.
4. Maheshwari AV, Gioe TJ, Kalore NV, et al. Reinfection after prior staged reimplantation for septic total knee arthroplasty: is salvage still possible? J Arthroplasty. 2010;25(6 Suppl):92–7.
5. Mortazavi SM, Vegari D, Ho A, et al. Two-stage exchange arthroplasty for infected total knee arthroplasty: predictors of failure. Clin Orthop Relat Res. 2011;469(11):3049–54.
6. Mittal Y, Fehring TK, Hanssen A, et al. Two-stage reimplantation for periprosthetic knee infection involving resistant organisms. J Bone Joint Surg Am. 2007;89(6):1227–31.
7. Parvizi J, Azzam K, Ghanem E, et al. Periprosthetic infection due to resistant staphylococci: serious problems on the horizon. Clin Orthop Relat Res. 2009; 467(7):1732–9.
8. Salgado CD, Dash S, Cantey JR, et al. Higher risk of failure of methicillin-resistant Staphylococcus aureus prosthetic joint infections. Clin Orthop Relat Res. 2007;461:48–53.
9. Zmistowski B, Fedorka CJ, Sheehan E, et al. Prosthetic joint infection caused by gram-negative organisms. J Arthroplasty. 2011;26(6 Suppl):104–8.
10. Parvizi J, Zmistowski B, Adeli B. Periprosthetic joint infection: treatment options. Orthopedics. 2010; 33(9):659.
11. Isiklar ZU, Landon GC, Tullos HS. Amputation after failed total knee arthroplasty. Clin Orthop Relat Res. 1994;299:173–8.
12. Pring DJ, Marks L, Angel JC. Mobility after amputation for failed knee replacement. J Bone Joint Surg Br. 1988;70(5):770–1.
13. Fedorka CJ, Chen AF, Mcgarry WM, et al. Functional ability after above-the-knee amputation for infected total knee arthroplasty. Clin Orthop Relat Res. 2011;469(4):1024–32.
14. Charlson ME, Pompei P, Ales KL, et al. A new method of classifying prognostic comorbidity in longitudinal studies: development and validation. J Chronic Dis. 1987;40(5):373–83.
15. American Society of Anesthesiologists. New classification of physical status. Anesthesiology. 1963;24:111.
16. Sierra RJ, Trousdale RT, Pagnano MW. Above-the-knee amputation after a total knee replacement: prevalence, etiology, and functional outcome. J Bone Joint Surg Am. 2003;85-A(6):1000–4.
17. Canale ST, editor. Campbell's operative orthopaedics. 10th ed. Philadelphia, PA: Mosby; 2002. p. 548.
18. White SA, Thompson MM, Zickerman AM, et al. Lower limb amputation and grade of surgeon. Br J Surg. 1997;84(4):509–11.
19. Potter BK, Burns TC, Lacap AP, et al. Heterotopic ossification in the residual limbs of traumatic and combat-related amputees. J Am Acad Orthop Surg. 2006;14(10 Spec No.):S191–7.
20. Huang CT, Jackson JR, Moore NB, et al. Amputation: energy cost of ambulation. Arch Phys Med Rehabil. 1979;60(1):18–24.
21. Waters RL, Perry J, Antonelli D, et al. Energy cost of walking of amputees: the influence of level of amputation. J Bone Joint Surg Am. 1976;58(1):42–6.
22. Irrgang JJ, Snyder-Mackler L, Wainner RS, et al. Development of a patient-reported measure of function of the knee. J Bone Joint Surg Am. 1998;80(8): 1132–45.
23. Ware J, Kosinski M, Keller S. SF-12: an even shorter health survey. Medical outcomes study. Med Care. 1995;33:AS264–79.
24. Ware J, Kosinski M, Keller S. SF-12: how to score the SF-12 physical and mental health summary scales. Boston, MA: The Health Institute, New England Medical Center; 1995.
25. Mackenzie EJ, Jones AS, Bosse MJ, et al. Health-care costs associated with amputation or reconstruction of a limb-threatening injury. J Bone Joint Surg Am. 2007;89(8):1685–92.

第二十章　关节假体周围感染的术后处理

Carol Hu，Katherine A. Belden，Randi Silibovsky

引　言

膝、髋关节假体周围感染（PJI）是导致患者疼痛和功能受限病态的主要原因。膝关节假体置换术后的平均感染率为 0.8%～1.9%[1,3]，而髋关节假体置换术后的平均感染率为 0.3%～1.7%[3,5]。尽管感染率相对较低，但由于每年行关节置换患者数量的不断增加，罹患 PJI 的患者数量也因此会不断增多。

PJI 治疗的目的是为了减轻疼痛、保留关节功能以保证患者的生活质量，治愈或控制感染并防止其复发[6]。PJI 的治疗通常需要采用多学科处理方式，包括手术干预和抗生素给药治疗。由于缺少随机对照试验研究，以往没有相应的 PJI 治疗方案标准[7]。美洲感染疾病学会最近推出了其临床治疗指南，但实际上每个医师在对 PJI 的处理方面仍然存在差异[8,9]。以往文献中曾经提出多种治疗方法，这些研究者指出，经随访发现其治疗方法可使患者获得良好的预后结果[7,10,11]。

PJI 的术后处理包括抗生素给药、监测药物毒性反应及不良反应、对患者合并症的处理以及监测感染是否复发。抗生素药物选择及给药时间的确定取决于患者采用了何种术式。很多因素会对患者的总体治疗进度产生影响，包括感染细菌的毒力、细菌的耐药模式、细菌活力、患者在功能状态恢复方面的风险以及患者的期望、之前尝试治疗失败的次数、骨质情况以及术者的经验[6]。感染存在的时间越长，形成生物膜的可能性越大，而此种情况下如未取出存在生物膜的假体，则治疗应持续更长时间[12]。可供选择的处理方法包括病灶清理加抗生素治疗以及假体保留、二期假体更换、一期假体更换、假体取出加抗生素治疗但不取出假体、长期抗生素抑制缓解治疗或截肢。

病灶清理及假体保留

如患者为急性 PJI 且达到了特定的标准，则可行创面清理和抗生素治疗而不取出假体，患者必须是症状持续时间小于 3 周且处于假体植入术后 3 个月内的时期，或为经血源性途径感染[8]。此类患者不会存在难治性生物膜，内植物必须稳定且无脓肿或窦道形成[8]。此外，患者所感染致病菌应对抗生素治疗相对敏感，而多重耐药菌如肠球菌、喹诺酮类耐药铜绿假单胞菌或真菌感染患者并不适合采用此治疗方法[6,10,11]。

微生物学诊断是选择抗生素药物治疗的关键，通常应首先开始静脉抗生素给药治疗，之后改为口服药物治疗。不同医学中心的静脉抗生素给药治疗持续时间在 2～6 周之间，在美国给药时间通常为 6 周[8,13,14]。有些情况下早期治疗可给予口服生物利用率高的抗生素如喹诺酮类[6]。尽管缺乏明确的研究数据，有学者曾依据一项单一随机对照试验所采用的治疗时限，提出髋关节假体感染应连续口服给药治疗 3 个月，膝关节假体感染应连续给药 6 个月[11,13]。一些医师选择给予终生抗生素抑制治疗，尤其是对骨质缺损非常严重或无法耐受再次手术的患者[9]。总之，膝关节感染通常需要更长的治疗周期，这是因为膝关节周围组织条件差[11]。

如保留假体且怀疑为药物敏感性葡萄球菌感染则需在抗感染治疗过程中添加利福平[15]，但不能将其作为单一用药治疗药物，因其在治疗过程中导致出现细菌耐药的风险高[16]。研究表明，利福平对与生物膜相关的静止期黏附葡萄球菌具有治疗效果[17]。在 1998 年的一项随机对照研究中，学者采用环丙沙星和利福平治疗葡萄球菌性 PJI，结果表明其相比单独环丙沙星给药治疗效果更好[13]。但医师应根据个体不同情况考虑是否给予利福平，这是因为药物毒性作用和一些药物之间反应导致其应用受到限制，如患者伴潜在的肝脏疾病、严重酗酒以及对药物的反应明显则应避免使用。如患者存在菌血症，则在血流内细菌被清除之前不应添加利福平。

医师应监测患者在治疗期间和治疗后是否存在感染复发表现。保留假体的患者相比取出假体的患者治疗失败的风险更高。尽管并非是治疗过程中的标准措施，一位学者曾建议对存在感染复发高危因素的患者，在治疗完成后应给予口服药物抑制治疗[18]。然而，研究表明持续抗生素给药超过 6 个月仅能够延迟感染复发，而不能达到感染治愈的效果[14]。通常在抗感染治疗停止后 4 个月内感染复发的风险最高，此期间应指导患者观察是否存在预示感染复发的症状表现。

二期手术

在美国，最常用的 PJI 治疗方法是取出感染假体并在假体再植入术前给予积极的抗生素治疗[8]。很多中心还在初次手术时植入添加抗生素的骨水泥占位器，以达到在维持下肢长度的同时行局部抗菌治疗的目的。两次分期手术方法为致病菌的检出提供了时间，这有利于针对性的抗感染治疗，也有利于在植入新的假体时关节腔处于无菌状态。这种方法的缺点在于分次手术使患肢暂时失去了活动度，此外，患者需要接受两次大的手术，无法一次手术完成处理。

在取出假体后，最好开始静脉抗生素给药治疗。如对抗生素药物过敏，应考虑行脱敏治疗，以使患者能够接受针对致病菌的一线抗菌药物治疗。在假体再植入术前抗生素给药时限为 2～8 周或更长[6,11]。通常给药时限为 4～6 周[6]，在美国，大多数感染病专科医师习惯采用的给药时限为 6 周[9,10]。难治性感染如耐甲氧西林金黄色葡萄球菌（MRSA）、多重耐药菌、肠球菌和真菌所致感染需延长抗生素给药时间[11]。与之相比，最近的两项研究结果表明，对假体再植入术前植入抗生素占位器或二次手术延期的患者而言，如抗生素给药 2 周甚至是未行全身抗生素给药治疗，其感染也可成功治愈[19,20]。

尽管学者在假体再植入术后最适宜的抗生素停药时限方面尚未达到共识[9]，但目前认为，假体再植入术前应至少停用抗生素 2 周。在停用抗生素后需经常行关节腔抽吸检查明确感染是否仍持续存在。如抽吸检查结果表明仍存在感染，则患者需更换占位器团块，并进行下一阶段针对性抗感染治疗。如抽吸检查结果表明无感染，则患者可接受新的假体再植入手术，术中行再次细菌培养检查，如术中细菌培养检查结果仍为阴性，则通常患者无需继续行抗感染治疗。一些学者建议此时仍需继续针对初次培养致病菌的抗感染治疗，但目前尚缺乏支持此方案的研究数据。一些医师可能会选择对存在感染复发高危因素的患者给予口服抗菌药物抑菌治疗3～6 个月，或者终生服药。但如果在假体再植入术中细菌培养检查分离出细菌，则需继续给予静脉抗生素给药约 6 周，之后行髋关节置换患者口服抑菌药物至少 3 个月，行膝关节置换患者至少治疗 6 个月。

一期假体置换

如患者无严重合并症、细菌感染不难治愈且周围软组织情况良好，则可考虑行一期假体置换[11,21]。术中需取出陈旧假体，彻底清除感染组织后植入新的假体。如患者无全身感染表现，则可暂停抗生素给药至术中细菌培养结果明确。尽管抗生素给药持续时间差异很大[22]，但目前学者建议，不论从何时开始给药，肠外给药应持续 2～6 周，之后开始口服药物治疗，髋关节假体感染的治疗期限为 3 个月，膝关节假体感染的治疗期限为 6 个月[11]。

姑息治疗

有些情况下，如果再次假体置换的手术风险超出了预期术后能够恢复的程度，则无需更换新的假体[11]。可在不更换新的假体的情况下取出感染假体。一些医师在行关节假体感染病灶清除关节成形术后给予患者 4～6 周的抗感染治疗[12]，如病情严重可能需要行感染肢体截肢术；或对某些其他病例可保留感染假体，通过长期抗感染治疗以达到抑制感染的目的。如对致病菌敏感则可选用口服抗生素药物如复方新诺明、多西环素或米诺四环素，这些抗感染药物长期应用患者耐受性更好。此类患者不必添加利福平，因治疗的目的是为了抑制感染。

抗菌治疗选择

用于指导 PJI 抗菌治疗方案选择的随机对照研究很少，但目前认为，治疗的基本理念是使抗生素浓度达到足够杀灭依附于无血供假体材料表面的细菌或能够作用于难以穿透的生物膜。术中应行细菌培养检查以便能够指导术后抗生素用药。尽管药敏试验对治疗是有帮助的，但由于生物膜的存在，在 PJI 治疗过程中应对此检查结果持慎重态度[13,17,23,25]。体外药物敏感性检测结果并非始终与患者的临床结果存在相关性。

检出致病菌类型依据假体植入术后不同时期而存在一定程度的差异[26,27]。在假体植入术后 3 个月内，毒性强的致病菌如金黄色葡萄球菌和革兰氏阴性杆菌感染更常见。假体植入术后 3 个月到 2 年内出现的延迟感染，多是由于毒力较弱的细菌如凝固酶阴性葡萄球菌和痤疮杆菌感染所致。假体植入术 2 年后出现的远期感染通常是来自皮肤、呼吸道、泌尿系统或牙齿的细菌经血行种植感染所致，自感染部位分离致病菌通常可反映出致病菌的来源，应积极评估感染来源。

经验性抗菌治疗应针对大多数最常见的致病菌，其中包括葡萄球菌。通常，使用头孢唑啉足够有效针对上述致病菌，而如患者处于 MRSA 感染高发区或存在 MRSA 感染的高危因素，则可给予万古霉素[12]。在选择静脉给药或口服抗生素给药时，应考虑到口服药物的生物利用率，一些医师在行经验性抗菌治疗时采用静脉给药方式，在确认感染致病菌和得到药敏检测结果后则改为口服给药[18]。其他医师则选择在改为口服给药之前长期静脉给药。表 20.1 列出了常见的 PJI 致病菌抗生素推荐给药种类。

表 20.1　针对致病菌的抗生素选择给药推荐

细　菌	抗感染药物	可替换种类
甲氧西林敏感性金黄色葡萄球菌	头孢唑啉或萘夫西林±利福平	万古霉素或达托霉素
耐甲氧西林金黄色葡萄球菌	万古霉素±利福平	达托霉素、利奈唑胺、头孢洛林
凝固酶阴性葡萄球菌	万古霉素	达托霉素
肠球菌和无乳链球菌	青霉素 G 或 氨苄西林±氨基糖苷类	万古霉素、达托霉素
其他种类链球菌	青霉素 G 或头孢曲松	万古霉素
肠杆菌类	环丙沙星	碳青霉烯类、替加环素、黏菌素（如为多重耐药菌）
假单胞菌属	头孢他啶或头孢吡肟	环丙沙星
拟杆菌属	甲硝唑	
痤疮杆菌	青霉素 G	万古霉素、克林霉素

应依据细菌药敏试验结果指导用药

革兰氏阳性菌

超过一半以上的 PJI 是由于革兰氏阳性菌感染所致[6]。此类致病菌中最常见的是凝固酶阴性葡萄球菌、金黄色葡萄球菌和链球菌，还包括肠球菌。学者习惯采用头孢唑啉或萘夫西林治疗甲氧西林敏感金黄色葡萄球菌感染，如存在指征且患者耐受可添加利福平。长期应用萘夫西林通常会导致患者因出现胃肠道抑制或肾毒性而停药[28]。如为严重的急性发作型青霉素过敏患者，则可替换使用的药物包括万古霉素和达托霉素。尽管目前还有支持达托霉素用于治疗此类患者的临床研究，但仍有医师依据治愈传闻使用此药物。

针对 MRSA 的治疗药物为万古霉素，如患者肾功能正常则给药剂量为每次 15～20mg/kg，并考虑与利福平合用[11]。研究表明，利福平可穿透生物膜[13,29]。与 MSSA 感染治疗相同，治疗 MRSA 感染最常应用的万古霉素也可被达托霉素替代，给药剂量为每次 6mg/kg，每日 1 次静脉给药[30]。如患者无法耐受万古霉素和达托霉素，或发现分离出的 MRSA 毒力不强或对万古霉素和达托霉素耐药，则可替换的治疗药物包括利奈唑胺或头孢洛林[31]。MRSA 长期抑菌治疗口服药物包括复方新诺明、多西环素、米诺四环素或克林霉素[30]。

凝固酶阴性革兰氏阳性菌（如表皮葡萄球菌）感染治疗的抗菌药物选择与表皮金黄色葡萄球菌相同，表皮葡萄球菌通常对甲氧西林耐药，需选择万古霉素或达托霉素。如对药物敏感，则路邓葡萄球菌感染通常可选择头孢唑啉治疗。

肠球菌和无乳链球菌感染可选用青霉素 G 或氨苄西林[11]，并可考虑与氨基糖苷类合用，但最近一项肠球菌致 PJI 的研究结果表明，两种药物联合给药并不能改善预后结果[32]。此外，接受氨基糖苷类药物治疗的患者更易出现医源性不良反应，如肾毒性或耳毒性[32]。其他类型的链球菌感染可选用青霉素 G 或头孢曲松[11]。

革兰氏阴性菌

如对药物敏感，肠杆菌科细菌感染应选用环丙沙星，其生物利用率良好、患者可耐受且可长期使用。假单胞菌属细菌感染应选择头孢他啶、头孢吡肟或环丙沙星。但目前很多细菌对常规选择抗生素的耐药性正在不断增大。可产生广谱β-内酰胺酶和（或）碳青霉烯酶的细菌所致感染不能选择特定的常用抗生素治疗，此外还有其他的细菌耐药性产生机制也限制了抗菌治疗方法的选择。此时，可能需要替换为其他抗菌药物如碳青霉烯类、氨基糖苷类、替加环素和黏菌素。如无法行药物治疗，则对感染源的控制即显得尤为重要。

厌氧菌

如可能，应以药敏检测结果为依据指导厌氧菌感染的治疗。通常，拟杆菌属细菌所致感染可采用甲硝唑治疗。其他类型厌氧菌所致感染，如痤疮杆菌感染可采用青霉素、克林霉素或万古霉素治疗[33]。与下肢感染相比，痤疮杆菌是肩关节感染更为常见的致病菌。

真　菌

真菌所致 PJI 少见。念珠菌属是最常见的培养分离致病菌，念珠菌所致 PJI 约占所有 PJI 的 1%。在以往，很多此类感染均行永久性的关节切开成形术，并给予抗真菌药物治疗，这是由于此类感染的复发率高。但也有一些病例经延迟二期手术得以成功治愈[34]。两性霉素是医师常用的深部真菌感染治疗药物，而目前学者推荐念珠菌所致 PJI 的治疗方案为氟康唑每日 400～800mg（6mg/kg）；或两性霉素 B（LFAmB）液剂每日 3～5mg/kg，给药至少 2 周，之后给予氟康唑每日 400mg[35]。研究表明氟康唑在关节液内可达到高浓度水平[34]。其可替换药物包括棘白菌素类或两性霉素 B 去氧胆酸，给药剂量为每日 0.5～1mg/kg，给药至少 2 周，之后给予氟康唑每日 400mg[35]。不同种类念珠菌属细菌的药物敏感性模式各不相同，如光滑念珠菌可能对氟康唑耐药或需要高剂量给药感染方可治愈[35]。总的治疗时间应至少持续 6 周，而且曾有医师对一些病例的治疗持续时间极长，达 9 个月甚至是 1 年[34]。在新假体植入术前需病历记录感染已清除[35]，如无法取出假体且念珠菌药敏试验阳性，则应给予长期的氟康唑感染抑制治疗[35]。在植入占位器时可在骨水泥中加入两性霉素或伏立康唑。

少见致病菌

可导致 PJI 的少见致病菌有很多，对此类致病菌所致 PJI 的诊断需保持高度的警觉性，通常需要借助特殊的手段方能检出这些致病菌。此类情况下最好能够取出假体，因为此类感染通常难以行药物治疗。一些少见致病菌，包括结核分枝杆菌、非结核性分枝杆菌、马耳他布氏杆菌、土拉弗朗西斯菌、小肠结肠炎耶尔森菌、多杀性巴氏杆菌、弯曲菌属、流感嗜血杆菌、李斯特菌、肺炎军团菌、支原体、霉菌以及其他多种细菌，这些细菌所致感染应在感染病专家的协助下进行治疗。

多种细菌感染

多种细菌感染常见于合并软组织缺损、切口开裂、切口渗出或之前曾行放射治疗的患者[36]。应根据致病菌药敏检测结果确定抗菌治疗方案。很多多重细菌感染的致病菌可能包括 MRSA 和厌氧菌，如未合并 MRSA 感染，则应首先给予氨苄西林-舒巴坦或碳青霉烯类抗生素 2～4 周，之后根据药敏检测结果缩窄用药范围。

细菌培养结果阴性感染

一些情况下，感染假体关节提取物细菌培养可能并未发现致病菌，而感染诊断是依据术中见假体周围存在脓液、假体周围组织样本存在急性炎症表现或在窦道内发现细菌而得出[37]。如术中采集样本中细菌数量少或细菌是寄生于生物膜内，则可能在细菌培养时无法培养出致病菌。也可能存在其他可能性：由于患者近期使用抗生素或应用抗生素骨水泥，导致致病菌在培养过程中无法生长；细菌培养技术问题，如选用了不适宜的培养介质、细菌培养时间不当或样本自手术室送至微生物检测实验室的时间延迟，这些因素都可能对细菌培养检测的效果产生影响；最后，一些致病菌如生长缓慢、小集落定植的变异葡萄球菌，有时可能会在传统的固态培养介质表面被忽略[38]。一项最近的研究显示，如将细菌培养标本持续 2 周，则会发现大多数初期培养阴性感染的致病菌为革兰氏阳性菌，如痤疮杆菌和凝固酶阴性葡萄球菌[39]。

在一些机构，如患者假体已取出则对假体行超声处理分解生物膜内细菌，以提高细菌培养检测的效果[40]。手术医师行聚合酶链反应（PCR）检查无需细菌培养过程即可检测出致病菌。但由于 PCR 检查十分敏感，也有可能其检测出的是无临床相关性的微生物。

细菌培养阴性感染的优化处理措施目前尚不明确。研究表明，与头孢菌素相比采用广谱抗生素治疗并不能改善患者的预后。但如选择经验性用药治疗，则应考虑近期使用抗生素的抗菌活性，包括骨水泥中所含的抗菌药物成分。起始治疗通常是针对革兰氏阳性菌的抗生素的应用，如万古霉素或达托霉素。局部抗生素耐药模式以及患者对药物过敏也可影响抗菌药物的选择。尽管缺少关于此类病变客观的治疗指南，但研究表明，与致病菌已明确且对抗生素敏感的患者相比，此类患者的治疗效果差[37]。

患者病情监测

在治疗过程中，应密切监测 PJI 患者的抗菌治疗效果、抗菌药物毒性以及药物不良反应情况。抗生素治疗最常见的不良反应为皮疹，其甚至可能导致药物治疗中断或更换药物[41]。患者还可能会并发腹泻或梭状芽胞杆菌小肠结肠炎。应根据临床表现和感染症状、定期血液检测结果，包括全血细胞计数、C 反应蛋白（CRP）和红细胞沉降率（ESR）监测评估是否治疗失败[42]。尽管实验室检测异常结果有助于确定治疗是否失败，但正常检测值并不能确保患者在抗生素停药后不会出现感染复发[42]。患者白细胞计数检测值可始终保持在正常范围，而且如术中检测白细胞计数增高，则在治疗过程中其结果会逐渐正常。

红细胞沉降率和C反应蛋白是监测PJI是否进展的有效指标[8,43]，C反应蛋白升高说明存在组织破坏，其中包括手术或感染方面的原因[44]。如将13.5mg/dl作为临界值，则C反应蛋白增高对假体膝关节感染诊断的敏感性为73%～91%，特异性为81%～86%[6,45,46]；如将5mg/dl作为临界值，则其对髋关节假体关节感染的诊断敏感性和特异性分别为95%和62%[47]。手术本身会导致C反应蛋白升高并且在术后2～3天达到峰值[44]。之后，如无并发症则C反应蛋白将会迅速下降至正常范围[44]。红细胞沉降率约在术后5天达到峰值，之后将逐渐恢复正常或略高于正常范围[43]。预计红细胞沉降率和C反应蛋白将在整个治疗期间逐渐恢复至正常范围。医师通常以炎症标记物检测为依据指导治疗，如临床或实验室检查指标在计划治疗阶段末期并未恢复正常，则可能会延长治疗时间[8,42,48]。

抗生素毒性反应

长期应用抗生素的患者应定期行血液监测明确是否存在药物毒性反应或不良效应的表现。很多抗生素可导致血细胞减少，定期监测患者血肌酐水平通常对于确定抗感染药物用药剂量以及观察药物是否引起肾毒性反应具有重要意义。应向患者告知其所接受治疗药物可能会引起的不良反应。尽管β-内酰胺类抗生素所引起的过敏反应最为常见，但需注意任何抗生素均有可能会引起伴皮疹的过敏反应，大多数抗生素还可引起胃肠道不适和腹泻。表20.2列出了与治疗PJI常用抗生素药物有关的常见不良反应。

表20.2 治疗假体关节感染常用抗生素的相关不良反应

抗菌药物	不良反应
头孢唑啉	药疹、血细胞减少症
达托霉素	肌炎、嗜酸细胞性肺炎
多西环素、米诺四环素	胃肠道不适、光敏反应、药物性食管炎
氟喹诺酮类	QT间期延长、跟腱撕裂
利奈唑胺	骨髓抑制、周围神经病变
萘夫西林	胃肠道不适、血细胞减少症、肾炎
利福平	体液变色、肝毒性
复方新诺明	药疹、血细胞减少症
万古霉素	肾毒性、红人综合征

在整个治疗期间应定期监测血浆万古霉素浓度水平，如血药浓度水平>15μg/ml则并发肾毒性反应的概率更高。尽管肾损伤主要是由于配方较陈旧的药物剂型中的杂质所导致，但最近的研究仍然表明，峰谷血药浓度水平≥15μg/ml与肾衰竭的发生率明显增高存在相关性[49]。如患者存在导致肾功能不全的潜在风险因素，如高血压和糖尿病，则采用替代药物如达托霉素治疗可能更为有益。万古霉素还可导致输液相关反应，如静脉炎和红人综合征，后者是一种由于组胺释放而导致的可逆性红斑。

虽然价格更昂贵，但由于达托霉素是每日一次给药，方便治疗，因此一定程度上更易被人们所接受。此外，与万古霉素相比，肾功能不稳定或 BMI＞$30kg/m^2$ 患者的达托霉素给药剂量更易调整。达托霉素的主要不良反应是可逆性的骨骼肌肉毒性反应，曾有其导致患者出现嗜酸性细胞肺炎的报道[50]，在应用时需告知患者如其出现肌肉酸痛或呼吸道症状时应及时告知医师。应在达托霉素给药前检测患者肌酸磷酸激酶基线值，在治疗期间每周监测肌酸磷酸激酶，如患者同时给予他汀类药物治疗，则必要时可暂时停用他汀类药物[8]。

利奈唑胺可用于治疗大多数革兰氏阳性菌感染，其口服给药的生物利用率良好[51]，但由于存在不良反应而无法长期使用。40％的患者可出现可逆性骨髓抑制，一些患者还可出现不可逆性周围神经或视神经病变[52]，另外曾有关于给药后患者出现舌和牙齿变色的报道。应用利奈唑胺的同时接受选择性血清素再吸收抑制剂治疗的患者存在并发血清素症候群的风险。

对于给予利福平的患者，应注意其可能导致体液如尿液、唾液、汗液和泪液变为橙色，可能甚至会导致其隐形眼镜变色。由于利福平是通过细胞色素 P450 系统代谢，因此，其有可能与其他任何通过此系统代谢的药物出现药物反应。需要特别注意的是对于应用华法林的患者必须密切监测其凝血酶原时间变化。此外，利福平还可导致肝毒性，如患者应用此药物应监测其肝功能。

氟喹诺酮类药物很少引起患者 QT 间期延长，但如患者同时服用具有延长 QT 间期作用的药物如胺碘酮，则易出现心律不齐，如尖端扭转性室速[53]。极为少见的情况下，氟喹诺酮类还会导致患者并发跟腱断裂的风险增大，尤其是年龄超过 60 岁、给予激素治疗或器官移植受体患者[54]。此类药物还可降低癫痫发作阈值，因此癫痫患者用药时应予以注意。此外应向患者告知用药后存在并发 C 型艰难梭菌结肠炎的风险，并告知患者如用药过程中出现腹泻应及时告知医师。

复方新诺明通常由于并发过敏反应及出现药疹而应用受限。如长期使用复方新诺明可能导致白细胞减少症、血小板减少症以及粒细胞减少症[55]。如患者伴葡萄糖-6-磷酸脱氢酶缺乏，则还可能导致出现溶血。此药物可导致出现肾毒性和血浆肌酐升高，因此用药过程中需定期监测血肌酐值[56]。

四环素类药物包括多西环素和米诺四环素，通常会引起胃肠道不适症状，使用前需警告患者此类药物可引起光过敏反应以及药物性食管炎。

对采用甲硝唑治疗的患者应告知其在治疗完成前避免酒精摄入，这是由于此类药物可引起双硫仑样反应，给药期间患者还可能会感到口内不适的金属味。还有报道指出，甲硝唑可引起周围神经病变，但此不良反应通常是可逆性的。

出院患者的肠外给药治疗

由于大多数 PJI 患者的治疗期限长，很多患者是在院外完成静脉抗生素给药治疗。随着家庭专用抗生素静脉注射器械的推出，很多患者可经过训练完成家庭内的抗生素给药治疗，这通常需要家访护士和家庭成员的帮助。另有其他一些患者可能在出院患者静脉用药中心或在护理机构接受院外抗生素治疗。医师需与其他医疗机构成员，包括社会服务机构、药店以及家庭护理机构，协作完成患者的院外肠外抗生素给药治疗。给药频次、药物稳定性以及保险涵盖问题可能会对抗生素药物的选择具有影响作用。此外，医师还需根据患者要求确定药物长期入血通道类型，并对此类通道使用过程中出现的问题进行处理[41]。血管置管并发症包括置管通道内腔血块形成、血栓感染性血栓性静脉炎以及置管部位出血或感染。

长期感染抑制治疗

如患者无法手术或不愿行手术治疗，导致感染假体未取出，则需给予长期抑制性抗生素治疗。长期的感染抑制治疗有时可用于行病变清理但未取出假体手术后的患者，或二期假体再植入术后发现仍存在炎症表现的患者。关于抑制性口服抗生素的长期应用和治疗时限，仍是一个持续存在争议的话题[8]。如必须使用抗生素，则应告知患者长期使用药物会导致的不良反应，并对其进行监测。

合并症的处理

PJI 患者通常会伴随一些合并症，这些合并症的恢复情况应该是患者出院的依据。糖尿病患者的血糖水平应控制良好，合并周围血管疾病的患者需要给予干预，以改善感染肢体的血流状况，这有利于创面愈合且有利于全身治疗药物作用于感染部位。改善患者的营养状况也有助于创面的愈合。

总　结

随着人口不断向老龄化发展，每年关节置换手术量将会持续增长。PJI 的处理是一项具有挑战性的医疗工作，这需要骨科医师、感染科医师以及其他医疗服务机构的共同协作。谨慎选择抗菌治疗药物，在随访过程中对患者密切监测是达到 PJI 完全治愈、预防治疗失败和并发症出现，以及达到使每个患者成功治愈的关键。

（黄宁庆　张广源　译）

参考文献

1. Jamsen E, Huntala H, Puolakka T, Moilanen T. Risk factors for infection after knee arthroplasty: a register-based analysis of 43,149 cases. J Bone Joint Surg Am. 2009;91(1):38–47.
2. Peersman G, Laskin R, Davis J, Peterson M. Infection in total knee replacement: a retrospective review of 6489 total knee replacements. Clin Orthop Relat Res. 2001;392:15–23.
3. Pulido L, Ghanem E, Joshi A, Purtill JJ, Parvizi J. Periprosthetic joint infection: the incidence, timing, and predisposing factors. Clin Orthop Relat Res. 2008;466(7):710–5.
4. Choong PF, Dowsey MM, Carr D, Daffy J, Stanley P. Risk factors associated with acute hip prosthetic joint infections and outcome of treatment with a rifampin-based regimen. Acta Orthop. 2007;78(6):755–65.
5. Phillips JE, Crane TP, Noy M, Elliott TS, Grimer RJ. The incidence of deep prosthetic infections in a specialist orthopaedic hospital: a 15-year prospective survey. J Bone Joint Surg Br. 2006;88(7):943–8.
6. Del Pozo JL, Patel R. Infection associated with prosthetic joints. N Engl J Med. 2009;361(8):787–94.
7. Zimmerli W, Ochsner PE. Management of infection associated with prosthetic joints. Infection. 2003; 32(4):99–108.
8. Osman DR, Berbari EF, Berendt AR, Lew D, Zimmerli W, et al. Diagnosis and management of prosthetic joint infection: clinical practice guidelines

by the Infectious Diseases Society of America. Clin Infect Dis. 2013;56(1):e1–25.
9. Johannsson B, Taylor J, Clark CR, Shamsuddin H, Beekmann SE, et al. Treatment approaches to prosthetic joint infections: results of an Emerging Infections Network survey. Diagn Microbiol Infect Dis. 2010;66(1):6–23.
10. Betsch BY, Eggli S, Siebenrock KA, Tauber MG, Muhlemann K. Treatment of joint prosthesis infection in accordance with current recommendations improves outcome. Clin Infect Dis. 2008;46(8):1221–6.
11. Zimmerli W, Trampuz A, Ochsner PE. Prosthetic-joint infections. N Engl J Med. 2004;351(16):1645–54.
12. Sia IG, Berbari EF, Karchmer AW. Prosthetic joint infections. Infect Dis Clin North Am. 2005;19(4): 885–914.
13. Zimmerli W, Widmer AF, Blatter M, Frei R, Oschsner PE. Role of rifampin for treatment of orthopedic implant-related staphylococcal infections: a randomized controlled trial. Foreign-Body Infection (FBI) Study Group. JAMA. 1998;279(19):1537–41.
14. Byren I, Bejon P, Atkins BL, Angus B, Masters S, et al. One hundred and twelve infected arthroplasties treated with 'DAIR' (debridement, antibiotics and implant retention): antibiotic duration and outcome. J Antimicrob Chemother. 2009;63(6):1264–71.
15. El Helou OC, Berbari EF, Lahr BD, Eckel-Passow JE, Razonable RR, et al. Efficacy and safety of rifampin containing regimen for staphylococcal prosthetic joint infections treated with debridement and retention. Eur J Clin Microbiol Infect Dis. 2010;29(8):961–7.
16. Kadurugamuwa JL, Sin LV, Yu J, Francis KP, Purchio TF, Contag PR. Noninvasive optical imaging method to evaluate postantibiotic effects on biofilm infection in vivo. Antimicrob Agents Chemother. 2004;48(6): 2283–7.
17. Zimmerli W, Frei R, Widmer AF, Rajacic Z. Microbiological tests to predict treatment outcome in experimental device-related infections due to Staphylococcus aureus. J Antimicrob Chemother. 1994;33(5):959–67.
18. Moran E, Byren I, Atkins BL. The diagnosis and management of prosthetic joint infections. J Antimicrob Chemother. 2010;65 Suppl 3:iii45–54.
19. Whittaker JP, Warren RE, Jones RS, Gregson PA. Is prolonged systemic antibiotic treatment essential in two-stage revision hip replacement for chronic Gram-positive infection? J Bone Joint Surg Br. 2009; 91(1):44–51.
20. Stockley I, Mockford BJ, Hoad-Reddick A, Norman P. The use of two-stage exchange arthroplasty with depot antibiotics in the absence of long-term antibiotic therapy in infected total hip replacement. J Bone Joint Surg Br. 2008;90(2):145–8.
21. Von Foerster G, Kluber D, Kabler U. [Mid- to long-term results after treatment of 118 cases of periprosthetic infections after knee joint replacement using one-stage exchange surgery]. Orthopade. 1991;20(3): 244–52.
22. Jamsen E, Stogiannidis I, Malmivaara A, Pajamaki J, Puolakka T, et al. Outcome of prosthesis exchange for infected knee arthroplasty: the effect of treatment approach. Acta Orthop. 2009;80(1):67–77.
23. Brandt CM, Duffy MC, Berbari EF, Hanssen AD, Steckelberg JM, et al. Staphylococcus aureus prosthetic joint infection treated with prosthesis removal and delayed reimplantation arthroplasty. Mayo Clin Proc. 1999;74(6):553–8.
24. Widmer AF, Frei R, Rajacic Z, Zimmerli W. Correlation between in vivo and in vitro efficacy of antimicrobial agents against foreign body infections. J Infect Dis. 1990;162(1):96–102.
25. Widmer AF, Wiestner A, Frei R, Zimmerli W. Killing of nongrowing and adherent Escherichia coli determines drug efficacy in device-related infections. Antimicrob Agents Chemother. 1991;35(4):741–6.
26. Steckelberg JM, Osmon DR. Prosthetic joint infections. In: Bisno AL, Waldvogel FA, editors. Infections associated with indwelling medical devices. Washington, D.C.: American Society for Microbiology; 2000. p. 173–209.
27. Schafroth M, Zimmerli W, Brunazzi M, Ochsner PE. Infections. In: Ochsner PE, editor. Total hip replacement. Berlin: Springer; 2003. p. 65–90.
28. Appel GB, Neu HC. The nephrotoxicity of antimicrobial agents (first of three parts). N Engl J Med. 1977;296(12):663–70.
29. Barberan J, Aguilar L, Carroquin G, Gimenez MJ, Sanchez B, et al. Conservative treatment of staphylococcal prosthetic joint infections in elderly patients. Am J Med. 2006;119(11):993.e7–10.
30. Liu C, Bayer A, Cosgrove SE, Daum RS, Fridkin SK, et al. Clinical practice guidelines by the Infectious Diseases Society of America for the treatment of methicillin-resistant Staphylococcus aureus infections in adults and children: executive summary. Clin Infect Dis. 2011;52(3):285–92.
31. Jacqueline C, Amador G, Caillon J, Le Mabecque VL, Batard E, et al. Efficacy of the new cephalosporin ceftaroline in the treatment of experimental methicillin-resistant Staphylococcus aureus acute osteomyelitis. J Antimicrob Chemother. 2010;65(8):1749–52.
32. El Helou OC, Berbari EF, Marculescu CE, El Atrouni WI, Razonable RR, et al. Outcome of enterococcal prosthetic joint infection: is combination systemic therapy superior to monotherapy? Clin Infect Dis. 2008;47(7):903–9.
33. Marculescu CE, Berbari EF, Cockerill III FR, Osmon DR. Unusual aerobic and anaerobic bacteria associated with prosthetic joint infections. Clin Orthop Relat Res. 2006;451:55–63.
34. Phelan DM, Osmon DR, Keating MR, Hanssen AD. Delayed reimplantation arthroplasty for candidal prosthetic joint infection: a report of 4 cases and review of the literature. Clin Infect Dis. 2002;34(7):930–8.
35. Pappas PG, Kauffman CA, Andes D, Benjamin DK, Calandra TF, et al. Clinical practice guidelines for the management of candidiasis: 2009 update by the Infectious Diseases Society of America. Clin Infect Dis. 2009;48(5):503–35.
36. Marculescu CE, Cantey JR. Polymicrobial prosthetic joint infections: risk factors and outcome. Clin Orthop Relat Res. 2008;466(6):1397–404.
37. Berbari EF, Marculescu C, Sia I, Lahr BD, Hanssen

AD, et al. Culture-negative prosthetic joint infection. Clin Infect Dis. 2007;45(9):1113–9.
38. von Eiff C, Proctor RA, Peters G. Staphylococcus aureus small colony variants: formation and clinical impact. Int J Clin Pract Suppl. 2000;115:44–9.
39. Schafer P, Fink B, Sandow D, Margull A, Berger I, et al. Prolonged bacterial culture to identify late periprosthetic joint infection: a promising strategy. Clin Infect Dis. 2008;47(11):1403–9.
40. Trampuz A, Piper KE, Jacobson MJ, Hanssen AD, Unni KK, et al. Sonication of removed hip and knee prostheses for diagnosis of infection. N Engl J Med. 2007;357(7):654–63.
41. Tice AD, Rehm SJ, Dalovisio JR, Bradley JS, Martinelli LP, et al. Practice guidelines for outpatient parenteral antimicrobial therapy. Clin Infect Dis. 2004;38(12):1651–72.
42. Widmer AF. New developments in diagnosis and treatment of infection in orthopedic implants. Clin Infect Dis. 2001;33 Suppl 2:S94–106.
43. Bilgen OF, Atici T, Durak K, Karaeminogullari O, Bilgen MS. C-reactive protein values and erythrocyte sedimentation rates after total hip and total knee arthroplasty. J Int Med Res. 2001;29(1):7–12.
44. Niskanen RO, Korkala O, Pammo H. Serum C-reactive protein levels after total hip and knee arthroplasty. J Bone Joint Surg Br. 1996;78(3):431–3.
45. Fink B, Makowiak C, Fuerst M, Berger I, Schafer P, et al. The value of synovial biopsy, joint aspiration and C-reactive protein in the diagnosis of late periprosthetic infection of total knee replacements. J Bone Joint Surg Br. 2008;90(7):874–8.
46. Greidanus NV, Masri BA, Garbuz DS, Wilson SD, McAlinden MG, et al. Use of erythrocyte sedimentation rate and C-reactive protein level to diagnose infection before revision total knee arthroplasty: a prospective evaluation. J Bone Joint Surg Am. 2007;89(7):1409–16.
47. Muller M, Morawietz L, Hasart O, Strube P, Perka C, et al. Diagnosis of periprosthetic infection following total hip arthroplasty-evaluation of the diagnostic values of pre- and intraoperative parameters and the associated strategy to preoperatively select patients with a high probability of join infection. J Orthop Surg Res. 2008;21(3):31–8.
48. Sanzen L, Sundberg M. Periprosthetic low-grade hip infections erythrocyte sedimentation rate and C-reactive protein in 23 cases. Acta Orthop Scand. 1997;68(5):461–5.
49. Hidayat LK, Hsu DI, Quist R, Shriner KA, Wong-Beringer A. High-dose vancomycin therapy for methicillin-resistant Staphylococcus aureus infections: efficacy and toxicity. Arch Intern Med. 2006;166(19):2138–44.
50. Fowler Jr VG, Boucher HW, Corey GR, Abrutyn E, Karchmer AW, et al. Daptomycin versus standard therapy for bacteremia and endocarditis caused by Staphylococcus aureus. N Engl J Med. 2006;355(7):653–65.
51. Razonable RR, Osmon DR, Steckelberg JM. Linezolid therapy for orthopedic infections. Mayo Clin Proc. 2004;79(9):1137–44.
52. Rho JP, Sia IG, Crum BA, Dekutoski MB, Trousdale RT. Linezolid-associated peripheral neuropathy. Mayo Clin Proc. 2004;79(7):927–30.
53. Yap YG, Camm AJ. QT prolongation with quinolone antimicrobial agents. In: Hooper DC, editor. Quinolone antimicrobial agents. Washington, D.C.: ASM; 2003. p. 421–40.
54. Van der Linden PD, Sturkenboom MCJM, Herings RMC, Leufkens HM, Rowlands S, et al. Increased risk of Achilles tendon rupture with quinolone antibacterial use, especially in elderly patients taking oral corticosteroids. Arch Intern Med. 2003;163(15):801–7.
55. Kocak Z, Hatipoglu CA, Ertem G, Kinikli S, Tufan A, et al. Trimethoprim-sulfamethoxazole-induced rash and fatal hematologic disorders. J Infect. 2006;52(2):e49–52.
56. Trollfors B, Wahl M, Alestig K. Co-trimoxazole, creatinine and renal function. J Infect. 1980;2(3):221–6.

索 引